PSIQUIATRIA, SAÚDE MENTAL E A
CLÍNICA DA IMPULSIVIDADE

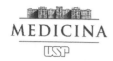

PSIQUIATRIA, SAÚDE MENTAL E A
CLÍNICA DA IMPULSIVIDADE

EDITORES
Hermano Tavares
Cristiano Nabuco de Abreu
Liliana Seger
Mirella Martins de Castro Mariani
Tatiana Zambrano Filomensky

Copyright © Editora Manole Ltda., 2022, por meio de contrato com os editores.

A edição desta obra foi financiada com recursos da Editora Manole Ltda., um projeto de iniciativa da Fundação Faculdade de Medicina em conjunto e com a anuência da Faculdade de Medicina da Universidade de São Paulo – FMUSP.

Logotipos   *Copyright* © Faculdade de Medicina da Universidade de São Paulo
            Copyright © Hospital das Clínicas – FMUSP
            Copyright © Instituto de Psiquiatria do HCFMUSP

Produção editorial   Juliana Waku
Capa e ilustração   Plinio Ricca
Projeto gráfico, ilustrações e diagramação   Departamento Editorial da Editora Manole

---

CIP-BRASIL. CATALOGAÇÃO NA PUBLICAÇÃO
SINDICATO NACIONAL DOS EDITORES DE LIVROS, RJ

P969
2. ed.
Psiquiatria, saúde mental e a clínica da impulsividade / editores
Hermano Tavares ... [et al.]. - 2. ed., ampl. e atual. - Santana de
Parnaíba [SP] : Manole, 2022.
; 23 cm.

Inclui bibliografia e índice
ISBN 978-65-5576-347-8

1. Personalidade impulsiva. 2. Transtornos do controle de
impulsos. 3. Saúde mental. I. Tavares, Hermano.

21-73154   CDD: 616.8584
                                  CDU: 616.89-008.48:159.964.21

Camila Donis Hartmann - Bibliotecária - CRB-7/6472

Todos os direitos reservados.
Nenhuma parte deste livro poderá ser reproduzida, por qualquer processo,
sem a permissão expressa dos editores. É proibida a reprodução por fotocópia.
A Editora Manole é filiada à ABDR – Associação Brasileira de Direitos Reprográficos.

1ª edição – 2015 | 2ª edição – 2022 | reimpressão da 2ª edição – 2024

Editora Manole Ltda.
Alameda Rio Negro, 967, conj. 717
Alphaville Industrial – Barueri – SP - Brasil
CEP: 06454-000
Fone: (11) 4196-6000
www.manole.com.br | https://atendimento.manole.com.br/

Impresso no Brasil
Printed in Brazil

Editores

Hermano Tavares
Professor-Associado do Departamento de Psiquiatria da Faculdade de Medicina da Universidade de São Paulo (FMUSP). Coordenador do Programa Ambulatorial Integrado dos Transtornos do Impulso (PRO-AMITI) do Instituto de Psiquiatria do Hospital das Clínicas da FMUSP (IPq-HCFMUSP).

Cristiano Nabuco de Abreu
Psicólogo com Pós-Doutorado pelo Departamento de Psiquiatria da Faculdade de Medicina da Universidade de São Paulo. Coordena o Grupo de Dependências Tecnológicas do PRO-AMITI do Instituto de Psiquiatria do Hospital das Clínicas da FMUSP (IPq-HCFMUSP) – unidade pioneira no país para o atendimento a pacientes dependentes em tecnologia. Coordena o Curso de Especialização em Dependências Tecnológicas pela Universidade de Caxias do Sul. Consultor Técnico do Governo Federal para o Programa Reconecte.

Liliana Seger
Doutorado em Psicologia pelo Instituto de Psicologia da Universidade de São Paulo (IP-USP). Mestrado em Psicologia pelo IP-USP. Especialista em Psicologia Clínica e Psicologia Hospitalar pelo Conselho Regional de Psicologia de São Paulo. Especialista em Terapias Cognitivas pela FBTC. Coordenadora do Programa para o Transtorno Explosivo Intermitente do Programa Ambulatorial Integrado dos Transtornos do Impulso (PRO-AMITI) do Instituto de Psiquiatria do Hospital das Clínicas da Faculdade de Medicina da USP (IPq-HCFMUSP).

Mirella Martins de Castro Mariani

Graduação em Biologia e em Psicologia e Mestrado em Distúrbios do Desenvolvimento pela Universidade Presbiteriana Mackenzie. Especialista em Mediação de Conflitos pela Universidade de Salamanca e em Análise do Comportamento pela Pontifícia Universidade Católica (PUC) de São Paulo. Atualização em Álcool e Drogas (Einstein) e em Transtornos do Controle do Impulso (Hospital das Clínicas da Faculdade de Medicina da Universidade de São Paulo – HCFMUSP). Supervisora do Programa Ambulatorial do Jogo. Conselho Diretor da Associação Viver Bem. Assistente do Departamento de Psiquiatria da FMUSP. Vice-presidente da Comissão de Voluntários do Instituto de Psiquiatria do HCFMUSP.

Tatiana Zambrano Filomensky

Psicóloga Clínica. Mestre em Ciências pela Faculdade de Medicina da Universidade de São Paulo (FMUSP). Especialista em Terapias Cognitivas pelo Ambulatório de Transtornos Alimentares (AMBULIM) do Instituto de Psiquiatria do Hospital das Clínicas da FMUSP (IPq-HCFMUSP). Coordenadora do Tratamento para Compradores Compulsivos no Programa Ambulatorial Integrado dos Transtornos do Impulso (PRO-AMITI) do IPq-HCFMUSP. Professora e Supervisora da disciplina de Terapia Cognitiva na Universidade Paulista. Professora de Pós-graduação em Terapias Cognitivas e Formação em Transtornos do Impulso.

Autores

Alexandra Martini de Oliveira
Graduação em Terapia Ocupacional pela Universidade de São Paulo (USP). Mestrado e Doutorado pela Faculdade de Medicina da USP (FMUSP). Especialização no Método TAP (*Tailored Activity Program*) para treinamento de cuidadores de pessoas com demência, pelo Johns Hopkins University School (Baltimore, EUA). Especialização em Reabilitação Cognitiva-Funcional em Neuropsiquiatria e Saúde Mental. Terapeuta Ocupacional do Serviço de Terapia Ocupacional do Instituto de Psiquiatria do Hospital das Clínicas da FMUSP (IPq-HCFMUSP) e pesquisadora e colaboradora do Laboratório de Neurociências (LIM-27) do IPq-HCFMUSP.

Aline Jimi Myung Cho
Psiquiatra da Infância e Adolescência, graduada na Faculdade de Medicina da Universidade de São Paulo (FMUSP), com residência de Psiquiatria e subespecialidade em Psiquiatria da Infância e Adolescência no Instituto de Psiquiatria do Hospital das Clínicas da FMUSP (IPq-HCFMUSP). Preceptora da Disciplina de Psiquiatria da Infância e Adolescência do IPq-HCFMUSP.

Ana Cláudia Penna
Educadora Física – ESEF com Mestrado em Ciências pelo Hospital das Clínicas da Faculdade de Medicina da Universidade de São Paulo (HCFMUSP). Pós-graduada em Fisiologia do Exercício pela Universidade Federal de São Paulo (UNIFESP). Colaboradora no atendimento a pacientes do Ambulatório de Estilo de Vida (PROMEV) no Instituto de Psiquiatria do HCFMUSP. *Personal Trainer*.

Ana Laura Alcantara Alves
Graduada em Terapia Ocupacional pela Universidade de São Paulo (USP-Ribeirão Preto). Terapeuta Ocupacional do Centro de Reabilitação e Hospital Dia, da Enfermaria de Pacientes Agudos do Instituto de Psiquiatria do Hospital das Clínicas da Faculdade de Medicina da Universidade de São Paulo (IPq-HCFMUSP). Terapeuta Ocupacional no PROESQ – Ambulatório de Esquizofrenia da UNIFESP e Supervisora no Curso de Especialização Terapia Ocupacional na Clínica das Psicoses. Especialista no Método Terapia Ocupacional Dinâmica pelo Centro de Especialidades em Terapia Ocupacional (MTOD-CETO). Pós-graduada em Psicopatologia Feno-

menológica pela Faculdade de Ciências Médicas da Santa Casa de São Paulo. Aprimoramento em Saúde Mental do Hospital das Clínicas de Ribeirão Preto da USP.

Ana Maria Carlstron Vasconcelos

Psicóloga, pós-graduada em Psicodrama. Especialista em Diagnose e Terapia de Estresse, Psiconeuroimunologia pelo Instituto Paulista de Stress, Psicossomática e Psiconeuroimunologia (IPSPP) e formação em Entrevista Motivacional e Transtornos do Impulso pelo Instituto de Psiquiatria do Hospital das Clínicas da Faculdade de Medicina da Universidade de São Paulo (IPq-HCFMUSP). Colaboradora nos setores de pesquisa e atendimento para compras compulsivas no Programa Ambulatorial Integrado dos Transtornos do Impulso (PRO-AMITI) do IPq-HCFMUSP.

Ana Yaemi Hayashiuchi

Graduada em Psicologia pela Universidade Presbiteriana Mackenzie (UPM). Participação em grupos de pesquisa pela Universidade Presbiteriana Mackenzie (UPM). Formação em Transtornos do Controle do Impulso pelo Instituto de Psiquiatria do Hospital das Clínicas da Faculdade de Medicina da Universidade de São Paulo (IPq-HCFMUSP). Foi colaboradora do Programa Ambulatorial Integrado dos Transtornos do Impulso (PRO-AMITI) e do Programa Ambulatorial do Transtorno do Jogo (PRO-AMJO) ambos do IPq-HC-FMUSP. Psicóloga clínica especialista em Terapia Cognitivo-Comportamental em saúde mental e formação em terapia cognitivo-comportamental para crianças e adolescentes. Formação em saúde ocupacional e do trabalho. Colaboradora da Mental Clean.

Andrea Lorena Stravogiannis

Psicóloga e Neuropsicóloga. Doutora e Mestre pela Faculdade de Medicina da Universidade de São Paulo (FMUSP). Coordenadora do setor de pesquisa e tratamento sobre amor e ciúme patológicos no Programa Ambulatorial Integrado dos Transtornos do Impulso (PRO-AMITI) do Instituto de Psiquiatria do Hospital das Clínicas da FMUSP (IPq-HCFMUSP). Especialista em Terapia Cognitivo-Comportamental pelo Ambulatório de Ansiedade (AMBAN) do IPq-HCFMUSP. Especialista em Dependência Química pela Universidade Federal de São Paulo. Professora e Supervisora no curso de Neuropsicologia – Hospital Israelita Albert Einstein.

Andreia Fernanda da Silva Castro

Economista, CFP ®. Pós-gradução em finanças e especialização em psicologia econômica, arquitetura de escolhas, transtornos do impulso, psicologia positiva e gestão estratégica. Educadora financeira no tratamento para compradores compulsivos no Programa Ambulatorial Integrado dos Transtornos de Impulso (PRO-AMITI) do Instituto de Psiquiatria do Hospital das Clínicas da Faculdade de Medicina da Universidade de São Paulo. Fundadora da Ela & Co, empresa de aprendizagem com foco central no fortalecimento da autonomia e potência das mulheres e que usa a educação financeira como instrumento central para esse fim.

Anna Karla Rabelo Garreto

Psicóloga. Mestre em Ciência da Saúde pela Faculdade de Medicina da Universidade de São Paulo (FMUSP). Especialista em Psicologia Hospitalar e Neuropsicologia. Colaboradora no Programa Ambulatorial Integrado dos Transtornos do Impulso (PRO-AMITI) do Instituto de Psiquiatria do Hospital das Clínicas da Faculdade de Medicina da Universidade de São Paulo (IPq-HCFMUSP).

Antonio de Pádua Serafim

Diretor Técnico de Saúde do Serviço de Psicologia e Neuropsicologia e do Núcleo Forense do Instituto de Psiquiatria do Hospital das Clínicas da Faculdade de Medicina da Universidade de São Paulo (IPq-HCFMUSP). Professor Colaborador do Departamento de Psiquiatria da FMUSP. Professor do Programa de Neurociências e Comportamento do Instituto de Psicologia da Universidade de São Paulo (IPUSP). Professor do Programa de Pós-graduação em Psicologia da Saúde da Universidade Metodista de São Paulo (UMESP).

Antonio Marcelo Cabrita de Brito

Mestre pela Faculdade de Medicina da Universidade de São Paulo (FMUSP). Psiquiatra colaborador no Programa Ambulatorial Integrado dos Transtornos do Impulso (PRO-AMITI) do Instituto de Psiquiatria do Hospital das Clínicas da FMUSP. Médico colaborador do Programa Ambulatorial do Jogo (PRO-AMJO-IPq-HCFMUSP).

Aparecida Rangon Christianini

Psicóloga. Coordenadora do atendimento de pacientes com cleptomania do Programa Ambulatorial Integrado dos Transtornos do Impulso (PRO-AMITI) do Instituto de Psiquiatria do Hospital das Clínicas da Faculdade de Medicina da Universidade de São Paulo (IPq-HCFMUSP). Formação em Terapia Cognitivo-Comportamental pelo Núcleo de Desenvolvimento e Aprendizagem. Especialização em Transtornos Alimentares pelo Ambulatório de Bulimia e Transtornos Alimentares (AMBULIM) do IPq-HCFMUSP.

Arthur Kaufman

Psiquiatra e psicoterapeuta. Mestrado e Doutorado em Psiquiatria pela Faculdade de Medicina da Universidade de São Paulo (FMUSP). Supervisor de atendimento ambulatorial dos residentes de Psiquiatria do Instituto de Psiquiatria do Hospital das Clínicas da FMUSP (IPq-HCFMUSP). Fundador e ex-Coordenador do Programa de Atendimento ao Obeso (PRATO) do IPq-HCFMUSP. Psicodramatista pela Federação Brasileira de Psicodrama (FEBRAP). Médico Nutrólogo e Professor da Associação Brasileira de Nutrologia (ABRAN).

Bruna Messina

Psicóloga e neuropsicóloga. Mestranda pela Faculdade de Medicina da Universidade de São Paulo (FMUSP). Pesquisadora no Ambulatório de Impulso Sexual

Excessivo no Programa Ambulatorial Integrado dos Transtornos do Impulso (PRO-AMITI) do Instituto de Psiquiatria do Hospital das Clínicas da FMUSP.

Carmita Helena Najjar Abdo
Psiquiatra, Livre-Docente e Professora Associada do Departamento de Psiquiatria da Faculdade de Medicina da Universidade de São Paulo (FMUSP). Coordenadora do Programa de Estudos em Sexualidade (ProSex) do Instituto de Psiquiatria do Hospital das Clínicas da FMUSP. Presidente da Associação Brasileira de Estudos em Medicina e Saúde Sexual (ABEMSS).

Carolina F. S. Bernardo
Psicóloga pela Universidade Presbiteriana Mackenzie. Atua na área clínica como psicoterapeuta cognitiva. Sócia-fundadora do Centro de Terapia Cognitiva Veda. Trabalha na área de ensino de pós-graduação *lato sensu* e pesquisas sobre terapia cognitiva. Colaboradora no Programa Ambulatorial Integrado dos Transtornos do Impulso (PRO-AMITI) do Instituto de Psiquiatria do Hospital das Clínicas da Faculdade de Medicina da Universidade de São Paulo (IPq-HCFMUSP), com enfoque no transtorno explosivo intermitente. Colaboradora no Núcleo de Estudos e Pesquisas em Psiquiatria Forense e Psicologia Jurídica (NUFOR-IPq-HCFMUSP). Especialista em Terapia Cognitiva, formação em Terapia Cognitiva com Crianças e Adolescentes, Curso de Impactos da Violência na Saúde da Escola Nacional de Saúde Pública Sergio Arouca (EAD/ENSP). Aperfeiçoamento em Psicologia Jurídica: Prática Pericial e Curso em Transtornos do Impulso do PRO-AMITI (IPq-HCFMUSP).

Cintia Cristina Sanches
Psicóloga Clínica, Psicodramatista pela Associação Brasileira de Psicodrama e Sociodrama (ABPS), Psicodramatista Didata e Supervisora da Sociedade Paulista de Psicodrama e Sociodrama (SOPSP) e Terapia de Casal no Instituto J L Moreno. Pesquisadora no Instituto de Psiquiatria do Hospital das Clínicas Faculdade de Medicina da Universidade de São Paulo (IPq-HCFMUSP), no Programa Ambulatorial Integrado dos Transtornos do Impulso (PRO-AMITI) no setor de Amor Patológico e Ciúme Excessivo. Vice-presidenta da Associação Viver Bem.

Cláudio Aparecido da Silva
Psicólogo clínico. Especialização em Terapia Cognitivo-Comportamental e Extensão em Terapia de Aceitação e Compromisso pelo Ambulatório de Ansiedade (AMBAN) do Instituto de Psiquiatria do Hospital das Clínicas da Faculdade de Medicina da Universidade de São Paulo (IPq-HCFMUSP). Extensão em Terapia Focada na Compaixão (CEIP-IPq-HCFMUSP). Formação em Terapia Cognitiva Narrativa & Focada na Compaixão (CEIP-IPq-HCFMUSP). Psicólogo voluntário no Programa Ambulatorial do Jogo Patológico (PRO-AMJO) do IPq-HCFMUSP. Colaborador na Associação Viver Bem.

Cleide Maria Bartholi Guimarães

Psicóloga Clínica. Doutora e Mestre em Psicologia Clínica pela Pontifícia Universidade Católica de São Paulo (PUC-SP). Especialista em terapia de casal e família. Voluntária no Hospital das Clínicas da Faculdade de Medicina da Universidade de São Paulo (HCFMUSP) no Programa Ambulatorial Integrado dos Transtornos de Impulso (PRO-AMITI) setor Compras Compulsivas. Instrutora certificada de Mindfulness pelo Mente Aberta –UNIFESP. Autora dos livros: *Até que o dinheiro nos separe* (editora Saraiva) e *Um minuto para comprar e uma vida para pagar: significados das compras compulsivas para compradores e seus familiares* (editora CRV).

Cristiana Nicoli de Mattos

Psiquiatra. Residência e Doutorado em Psiquiatria pelo Instituto de Psiquiatria do Hospital das Clínicas da Faculdade de Medicina da Universidade de São Paulo (IPq-HCFMUSP). Colaboradora do grupo de compras compulsivas no Programa Ambulatorial Integrado dos Transtornos do Impulso (PRO-AMITI) do IPq-HCFMUSP. Atualmente associada à Universidade Rutgers New Jersey Medical School.

Cristiane Maluhy Gebara

Psicóloga com abordagem cognitivo-comportamental. Mestre em Ciências pela Faculdade de Medicina da Universidade de São Paulo (FMUSP). Especialista em Medicina Comportamental pela Universidade Federal de São Paulo. Supervisora e docente do setor de pesquisa e tratamento do Amor Patológico e Ciúme Excessivo do Programa Ambulatorial Integrado dos Transtornos do Impulso (PRO-AMITI) do Instituto de Psiquiatria do Hospital das Clínicas da FMUSP (IPq-HCFMUSP). Idealizadora do Aplicativo SocialUP3D- Programa Realidade Virtual para tratar Fobia Social. Docente do Curso "Especialização em Terapia Comportamental e Cognitiva em Saúde Mental" do Programa Ansiedade (AMBAN) do IPq-HCFMUSP.

Cristiane Ruiz Durante

Graduação em Nutrição pela Universidade Anhembi Morumbi. Pós-graduação/Especialização em Nutrição Ortomolecular com extensão em Nutrigenômica (FAPES-SP). Pós-graduação/Especialização em Prescrição de Fitoterápicos e Suplementação Nutricional Clínica Esportiva (Candido Mendes). Formação em Transtornos do Impulso pelo Programa Ambulatorial Integrado dos Transtornos do Impulso (PRO-AMITI) do Instituto de Psiquiatria do Hospital das Clínicas da FMUSP (IPq-HC-FMUSP). Nutricionista clínica em consultório. .

Cristiane Silva

Psicóloga clínica. Neuropsicóloga pela FMU-SP. Especialista em Saúde Pública pela FMU-SP. Extensão em Psicologia Hospitalar, Cuidados Paliativos, Más Notícias. Formação em Terapia Cognitiva Narrativa & Focada na Compaixão pelo CEIP do Instituto de Psiquiatria do Hospital das Clínicas da Faculdade de Medicina da Universidade de São Paulo (IPq-HCFMUSP). Colaboradora na Associação Viver Bem.

Cristiano Nabuco de Abreu

Psicólogo com Pós-Doutorado pelo Departamento de Psiquiatria da Faculdade de Medicina da Universidade de São Paulo. Coordena o Grupo de Dependências Tecnológicas do PRO-AMITI do Instituto de Psiquiatria do Hospital das Clínicas da FMUSP (IPq-HCFMUSP) – unidade pioneira no país para o atendimento a pacientes dependentes em tecnologia. Coordena o Curso de Especialização em Dependências Tecnológicas pela Universidade de Caxias do Sul. Consultor Técnico do Governo Federal para o Programa Reconecte.

Daniel Carr Ribeiro Gulassa

Psicólogo pela Pontifícia Universidade Católica de São Paulo (PUC-SP). Mestre em Ciências pela Faculdade de Medicina da Universidade de São Paulo (FMUSP), com foco em Transtorno de Escoriação. Pós-graduado *lato sensu* em Psicodrama (nível I) pela Coordenadoria Geral de Especialização e Aperfeiçoamento e Extensão (COGEAE) da PUC-SP. Psicodramatista Didata e Terapeuta de Aluno (nível II) e Psicodramatista Orientador/Supervisor (nível III) pela Sociedade de Psicodrama de São Paulo (SOPSP). Colaborador dos setores de pesquisa e tratamento de transtorno de escoriação do Programa Ambulatorial Integrado dos Transtornos do Impulso (PRO-AMITI) no Instituto de Psiquiatria do Hospital das Clínicas da FMUSP (IPq-HCFMUSP).

Daniel Martins de Barros

Professor Colaborador do Departamento de Psiquiatria da Faculdade de Medicina da Universidade de São Paulo (FMUSP) e Coordenador Médico do Núcleo de Psiquiatria Forense do Instituto de Psiquiatria do Hospital das Clínicas da FMUSP (IPq-HCFMUSP). Doutor em Ciências e Bacharel em Filosofia pela USP. Autor de vários dos principais livros de referência em Psiquiatria Forense do país (*Introdução à psiquiatria forense*; *Manual de perícias psiquiátricas*; *Psiquiatria forense: interfaces jurídicas, éticas e clínicas*). Colunista do jornal *O Estado de São Paulo* e Rádio Band News FM.

Daniela Bertoni

Psicóloga. Pós-graduada. Especialista em Psicologia Cognitivo-Comportamental. Especialista em Transtornos Alimentares e Obesidade. Título de pós-graduação *lato sensu* pela Faculdade de Medicina do ABC (FMABC). Colaboradora do Programa Ambulatorial Integrado dos Transtornos do Impulso (PRO-AMITI) do Instituto de Psiquiatria do Hospital das Clínicas da Faculdade de Medicina da Universidade de São Paulo (IPq-HCFMUSP).

Daniela Souza Pereira

Graduação em Psicologia (UNIP). Especialização em Terapia Cognitivo-Comportamental (ITC). Especialização em TCC na Infância e Adolescência (CTC VEDA). Proficiência em TCC (CTC Veda) e Especialização em Terapia do Esquema (Wainer Psicologia). Colaboradora do Programa Ambulatorial Integrado dos Transtornos do Impulso (PRO-AMITI) do Instituto de Psiquiatria do Hospital das Clínicas da Faculdade de Medicina da Universidade de São Paulo.

Danielle Rossini-Dib

Psicóloga pelo Centro Universitário UniFMU. Mestre em Ciências pelo Departamento e Instituto de Psiquiatria do Hospital das Clínicas da Faculdade de Medicina da Universidade de São Paulo (IPq-HCFMUSP). Psicóloga coloboradora no Programa Ambulatorial Integrado dos Transtornos do Impulso (PRO-AMITI) do IPq-HCFMUSP. Área de atuação: Psicologia, com ênfase em Neuropsicologia, Treino Cognitivo e Psicoterapia Cognitiva.

Deisy Emerich Geraldo

Psicóloga graduada pela Universidade Presbiteriana Mackenzie. Mestre e Doutora em Psicologia Clínica pelo Instituto de Psicologia da Universidade de São Paulo (USP). Atua como psicóloga clínica em consultório particular. Pesquisadora do Programa para o Transtorno Explosivo Intermitente do Programa Ambulatorial Integrado dos Transtornos do Impulso (PRO-AMITI) do Instituto de Psiquiatria do Hospital das Clínicas da Faculdade de Medicina da USP (IPq-HCFMUSP).

Dora Sampaio Góes

Psicóloga clínica e hospitalar. Grupo de Dependências Tecnológicas do Programa Ambulatorial Integrado dos Transtornos do Impulso (PRO-AMITI) do Instituto de Psiquiatria do Hospital das Clínicas da Faculdade de Medicina da Universidade de São Paulo.

Edgar de Oliveira

Graduação em Medicina pela Universidade Federal do Pará. Residência médica em Psiquiatria pelo Serviço de Saúde Dr. Cândido Ferreira. Especialização em Terapia Cognitiva. Formação em Transtornos do Impulso. Colaborador do Programa Ambulatorial Integrado dos Transtornos do Impulso (PRO-AMITI) do Instituto de Psiquiatria do Hospital das Clínicas da Faculdade de Medicina da Universidade de São Paulo.

Edson Luiz Toledo

Psicólogo clínico. Mestre em Ciências pela Faculdade de Medicina da Universidade de São Paulo (FMUSP). Supervisor clínico na abordagem cognitivo-comportamental na Universidade Paulista (UNIP). Coordenador do atendimento a pacientes com tricotilomania do Programa Ambulatorial Integrado dos Transtornos do Impulso

(PRO-AMITI) do Instituto de Psiquiatria do Hospital das Clínicas da FMUSP (IPq-HCFMUSP).

Eduardo Martinho Junior
Doutor em Psiquiatria pelo Departamento de Psiquiatria da Faculdade de Medicina da Universidade de São Paulo (FMUSP). Um dos fundadores e coordenador do Ambulatório para o Desenvolvimento dos Relacionamentos e das Emoções (ADRE) do Serviço de Psiquiatria da Infância e Adolescência (SEPIA) do Instituto de Psiquiatria do HCFMUSP. Colaborador de pesquisa do Hospital McLean da Harvard Medical School. Treinador Oficial de Good Psychiatric Management pelo Gunderson Personality Disorders Institute do McLean Hospital (Harvard Medical School). Mentor em DBT pela Behavior Tech. Treinamento Avançado no Tratamento Baseado na Mentalização pelo Gunderson Personality Disorders Institute.

Elen Cristina Batista de Oliveira
Médica pela Universidade Federal de Goiás. Pós-graduada em Psiquiatria pelo Programa de Residência Médica do Instituto de Psiquiatria do Hospital das Clínicas da Faculdade de Medicina da Universidade de São Paulo (IPq-HCFMUSP). Mestranda em Psiquiatria no IPq-HCFMUSP, com foco em Transtornos do Impulso. Psiquiatra colaboradora dos setores de pesquisa e tratamento de dermatotilexomania do Programa Ambulatorial Integrado dos Transtornos do Impulso (PRO-AMITI) no IPq-HCFMUSP.

Elizabeth Prado Prestes Barra Teixeira
Psicóloga pela OSEC. Pós-graduada em Administração de Empresas pela Fundação Armando Alvares Penteado (FAAP). Especialista em Neuropsicologia (CENACES – Universidade do Saber), ligada à Faculdade de Medicina do ABC. Psicologia Hospitalar pelo Instituto de Psiquiatria do Hospital das Clínicas da Faculdade de Medicina da Universidade de São Paulo (IPq-HCFMUSP). Voluntária no Programa Ambulatorial Integrado dos Transtornos do Impulso (PRO-AMITI) do IPq-HCFMUSP. Experiência com terapia comunitária na Congregação de Santa Cruz. Foco no trabalho com idosos e portadores de deficiência.

Enilde de Togni Muniz
Psicóloga clínica graduada em Psicossomática, Psicoterapia Breve, Psicologia Hospitalar, Formação Teológica, Psicofarmacologia, Orientação Vocacional, Formação na Abordagem Fenomenológica e Existencialista. Especialista em Terapia Cognitiva Comportamental (TCC). Especialista em Transtornos do Controle do Impulso. Colaboradora no Programa Ambulatorial Integrado dos Transtornos do Impulso (PRO-AMITI) do Instituto de Psiquiatria do Hospital das Clínicas da Faculdade de Medicina da Universidade de São Paulo (IPq-HCFMUSP).

Fabiana Komai Unruh Monicci

Graduação em Psicologia pela Pontifícia Universidade Católica de São Paulo (PUC-SP). Pós-graduação em Administração de R.H. pela UNIP. Especialização em Terapia Cognitivo-comportamental em Saúde Mental pelo Ambulatório de Ansiedade (AMBAN) do Instituto de Psiquiatria do Hospital das Clínicas da Faculdade de Medicina da Universidade de São Paulo (IPq-HCFMUSP). Formação em Transtornos do Controle do Impulso pelo IPq-HCFMUSP. Colaboradora do Programa para Amor Patológico e Ciúme Excessivo do Programa Ambulatorial Integrado dos Transtornos do Controle do Impulso (PRO-AMITI) do IPq-HCFMUSP.

Fabiana Saffi

Doutoranda e Mestre em Ciências pela Universidade de São Paulo (USP). Especialista em Psicologia Jurídica pelo Conselho Federal de Psicologia. Especialista em Avaliação Psicológica e Neuropsicológica pelo Serviço de Psicologia do Instituto de Psiquiatria do Hospital das Clínicas da Faculdade de Medicina da USP (IPq-HCFMUSP). Psicóloga perita do Programa de Psiquiatria Forense e Psicologia Jurídica (NUFOR) do IPq-HCFMUSP. Coordenadora do Ambulatório NUFOR – Unidade Pericial.

Fátima Vasques

Psicóloga pela Universidade São Francisco. Especialista em Terapia Cognitivo-Comportamental e em Terapia dos Esquemas. Colaboradora do Programa Ambulatorial Integrado dos Transtornos do Impulso (PRO-AMITI) do Instituto de Psiquiatria do Hospital das Clínicas da Faculdade de Medicina da USP. Professora de cursos de Especialização em diversos estados do Brasil em Terapia Cognitiva Comportamental e Terapia Focada nos Esquemas. Psicóloga Clínica em consultório.

Francisco Paulo Moraes Junior

Psicólogo pela Universidade de São Paulo (USP). Mestre em Psicologia Experimental pela USP. Formação em Transtornos do Controle do Impulso pelo Instituto de Psiquiatria do Hospital das Clínicas da Faculdade de Medicina da USP (IPq-HCFMUSP). Psicólogo colaborador do grupo de Amor Patológico e Ciúme Excessivo do Programa Ambulatorial Integrado dos Transtornos do Impulso (PRO-AMITI) do IPq-HCFMUSP. Especializando em Terapia Cognitivo-Comportamental pelo Ambulatório de Ansiedade (AMBAN) do IPq-HCFMUSP.

Gustavo Bonini Castellana

Psiquiatra Forense pela Faculdade de Medicina da Universidade de São Paulo (FMUSP). Mestre e Doutor em Ciências pela FMUSP. Coordenador da Pós-graduação em Psiquiatria Forense da Escola de Educação Permanente do Hospital das Clínicas da FMUSP (EEP-HCFMUSP).

Gustavo Costa Medeiros

Psiquiatra colaborador do Programa Ambulatorial Integrado dos Transtornos do Impulso (PRO-AMITI) e do Programa Ambulatorial do Jogo (PRO-AMJO) do Instituto de Psiquiatria do Hospital das Clínicas da Faculdade de Medicina da Universidade de São Paulo (IPq-HCFMUSP). Coordenador de pesquisa do PRO-AMJO.

Henrique Moura Leite Bottura

Psiquiatra. Mestre em Pedagogia da Motricidade Humana, Estados Emocionais no Esporte pela Universidade Estadual Paulista (UNESP). Colaborador do Ambulatório Integrado de Transtornos do Impulso do Instituto de Psiquiatria do Hospital das Clínicas da Faculdade de Medicina da Universidade de São Paulo (IPq-HCFMUSP). Fundador e Diretor do Instituto de Psiquiatria Paulista.

Hermano Tavares

Professor-Associado do Departamento de Psiquiatria da Faculdade de Medicina da Universidade de São Paulo (FMUSP). Coordenador do Programa Ambulatorial Integrado dos Transtornos do Impulso (PRO-AMITI) do Instituto de Psiquiatria do Hospital das Clínicas da FMUSP (IPq-HCFMUSP).

Jackeline Suzie Giusti

Mestre e doutora em Ciência pela Faculdade de Medicina da Universidade de São Paulo. Psiquiatra supervisora no ambulatório de Adolescentes Impulsivos (uso de drogas e automutilação) no Serviço de Psiquiatria da Infância e Adolescência (SEPIA) do Instituto de Psiquiatria do Hospital das Clínicas da Faculdade de Medicina da Universidade de São Paulo (IPq-FMUSP).

Janice Rico Cabral

Psicóloga. Especialista em Terapia Psicomotora, Terapia Cognitiva e Instrutora de *Mindfulness*. Coordenadora e docente do Curso de Pós-graduação em Psicomotricidade, Colaboradora do Programa Ambulatorial Integrado dos Transtornos do Impulso (PRO-AMITI) do Instituto de Psiquiatria do Hospital das Clínicas da Faculdade de Medicina da Universidade de São Paulo.

Juliana Morillo

Psicóloga clínica pela Universidade Presbiteriana Mackenzie. Terapeuta cognitiva certificada pela FBTC. Especialista em Terapia Comportamental e Cognitiva (USP) e Terapia Cognitivo-comportamental (CTC Veda e DGERT). Especialista em Terapia Familiar e de Casal (PUC-SP). Formação clínica em terapia cognitiva sexual. Certificada em terapia racional emotiva comportamental (Albert Ellis Institute). Formação em terapia do esquema (Wainer – International Society of Schema Therapy). Certificação em terapia cognitiva processual. Aprimoramento em transtornos do controle do impulso no Instituto de Psiquiatria do Hospital das Clínicas da Faculdade de Medicina da Universidade de São Paulo (IPq-FMUSP). Psicóloga pesquisadora do Programa para o Transtorno Explosivo Intermitente do Programa do Ambulatorial Integrado dos Transtornos do Impulso (PRO-AMITI) do IPq-HCFMUSP.

Liliana Seger

Doutorado em Psicologia pelo Instituto de Psicologia da Universidade de São Paulo (IP-USP). Mestrado em Psicologia pelo IP-USP. Especialista em Psicologia Clínica e Psicologia Hospitalar pelo Conselho Regional de Psicologia de São Paulo. Especialista em Terapias Cognitivas pela FBTC. Coordenadora do Programa para o Transtorno Explosivo Intermitente do Programa Ambulatorial Integrado dos Transtornos do Impulso (PRO-AMITI) do Instituto de Psiquiatria do Hospital das Clínicas da Faculdade de Medicina da USP (IPq-HCFMUSP).

Lina Sue Matsumoto

Psicóloga Clínica. Mestre em Ciências pelo Instituto de Psiquiatria do Hospital das Clínicas da Faculdade de Medicina da Universidade de São Paulo (IPq-HCFMUSP). Terapeuta Cognitiva certificada pela FBTC. Certificada em Terapia Processual. Especialista em TCC. Aprimorada em Transtornos Alimentares (AMBULIM-IPq-HCFMUSP). Psicóloga voluntária no Programa Ambulatorial do Jogo Patológico (PRO-AMJO) e Programa Ambulatorial Integrado dos Transtornos do Impulso (PRO-AMITI) do IPq-HCFMUSP. Colaboradora na Associação Viver Bem. Associada FBTC e APPAL. Coordenadora do Curso de Formação em Terapia Cognitiva Narrativa e Focada na Compaixão (IPq-HCFMUSP). Coordenadora do Curso de Formação em Psicologia e Psiquiatria Positiva: a ciência da felicidade (IPq-HCFMUSP).

Lívia Mansano dos Santos

Acadêmica da Faculdade de Medicina da Universidade de São Paulo (FMUSP). Membro fundadora da Liga dos Transtornos do Impulso do Instituto de Psiquiatria do Hospital das Clínicas da Faculdade de Medicina da Universidade de São Paulo (IPq-HCFMUSP). Diretora de acolhimento no coletivo LGBT+ NEGSS – Núcleo de Estudos em Gênero Saúde e Sexualidade da FMUSP.

Marcelo Peixoto Gonçalves

Psicólogo. Especialista em Terapias Cognitivas pelo Ambulatório de Transtornos Alimentares (AMBULIM) do Instituto de Psiquiatria do Hospital das Clínicas da Faculdade de Medicina da Universidade de São Paulo (IPq-HCFMUSP). Formação em Transtornos do Impulso pelo Programa Ambulatorial Integrado dos Transtornos do Impulso (PRO-AMITI) do IPq-HCFMUSP. Formação em Terapia do Esquema pela Wainer/New Jersey Institute of Schema Therapy. Treinamento Intensivo em DBT pela Behavioral Tech/Linehan Institute. Terapeuta Cognitivo certificado pela FBTC. Professor e supervisor de Estágio da Disciplina de Terapia Cognitiva do Curso de

Psicologia da Universidade Paulista (UNIP). Colaborador do Setor de Pesquisa e Tratamento para Compras Compulsivas do PRO-AMITI no IPq-HCFMUSP.

Marco de Tubino Scanavino

Médico pela Universidade Federal de Ciências da Saúde de Porto Alegre (UFCSPA). Mestre e Doutor em Ciências da Saúde, na Área de Concentração da Psiquiatria. Colaborador do Programa Ambulatorial Integrado dos Transtornos do Impulso (ProAMITI) do Instituto de Psiquiatria do Hospital das Clínicas da Faculdade de Medicina da Universidade de São Paulo (IPq-HCFMUSP). Pós-Doutor na área de concentração das Moléstias Infecciosas e Parasitárias, pela FMUSP. Médico assistente do IPq-HCFMUSP no Centro de Reabilitação e Hospital-Dia (CRHD). Fundador e Coordenador do Ambulatório de Impulso Sexual Excessivo e de Prevenção aos Desfechos Negativos associados ao Comportamento Sexual (AISEP-IPq-HCFMUSP). Professor do Departamento de Psiquiatria da FMUSP e Orientador Pleno da Pós--graduação em Fisiopatologia Experimental da FMUSP.

Maria Clara Fonseca de Avellar

Acadêmica da Faculdade de Medicina da Universidade de São Paulo (FMUSP). Membro fundadora da Liga dos Transtornos do Impulso do Instituto de Psiquiatria do Hospital das Clínicas da FMUSP.

Maria das Graças Freire Formiga

Psicóloga Clínica. Pedagoga e Psicopedagoga pela Pontifícia Universidade Católica de Goiás (PUC-GO). Mestre em Educação pela Universidade Metodista (UMESP). Especialista em Terapia Cognitivo-Comportamental, Extensão em Terapia Focada na Compaixão pelo CEIP do Instituto de Psiquiatria do Hospital das Clínicas da Faculdade de Medicina da Universidade de São Paulo (IPq-HCFMUSP). Formação em Terapia Cognitiva Narrativa e Focada na Compaixão (CEIP-IPq-HCFMUSP). Associada FBTC. Psicóloga voluntária no Programa Ambulatorial do Jogo Patológico (PRO-AMJO) do IPq-HCFMUSP. Colaboradora na Associação Viver Bem.

Maria do Carmo Medeiros de Oliveira

Psicóloga. Formação clínica em Terapia Comportamental e Cognitiva pelo Núcleo de Desenvolvimento da Aprendizagem. Especialista em Transtornos Alimentares pelo Ambulatório de Bulimia e Transtornos Alimentares (AMBULIM) do Instituto de Psiquiatria do Hospital das Clínicas da Faculdade de Medicina da Universidade de São Paulo (IPq-HCFMUSP). Pós-graduada em Psicossomática na área Hospitalar da Saúde pelo Centro de Estudos e Pesquisas em Psicologia e Saúde (CEPPS). Especialista em Neuropsicologia pelo IPq-HCFMUSP. Colaboradora do Programa Ambulatorial Integrado dos Transtornos do Impulso (PRO-AMITI) do IPq-HCFMUSP.

Marina da Costa Manso Vasconcellos

Graduada pela Pontifícia Universidade Católica de São Paulo (PUC-SP). Psicodramatista pelo Instituto Sedes Sapientiae de São Paulo. Terapeuta Didata com foco psicoterápico pela Federação Brasileira de Psicodrama (FEBRAP). Especialista Clínica pelo CRP/SP. Terapeuta de Casais e Famílias pela Universidade Federal de São Paulo (UNIFESP). Formação em Transtornos do Controle do Impulso pelo Instituto de Psiquiatria do Hospital das Clínicas da Faculdade de Medicina da Universidade de São Paulo (IPq-HCFMUSP). Psicóloga Clínica Voluntária do grupo de Amor Patológico e Ciúme Excessivo do Programa Ambulatorial Integrado dos Transtornos do Impulso (PRO-AMITI) do IPq-HCFMUSP.

Marinalva Gonçalves Requião

Psicóloga clínica. Colaboradora nos setores de pesquisa e atendimento para compras compulsivas no Programa Ambulatorial Integrado dos Transtornos do Impulso (PRO-AMITI) do Instituto de Psiquiatria do Hospital das Clínicas da Faculdade de Medicina da Universidade de São Paulo (IPq-HCFMUSP). Colaboradora nos setores de pesquisa e atendimento para jogo patológico no Programa Ambulatorial do Jogo (PRO-AMJO) do IPq-HCFMUSP.

Mauro Victor de Medeiros Filho

Psiquiatra e Psiquiatra Infantil pelo Instituto de Psiquiatria do Hospital das Clínicas da Faculdade de Medicina da Universidade de São Paulo (IPqHCFMUSP). Médico Assistente do Serviço de Psiquiatria da Infância e Adolescência (SEPIA) do IPq--HCFMUSP.

Miguel Angelo Boarati

Médico Psiquiatra da Infância e Adolescência. Formado pela Faculdade de Medicina de Ribeirão Preto da Universidade de São Paulo (FMRP-USP). Especialização em Psiquiatria da Infância e Adolescência pelo Instituto de Psiquiatria do Hospital das Clínicas da Faculdade de Medicina da Universidade de São Paulo (IPq--HCFMUSP). Supervisor de Médicos Residentes em Psiquiatria Geral e Psiquiatria da Infância e Adolescência no IPq-HCFMUSP de 2006 a 2016. Colaborador do Programa de Transtornos Afetivos da Infância e Adolescência (PRATA) do IPq--HCFMUSP. Professor do curso de Pós-graduação em Suicidologia da USCS. Professor do Instituto Ânima de Psicologia Analítica de Ribeirão Preto.

Mirella Martins de Castro Mariani

Graduação em Biologia e em Psicologia e Mestrado em Distúrbios do Desenvolvimento pela Universidade Presbiteriana Mackenzie. Especialista em Mediação de Conflitos pela Universidade de Salamanca e em Análise do Comportamento pela Pontifícia Universidade Católica (PUC) de São Paulo. Atualização em Álcool e Drogas (Einstein) e em Transtornos do Controle do Impulso (Hospital das Clínicas da Faculdade de Medicina da Universidade de São Paulo – HCFMUSP). Supervisora do Programa Ambulatorial do Jogo. Conselho Diretor da Associação Viver Bem. Assistente do Departamento de Psiquiatria da FMUSP. Vice-presidente da Comissão de Voluntários do Instituto de Psiquiatria do HCFMUSP.

Patrícia Borsari Ferreira
Terapeuta ocupacional graduada pelo Centro Universitário São Camilo. Terapeuta ocupacional do Programa Ambulatorial Integrado dos Transtornos do Impulso (PRO-AMITI) e da Enfermaria de Transtornos Mentais Agudos do Instituto de Psiquiatria do Hospital das Clínicas da Faculdade de Medicina da Universidade de São Paulo. Especialista em Terapia Ocupacional aplicada à Neurologia.

Paula Carolina Campozan
Psiquiatra especialista em Psiquiatria Forense pela Associação Brasileira de Psiquiatria (ABP). Bacharel em Direito.

Paula Sanches Bernstein
Nutricionista com Aprimoramento Interdisciplinar em Transtornos Alimentares pelo AMBULIM do Hospital das Clínicas da Faculdade de Medicina da Universidade de São Paulo (HCFMUSP), no Ambulatório do PRO-ANJO (Programa Ambulatorial do Jogo). Colaboradora do Programa Ambulatorial Integrado dos Transtornos do Impulso (PRO-AMITI) do Instituto de Psiquiatria do HCFMUSP.

Paulo Germano Marmorato
Médico Pesquisador do Serviço de Psiquiatria da Infância e da Adolescência do Instituto de Psiquiatria do Hospital das Clínicas da Faculdade de Medicina da Universidade de São Paulo (IPq-HCFMUSP).

Rafael Natel Freire
Psiquiatra. Professor e Assistente do Núcleo de Estudos e Pesquisas em Psiquiatria Forense e Psicologia Jurídica (NUFOR) e do Programa Ambulatorial Integrado dos Transtornos do Impulso (PRO-AMITI) do Instituto de Psiquiatria do Hospital das Clínicas da Faculdade de Medicina da Universidade de São Paulo (IPq-HCFMUSP). Preceptor de saúde mental do curso de Medicina da Faculdade das Américas. Perito credenciado pelo Tribunal de Justiça do Estado de São Paulo e pelo Tribunal Regional do Trabalho. Especialista em Psiquiatria Forense pelo NUFOR-IPq--HCFMUSP, certificado pela ABP.

Renata Fáro Guerra
Médica Psiquiatra com Mestrado em Psiquiatria pela Faculdade de Medicina da Universidade de São Paulo (FMUSP). Coordenadora do Ambulatório de Mudança de Hábito e Estilo de Vida do Instituto de Psiquiatria do Hospital das Clínicas da FMUSP. Médica psiquiatra no Centro de Atenção ao Colaborador (CEAC) no

HCFMUSP. Sócia Co-fundadora, Diretora do Lótus – Terapias e Meditação. Criadora da Psiquiatria Somatopsíquica. Co-criadora da Terapia Corporal Meditativa e Bioemeditação Ativa®. Formação em facilitação da Terapia Meditativa Mystic Rose no OIMR – OSHO International Meditation Resort – Pune/INDIA.Terapeuta de Bioenergética e meditação ativa formada pelo Namastê-RJ – Centro de Meditações Ativas e Bioenergética. Reikiana. Cuidadora Integrativa – Pós graduada do Curso de Especialização em Teorias e Técnicas para Cuidados Integrativos na Universidade Federal de São Paulo (UNIFESP).

Renata Fernandes Maransaldi

Psicóloga clínica. Especialista em Terapias Cognitivas e formação em Transtornos do Impulso pelo Instituto de Psiquiatria do Hospital das Clínicas da Faculdade de Medicina da Universidade de São Paulo (IPq-HCFMUSP). Colaboradora nos setores de pesquisa e atendimento para compras compulsivas no Programa Ambulatorial Integrado dos Transtornos do Impulso (PRO-AMITI) do IPq-HCFMUSP.

Ricardo Asensio Rodrigues

Neuropsicólogo. Psicólogo clínico. Especialista em Terapias Cognitivas. Coordenador do atendimento de pacientes com transtorno de personalidade *borderline* multi-impulsivos.

Rodolfo Furlan Damiano

Médico Preceptor e Doutorando do Instituto de Psiquiatria do Hospital das Clínicas da Faculdade de Medicina da Universidade de São Paulo (IPq-HCFMUSP). Autor de diversos livros e capítulos, sendo o último lançado recentemente (2021) pela Editora Manole – *Compreendendo o Suicídio*.

Sandra Scivoletto

Psiquiatra. Doutorado em Psiquiatria pela Faculdade de Medicina da Universidade de São Paulo (FMUSP). Professora de Psiquiatria da Infância e Adolescência do Departamento de Psiquiatria da FMUSP. Chefe do Serviço de Psiquiatria da Infância e Adolescência do Instituto de Psiquiatria do Hospital das Clínicas da FMUSP (IPq-HCFMUSP). Coordenadora do Programa de Residência em Psiquiatria da Infância e Adolescência do IPq-HCFMUSP. Coordenadora do Programa Equilíbrio e Chefe do Ambulatório de Adolescentes do IPq-HCFMUSP.

Sonia Maria Estácio Ferreira

Psicóloga clínica. Especialista em Psicoterapia Breve e Dependência Química e formação em Psicossomática, Entrevista Motivacional e Transtornos do Impulso pelo Instituto de Psiquiatria do Hospital das Clínicas da Faculdade de Medicina da Universidade de São Paulo (IPq-HCFMUSP). Colaboradora nos setores de pesquisa e atendimento para compras compulsivas no Programa Ambulatorial Integrado dos Transtornos do Impulso (PRO-AMITI) e Colaboradora nos setores de pesquisa e atendimento para jogo patológico no Programa Ambulatorial do Jogo (PRO-AMJO) do IPq-HCFMUSP.

Stephanie Rigobello
Psicóloga. Especialista em Psicodiagnóstico. Aprimoramento em Transtornos do Controle do Impulso pelo Programa Ambulatorial Integrado dos Transtornos do Impulso (PRO-AMITI) do Instituto de Psiquiatria do Hospital das Clínicas da Faculdade de Medicina da Universidade de São Paulo (IPq-FMUSP). Colaboradora do Programa para o Transtorno Explosivo Intermitente do PRO-AMITI-IPq–HCFMUSP.

Sylvia van Enck Meira
Grupo de Dependências Tecnológicas do Programa Ambulatorial Integrado dos Transtornos do Impulso (PRO-AMITI) do Instituto de Psiquiatria do Hospital das Clínicas da Faculdade de Medicina da Universidade de São Paulo.

Tânia Mara Mariano Couto
Psicóloga. Título de Especialista em Psicologia Clínica reconhecido pelo CRP/SP. Especialista em Terapias Cognitivas pelo Instituto de Psiquiatria do Hospital das Clínicas da Faculdade de Medicina da Universidade de São Paulo (IPq-HCFMUSP). Formação em Transtornos do Controle do Impulso pelo IPq-HCFMUSP. Formação em Terapia Cognitiva Comportamental pelo ITC-BR. Formação em Psicoterapia Breve Estratégica e Sistêmica (Instituto de Terapia Breve – Abrangente). Especialização em Neuropsicologia com Formação em Reabilitação Cognitiva pela EEP IPq-HCFMUSP. Psicóloga Clínica Colaboradora do Programa para Compradores Compulsivos e Entrevista Motivacional do Programa Ambulatorial Integrado dos Transtornos do Impulso (PRO-AMITI) e do Programa Ambulatorial do Transtorno do Jogo (PRO-AMJO) do IPq-HCFMUSP.

Tatiana Zambrano Filomensky
Psicóloga Clínica. Mestre em Ciências pela Faculdade de Medicina da Universidade de São Paulo (FMUSP). Especialista em Terapias Cognitivas pelo Ambulatório de Transtornos Alimentares (AMBULIM) do Instituto de Psiquiatria do Hospital das Clínicas da FMUSP (IPq-HCFMUSP). Coordenadora do Tratamento para Compradores Compulsivos no Programa Ambulatorial Integrado dos Transtornos do Impulso (PRO-AMITI) do IPq-HCFMUSP. Professora e Supervisora da disciplina de Terapia Cognitiva na Universidade Paulista. Professora de Pós-graduação em Terapias Cognitivas e Formação em Transtornos do Impulso.

Thiago Fernando da Silva
Médico formado pela Faculdade de Medicina da Universidade de São Paulo (FMUSP). Residência em Psiquiatria Geral e Psiquiatria Forense pelo Instituto de Psiquiatria

do Hospital das Clínicas da FMUSP (IPq-HCFMUSP). Membro do Núcleo de Psiquiatria Forense e Psicologia Jurídica (NUFOR) do IPq-HCFMUSP. Doutorando pelo Instituto de Ensino e Pesquisa do Hospital Sírio-Libanês. Professor da Pós-graduação em Psiquiatria Forense do IPq-HCFMUSP.

Valdeli Vieira
Psicóloga, neuropsicóloga, psicanalista. Mestre em Ciências pela Escola Paulista de Medicina da Universidade Federal de São Paulo (EPM-UNIFESP). Especialista no atendimento de crianças e adolescentes e em psicologia hospitalar.

Vitor Vincenzo Silva Tancredi
Psiquiatra Colaborador do Programa Ambulatorial Integrado dos Transtornos do Impulso (PRO-AMITI) e do Programa Ambulatorial do Jogo (PRO-AMJO) do Instituto de Psiquiatria do Hospital das Clínicas da Faculdade de Medicina da Universidade de São Paulo (IPq-HCFMUSP).

Wilza Karla de Freitas Arno
Psicóloga Clínica. Pós-graduada em Intervenções Psicológicas em Emergências e Crises pela Faculdade de Medicina da Universidade de São Paulo (FMUSP). Extensão na Terapia Focada na Compaixão no Instituto de Psiquiatria do Hospital das Clínicas da FMUSP (IPq-HCFMUSP). Formação em Terapia Cognitiva Narrativa e Focada na Compaixão (CEIP-IPq-HCFMUSP). Psicóloga voluntária no Programa Ambulatorial do Jogo (PRO-AMJO) e Programa Ambulatorial Integrado dos Transtornos de Impulso (PRO-AMITI) do IPq-HCFMUSP. Colaboradora na Associação Viver Bem.

Durante o processo de edição desta obra, foram tomados todos os cuidados para assegurar a publicação de informações técnicas, precisas e atualizadas conforme lei, normas e regras de órgãos de classe aplicáveis à matéria, incluindo códigos de ética, bem como sobre práticas geralmente aceitas pela comunidade acadêmica e/ou técnica, segundo a experiência do autor da obra, pesquisa científica e dados existentes até a data da publicação. As linhas de pesquisa ou de argumentação do autor, assim como suas opiniões, não são necessariamente as da Editora, de modo que esta não pode ser responsabilizada por quaisquer erros ou omissões desta obra que sirvam de apoio à prática profissional do leitor.

Do mesmo modo, foram empregados todos os esforços para garantir a proteção dos direitos de autor envolvidos na obra, inclusive quanto às obras de terceiros e imagens e ilustrações aqui reproduzidas. Caso algum autor se sinta prejudicado, favor entrar em contato com a Editora.

Finalmente, cabe orientar o leitor que a citação de passagens da obra com o objetivo de debate ou exemplificação ou ainda a reprodução de pequenos trechos da obra para uso privado, sem intuito comercial e desde que não prejudique a normal exploração da obra, são, por um lado, permitidas pela Lei de Direitos Autorais, art. 46, incisos II e III. Por outro, a mesma Lei de Direitos Autorais, no art. 29, incisos I, VI e VII, proíbe a reprodução parcial ou integral desta obra, sem prévia autorização, para uso coletivo, bem como o compartilhamento indiscriminado de cópias não autorizadas, inclusive em grupos de grande audiência em redes sociais e aplicativos de mensagens instantâneas. Essa prática prejudica a normal exploração da obra pelo seu autor, ameaçando a edição técnica e universitária de livros científicos e didáticos e a produção de novas obras de qualquer autor.

Sumário

Prefácio – Prof. Dr. Euripedes Constantino Miguel xxix

Prefácio – Prof. Dr. Jon E. Grant xxxi

SEÇÃO I – ASPECTOS GERAIS

1. Psicopatologia e classificação diagnóstica da impulsividade 2
   Vitor Vincenzo Silva Tancredi, Gustavo Costa Medeiros, Mirella Martins de Castro Mariani, Hermano Tavares

2. Avaliação clínica e neuropsicológica da impulsividade 18
   Danielle Rossini-Dib, Elizabeth Prado Prestes Barra Teixeira

3. Transtornos do impulso e suas interfaces com transtorno de personalidade *borderline* e outros transtornos de personalidade 32
   Ricardo Asensio Rodriguez, Marcelo Peixoto Gonçalves, Henrique Moura Leite Bottura, Hermano Tavares, Eduardo Martinho Junior

SEÇÃO II – IMPULSIVIDADE AGRESSIVA

4. Introdução ao conceito de impulsividade agressiva 62
   Hermano Tavares, Liliana Seger, Juliana Morillo

5. Transtorno opositivo desafiador 73
   Mauro Victor de Medeiros Filho, Aline Jimi Myung Cho, Paulo Germano Marmorato, Sandra Scivoletto

6. Autolesão não suicida (automutilação)... 91
Jackeline Suzie Giusti, Anna Karla Rabelo Garreto, Enilde de Togni
Muniz, Ana Yaemi Hayashiuchi, Edson Luiz Toledo

7. Transtorno explosivo intermitente 108
Liliana Seger, Carolina F. S. Bernardo, Juliana Morillo,
Deisy Emerich Geraldo, Stephanie Rigobello, Gustavo Costa Medeiros,
Rafael Natel Freire

8. Impulsividade, suicídio e o transtorno
do comportamento suicida.. 126
Rodolfo Furlan Damiano, Lívia Mansano dos Santos,
Maria Clara Fonseca de Avellar, Hermano Tavares

SEÇÃO III – TRANSTORNOS DE CONDUTA E PREJUÍZOS DA EMPATIA

9. Transtornos do comportamento e prejuízos da empatia:
introdução ao conceito... 144
Antonio de Pádua Serafim, Fabiana Saffi

10. Transtorno de conduta 157
Sandra Scivoletto, Miguel Angelo Boarati, Valdeli Vieira,
Mauro Victor de Medeiros Filho

11. Transtorno de personalidade antissocial 182
Paula Carolina Campozan, Gustavo Bonini Castellana,
Daniel Martins de Barros, Thiago Fernando da Silva

SEÇÃO IV – PERDA DE CONTROLE SOBRE COMPORTAMENTO ESPECÍFICO E DEPENDÊNCIAS COMPORTAMENTAIS

12. Introdução ao conceito de dependência comportamental
e perda de controle sobre comportamento específico...................... 198
Hermano Tavares

13. Transtorno de jogo.. 203
Hermano Tavares, Mirella Martins de Castro Mariani

14. Dependência de internet: um novo transtorno do século XXI?....... 224
Dora Sampaio Góes, Sylvia van Enck Meira,
Cristiano Nabuco de Abreu

15. Compras compulsivas...249

Tatiana Zambrano Filomensky, Ana Maria Carlstron Vasconcelos,
Andreia Fernanda da Silva Castro, Cleide Maria Bartholi Guimarães,
Cristiana Nicoli de Mattos, Marcelo Peixoto Gonçalves, Marinalva
Gonçalves Requião, Renata Fernandes Maransaldi,
Sonia Maria Estácio Ferreira, Tânia Mara Mariano Couto

16. Amor patológico 269

Cintia Cristina Sanches, Marina da Costa Manso Vasconcellos,
Andrea Lorena Stravogiannis, Fabiana Komai Unruh Monicci,
Francisco Paulo Moraes Junior, Arthur Kaufman

17. Ciúme excessivo 280

Andrea Lorena Stravogiannis, Cristiane Maluhy Gebara,
Fabiana Komai Unruh Monicci, Francisco Paulo Moraes Junior

18. Cleptomania..291

Aparecida Rangon Christianini, Daniela Bertoni,
Maria do Carmo Medeiros de Oliveira,
Antonio Marcelo Cabrita de Brito

19. Compulsão sexual 308

Marco de Tubino Scanavino, Bruna Messina,
Carmita Helena Najjar Abdo

20. Piromania..319

Hermano Tavares, Mirella Martins de Castro Mariani,

21. Aspectos impulsivos da obesidade...331

Arthur Kaufman, Hermano Tavares, Cristiane Ruiz Durante

22. Dependência de comida..349

Edgar de Oliveira, Fátima Vasques, Janice Rico Cabral,
Daniela Souza Pereira, Cristiane Ruiz Durante,
Paula Sanches Bernstein

SEÇÃO V – COMPORTAMENTOS REPETITIVOS COM FOCO NO CORPO

23. Introdução ao conceito de comportamentos repetitivos
focados no corpo..362

Elen Cristina Batista de Oliveira

24. Transtorno de escoriação 365
Daniel Carr Ribeiro Gulassa, Elen Cristina Batista de Oliveira

25. Tricotilomania (transtorno de arrancar cabelo) 377
Edson Luiz Toledo, Enilde De Togni Muniz, Ana Yaemi Hayashiuchi,
Hermano Tavares

SEÇÃO VI – OUTROS ASPECTOS

26. Terapia ocupacional nos transtornos do impulso............................ 418
Ana Laura Alcantara Alves, Mirella Martins de Castro Mariani,
Patrícia Borsari Ferreira, Alexandra Martini de Oliveira

27. Qualidade de vida 435
Lina Sue Matsumoto, Cláudio Aparecido da Silva, Maria das Graças
Freire Formiga, Wilza Karla de Freitas Arno, Cristiane Silva

28. Meditação... 453
Renata Fáro Guerra

29. Exercício físico e saúde mental... 465
Ana Cláudia Penna

Índice remissivo... 474

Prefácio

Hermano Tavares, Cristiano Nabuco de Abreu, Liliana Seger, Mirella Martins de Castro Mariani e Tatiana Zambrano Filomensky trazem para nós em *Psiquiatria, Saúde Mental e a Clínica da Impulsividade* a atualização sobre esse tema a partir da experiência de uma equipe que trabalha nessa área há mais de 10 anos.

O campo dos transtornos do impulso é uma área que encerra em si uma grande contradição: trata de um tema, ao mesmo tempo, altamente prevalente e tanto quanto desconhecido.

É interessante notar a frequência com que os profissionais de saúde mental se defrontam com os mais diversos transtornos que compõem os transtornos disruptivos, do impulso e da conduta (como propõe a nova versão do DSM-5) e, ao mesmo tempo, com a carência de intervenções baseadas em evidências, que forneçam orientações para o melhor atendimento dos pacientes que sofrem com tais transtornos.

No Capítulo 1, aprende-se que impulsividade é um fenômeno multifacetado e que pacientes denominados impulsivos podem ter apresentações muito diversas, as quais, ao mesmo tempo, implicam necessidades terapêuticas diferentes.

Por exemplo, no Capítulo 7, revela-se a alta prevalência do transtorno explosivo intermitente, que pode acometer até 3,5% da população. Ao mesmo tempo, observa-se que este passa, frequentemente, despercebido pelos profissionais, seja porque o paciente não relata os sintomas que fazem parte do diagnóstico, seja porque o profissional não pergunta ou não se sente confortável em lidar com os aspectos agressivos que compõe a expressão fenotípica desses transtornos. Mais do que isso, o profissional muitas vezes não se sente amparado pela literatura para oferecer tratamentos adequados, com base em evidência, já que poucos estudos exploram o assunto com a devida profundidade e com métodos adequados.

Dentro dessa lógica, divide-se o fenômeno impulsivo em seis seções ao longo do livro: generalidades (Parte I); impulsividade agressiva (Parte II); impulsividade com traços antissociais (Parte III); impulsividade, dependências comportamentais e perdas de controle sobre comportamentos específicos (Parte IV); comportamentos repetitivos com foco no corpo (Parte V); e outros aspectos que incluem terapia ocupacional e qualidade de vida (Parte VI).

Em todas elas, discute-se, profundamente, características fenotípicas, bases fisiopatológicas, tratamento sob um enfoque multidisciplinar, além de vinhetas com histórias clínicas baseadas em casos reais.

Portanto, nesse tópico tão importante e ao mesmo tão pouco estudado, temos agora um livro de alto nível para nos amparar diante de nossos pacientes.

Mais do que qualquer outro livro sobre o assunto, este traz a experiência dos *experts* mais qualificados do país, que buscaram traduzir de forma didática seus conhecimentos amealhados no dia a dia diante desses pacientes. Portanto, para satisfação de todo o profissional que se alimenta do alívio do sofrimento de seus pacientes, sugiro fortemente a leitura deste livro. Trata-se de um livro para ser mantido próximo da mesa de trabalho para o atendimento de seus pacientes.

Prof. Dr. Euripedes Constantino Miguel
Professor Titular do Departamento de Psiquiatria
da Faculdade de Medicina da Universidade de São Paulo.
Professor Associado Adjunto da Faculdade
de Medicina da Universidade de Yale.

Prefácio

Somos todos impulsivos em diversos momentos de nossas vidas. Podemos agir de maneira insensata, ou adotar uma postura imprudente. Quando agimos dessa forma, geralmente entendemos que o comportamento é irracional e tentamos não repeti-lo com tanta frequência. Por que agimos assim? Agir por impulso pode ser excitante e gratificante de imediato. Pode nos lembrar de que não precisamos ser responsáveis o tempo todo, de que podemos esquecer nossas obrigações e problemas por um curto período de tempo. Agir por impulso também pode ser uma forma de expressar sentimentos incômodos, ou que não compreendemos totalmente. Se acreditamos possuir controle sobre nosso comportamento, podemos nos permitir ser impulsivos ocasionalmente, porque consideramos esse um evento raro e possível de ser controlado. Mas e quando não pode ser controlado?

We are all impulsive at various times in our lives. We may act rashly, engaging in undue risky or unwise behaviors. When we do so, we suspect that the behavior is irrational, and we usually try not to do so too often. Why do we act this way? Being impulsive can be exciting and perhaps temporarily rewarding. Being impulsive may remind us that we do not have to be responsible all of the time, that we can forget about our duties or our problems for a short period of time. Being impulsive may also be a way to express feelings that we are uncomfortable with or that we do not really understand. If we feel we can control our behaviors, we may allow ourselves the occasional indulgence of being impulsive, because we think of it is as a controllable and rare event. But what if it isn't controllable?

Cada vez mais se reconhece que existem vários tipos de impulsividade, diferentes tipos de motivação por trás de comportamentos impulsivos, e que a impulsividade se estende por um *continuum* de controle. Em pessoas que desenvolvem transtorno do impulso, um comportamento relativamente bom pode se agravar, levando a um gasto de tempo excessivo ao se preparar para realizar uma ação ou um determinado hábito, enquanto outras áreas da vida são ignoradas. Esses comportamentos repetitivos persistem mesmo trazendo consequências negativas e, por fim, o indivíduo pode se dar conta de que não tem mais nenhum controle consciente sobre seu comportamento.

It is increasingly recognized that there are many types of impulsivity, many driving forces behind impulsive behaviors, and that impulsivity may lie along a continuum of control. For people who develop impulse disorders, a once relatively benign behavior can escalate, leading to inordinate amounts of time being spent preparing for or engaging in the habit, and other areas of life being neglected. These repetitive behaviors persist despite negative consequences, and ultimately the person may find that they have no conscious control over the behavior at all any more.

Nós, seres humanos, costumamos nos orgulhar da habilidade de controlar nosso comportamento. A disciplina é tida como uma característica invejável e, quanto maior a disciplina, maior o respeito. No entanto, pessoas que desenvolvem transtorno do impulso frequentemente experimentam problemas emocionais e precisam de ajuda com seu comportamento, com a impulsividade inerente e com as consequências pessoais e sociais de suas ações.

As human beings we pride ourselves on being able to control our behaviors. Discipline is regarded as enviable and with greater discipline comes greater respect for ourselves and respect from others. Therefore, people who develop problems of impulse control often experience a great deal of emotional distress and need help with the behavior, the underlying impulsivity, and the personal and social consequences of their actions.

Quando graves, problemas com a impulsividade podem ser extremamente prejudiciais funcionalmente e acarretar sérias consequências, como dificuldades financeiras e legais. Geralmente é apenas quando chegam a esse ponto que os indivíduos afetados procuram ajuda. A pessoa com transtorno do impulso e seus entes queridos podem não saber como lidar com o problema. Trata-se frequentemente de comportamentos socialmente inadequados que causam vergonha no indivíduo e em sua família. É natural que haja um profundo sentimento de impotência em todos os afetados pelo problema.

When severe, problems with impulsivity can be extremely functionally impairing and have profound consequences, such as financial and legal difficulties. It is often at this point that people seek help. The person with the impulse problem as well as his or her loved ones may not know how to respond or cope. These are often shameful and socially inappropriate behaviors. They may bring shame to the person and the family. There can be a profound sense of helplessness in everyone associated with the behavior.

Essas condições podem ser difíceis de se compreender. Aqueles que lutam contra a impulsividade não conseguem simplesmente parar – o comportamento se torna enraizado e foge ao controle. A maior parte desses comportamentos tem sido reconhecida e documentada há séculos, embora só tenham chamado a atenção de especialistas pelo mundo recentemente. Mesmo ignoradas por planos de saúde, pesquisas estimam que entre 10 e 15% da população tenha tido um ou mais problemas derivados da impulsividade. Essas condições ocorrem em homens e mulheres de todas as classes socioeconômicas e em todas as culturas. Este livro fornece informações essenciais sobre alguns dos problemas de saúde mental mais negligenciados e mais perturbadores. Muitas psicoterapias partem da premissa de que quanto mais consciência temos de nosso comportamento, maior nosso controle. Este livro, ao fornecer importante conteúdo clínico sobre a impulsividade, oferece esperança àqueles que lutam contra esses problemas, para que adquiram a habilidade de controlar seu comportamento.

These conditions can be difficult for people to understand. Those who struggle with impulsivity cannot just stop – at some point the behavior has become ingrained and frequently beyond one's own control. Most of these behaviors have been recognized for centuries. While these behaviors have been documented throughout history, only recently have many come to the attention of clinicians throughout the world. Despite often being overlooked by healthcare providers, research estimates that 10-15% of the population has experienced one or more problems with impulsivity. These conditions occur in both men and women, in all socioeconomic classes, and in all cultures. This book provides valuable information about some of the most distressing but neglected of mental health conditions. Many psychotherapies are premised on the idea that through greater awareness of our behavior comes greater control. This book, by providing important clinical information about impulsivity, offers hope for those who struggle with these problems that they may find the ability to control their behavior.

Prof. Dr. Jon E. Grant
Professor of Psychiatry at the University of Chicago.
Director of the ACID research lab for
at the University of Chicago Medical Center

SEÇÃO I

ASPECTOS GERAIS

1

Psicopatologia e classificação diagnóstica da impulsividade

Vitor Vincenzo Silva Tancredi
Gustavo Costa Medeiros
Mirella Martins de Castro Mariani
Hermano Tavares

Este capítulo é uma introdução ao conceito de impulsividade. Aqui, apresentaremos fatores relacionados à psicopatologia, à fenomenologia e à classificação diagnóstica da impulsividade. Em breve análise, ampliaremos a perspectiva deste tema para uma ótica transdiagnóstica[1], abrindo as portas para intersecções com novos conhecimentos, como a genética e a neurociência. No final do capítulo, exibiremos uma série de casos clínicos elaborados no intuito de aproximar o assunto discutido da prática clínica diária.

INTRODUÇÃO: O QUE É IMPULSIVIDADE

A impulsividade é uma palavra que expressa mais de um conceito, cuja definição é historicamente pouco clara. Pode ser definida como a predisposição a reações rápidas e não planejadas a estímulos internos ou externos, geralmente sem avaliação das consequências. Exprime a tendência em "agir no calor do momento", sem ponderação sobre os desfechos futuros, gerando comportamentos prejudiciais em resposta a irresistíveis impulsos.

Descrições de fenômenos impulsivos e síndromes associadas foram feitas por pioneiros da psiquiatria moderna como Esquirol, Kraepelin e Bleuler[2]. No entanto, evidências históricas apontam que grande parte desses comportamentos têm sido reconhecida e documentada há séculos. Pode-se dizer que o assunto ficou relegado a um segundo plano até o início dos anos

1990, mas, desde então, e particularmente na última década, o número de publicações envolvendo a impulsividade cresce exponencialmente. A impulsividade é reconhecida hoje como um importante componente de quadros psiquiátricos prevalentes[3] e é apontada como um construto psicopatológico central na compreensão de outros transtornos e comportamentos disfuncionais[4], como veremos adiante.

POR QUE ESTUDAR IMPULSIVIDADE

Dados recentes indicam que os transtornos relacionados à impulsividade são mais frequentes na população do que o inicialmente estimado, exceto pela piromania, diagnóstico pouco estudado e sem dados definidos de prevalência. Cálculos conservadores estimam que 8% da população sofra de algum transtorno que envolva dificuldade de controle de impulso, não incluindo nesta conta as dependências químicas[5]. Dados semelhantes com amostras brasileiras confirmam a elevada prevalência, estimando em 4,3% da população[6].

A impulsividade também permeia vários comportamentos importantes do ponto de vista de saúde pública, como o aumento do risco de envolvimento em acidentes de trânsito, o comportamento sexual de risco e atividades ilegais. Sabe-se também que o comportamento suicida é uma forma de autoagressão, correlacionada a traços impulsivos de personalidade[7]. Segundo dados atuais da Organização Mundial da Saúde (OMS), mais de 800.000 pessoas morrem por suicídio todos os anos, o que equivale a uma morte a cada 40 segundos (vide capítulo sobre suicídio e impulsividade). O suicídio está entre as 20 principais causas de morte em todo o mundo para pessoas de todas as idades, sendo a segunda principal causa de morte entre 15 e 29 anos. Estima-se que para cada suicídio consumado, haja cerca de 20 a 25 tentativas, afetando colateralmente dezenas de outros indivíduos[8].

O impacto econômico gerado por transtornos impulsivos, embora difícil de precisar, é óbvio, visto que eles são altamente prevalentes, têm início em geral na adolescência ou no princípio da vida adulta e podem causar incapacitação duradoura ou definitiva[9].

A IMPULSIVIDADE É UM FENÔMENO MULTIDIMENSIONAL

O primeiro passo para se entender a psicopatologia da impulsividade é compreender que não é possível abordá-la como um construto que se expressa de uma maneira única e constante. Em outras palavras, observa-se uma heterogeneidade nos comportamentos impulsivos.

Apesar de o próprio uso do termo implicar que este conceito se refira a uma única "entidade", sabe-se que a impulsividade se divide em facetas que vão integrar diferentes comportamentos e transtornos psiquiátricos, em adultos e crianças, configurando um *continuum*[10], de modelos clínicos até a população geral.

Diversas medidas são utilizadas para investigar o comportamento impulsivo. Dentre elas, destacam-se os autorrelatos, em que os indivíduos avaliam a perspectiva de si em relação aos outros; testes cognitivos, em que são avaliadas a tomada de decisão e a inibição de respostas; e, finalmente, uma gama de exames que utilizam variadas técnicas de neuroimagem[11]. Desta forma, é relevante observar que a lógica de análise da impulsividade é inclusiva, capturando-se melhor este construto multifatorial não por uma, mas pela combinação de múltiplas técnicas de avaliação.

Portanto, é difícil equiparar em termos psicopatológicos os diferentes transtornos relacionados à impulsividade, pois cada um deles tem um "funcionamento" fenomenológico e psicopatológico próprio que determina a perda do controle.

Embora a natureza multidimensional da impulsividade tenha sido bem estabelecida[10,12], ainda não se sabe o número exato e nem o caráter dessas dimensões. Os correlatos psicopatológicos da impulsividade apresentam ampla variação fenotípica, assim como distintas etiologias presumidas que, provavelmente, vão se relacionar de formas distintas sob condições distintas.

Por exemplo, fenômenos impulsivos no transtorno de déficit de atenção e hiperatividade, transtorno de personalidade *borderline* e no transtorno de personalidade antissocial têm apresentações psicopatológicas distintas. No primeiro caso, esta parece se dever em boa parte a deficiências cognitivas, já no segundo, aparenta estar mais ligada com instabilidade afetiva e, no último, haveria uma estreita relação com a redução da função empática[13]. Um outro exemplo que reforça as diversas apresentações psicopatológicas da impulsividade é a diferença entre as apostas desenfreadas movidas pelo desejo do ganho monetário no transtorno do jogo e a impulsividade agressiva incontida no transtorno explosivo intermitente. Dessa forma, chega-se à noção da natureza multifacetada da impulsividade[12], que sugere que o comportamento impulsivo é composto por diferentes dimensões que interferem conjuntamente no resultado final do ato.

Dentre os modelos de impulsividade propostos até o momento, o mais atual, abrangente e completo apresenta a impulsividade em cinco dimensões sobrepostas, denominando-as por urgência, premeditação, planejamento e busca de sensações (UPPS)[14], reforçando o caráter multidimensional do fenômeno. A urgência se relacionaria aos desejos intensos e mobilizados pelas emoções, que, nas revisões mais recentes do modelo UPPS, foi desdobrada em dois fatores: urgência negativa, representada pela necessidade intensa e imediata em evitar emoções negativas como angústia, raiva, ou ansiedade, e urgência positiva, referente aos desejos e comportamentos mobilizados por reforço positivo, passíveis de gerar entusiasmo e excitação. Premeditação e perseverança, por sua vez, descrevem a dificuldade na realização de operações cognitivas para um controle efetivo do comportamento. Finalmente, a busca de sensações refere-se à intensa necessidade em se obter estímulos desejáveis, até mesmo em situações em que há dor, medo ou riscos ao indivíduo. O modelo UPPS tem se mostrado válido em diferentes contextos socioculturais, porém, as tentativas de reprodução exata da sua estrutura de cinco fatores nem sempre são confirmadas. Uma revisão mais recente do modelo aponta para três grandes dimensões da impulsividade, sendo a primeira associada à desregulação das emoções (urgência), a segunda, a déficits no controle cognitivo (deficiência de premeditação e perseverança) e a terceira, resultante de baixa ansiedade e viés na avaliação de risco (busca de sensações). Outra crítica cabível ao modelo UPPS é que seu valor empírico ainda não foi apropriadamente testado em populações clínicas.

PSICOPATOLOGIA DA IMPULSIVIDADE

Entende-se por impulsividade primária aquela que não é mais bem explicada por alterações do humor ou por outro transtorno pervasivo do comportamento, e cujo denominador comum seria a desinibição comportamental[13]. Ou seja: na essência da impulsividade está a incapacidade em inibir uma ação[15]. Os fatores que atuam no controle e na inibição da ação estariam organizados em "andares", numa estrutura hierárquica de complexidade crescente, compatível com o desenvolvimento filogenético do sistema nervoso central[16]. As forças propelentes correspondem aos impulsos límbicos, filogeneticamente mais antigos, "de baixo para cima", enquanto as forças inibitórias são exercidas por andares superiores, no córtex pré-frontal, "de cima para baixo".

Com isso, impulsividade é vista como a resultante do desequilíbrio entre essas forças de propulsão e freio, seja por deficiência dos sistemas de inibição, pela suscetibilidade exacerbada aos fatores de propulsão, ou por uma combinação de ambos, determinando uma desregulação no comportamento do indivíduo[16].

Concluímos que os freios comportamentais se ordenam em uma disposição de complexidade crescente: afetos negativos, cognição (atenção e funções executivas) e empatia (complacência e ética na relação com o semelhante), enquanto os impulsos primários (propulsores) são os fatores que disparam a resposta comportamental, inatos à espécie, e prévios à aprendizagem e a outras reações estabelecidas ao longo do desenvolvimento, por meio da experiência e do contato sociocultural, representados por "desejo" e "agressividade". As iniciais de cada uma dessas dimensões da impulsividade (afetos, cognição, empatia, desejos e agressividade) formam o acrônimo ACEDA, nominando um modelo clínico que tem por princípio o caráter multidimensional da impulsividade e agrupa os cinco fenômenos preponderantes da sua apresentação em populações clínicas, sendo que cada dimensão pode ser representada por um diagnóstico paradigmático, ainda que não se resuma a ele.

Os freios

Instabilidade afetiva

O primeiro freio comportamental seria o componente afetivo, em outras palavras, emoções básicas como medo, ansiedade ou tristeza. Assim, a instabilidade emocional abriria espaço para comportamentos impulsivos, já que tal freio estaria comprometido. Essa disfunção emocional está bem descrita no transtorno de personalidade *borderline*, intimamente relacionado à impulsividade, mas também abrange síndromes compreendidas no espectro bipolar.

Falhas cognitivas

A segunda instância reguladora seria composta pelas funções cognitivas (p. ex., atenção, inteligência e memória) que se prestam ao planejamento da ação. Isso reforça a importância de processos cognitivos para a inibição comportamental e demonstra como a redução desses processos está relacionada a ações impulsivas, como observado no transtorno do déficit de atenção e hiperatividade (TDAH)[18].

Deficiência empática

Aqui, teríamos as síndromes causadas pela violação de códigos de valores sociais, éticos e morais, intimamente relacionados à empatia. Um exemplo claro da falência desse freio é o transtorno de personalidade antissocial, em que a redução da função empática é central na expressão de comportamentos impulsivos e socialmente desadaptativos. Evidências sugerem que a empatia tem bases evolucionárias, neuroendócrinas e neurofisiológicas profundas. Supõe-se que esse freio fortaleça a adoção de práticas adequadas para a preservação do grupo e, secundariamente, melhore as chances de sobrevivência do indivíduo.

Concluímos que os freios comportamentais se ordenam em uma disposição de complexidade crescente: afetos negativos, cognição (atenção e funções executivas) e empatia (complacência e ética na relação com o semelhante).

Os propulsores

Excesso de desejo

Marcado pela vontade imperiosa. Encaixam-se aqui as síndromes marcadas por apetites exagerados, como nas adições (transtornos relacionados ao uso de substâncias e dependências comportamentais).

Impulsividade agressiva

Síndromes marcadas por comportamento de maior ímpeto agressivo, como no transtorno explosivo intermitente (heteroagressão) e nos comportamentos suicida e de automutilação (autoagressão).

A IMPULSIVIDADE NOS MANUAIS DIAGNÓSTICOS

Vimos que a impulsividade tem um caráter multidimensional e que ela pode exibir apresentações variadas em cada paciente. Além disso, percebemos que, muitas vezes, a impulsividade faz parte de diferentes transtornos psiquiátricos, atravessando as fronteiras diagnósticas estabelecidas atualmente.

Entretanto, há um grupo de transtornos que tem a impulsividade como característica central e primária e, portanto, tende a ser caracterizado como "transtornos impulsivos" nos diferentes manuais diagnósticos. A classificação desses transtornos tem sido heterogênea e, para melhor compreender a psicopatologia por trás desses problemas, descreveremos como eles são caracterizados nos diferentes manuais diagnósticos.

Na décima edição da Classificação Internacional de Doenças (CID-10)[19], a qual é formatada pela OMS, esses transtornos foram classificados como transtornos dos hábitos e impulsos. Estes incluem o jogo patológico, piromania, roubo patológico (cleptomania), tricotilomania e duas categorias menos estudadas: outros transtornos dos hábitos e impulsos (p. ex., oniomania) e transtornos dos hábitos e impulsos não especificados (comportamentos impulsivos heterogêneos). As características comuns dos transtornos assim classificados são comportamento irracional, repetitivo e descontrolado trazendo prejuízo significativo para o paciente. Na última edição da Classificação Internacional de Doenças (CID-11)[20], que tem previsão de entrar em vigor em janeiro de 2022, os transtornos psiquiátricos correlatos à impulsividade foram classificados sob a rubrica dos transtornos do controle do impulsos (seção 6C) que inclui piromania, cleptomania, comportamento sexual compulsivo e transtorno explosivo intermitente, este último reconhecido e incluído na CID pela primeira vez. As categorias transtorno do jogo e transtorno por videogame foram classificadas entre os transtornos aditivos, mas em ambos os casos é reforçado o caráter da perda de controle sobre esses comportamentos em uma assumida sobreposição classificatória com os transtornos do impulso. Tricotilomania e transtorno de escoriação foram agrupados como movimentos repetitivos com foco no corpo, juntamente com outros comportamentos como mordedura de lábios, bochechas e onicofagia grave, nos quais se ressalta o aspecto repetitivo e sem controle desses comportamentos, porém sem indução sobre sua natureza, se impulsiva, compulsiva, ou de outra ordem.

A quarta e penúltima edição revisada do *Manual diagnóstico e estatístico dos transtornos mentais* (DSM-IV-TR)[21], o qual é organizado pela American Psychiatric Association, apresenta uma seção chamada "Transtornos do controle do impulso não classificados em outro lugar", que reuniu diagnósticos semelhantes aos estabelecidos pela CID-10, com a adição do transtorno explosivo intermitente (TEI). Este é caracterizado pela dificuldade de controle da impulsividade agressiva, que se manifesta geralmente em agressão verbal ou física desproporcional ao estímulo evocador. O DSM justifica o agrupamento desses transtornos impulsivos principalmente em razão de uma característica comum: antes dos comportamentos impulsivos há uma clara tensão no paciente, que é aliviada após a sua execução.

Entretanto, evidências recentes sugerem que essa tensão antecipatória ao ato é menos comum na tricotilomania e em transtornos relacionados (transtorno de escoriação, onicofagia grave e outros comportamentos repetitivos com foco no corpo). Dessa forma, na quinta edição desse manual (DSM-5)[22], esses transtornos foram deslocados para uma seção de transtornos relacionados ao transtorno obsessivo-compulsivo (TOC). Apesar da clara impulsividade, o jogo patológico foi realocado em uma seção especificamente criada para as dependências ou adições (*addictions*) e optou-se pela nova denominação "transtorno do jogo" (TJ), para diminuir o estigma relacionado com o termo "patológico". A passagem do TJ para o grupo das adições parece fazer sentido, pois há uma série de semelhanças genéticas, de comorbidades e terapêuticas entre o TJ e os transtornos relacionados ao uso de substâncias.

Com a retirada do TJ e dos transtornos relacionados a comportamentos repetitivos com foco no corpo, o DSM-5 classifica os demais transtornos primariamente impulsivos como transtornos disruptivos, do controle de impulsos e da conduta. Permaneceram nesta seção piromania, cleptomania e TEI, acrescidos do transtorno de conduta (TC), transtorno opositor desafiador (TOD) e transtorno de personalidade antissocial (TPAS), este último também catalogado no capítulo de transtornos da personalidade. Essa nova classificação se baseou na percepção da frequente associação entre TC e TOD, assim como no risco de progressão para TEI e TPAS na vida adulta.

Em suma, o DSM-5 reúne diagnósticos caracterizados por problemas no controle das emoções (particularmente da raiva) e do comportamento, o que frequentemente resulta em condutas que se caracterizam pelo desrespeito a terceiros e dificuldades em reconhecer e se adequar às normas sociais e autoridades, dividindo os transtornos em três subgrupos:

- Transtornos relacionados com dificuldades na regulação emocional e expressão de irritabilidade ou raiva como o TOD e o TEI.
- Transtornos caracterizados pela dificuldade em modular os comportamentos pelas regras e pelo contexto social: TC e TASP.
- Perda de controle sobre comportamentos específicos: piromania, cleptomania e outros comportamentos impulsivos de natureza hedônica, como compras, internet, comportamento alimentar e sexual.

NOVOS SISTEMAS DIAGNÓSTICOS

A CID-11 e o DSM-5 fundamentam-se em uma estrutura que aborda os transtornos como distintos (não se sobrepõem), categoriais (o paciente atinge limiar para um transtorno ou não) e independentes (a presença de um transtorno não deve, necessariamente, estar associada com a maior probabilidade da co-ocorrência de outro transtorno)[23].

A atribuição categórica de doenças justifica-se por necessidades práticas como: unificação de dados em instituições de saúde, estatísticas, reembolsos e autorizações de procedimentos por empresas de saúde. Apesar da especificidade frequentemente solicitada, ainda não foram identificados dados objetivos ou marcadores biológicos que permitam diagnósticos de precisão. Na psiquiatria os diagnósticos ainda são baseados em conjuntos de sinais e sintomas, ou seja, na interpretação do médico a respeito das impressões do paciente sobre seus pensamentos e sentimentos[24].

Sabe-se, contudo, que, na prática clínica, muitas vezes o início do tratamento urge contra o estabelecimento de um diagnóstico. O *at risk mental state* (ARMS), em tradução livre, "estado mental de risco", é um paradigma de pesquisa que se baseia na identificação das manifestações prodrômicas de um primeiro episódio psicótico em pacientes jovens[25]. Sabendo que os sistemas classificatórios atuais não contemplam estes fenômenos pouco perceptíveis, é fundamental uma abordagem mais criteriosa para identificação, prevenção e intervenção precoces, tornando possível um melhor prognóstico para o paciente. Tratar os fenômenos identificados, independentemente da futura classificação do transtorno que os originou, é uma forma de abordagem transdiagnóstica. Os quadros psiquiátricos podem apresentar uma variedade de apresentações fenotípicas, especialmente com sobreposição de sinais e sintomas entre síndromes distintas, reforçando a dimensionalidade dos transtornos mentais. É também verdadeiro que um mesmo construto ocorre em diferentes diagnósticos psiquiátricos[25]. Em outras palavras, a sobreposição e heterogeneidade nas manifestações psiquiátricas constitui mais uma regra do que uma exceção.

Note que esta é exatamente a forma como a impulsividade foi descrita ao longo deste capítulo. Oportunamente, o tema central da discussão pode ser avaliado como possível elemento afirmador do conceito de transdiagnóstico, o que torna questionável a possibilidade de se fazer um enquadramento categorial deste fenômeno multidimensional que é a impulsividade.

Agrupar transtornos com base em características comuns entre eles é consistente com uma base classificatória dimensional e funcional, proposta do *Research Domain Critera* (RDoC)[26], um modelo de classificação promovido pelo National Institute of Mental Health (NIMH). O RDoC integra muitos níveis de informação (da genômica e dos circuitos ao comportamento e autorrelatos) com o objetivo de explorar as dimensões dos comportamentos humanos. O projeto está em constante atualização e a versão atual da matriz RDoC inclui seis domínios principais de funcionamento da espécie humana, caracterizados a seguir.

- Sistemas de valência negativa: responsáveis por respostas a situações ou contextos aversivos, como medo, ansiedade e perda.
- Sistemas de valência positiva: situações ou contextos motivacionais positivos, como busca de recompensa, comportamento consumado e aprendizado de recompensa/hábito.
- Sistemas cognitivos: processos cognitivos diversos.
- Sistemas para processos sociais: configurações interpessoais de vários tipos, incluindo percepção e interpretação das ações de outras pessoas.
- Sistemas de excitação/modulação: responsáveis por gerar a ativação de sistemas neurais, conforme apropriado para vários contextos, e fornecer a regulação homeostática apropriada de sistemas como balanço energético e sono.
- Sistemas sensoriomotores: os principais responsáveis pelo controle e execução dos comportamentos motores e pelo aprimoramento durante o aprendizado e o desenvolvimento.

Esses domínios refletem o conhecimento contemporâneo sobre os principais sistemas de emoção, cognição, motivação e comportamento social e se ramificam em construtos, subconstrutos e posteriormente em unidades de análise, organizando as informações de forma inteligível, do macro ao microscópico. A proposta do modelo RDoC visa revolucionar a médio e longo prazo a estrutura de formulação diagnóstica em psiquiatria ao propor a evolução de um modelo classificatório baseado em categorias diagnósticas para um modelo fundamentado em dimensões do comportamento, integrando neurociência e clínica do comportamento. Nesse sentido, é interessante observar algumas correspondências com o modelo ACEDA, por exemplo entre a dimensão afeto e os domínios valência positiva e valência negativa; entre a dimensão da cognição e o sistema cognitivo e entre empatia e os processos sociais. Desejo representaria um subsistema da valência positiva, enquanto agressividade seria um derivado da valência negativa. Contudo, mais estudos são necessários para avaliar se, de fato, desejo e agressividade operam subordinados a um ordenamento de circuitos cerebrais superior, ou se compartilham apenas parte dos sistemas regulatórios desses domínios (valência positiva e valência negativa, respectivamente). Neste caso, as duas últimas dimensões do modelo ACEDA configurariam sistemas de relativa independência para o exercício de funções como volição/intenção (desejo) e dominância/competição (agressividade). O RDoC contempla ainda uma possível integração com a dimensão da busca de sensações, que não tem representação específica no modelo ACEDA, mas que está presente no modelo UPPS, por meio do domínio dos sistemas de excitação/modulação. Em outras palavras, os buscadores de emoção necessitariam de estímulos mais intensos para ativação do sistema nervoso, portanto precisam tolerar mais riscos, ou mesmo se valer deles para obter a ativação necessária.

Caso clínico 1

MAG, 32 anos, sexo feminino: a paciente diz que suas emoções são "iguais a uma montanha russa". Às vezes, está feliz; "do nada" fica triste ou vem um nervosismo difícil de controlar. Fala que com ela "tudo é oito ou é oitenta, não tem muito esse negócio de ficar em cima do muro". Apresenta quadro de bulimia desde os 16 anos. Quando fica triste, ocasionalmente provoca cortes no braço e na coxa.

Comentário: neste caso, observamos uma instabilidade afetiva significativa, com desregulação das emoções básicas, como medo, ansiedade e tristeza. Os afetos da paciente são lábeis (mudam rapidamente) e intensos (forte intensidade, "oito ou oitenta"). Aparentemente, trata-se de um caso de transtorno de personalidade *borderline*. É importante apontar a agressividade autodirigida, diferente do que ocorre no comportamento externalizante da impulsividade agressiva, dirigida a pessoas e objetos.

Caso clínico 2

PMM, 25 anos, estuda Administração. Quando criança, chamava a atenção dos pais por não mostrar interesse em brincadeiras habituais de meninas (bonecas, casinha e faz de conta), dando preferência ao videogame e ao futebol. Ela sempre teve dificuldade de organização pessoal. Seus pais se queixam que ao longo de sua educação ela iniciou várias atividades sem conseguir concluí-las (piano, dança, inglês, natação etc.). Na segunda metade da adolescência, começou a apresentar dificuldades escolares e completou o ensino médio cursando supletivo. Na faculdade, sua dificuldade de organização se acentuou. Paula perde livros e materiais com frequência, esquece-se das datas das provas e procrastina compromissos escolares. Ela se aborrece facilmente tentando estudar para as provas, outras vezes se interessa por um tópico marginal e perde tempo lendo sobre coisas que não vão cair no exame. O curso de Administração é sua terceira tentativa, antes ela fez 3 meses de Biologia e cursou 2 anos de Direito. Faz uso de álcool uma vez por semana, geralmente, com perda de controle e consequências negativas. Embriagada, já bateu duas vezes o carro e briga com as amigas com frequência.

Comentário: a descrição sugere que PMM tem um déficit atencional, mnêmico (provavelmente secundário ao atencional) e de planejamento. Aparentemente se trata de um caso de transtorno de déficit de atenção e hiperatividade, que cursa frequentemente com impulsividade. Pacientes com esse problema são inconstantes, o que explica o abandono repentino de cursos e risco aumentado de abuso de substâncias.

Caso clínico 3

GDN, 32 anos, advogado e economista. Desde jovem, apresentava uma personalidade envolvente e desempenho escolar brilhante. Formou-se com louvor nas duas graduações que cursou simultaneamente. Recém-formado, pediu repentinamente demissão de uma grande empresa para iniciar um negócio próprio. Depois de um sucesso inicial, teve problemas com fraudes fiscais e credores diversos. Amigos em comum se uniram para ajudá-lo. Emprestaram-lhe dinheiro e o ajudaram na negociação com credores. Reabilitado, abriu uma sociedade com um desses amigos. A empresa teve um crescimento inicial bom graças a sua postura competitiva, porém ele se tornou amante da esposa de seu sócio e o agrediu quando foi "tirar satisfações". Isso determinou o rompimento da sociedade e o fim da amizade. Para ocultar seus erros, GDN frequentemente mente e conta histórias fantasiosas. Seus amigos decepcionados o abandonaram e hoje ele está desaparecido. Há uma série de processos na justiça contra ele.

Comentário: GDN tem uma falta de empatia crônica e parece não se importar com as pessoas que lhe ajudaram durante sua vida. Há uma história repetida de comportamentos disruptivos ou ilegais: fraude fiscal, dívidas, agressão física. É possível que seja um caso de transtorno de personalidade antissocial.

Caso clínico 4

MJSS, 38 anos, sexo feminino: ao ganhar seu primeiro cartão de crédito de seu pai, aos 16 anos, começou a ter dificuldades de controlar gastos, os quais progressivamente aumentaram. Escondia o que comprava para não "tomar bronca" e tinha uma sensação de arrependimento sempre que chegava em casa. Também apresenta dificuldade para controlar a quantidade de comida ingerida e, em geral, come até passar mal. Tem obesidade grau I.

Comentário: MJSS também apresenta desejos intensos e imperiosos de obter prazer e satisfação imediata. Vale ressaltar que a combinação de impulsividade nas compras e na comida é uma combinação comum em mulheres. Esse caso também se trata de uma impulsividade predominantemente hedônica, apesar de não referenciar fatos condizentes com a baixa regulação do sistema de estresse cerebral, responsável pelos comportamentos autodirigidos de cuidado e proteção do indivíduo.

Caso clínico 5

CRS, 26 anos, sexo masculino: apresenta rompantes de agressividade verbal e física nos quais sente uma irritabilidade muito grande e, quando viu, "a bomba já estourou" (perdeu o controle). Fala que "seu pavio é curto" e que já quebrou celular, portas de casa, painel, vidro e retrovisor de seu carro por conta de "ataques de raiva". Logo após os atos de agressão ou dano à propriedade, CRS sente uma forte sensação de arrependimento. Apanhava muito de seu pai durante a infância. Diz: "na minha família todos os homens são muito nervosos... Meu avô e meu pai são assim, quem sabe não peguei isso deles".

Comentário: CRS se trata de um paciente com uma tendência aumentada de expressão de condutas agressivas contra pessoas (verbal e física) e propriedades. Aparentemente, seu diagnóstico é transtorno explosivo intermitente. Vale observar que a empatia está preservada (o paciente se arrepende depois dos atos, o que de certa forma necessita da capacidade de se imaginar no lugar do outro).

Caso clínico 6

AFR, 30 anos, sexo masculino: diz que sempre gostou de "sensações intensas e de aproveitar a vida" e que é um "cara apaixonado pela adrenalina". Desde os 17 anos, apresenta problemas com o uso excessivo de álcool. Aos 20 anos, teve o primeiro contato com cocaína, a qual usa ocasionalmente de modo recreativo. Aos 22 anos, começou a jogar pôquer com amigos. Dos 22 aos 35, aumentou progressivamente a quantia de dinheiro e o tempo dedicado para jogos de azar com cartas, apresentando clara dificuldade de controlá-los. Hoje, possui dívidas e fala que "beber e jogar é a única coisa que faz sentido na sua vida".

Comentário: aparentemente, AFR é um paciente que busca sensações (alta *sensation-seeking*), impulsionado, em grande parte, pelo reforço positivo. Um alto limiar de medo, baixa sensibilidade a dor e aumento da liberação de dopamina em resposta a estressores também caracterizam este funcionamento. O indivíduo apresenta forte desejo de se envolver em contextos prazerosos, engajando-se em comportamentos hedônicos, como uso de álcool, uso de cocaína. Por outro lado, a sensibilidade reduzida em relação ao medo, ao estresse e à punição consegue minimizar a percepção de ameaça e perigo associados aos problemas com o jogo.

As interpretações dos casos clínicos ilustrativos foram simplificadas por questões didáticas. Na prática clínica, geralmente se observam dificuldades não apenas em um propulsor ou freio, mas uma perda de controle decorrente do desequilíbrio de diferentes fatores. Compreendê-los isoladamente é a melhor forma de serem introduzidos ao assunto para, então, progressivamente, fazermos avaliações mais complexas na prática clínica.

CONSIDERAÇÕES FINAIS

Desde que o termo "loucura" atingiu o patamar de doença mental, não houve grandes avanços no tratamento dos transtornos psiquiátricos, o que provavelmente se deve aos complexos mecanismos que regem o funcionamento do cérebro humano[23]. Subdividir a psiquiatria e adentrar no estudo da impulsividade é se aventurar em uma "zona cinzenta", na qual o ato de classificar exigirá uma abordagem integrativa e inclusiva, para que não se negligencie a complexidade do objeto investigado.

Novos sistemas de classificação não precisam vir para competir ou tomar lugar dos sistemas existentes, mas antes, para enriquecer a concepção e abordagem dos transtornos mentais. As patologias não modificaram sua essência ao longo dos anos, mas não podem mais ser metodologicamente concebidas por meio de perspectivas excludentes ou mesmo reducionistas. O diagnóstico e o tratamento requerem novas dimensões além do binário, sintonizados à constante evolução da nossa visão de mundo.

REFERÊNCIAS BIBLIOGRÁFICAS

1. Sauer-Zavala S, Gutner CA, Farchione TJ, Boettcher HT, Bullis JR, Barlow DH. Current definitions of "transdiagnostic" in treatment development: a search for consensus. Behavior therapy. 2017;48(1):128-38.
2. Tavares H, Tancredi VVS, Bottura HML, Machado RM, Costa NR, Toledo EL. Impulsividade e transtornos do controle do impulso. In: Miguel E, Lafer B, Elkis H, Forlenza OV (eds.). Clínica psiquiátrica. 2. ed, Vol. 2. Barueri: Manole; 2021. p. 686-701.
3. Enticott PG, Ogloff JRP, Bradshaw JL. Associations between laboratory measures of executive inhibitory control and self-report impulsivity. Personality and individual differences. 2006;41:285-94.
4. Smith G, Fischer S, Cyders M, Annus A, Spilane N, McCarth D. On the validity and utility of discriminating among impulsivity-like traits. SAGE, Assessment. 2007;14(2):155-70.
5. Dell'Osso B, Altamura AC, Allen A, Marazziti D, Hollander E. Epidemiologic and clinical updates on impulse control disorders: a critical review. Eur Arch Psychiatry Clin Neurosci. 2006;256(8):464-75.
6. Andrade L, Wang YP, Andreoni S, Silveira CM, Alexandrino-Silva C, Siu ER, et al. Mental disorders in megacities: findings from the São Paulo Megacity Mental Health Survey, Brazil. PLoS ONE. 2012;7(2):e31879.
7. Chachamovich E, Stefanello S, Botega N, Turecki G. Which are the recent clinical findings regarding the association between depression and suicide? Rev Bras Psiquiatr. 2009;31(Suppl 1):18-25.
8. World Health Organization. World Suicide Prevention Day, 10 September 2014: launch of the first WHO report on suicide prevention; 2014.
9. Oliveira MP, Silveira DX, Silva MT. Pathological gambling and its consequences for public health. Rev Saúde Pública. 2008;42(3):542-9.
10. Vassileva J, Conrod PJ. Impulsivities and addictions: a multidimensional integrative framework informing assessment and interventions for substance use disorders. Philosophical Transactions of the Royal Society B 374.1766 (2018): 20180137.
11. Fineberg NA, Chamberlain SR, Goudriaan AE, Stein DJ, Vanderschuren LJ, Gillan CM, et al. New developments in human neurocognition: clinical, genetic, and brain imaging correlates of impulsivity and compulsivity. CNS Spectrums. 2014;19(1), 69-89.

12. Whiteside SP, Lynam DR. The Five Factor Model and impulsivity: using a structural model of personality to understand impulsivity. Personality and Individual Differences. 2001; 30:669-89.
13. Tavares H. Transtornos do controle dos impulsos. In: Busatto Filho G (org.). A neurobiologia dos transtornos psiquiátricos. São Paulo: Atheneu; 2006. p. 207-26.
14. Berg JM, Latzman RD, Bliwise NG, Lilienfeld SO. Parsing the heterogeneity of impulsivity: A meta-analytic review of the behavioral implications of the UPPS for psychopathology. Psychological Assessment. 2015;27(4):1129.
15. Schachar TJ, Crosble J, Barr CL, Ornstein TJ, Kennedy J, Malone M, et al. Inhibition of motor responses in siblings corcordant and discordant for attention deficit hyperactivity disorder. Am J Psychiatry. 2005;162(6):1076-82.
16. Kirby KN, Finch JC. The hierarchical structure of self-reported impulsivity. Pers Individ Dif. 2010;48(6):704-13.
17. Tavares H, Alarcão G. Psicopatologia da impulsividade. In: Abreu CN, Tavares H, Cordás TA (orgs.). Manual clínico dos transtornos dos impulsos. 1. ed. Porto Alegre: Artmed; 2007. p. 19-36.
18. Johnstone SJ, Barry RJ, Markovska V, Dimoska A, Clarke AR. Response inhibition and interference control in children with AD/HD: a visual ERP investigation. Philadelphia: Elsevier; 2008.
19. World Health Organization (WHO). ICD-10 : International statistical classification of diseases and related health problems, 10th revision, 2nd ed. Geneva: WHO; 2004.
20. World Health Organization (WHO). International classification of diseases for mortality and morbidity statistics, 11th revision. Geneva: WHO; 2018.
21. American Psychiatric Association. DSM-IV-TR: Manual de diagnóstico e estatística das perturbações mentais, 4ª ed. revista. Lisboa: Climepsi; 2002.
22. American Psychiatric Association. The diagnostic and statistical manual of mental disorders: DSM-5. Bookpoint US, 2013.
23. Krueger RF, Eaton NR. Transdiagnostic factors of mental disorders. World Psychiatry. 2015; 14(1):27-9.
24. Sadock BJ, Sadock VA, Ruiz P. Compêndio de psiquiatria : ciência do comportamento e psiquiatria clínica. 11. ed. Porto Alegre : Artmed, 2017.
25. McGorry PD, Hartmann JA, Spooner R, Nelson B. Beyond the "at risk mental state" concept: transitioning to transdiagnostic psychiatry. World Psychiatry. 2018;17(2):133-42.
26. National Institute of Mental Health. About RDoC. Disponível em: https://www.nimh.nih.gov/research/research-funded-by-nimh/rdoc/about-rdoc.shtml.

2
Avaliação clínica e neuropsicológica da impulsividade

Danielle Rossini-Dib
Elizabeth Prado Prestes Barra Teixeira

A impulsividade é um fenômeno complexo e multifatorial. Neste capítulo, oferecemos uma visão global sobre a sua avaliação e, para isso, abordamos algumas características e instrumentos capazes de avaliá-la clinicamente e neuropsicologicamente. Além disso, apresentamos um caso para elucidar ambas as formas de avaliação e também consideramos algumas estratégias simples e práticas que podem auxiliar no manejo da impulsividade no dia a dia.

AVALIAÇÃO CLÍNICA DA IMPULSIVIDADE

A impulsividade é um sintoma comum a diferentes quadros clínicos. Porém, a faceta da impulsividade exposta em cada transtorno pode ser diferente[1]. Ao se observar sua fenomenologia, um ponto comum às suas várias facetas é que estamos frente a um comportamento no qual o sujeito está se sentindo impelido a fazer algo e a realização disso ou não será modulada por mecanismos de regulação comportamental, como os de ordem cognitiva, afetiva ou moral. Por esse prisma, uma possível diferenciação entre a impulsividade normal e a patológica seria a intensidade e a frequência desses comportamentos. Além disso, avalia-se o quanto o comportamento relatado impacta os aspectos objetivos (uso de tempo, prejuízo financeiro e a saúde física e vida social, por exemplo) e subjetivos (tensão emocional pré-ato, culpa pós-ato, ideias recorrentes relacionadas aos comportamentos, entre outros) do paciente.

Outro fator fundamental é a incidência de comorbidades. A avaliação destas permite ao profissional considerar, inclusive, aspectos prognósticos ao se considerar a presença ou não de comorbidades e aspectos de evolução do quadro, como por exemplo período de início da doença[2]. A avaliação clínica por meio de uma entrevista profissional deve abordar todos esses aspectos, permitindo uma maior ou menor ênfase em certos quesitos, dependendo da área do profissional em questão.

Além das considerações sobre as informações advindas da entrevista, é importante abordar questões relacionadas à postura profissional. A avaliação clínica incita a reflexão sobre o quadro por parte do paciente. Com isso, podemos considerar que ela pode sistematizar os parâmetros diagnósticos, mas também pode mobilizar o paciente para o tratamento. No caso dos pacientes impulsivos, que já são predispostos a reações intempestivas, uma frustração nas entrevistas iniciais de avaliação pode ser o suficiente para que o tratamento não prossiga. Um bom *rapport* é determinante para promover a adesão do paciente ao tratamento e o uso de técnicas estruturadas como as de entrevista motivacional podem auxiliar.

Instrumentos auxiliares na avaliação clínica

Em um contexto cada vez mais apoiado em evidências, podemos considerar que um transtorno emocional necessita de parâmetros para ser avaliado, tratado e verificado quanto à eficácia de seu tratamento.

Além da percepção clínica sobre o paciente, os profissionais podem utilizar a nosologia vigente, como sistemas de classificação tipo o DSM-5[3], ou um modelo transdiagnóstico, como o *Research Domain Criteria* (R-Doc) para nortear elementos do quadro clínico do paciente[1,4]. Entretanto, independente da perspectiva adotada, a soma da percepção clínica com formas de avaliação mais parametrizadas permitem uma maior acurácia quanto às respostas terapêuticas observadas[5].

Nesta avaliação podemos citar análises clínicas laboratoriais e alguns instrumentos como entrevistas estruturadas ou escalas, bem como modelos objetivos de testagem neuropsicológica. Tal diretriz auxilia na compreensão e levantamento de parâmetros sobre a expressão de sintomas impulsivos e o seu impacto no cotidiano do paciente. Como os diferentes capítulos apresentam instrumentos específicos, traremos aqui alguns exemplos mais gerais.

Questionários e entrevistas neuropsiquiátricas

Abordam formas de avaliação estruturadas ou semiestruturadas que, de maneira sistematizada, padronizada e validada, verificam critérios diagnósticos. Várias delas exigem habilitações e treinos específicos, mas outras não. Dentre as possibilidades, citamos dois que são relativamente simples na aplicação e validados para uso no Brasil.

- *Patient Health Questionnaire* (PHQ)[6]: questionário de autopreenchimento que auxilia no diagnóstico em transtornos de saúde mental embasado nos critérios do DSM-IV. A versão estendida do questionário é bastante breve (10-20 minutos) e cobre transtorno do humor (incluindo ideação suicida), ansiedade, abuso/dependência de álcool, comportamento alimentar e transtorno somatoforme. Há também versões alternativas. As versões em português brasileiro estão disponíveis para serem baixadas no site do laboratório Pfizer*.
- *Mini International Neuropsychiatric Interview* (MINI)[7]: entrevista diagnóstica padronizada breve (15-30 minutos) compatível com os critérios do DSM-III-R/IV e da CID-10. O MINI investiga: episódio depressivo maior, distimia, risco de suicídio, mania/episódio hipomaníaco, pânico, agorafobia, fobia social, transtorno obsessivo-compulsivo, transtorno de estresse pós-traumático, álcool/ abuso e dependência de substâncias, distúrbios psicóticos, anorexia/bulimia, transtorno de ansiedade generalizada, personalidade antissocial.

Escalas de avaliação da impulsividade

Entre os instrumentos de avaliação da impulsividade, existem as escalas de autopreenchimento que são passíveis de serem utilizadas por diferentes classes de profissionais da saúde. Nestas, o paciente pode avaliar o seu sintoma sem o viés do examinador, mas isso exige que ele tenha uma boa capacidade de compreensão.

---

* https://www.phqscreeners.com/

Citamos aqui duas escalas. Elas partem de preceitos distintos sobre impulsividade, mas são frequentemente utilizadas na literatura, disponíveis para acesso gratuito e estão validadas para o português brasileiro.

- *Barratt Impulsiveness Scale*[8]: embasada em uma leitura cognitiva da impulsividade para investigação de aspectos da personalidade e comportamento; descreve três subfatores que norteiam esse conceito:
  - Impulsividade cognitiva ou atencional: envolve pensamentos e decisões apressadas;
  - Impulsividade motora: remete à realização de ações sem reflexão sobre estas;
  - Impulsividade por não planejamento: refere-se à realização de comportamentos focados em retornos imediatos e dificuldade de estabelecê-los como sendo embasados em perspectivas futuras.

A escala é constituída de 30 questões de autopreenchimento[†].

- UPPS Escala de comportamento impulsivo[9]: pela análise de diferentes itens em escalas ou subescalas associadas à impulsividade, os autores elaboraram um instrumento para avaliar a impulsividade embasado em quatro fatores principais:
  - Perda de premeditação: caracterizada à inabilidade de antever as consequências em situações de tomada de decisão;
  - Busca de novidades: associada à necessidade de se engajar em situações excitante e tendência a viver situações novas, mesmo quando arriscadas;
  - Urgência: caracteriza-se pela tendência viver atos impulsivos, mesmo quando possam representar a vivências de emoções negativas no longo prazo;
  - Perda de perseveração: representa a dificuldade de manter o foco em uma tarefa em particular.

A escala é composta por 45 questões.

---

†   http://www.impulsivity.org/measurement/BIS11_Portuguese

AVALIAÇÃO NEUROPSICOLÓGICA

A neuropsicologia é uma área da neurociência que busca compreender a relação entre cérebro e comportamento[10].

Uma de suas vertentes é a neuropsicologia cognitiva que pressupõe um funcionamento cerebral em rede. Apesar do cérebro operar em conjunto, há áreas cerebrais primordialmente acionadas quando recrutamos uma determinada função cognitiva (atenção, memória, linguagem, etc.), chamadas áreas de primazia.

Se esta grande "orquestra" cerebral estiver funcionando harmonicamente, há a expressão de uma função ou comportamento dentro do esperado (ou seja, conseguimos nos concentrar quando necessário, lembrar-nos do que precisamos, falar de maneira organizada e clara, e segurar nossos impulsos, de primazia, acionados para realizar alguma ação).

Para se ter parâmetros sistematizados sobre facilidades e/ou dificuldades cognitivas, utilizamos a avaliação neuropsicológica.

Essa avaliação utiliza testes objetivos nos quais é solicitado aos sujeitos que realizem tarefas. Estas recrutam as funções cognitivas, aspectos afetivos ou os comportamentos que estão sendo avaliados.

Por que a avaliação neuropsicológica em pacientes impulsivos?

Diferentes estudos, dos mais antigos aos mais recentes, indicam que pacientes impulsivos têm as funções atencionais e funções executivas mais frequentemente alteradas que os não impulsivos. Ambas as funções apresentam como área de primazia de seu funcionamento a região frontal do cérebro e também são relacionadas a diferentes circuitarias cerebrais que mobilizam o lobo frontal[11] – condizente à ideia de funcionamento cerebral em rede. De forma simplista, as funções atencionais correspondem geralmente a funções de entrada (*input*) de nosso sistema cognitivo, enquanto as funções executivas atuam no gerenciamento da cognição e são fortemente associadas a uma saída (*output*) organizada de pensamentos e ações.

Contudo, o perfil neuropsicológico não é o foco da queixa ou do tratamento do paciente impulsivo. A indicação de sucesso terapêutico geralmente está associada à redução de sintomas. Isso ocorre inclusive porque os pacientes se mantêm funcionais, cognitivamente falando, ao longo da vida, mesmo na vigência do quadro psiquiátrico.

Ainda assim parece válido o levantamento do perfil neuropsicológico, pois uma análise objetiva prévia (além da subjetiva por meio da análise clínica) permite observar se há alterações e se estas são pontuais ou de desenvolvimento, a extensão das dificuldades cognitivas quando presentes e ainda se auxiliam no direcionamento de ações que podem otimizar a eficácia do tratamento[5]. Além disso, uma das considerações recentes têm sido avaliar a distinção da performance de pacientes quando as tarefas são mais "racionais" ou mais influenciadas por aspectos "emocionais", correspondendo à leitura das funções executivas quentes e frias[13]. Munido deste conjunto de informações, as ações de otimização propostas pelos profissionais podem, p. ex., contornar dificuldades atencionais que impactam sessões de psicoterapia; ou auxiliar na organização e no planejamento de ações que permitam uma melhora ainda mais efetiva na vida laborativa dos pacientes.

Em relação aos instrumentos de avaliação neuropsicológica, os testes e paradigmas neuropsicológicos vêm sendo frequentemente revisitados em populações psiquiátricas[12]. Isso porque os instrumentos clássicos não parecem captar as alterações funcionais mais sutis na estrutura ou fisiologia do cérebro. Assim, os instrumentos precisam ser mais refinados, usando medidas computadorizadas ou instrumentos sensibilizados para identificarem de fato as alterações presentes nestas populações[11].

Compilando a observação dos quadros impulsivos e os achados na literatura, atentemos agora a dois pontos: a) descrição de algumas funções frequentemente citadas; b) qual instrumento a avaliaria, considerando-se a dificuldade em se relacionar um teste a uma função quando falamos de funções atencionais e funções executivas:

- **Inibição de respostas ou controle inibitório:** envolve a habilidade de controlar a resposta quando há estímulos competitivos[10]. Pensando em um exemplo clínico, pode-se ver a expressão dessa habilidade no momento em que o paciente impulsivo apresenta dificuldade em resistir ao seu desejo de jogar/comprar/navegar na internet etc., mesmo sabendo dos prejuízos que os exageros desse comportamento lhe trazem. Para a avaliação dessa habilidade, testes clássicos como o *Stroop Task*‡ podem ser utilizados, mas

---

‡   *Stroop Task*: no qual se pede para o sujeito inibir a tendência de ler o nome de uma cor para que diga a cor com a qual a palavra foi escrita, na palavra "amarelo" escrita em roxo, por exemplo.

diferentes estudos utilizaram testes computadorizados do tipo *Stop Signal* ou *Go/No Go*[§], para avaliar a inibição de respostas em populações impulsivas e apresentam achados mais consistentes. Com isso, demonstram alterações na capacidade de controle em jogadores patológicos[5,14-17], em portadores de cleptomania[12], de tricotilomania[18], compradores compulsivos[19], sujeitos que abusam do uso de internet[20,21], e que apresentam comer compulsivo[22] por exemplo.

- **Memória operacional:** é a habilidade de mantermos e manipularmos brevemente uma informação em mente[10]. Algo como manter em mente o que precisa pesquisar na internet, sem perder a meta e acabar por desfocar a atenção da sua ideia original, por exemplo. Novamente há diferentes maneiras de se avaliar, mas de forma geral os testes clássicos ou computadorizados de memória operacional tendem a propor tarefas nas quais o estímulo visual e/ou verbal (imagens ou números, por exemplo) deve ser mantido em mente por segundos e, então, evocado. A memória operacional parece ter um comprometimento menos unânime que o controle inibitório. Isso porque populações impulsivas como jogadores patológicos[16] e compradores compulsivos avaliados por medida clássica[23] não apresentaram alterações em memória operacional, enquanto portadores de transtorno explosivo intermitente[24] e compradores compulsivos avaliados por medida computadorizada[23], sim. Um estudo robusto, de metanálise, indicou um padrão de alteração consistente nessa habilidade em usuários problemáticos de internet[21].

- **Planejamento:** parar, pensar e organizar uma resposta será mais eficiente quanto mais um indivíduo inibir a estratégia de buscar a resposta por tentativa e erro (controle inibitório), o quanto mais se atentar a detalhes essenciais (atenção seletiva), se mantiver metadirigido (foco/concentração), ser capaz de mudar as ações se necessário (flexibilidade cognitiva) e, ao mesmo tempo, sustentar a motivação intrínseca ou extrínseca. Esses modelos de planejamento envolvem um processamento sequencial para se alcançar um desempenho eficaz[10]. Na avaliação, o planejamento intuitivo do sujeito (como ele realiza a tarefa) é o foco do avaliador, como por exemplo na cópia de uma figura geométrica complexa, como a Figura Complexa de Rey, na

---

§   *Stop Signal* ou *Go/No Go Tasks*: pede-se para responder a um estímulo (como não mais clicar na imagem se aparecer o som junto) ou se mudar o estímulo (não mais clicar na imagem se ela mudar de cor, por exemplo).

qual o indivíduo deve eleger uma estratégia que lhe permita memorizar e reproduzir adequadamente o maior número possível de detalhes. Há também outros paradigmas como a Torre de Hanói e Torre de Londres, que são bastante eficientes para análise de estratégia de planejamento frente à resolução de problemas. Populações com dependências comportamentais como jogadores patológicos[14,25] e pessoas que apresentam critérios para o comer compulsivo[22] demonstram piores estratégias de planejamento, mas ainda são escassos os estudos com outros tipos de transtornos.

- **Tomada de decisão:** nessa habilidade avalia-se o quanto o sujeito é capaz de decidir de maneira ponderada diante de uma situação problema. Um dos modelos de tomada de decisão defende que haveria duas circuitarias cerebrais principais que atuam nessa habilidade: a) um sistema de ordem mais reflexiva, relacionada a porções dorsolaterais do pré-frontal que são relacionadas a sistemas mais cognitivos; b) um sistema mais reativo e impulsivo, no qual porções ventromediais do pré-frontal são acionadas e têm maior correlação com a mobilização afetiva. Haveria um momento na tomada de decisão, como em situações em que existe uma ambiguidade, como no momento do paciente "sei que não devo jogar *vs.* o desejo imperativo de jogar", na qual há uma sobreposição desses dois sistemas. Frente a esse "dilema" na tomada de decisão ambígua, seriam acionadas porções subcorticais, como amígdala, ínsula e córtex cingulado, que agem tanto sobre as respostas fisiológicas quanto nas memórias afetivas atreladas à situação. Assim, a decisão de jogar nesse momento se daria, inclusive, porque uma memória afetiva já existente demarca que jogar aliviaria a tensão representada também no corpo. Os paradigmas de tomada de decisão comumente envolvem tarefas nas quais se faz escolhas em que estão embutidas relações de custo-benefício. O *Iowa Gambling Task*[26] tem sido muito utilizado nestes casos e a tarefa, que é computadorizada, propõe que o sujeito escolha se prefere ganhos maiores correndo maiores riscos de perda, ou ganhos menores, mas com menores riscos de perda. Entretanto, estudos de metanálise apontam que é uma tarefa bastante sensível, mas é pouco específica à detecção da impulsividade em si, pois discrimina pacientes psiquiátricos de populações não psiquiátricas, mas não chega a diferenciar os impulsivos de quem não é[27]. Outro modelo de tomada de decisão é o de adiamento de gratificação (p. ex., Petry & Casarella[28]), no qual se escolhe hipoteticamente se prefere ganhos menores agora, ou se prefere adiar o recebimento e ganhar mais no futuro. Alterações em tomada de decisão de jogadores patológicos são frequentemente citadas na literatura[15,29]. O mesmo se dá em outras populações como compradores compulsivos[23] e portadores de transtorno explosivo intermitente[24]. Além disso, observou-se uma relação entre pior avaliação de risco/consequência negativa e menor ativação de porções frontais em usuários de games na internet[30].

Caso clínico

Para demonstrar a aplicabilidade prática do que foi descrito até aqui, vamos apresentar o caso de KX, homem, em torno de 40 anos que chegou para tratamento. Por meio da avaliação clínica (entrevistas e questionários,) levantou-se um quadro multi-impulsivo: jogo patológico, tricotilomania, impulso sexual excessivo e cleptomania. Sobre a história pregressa, KX descreveu que quando criança era bastante retraído. Seu desempenho escolar apresentava dificuldades iniciais de leitura e era muito distraído (dentro e fora da escola). Frequentemente se esquecia ou desistia das tarefas antes de completá-las, além de ser inquieto, parecendo "ter formiga na carteira" (*sic*). Repetiu 3 anos, principalmente por dificuldades atencionais e de concentração.

Ao crescer, percebia a manutenção das dificuldades de concentração e tinha uma espécie de "inquietude subjetiva" (*sic*). Ainda hoje se percebe desorganizado e nota dificuldades para se recordar de fatos recentes, principalmente quando não atentou para estes anteriormente. Mesmo assim, alcançou sucesso profissional, e foi um "vendedor exemplar" (*sic*) no mercado de varejo, apesar de muitas vezes ter sido um tanto coercitivo com seus clientes para garantir a venda.

Tecendo algumas considerações, na história de KX notam-se a incidência de várias queixas cognitivas como atenção e falta de concentração e também outras de ordem subjetiva e comportamental como a "inquietude" e a falta de organização. Contudo, uma faceta positiva desse estilo foi uma postura mais destemida como vendedor, apesar da baixa tolerância às frustrações e certo déficit do freio moral, características reveladas nos momentos em que assumia uma postura mais agressiva para forçar uma venda. Na avaliação parametrizada da impulsividade, percebeu-se os escores da *Barratt Impulsiveness Scale* de KX globalmente elevados. Dada uma suspeita de transtorno de déficit de atenção e hiperatividade, por parte do clínico, foi solicitada uma avaliação neuropsicológica para se direcionar de forma mais eficaz o tratamento. Os achados da avaliação neuropsicológica são extensos, mas podem ser resumidos na Figura 1[¶].

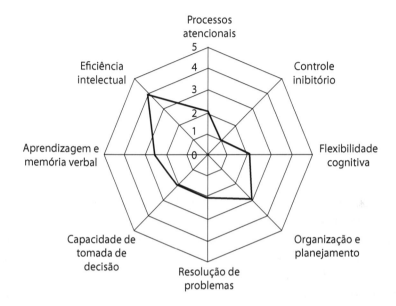

Figura 1 Desempenho neuropsicológico. 1: marcada dificuldade; 2: leves dificuldades; 3: desempenho dentro do esperado; 4: certas facilidades; 5: muitas facilidades.

Uma leitura compreensiva e integrada das habilidades de KX, apesar de sucinta, permite averiguar que ele apresentava pontos fortes cognitivos como a eficiência intelectual e boas estratégias de organização e planejamento. Essas poderiam manejar suas sutis dificuldades em habilidades como a flexibilidade cognitiva, resolução de problemas e tomada de decisão. No entanto, possivelmente não conseguiam porque a marcada dificuldade no freio/controle inibitório de seus impulsos acabou tolhendo a busca de estratégias compensatórias e KX acabava por sucumbir aos seus impulsos. Essa localização de uma dificuldade específica com o controle inibitório pode auxiliar o clínico na escolha da medicação. Por exemplo, há evidências que sugerem que medicações que aumentam o tônus noradrenérgico podem

¶ Modelo de gráfico trazido para nós pela colaboradora na época, psicóloga Eliane Villar.

> facilitar a inibição de respostas. Além disso, as estratégias de psicoterapia a serem usadas com esse paciente podem se apoiar em suas habilidades cognitivas mais preservadas para auxiliar na contenção dos comportamentos impulsivos.

IDEIAS PRÁTICAS PARA TRABALHAR ESTAS FUNÇÕES COGNITIVAS

Considerando a experiência clínica adquirida ao longo do tempo no Pro-AMITI, verificamos a importância de dar uma devolutiva para os pacientes sobre o material aplicado ao longo da triagem neuropsicológica do ambulatório

Nessa perspectiva, profissionais atuais e pregressos do programa colaboraram para a construção de um material de apoio simples e pontual que pudesse servir de roteiro para a otimização dos recursos cognitivos avaliados.

Ao final do processo da triagem neuropsicológica realizada no PRO-AMITI, o paciente é convidado a participar de uma entrevista devolutiva. Nesta, apresentamos uma análise individual, pontual e bastante específica para o paciente sobre a performance alcançada nos testes aplicados; depois ele segue para uma sessão psicoeducacional em grupo na qual se explica um pouco mais sobre cada uma das funções cognitivas que foram avaliadas. Posteriormente, pode-se solicitar um material de apoio escrito com a apresentação de algumas técnicas e diretrizes que auxiliam na organização e produtividade no dia dia**.

O material contém algumas estratégias de estimulação cognitiva de cotidiano e atividades lúdicas que são sabidamente estimulantes cognitivamente (jogos por exemplo). Além disso são apresentadas técnicas de controle externo de tempo e organização de tarefas por meio do estabelecimento de prioridades que podem auxiliar no aumento de produtividade.

Uma análise preliminar indica uma satisfação de aproximadamente 75% dos pacientes com a devolutiva e a percepção clínica indica que isto aumenta a adesão dos pacientes nas etapas subsequentes de tratamento oferecidas dentro do Pro-AMITI.

** Este material pode ser solicitado para as autoras. Contado: rossini.danielle@gmail.com.

CONSIDERAÇÕES FINAIS

Por meio das informações aqui dispostas, buscou-se apresentar as vantagens trazidas pelo uso de instrumentos auxiliares na avaliação clínica e os benefícios do conhecimento dos aspectos neuropsicológicos das populações impulsivas. Entrevistas semiestruturadas, escalas de autopreenchimento e testes neuropsicológicos podem ser úteis na avaliação de pacientes impulsivos. Sua utilização em pesquisas permite a generalização dos dados e o uso clínico desses instrumentos permite o ajuste do tratamento às necessidades específicas de cada paciente. Além disso, a avaliação neuropsicológica tem sido investigada como um instrumento para predição de adesão, recaídas e resposta terapêutica. Este capítulo não pretende esgotar as discussões sobre avaliação clínica ou neuropsicológica dos fenômenos impulsivos, porém esperamos com ele chamar a atenção do leitor para a natureza complexa desses pacientes e que somente através do reconhecimento de suas múltiplas facetas poderemos moldar uma intervenção terapêutica verdadeiramente efetiva que produz resultados duradouros[††].

REFERÊNCIAS BIBLIOGRÁFICAS

1. Brooks SJ, Lochner C, Shoptaw S, Stein DJ . Using the research domain criteria (RDoC) to conceptualize impulsivity and compulsivity in relation to addiction. Prog Brain Res. 2017;235:177-218.
2. Walker M, Toneatto T, Potenza MN, Petry N, Ladouceur R, Hodgins DC, et al. A framework for reporting outcomes in problem gambling treatment research: the Banff, Alberta Consensus. Addiction. 2006;101:504-11.
3. American Psychiatric Association. Diagnostic and statistical manual of mental disorders, 5.ed. Washington: American Psychiatric Association Press; 2013.
4. Murat Y, Fontenelle LF, Chamberlain SR. Introduction to the special issue on the utility of transdiagnostic approaches for developing novel interventions for substance and behavioural addictions. Neuropsychol Rev. 2019;29(1):1-3.

---

†† Agradecimento: as autoras agradecem a todos os parceiros que atuaram conosco na triagem neuropsicológica do Pro-AMITI desde sua fundação, citando Psic. MS Anna Karla Garreto, Psic. Cristiane blanco, Psic. Bruna Messina, Psic. Eliane Villar, Psic. Thais Vieira, Psic. Fernando Reis, Psic. Josiane Barbosa, Psic. Lais Barros, Psic. Larissa Moretti, Estagiário de Psicologia Gustavo Bomberg.

5. Rossini-Dib D, Fuentes D, Tavares H. Naturalistic study of recovering gamblers: what gets better and when they get better. Psychiatry Res. 2015;227:17-26.
6. Spitzer RL, Kroenke K, Williams JB. Validation and utility of a self-report version of PRIME-MD: the PHQ primary care study. Primary Care Evaluation of Mental Disorders. Patient Health Questionnaire. JAMA. 1999;282(18):1737-44.
7. Amorin P. Mini international neuropsychiatric interview (MINI): validation of a short structured diagnostic psychiatric interview. Rev Bras Psiquiatr. 2000;22(3):106-15.
8. Patton JH, Stanford MS, Barratt ES. Factor structure of the Barratt Impulsiveness Scale. J Clin Psychol. 1995;51(6):768-74.
9. Sediyama CYN, Moura R, Garcia MS, Silva AG, Soraggi C, Neves FS, et al. Factor analysis of the Brazilian version of UPPS impulsive behavior scale. Frontiers in psychology. 2017;8:622.
10. Lezak MD. Neuropsychological assessment. 4. ed. New York: Oxford University Press; 2004.
11. Fuentes D, Tavares H, Artes R, Gorenstein C. Self reported and neuropsychological measures of impulsivity in pathological gambling. J Int Neuropsych Society. 2006; 12(6):907-12.
12. Stefanie, R, Henry, JD, Molenberghs, P. Immoral behaviour following brain damage: a review. J Neuropsychology. 2019;13(3):564-88.
13. Leshem R, Yefet M. Does impulsivity converge distinctively with inhibitory control? Disentangling the cold and hot aspects of inhibitory control. Personality and Individual Differences. 2019;145:44-51
14. Balodis IM. Neuropsychology in GD: old and new directions. Curr Opin Behavioral Sciences. 2020;31:48-53
15. Kräplin A, Bühringer G, Oosterlaan J, van den Brink W, Goschke T, Goudriaan AE. Dimensions and disorder specificity of impulsivity in pathological gambling. Addictive Behaviors. 2014;39:1646-51.
16. Grant JE, Chamberlain SR. Impulsive action and impulsive choice across substance and behavioral addictions: Cause or consequence? Addictive behaviors. May 2014.
17. Lorains FK, Stout JC, Bradshaw JL, Dowling NA, Enticott PG. Self-reported impulsivity and inhibitory control in problem gamblers. J Clin Experimental. Neuropsychology. 2014; 36(2):144-57.
18. Chamberlain SR, Fineberg NA, Blackwell AD, Robbins TW, Sahakiana BJ. Motor inhibition and cognitive flexibility in obsessive-compulsive disorder and trichotillomania. Am J Psychiatry. 2006;163:1282-4.
19. Derbyshire KL, Chamberlain SR, Odlaug BL, Schreiber LR, Grant JE. Neurocognitive functioning in compulsive buying disorder. The Annals of Clinical Psychiatry. 2014;26:57-63.
20. Choi J-S, Park SM, Roh M-S, Lee J-Y, Park C-B, Hwang JY, et al. Dysfunctional inhibitory control and impulsivity in Internet addiction. Psychiatry Research. 2014;215:424-8.
21. Konstantinos I, Hook R, Goudriaan AE, Vlies S, Fineberg NA, Grant JE, et al. Cognitive deficits in problematic internet use: meta-analysis of 40 studies. Br J Psychiatry. 2019;215(5): 639-46.

22. Grant JE, Chamberlain SR. Neurocognitive findings in young adults with binge eating disorder. Int J Psychiatry Clin Practice. 2020;24(1):71-6.
23. Black DW, Shaw M, McCormick B, Bayless JD, Allen J. Neuropsychological performance, impulsivity, ADHD symptoms, and novelty seeking in compulsive buying disorder. Psychiatry Research. 2012;200:581-7.
24. Best M, Williams JM, Coccaro EF. Evidence for a dysfunctional prefrontal circuit in patients with an impulsive aggressive disorder. PNAS. 2002;99(12):8448-53.
25. Goudriaan AE, Oosterlaan J, de Beurs E, van den Brink W. Neurocognitive functions in pathological gambling: a comparison with alcohol dependence, Tourette syndrome and normal controls. Addiction. 2006;101:534-47.
26. Bechara A, Damasio H, Tranel D, Damasio AR. Deciding advantageously before knowing the advantageous strategy. Science. 1997;275(5304):1293-5.
27. Mukherjee D, Kable JW. Value-based decision making in mental illness: a meta-analysis." Clinical Psychological Science. 2014;2(6): 767-82.
28. Petry NM, Casarella T. Excessive discounting of delayed rewards in substance abusers with gambling problems. Drug and Alcohol Dependence. 1999;56:25-32.
29. Kovács, I, Richman MJ, Janka Z, Maraz A, Andó B. Decision making measured by the Iowa Gambling Task in alcohol use disorder and gambling disorder: a systematic review and meta-analysis. Drug and Alcohol Dependence. 2017;181:152-61.
30. Lin X, Zhou H, Dong G, Du X. Impaired risk evaluation in people with Internet gaming disorder: fMRI evidence from a probability discounting task. Progress in Neuro-Psychopharmacology & Biological Psychiatry. 2015;56:142-8.

3

Transtornos do impulso e suas interfaces com transtorno de personalidade *borderline* e outros transtornos de personalidade

Ricardo Asensio Rodriguez
Marcelo Peixoto Gonçalves
Henrique Moura Leite Bottura
Hermano Tavares
Eduardo Martinho Junior

INTRODUÇÃO

Impulsividade na população em geral

No dia a dia, não é difícil diferenciar pessoas que tendem a controlar mais determinados impulsos daquelas que tendem a expressá-los com menos controle. Percebemos quando alguém tende a ser mais gastador ou mais econômico, mais agressivo ou mais contido, mais ou menos inibido, entre outras características individuais.

Nos transtornos do impulso, o descontrole dos impulsos se torna extremamente disfuncional à vida do indivíduo. Os pacientes expressam pouco ou nenhum controle sobre seus impulsos, de modo que a apresentação final costuma trazer prejuízos na vida dele ou das pessoas mais próximas. Entre as consequências desses comportamentos, pode haver comprometimento de suas finanças, compras em excesso, contraindo dívidas impagáveis, busca de relações sexuais de modo compulsivo e indiscriminados. Estes comportamentos desadaptativos invariavelmente levam a prejuízos em suas vidas pessoais, familiares e profissionais.

Estudos conservadores estimam que ao redor de 8% da população apresenta algum transtorno do impulso (TI), sem incluir dependências químicas e outros transtornos psiquiátricos que cursem com impulsividade[1].

Entretanto, também é igualmente fácil verificar que entre o absoluto controle das suas ações e a total perda de controle, há um espectro de possibilidades. Em outras palavras, a impulsividade é uma variável contínua com distribuição variada na população, ou seja, um traço de personalidade. Por isso, na visão de alguns autores os transtornos do impulso seriam um dos extremos desse contínuo, ocupado por indivíduos cujo traço da impulsividade se encontra exacerbado[2].

Definindo o conceito de personalidade

A palavra personalidade é oriunda do termo grego *persona*, que eram as máscaras utilizadas pelos atores gregos no teatro clássico. Usualmente o conceito de personalidade é associado a valores morais e à força de vontade do indivíduo; no meio científico as considerações morais são excluídas e são consideradas somente as disposições motivacionais e afetivas que constituem o conjunto de características do indivíduo, englobando a forma com que lida e interage com os outros e com o ambiente[3]. Pode-se também definir a personalidade como o conjunto das características motivacionais e afetivas que compõem a forma única como cada indivíduo responde e interage com os estímulos gerados pelos outros indivíduos e pelo ambiente. Algumas características podem ser compartilhadas entre os indivíduos, mas o conjunto das características individuais é distinto, o que permite que cada indivíduo seja único[3].

Cattel na década de 1940 iniciou estudos sobre os componentes básicos da personalidade partindo de uma lista contendo milhares de léxicos que descreviam características individuais tirados de dicionário da língua inglesa. Foram retirados termos redundantes, sobrando 171 pares em oposição. Com análise fatorial, os pares foram agrupados dentro de 16 fatores que adiante foram reagrupados em cinco superfatores que variam pouco em diversas culturas e épocas. A evolução dessa metodologia levou ao chamado modelo 5-fatorial[4]. Os cinco fatores deste modelo são:

- **Neuroticismo:** tendência a manifestar mais afetos negativos e instabilidade emocional.

- **Extraversão:** reúne características de expressão de afetos positivos, busca de interação com as pessoas e com o ambiente.

- **Conscienciosidade:** inclui características relacionadas a padrão de funcionamento estrito quanto aos escrúpulos e valores morais, são características nesse aspecto senso de responsabilidade, preocupação com o futuro em oposição a inconsequência e impulsividade.

- **Cordialidade:** agrega traços que denotam afabilidade, tolerância, cooperação em oposição com agressividade e competitividade.

- **Abertura:** engloba traços que expressam a capacidade de aceitar ideias fora dos padrões e raciocínio não convencional se opondo a conservadorismo e ao tradicionalismo.

Outro modelo proposto durante as décadas de 1960 e 1970 foi o psicobiológico nos trabalhos independentes de Gray e Eysenck, que partiam do princípio de que existem duas instancias básicas no comportamento com correspondentes no sistema nervoso central (SNC), uma seria relacionada à iniciação do comportamento e outra relacionada à inibição do comportamento, sendo chamados por Eysenck respectivamente de extraversão e neuroticismo. Adiante em estudos, a instância de extraversão apresentou uma subdivisão interna em que a expressão de afetos positivos, socialização e iniciativa permaneceram onde estavam e traços relacionados a expressão reativa e de não conformidade agruparam-se em um novo e independente fator chamado de psicoticismo. Esse modelo é chamado de modelo 3-fatorial[5].

Recentemente, Ashton e Lee[6] propuseram um novo modelo de personalidade também baseado no modelo léxico, o HEXACO. Inicialmente os modelos léxicos foram baseados na língua inglesa. Ao buscarem replicar esta metodologia em outras línguas, após a análise fatorial acabaram encontrando um modelo de 6 fatores, que descrevia melhor os dados encontrados. Mesmo após avaliarem 12 línguas diferentes, os 6 fatores se mantiveram.

O modelo Hexaco propõe uma visão da personalidade por meio de 25 facetas, agrupadas em 6 diferentes fatores de personalidade, a saber:

- **Honestidade-humildade:** pessoas com alta presença desse fator evitam manipular os outros em benefício próprio, tem pouca tendencia a quebrar regras, não são particularmente interessadas em luxo ou riqueza e não valorizam tanto *status* social. Reúne facetas como sinceridade, justiça modéstia e comportamento não ganancioso.

- **Emocionalidade:** pessoas com alto grau de emocionalidade tendem a experimentar medo de perigos físicos, ansiedade como resposta a estressores cotidianos, necessidade de suporte emocional de outros, mas também empatia e envolvimento emocional com outras pessoas. Contém as facetas medo, ansiedade, dependência e sentimentalismo
- **Extroversão:** refere-se a pessoas que se sentem positivas ao próprio respeito, confiantes ao lidar com outras pessoas, gostam de interações sociais e demonstram sentimentos de entusiasmo e energia. Suas facetas são autoestima social, ousadia social, sociabilidade e vivacidade
- **Cordialidade:** indivíduos com bom grau de cordialidade costumam ser mais tolerantes, pacientes e compreensivos com os outros, além de mais dispostos a se comprometer e cooperar com outros além de controlarem melhor sua raiva. Composto pelas facetas perdão, gentileza, flexibilidade e paciência.
- **Conscienciosidade:** engloba características como auto-organização, autodisciplina, orientação para objetivos, busca fazer tudo de forma correta e apresentam ponderação ao fazer escolhas. Tem como facetas organização, diligência, perfeccionismo e prudência.
- **Abertura à experiência:** a alta presença deste fator relaciona-se com a apreciação estética e artística, curiosidade por conhecimento, criatividade e inovação. Tem como facetas os itens apreciação estética, curiosidade, criatividade e não convencionalidade.

A última faceta avaliada pelo modelo HEXACO refere-se ao traço altruísmo, que é uma faceta contendo elementos dos fatores honestidade-humildade e cordialidade.

Junto com o modelo proposto, em 2004 Lee e Ashton[7] desenvolveram o HEXACO *Personality Inventory* (HEXACO-PI), posteriormente revisado[8] para o HEXACO-PI-R; instrumento este adaptado e validado para o português por Costa et al.[9].

Interface entre a personalidade e comportamentos impulsivos

A impulsividade se caracteriza por padrão de comportamento marcado por reações rápidas e não planejadas cujas potenciais consequências não são bem avaliadas[10] e, portanto, costumam levar a consequências prejudiciais ao indivíduo ou àqueles próximos a ele.

Nos modelos de personalidade citados neste capítulo podemos observar que existem traços de personalidade que direta ou indiretamente qualificam o modo como o indivíduo lida com os seus impulsos; por exemplo, no modelo HEXACO altos níveis nas facetas medo e ansiedade podem apresentar impulsividade frente a emoções negativas; já na faceta prudência, baixos níveis apontam para uma tendencia a tomar decisões de forma mais impulsiva, sem considerar riscos ou consequências.

No Capítulo 1, é apresentado o modelo de impulsividade representado pelo acrônimo ACEDA em que afetos, cognição e empatia funcionam como moduladores do impulso de desejo e agressividade.

Podemos correlacionar que a estrutura de personalidade se organiza em um "*self*" ou "eu" que precisa integrar e suportar vasta gama de emoções básicas (afetos), ponderar e hierarquizar prioridades (cognição), reconhecer no próximo um outro "eu" e, portanto, se identificar com ele (empatia), assim modulando os seus desejos e impulsos de agressividade.

O ato impulsivo ocorre, pois, quando as instâncias internas responsáveis por modular o impulso primário não foram suficientes para regular a ação de modo adequado ou ainda pelo fato de os motivadores do impulso primário apresentarem grande magnitude, tornando os meios de modulação insuficientes para produzir a contenção do impulso potencialmente prejudicial ao indivíduo.

DEFININDO TRANSTORNOS DE PERSONALIDADE

Os transtornos de personalidade (TP) se caracterizam por padrão de funcionamento da personalidade disfuncional e mal adaptativo, trazendo prejuízo ou sofrimento para o indivíduo[11]. Na clínica da impulsividade, a inter-relação entre TI e TP faz parte do dia a dia, uma vez que os pacientes impulsivos com frequência apresentam comorbidades com TP. Estudos com jogo patológico identificam que 60% dos jogadores apresentam algum TP[12]. Traços impulsivos de personalidade são características centrais nos TP do agrupamento B, dentre eles o transtorno de personalidade *borderline* (TPB) recebe maior destaque. Hollander desenvolveu um modelo axial linear em que diversos transtornos com comportamento repetitivo e exagerado são dispostos lado a lado e neste modelo o TPB é considerado o extremo da impulsividade[13]. Neste capítulo, abordaremos os principais transtornos de

Quadro 1 Critérios para transtorno geral de personalidade do DSM-5

A. Um padrão persistente de experiência íntima e comportamento que desvia acentuadamente das expectativas da cultura do indivíduo. Esse padrão se manifesta em duas (ou mais) das seguintes áreas: * Cognição (i. e., formas de perceber e interpretar a si mesmo, outras pessoas e eventos). * Afetividade (i. e., a amplitude, intensidade, labilidade e propriedade da resposta emocional). * Funcionamento interpessoal. * Controle do impulso.
B. O padrão persistente é inflexível e abrange uma faixa ampla de situações pessoais e sociais.
C. O padrão persistente provoca sofrimento clinicamente significativo e prejuízo no funcionamento social, profissional ou em outras áreas importantes da vida do indivíduo.
D. O padrão é estável e de longa duração, e seu surgimento ocorre pelo menos a partir da adolescência ou do início da fase adulta.
E. O padrão persistente não é mais bem explicado como uma manifestação ou consequência de outro transtorno mental.
F. O padrão persistente não é atribuível aos efeitos de uma substância (p. ex., uma droga de abuso, medicamento) ou outra condição médica (p. ex., traumatismo craniencefálico).

personalidade que cursam com manifestações impulsivas e os estudaremos a partir da dinâmica da impulsividade presente em cada um deles.

Na versão mais recente do DSM, a de número 5, o transtorno de personalidade (TP) é definido como um padrão persistente de funcionamento que se diferencia significativamente do esperado para o indivíduo na sua cultura. Esse padrão é pervasivo e inflexível, tem início na adolescência ou quando adulto jovem, tende a ser estável ao longo do tempo, compromete a maior parte dos relacionamentos e é verificado em diferentes contextos sociais, levando a sofrimento importante e prejuízo funcional[14].

Os TP apresentam prevalência que varia entre 5 e 20%, de acordo com a metodologia utilizada na avaliação. Em média, acredita-se que algo em torno de 15% da população apresenta algum TP, o que o colocaria entre os transtornos psiquiátricos mais prevalentes[15]. Em amostras clínicas de outros transtornos psiquiátricos, a prevalência chega a 30-50%, e em pacientes psiquiátricos internados esses números passam de 50%[16].

A classificação diagnóstica dos TP no DSM é subdividida em três agrupamentos (A, B e C). Os do agrupamento B são os transtornos que possuem como aspecto central a impulsividade, seja por excesso nos traços relacionados a iniciação das atividades e busca de sensações ou por deficiência nos controles inibitórios. Os TP que compõem esse agrupamento são *borderline* (TPB), antissocial (TPAS), histriônico (TPH) e narcisista (TPN).

TRANSTORNOS DE PERSONALIDADE DIRETAMENTE LIGADOS À IMPULSIVIDADE

Transtorno de personalidade *borderline*

> **Caso clínico**
>
> AA, 25 anos, estudante de direito, procurou psicoterapia com queixas ansiosas após término de um relacionamento, o que a levou a tentar o suicídio pela quinta vez desde os seus 17 anos de idade. Refere namoros sempre muito intensos e, por vezes, com agressões verbais e físicas. Apresenta sensação de vazio que a acompanha ao longo de toda a sua vida, está na sua quinta faculdade, tendo cursado no máximo 2 anos de todas as anteriores. Refere não saber direito quem é nem o que quer, acaba se relacionando afetivamente tanto com homens como com mulheres. Nunca conseguiu se manter empregada por mais de 3 meses, apresenta grande dificuldade de tolerância a hierarquia profissional, ofendendo-se facilmente quando há o direcionamento de um terceiro. Apresenta gastos financeiros excessivos, tendo dívidas impagáveis em bancos assim como em lojas de departamento. Também apresenta atividade sexual impulsiva; em diversas situações chegou a ter relações sexuais em banheiro de bares. Percebe-se com instabilidade afetiva, observando alterações bruscas das suas emoções toda vez que se sente preterida.

Conforme visto no caso acima, a impulsividade é fator marcante no TPB, a coexistência de sentimentos de angústia com a necessidade de experimentar novas sensações e a propensão a correr riscos o predispõe a apresentar quadros de impulsividade comórbidos. Dentre os demais transtornos de personalidade é considerado o modelo paradigmático de impulsividade.

Quadro 2 Critérios para transtorno de personalidade *borderline* traduzidos a partir do DSM-5

A. Um padrão difuso de instabilidade dos relacionamentos interpessoais, da autoimagem e dos afetos e acentuada impulsividade, que se manifesta na adolescência ou no início da idade adulta e está presente em uma variedade de contextos, indicado por, no mínimo, cinco dos seguintes critérios:

(1) Esforços frenéticos no sentido de evitar um abandono real ou imaginário.

(2) Um padrão de relacionamentos interpessoais instáveis e intensos, caracterizado pela alternância entre extremos de idealização e desvalorização.

(3) Perturbação da identidade: instabilidade acentuada e resistente da autoimagem ou do sentimento de *self*.

(4) Impulsividade em pelo menos duas áreas potencialmente prejudiciais à própria pessoa (p. ex., gastos financeiros, sexo, abuso de substâncias, direção imprudente, comer compulsivo).

(5) Recorrência de comportamento, gestos ou ameaças suicidas ou de comportamento automutilante.

(6) Instabilidade afetiva em razão da acentuada reatividade do humor (episódios de intensa disforia, irritabilidade ou ansiedade geralmente durando algumas horas e apenas raramente mais de alguns dias).

(7) Sentimentos crônicos de vazio.

(8) Raiva inadequada e intensa, ou dificuldade de controlar a raiva (p. ex., demonstrações frequentes de irritação, raiva constante, lutas corporais).

(9) Ideação paranoide transitória e relacionada ao estresse ou graves sintomas dissociativos.

Segundo o DSM-5 o TPB se caracteriza essencialmente por presença de instabilidade, que se expressa nas relações interpessoais, na autoimagem e nos afetos, também pela impulsividade e tendência a correr riscos. Esses traços costumam aparecer no início da idade adulta e estão presentes em diversos contextos da vida do indivíduo.

As pessoas que apresentam diagnóstico de TPB apresentam sentimentos crônicos de vazio interior, autoimagem instável associada a excesso de autocrítica, podendo ter quadros dissociativos quando sob estresse. Costumam ter objetivos, planos e valores instáveis, a capacidade empática é pobre, com dificuldade de reconhecer as necessidades do outro. Facilmente se sentem insultados e observam os semelhantes pelo viés de suas características negativas e fraquezas. O TPB costuma apresentar padrão de relacionamentos intensos e conflituosos, com desconfiança, preocupação e sofrimento com a possibilidade de abandono real ou imaginário. A afetivi-

Especificidades da impulsividade no transtorno de personalidade *borderline*

dade é predominantemente negativa com labilidade emocional, ansiedade e angústia de separação[14].

Para ser realizado o diagnóstico de TPB, além de desregulação dos impulsos (critérios 4 e 5), é necessário que o paciente apresente desregulação interpessoal (critérios 1 e 2), desregulação emocional (critérios 6, 7, 8), e desregulação cognitiva e/ou relacionada à identidade (critérios 3 e 9). Sem apresentar essas quatro desregulações, caso o paciente apresente somente desregulação dos impulsos, talvez seja mais útil classificá-lo a partir de transtornos relacionados a controle dos impulsos.

A característica essencial do TPB é a desregulação emocional, que se refere à tendência errática de expressão dos afetos ou das memórias afetivas que deveriam funcionar como moduladores das ações, mas que em razão de sua instabilidade falham na função reguladora dos impulsos. A impulsividade e a tendência a correr riscos também são características presentes no TPB; são aspectos de um traço patológico de personalidade chamado desinibição, que agrupa facetas da personalidade que indicam que o indivíduo apresenta a tendência a agir no sentido da obtenção de prazer imediato sem se considerar os riscos e potenciais prejuízos de médio e de longo prazo. Assim podemos entender que além de instabilidade nos afetos a qualidade imperiosa dos desejos está presente no TPB.

Além disso, outra característica do TBP merece destaque. Além da instabilidade afetiva, os portadores de TBP apresentam afetos negativos exacerbados. Portanto, eles trazem no seu âmago um conflito inerente, pois se de um lado são sequiosos por experiência e excitação, de outro são excessivamente suscetíveis a sentimentos como ansiedade, angústia, culpa e apreensão. De fato, já se observou que no modelo de Cloninger[17], indivíduos com TPB apresentam características de personalidade de busca por novidades elevadas ao mesmo tempo que demonstram elevada esquiva ao dano. Outro estudo considerando diferenças de gênero demonstrou que a afirmação de Cloninger era válida somente para os indivíduos com TPB do sexo masculino pois nas mulheres a característica de busca de novidades não diferiu dos controles normais, no entanto apresentavam elevada evitação de riscos associada a um baixo autodirecionamento[14], o que ressalta a importância da instabilidade afetiva nas manifestações impulsivas do TPB. Algo bastante específico nos impulsos relacionados a sintomatologia *borderline* é a urgência negativa. Esta é caracterizada por comportamentos impulsivos acompanhados de afeto negativo, que servem como uma forma de aliviar o sofrimento emocional. Embora outros transtornos que cursem com impulsividade, possam apresentar também urgência negativa, esta parece capturar comportamentos impulsivos específicos de pacientes com TPB que ocorrem ao experimentar emoções negativas ou eventos estressantes da vida[18].

Desta natureza conflituosa (impulsividade combinada a afetos negativos proeminentes), resulta uma tensão e um equilíbrio frágil que frequentemente é rompido com a consequente expressão de respostas impulsivas. Em seguida à realização de um ato impulsivo sobrevêm o medo das consequências negativas. Esta dinâmica torna o paciente *borderline* particularmente suscetível aos ditos formadores de hábitos, pois sua natureza hedônica serve como um lenitivo temporário para tal receio. Isto é, por impulsividade e desejo de experimentação, este indivíduo se engaja em apostas, abuso de substância, ou outra atividade de risco; ao antecipar as consequências negativas, ele sustenta esta atividade como um mecanismo de esquiva por autoalienação. De fato, esta configuração temperamental está associada à maioria dos comportamentos de dependência, ao ponto de o TBP ser considerado a estrutura de personalidade paradigmática dos transtornos do impulso[19].

Transtorno de personalidade antissocial

Caso clínico

AA, 47 anos, sexo masculino, solteiro, advogado. Infância marcada por comportamento disruptivo na escola e em outros contextos sociais, sempre com dificuldade de obedecer ordens e aceitar as regras. Ao longo de sua vida, estabeleceu relações afetivas marcadas pela superficialidade, manipulação e intimidação para a manutenção dessas, com episódios de extrema agressividade, chegando a ser preso em situação em que agrediu fisicamente uma ex-namorada que se negava a restabelecer o namoro com ele, não demonstra nenhum tipo de arrependimento pelo comportamento apresentado entendendo que ela por não o aceitar "merecia de fato apanhar". Apresenta sérios problemas financeiros resíduos de gastos descomedidos na compra de bens de consumo e empréstimos feitos. Responde a processos judiciais por golpes aplicados inclusive a amigos e familiares. A despeito de

> ter inteligência acima da média, não consegue se manter em nenhum trabalho, recentemente foi despedido por justa causa sendo flagrado tentando tirar vantagens financeiras em negociações que prejudicavam o seu próprio contratante. Mente sistematicamente para a sua família, a fim de não contribuir financeiramente com os gastos e com o auxílio aos seus pais já idosos. Atualmente, está com relações rompidas com dois irmãos, pois vendeu uma propriedade da família e não repartiu o valor recebido.

No DSM-5, o TPAS vem classificado tanto no capítulo de "Personalidade" como no capítulo de "Transtorno dos impulsos".

O indivíduo que apresenta esse transtorno apresenta egocentrismo exacerbado e sua autoestima está diretamente relacionada aos seus ganhos pessoais, ao poder e ao prazer obtido nas suas atividades. Tem preocupação exclusiva com as suas necessidades de ganhos individuais e o seu código de valores não considera o bem comum. Costuma dar pouca relevância às normas sociais e aos valores éticos, não se preocupando com os sentimentos e as necessidades alheias, assim, não sente remorso após ter prejudicado um semelhante. A capacidade de estabelecer relações mutuamente íntimas é deficiente e costuma se valer de intimidação e coerção nas relações para a manutenção dela. Apresentam também aspectos de manipulação, insensibilidade, hostilidade e sedução além de tendência a correr riscos, impulsividade e irresponsabilidade[14]. Estima-se que cerca de 15% dos pacientes diagnosticados com um transtorno do impulso preencham critério para TPAS[11].

Especificidades da impulsividade no transtorno de personalidade antissocial

Em um funcionamento dentro do esperado, o impulso de realização do desejo ou da agressividade levaria em consideração o impacto e as consequências dele sobre o semelhante. As facetas manipulação, insensibilidade e sedução, elevadas no TPAS, são parte de um traço de personalidade disfuncional chamado de oposição[14], que determina a baixa capacidade de modulação do impulso por meio da empatia. Isto, associado à inclinação a correr riscos, irresponsabilidade, hostilidade e demanda por atendimento aos desejos imediatos, facilita a resposta impulsiva.

Quadro 3 Critérios tradicionais para transtorno de personalidade antissocial traduzido do DSM-5

A. Um padrão global de desrespeito e violação dos direitos alheios, que ocorre desde os 15 anos, indicado por, no mínimo, três dos seguintes critérios:
(1) Incapacidade de se adaptar às normas sociais com relação a comportamentos ilícitos, indicada pela execução repetida de atos que constituem motivo de detenção.
(2) Propensão para enganar, indicada por mentir repetidamente, usar nomes falsos ou ludibriar os outros para obter vantagens pessoais ou prazer.
(3) Impulsividade ou fracasso em fazer planos para o futuro.
(4) Irritabilidade e agressividade, indicadas por repetidas lutas corporais ou agressões físicas.
(5) Desrespeito irresponsável pela segurança própria ou alheia.
(6) Irresponsabilidade consistente, indicada por um repetido fracasso em manter um comportamento laboral consistente ou de honrar obrigações financeiras.
(7) Ausência de remorso, indicada por indiferença ou racionalização por ter ferido, maltratado ou roubado alguém.
B. O indivíduo tem, no mínimo, 18 anos de idade.
C. Evidência de transtorno de conduta antes dos 15 anos de idade.
D. A ocorrência do comportamento antissocial não se dá exclusivamente durante o curso da esquizofrenia ou episódio maníaco.

No TPAS existe mais especificamente um marcante prejuízo na inibição de resposta dos impulsos, na qual a atenção e a capacidade de retardar a recompensa estão relativamente intactas. Por conta de dificuldades relacionadas a empatia, há maiores dificuldades em perceberem as consequências dos comportamentos impulsivos em relação aos indivíduos que o cercam. É muito comum a comorbidade com transtornos relacionados ao uso de substâncias, o que piora ainda mais a inibição da resposta a impulsos[20].

Transtorno de personalidade narcisista

Caso clínico

A.S., 60 anos, advogado, procura ajuda psiquiátrica pois não consegue dormir em função de conflitos com a esposa e dificuldades financeiras as quais vem apresentando. Refere que sempre teve grande facilidade de conseguir dinheiro na sua atividade profissional pois sempre foi uma pessoa reconhecida por todos como diferenciada e com habilidades fantásticas em

> tudo aquilo que fazia na vida. Atualmente, com mudanças nas leis e perda de alguns contatos políticos que possuía, passou a apresentar dificuldade de manter o padrão de vida. A esposa não tem lhe dado o apoio esperado na situação além de criticar duramente as tentativas dele de levantar dinheiro apostando para saldar as suas dívidas, atividade que ele diz ter desde a adolescência e que hoje também serve como forma de se desfocar dos seus problemas. Acredita que a esposa com quem está casado há 35 anos jamais compreendeu e reconheceu a grandeza da sua pessoa e acredita que no relacionamento ela nunca acrescentou nada na vida do casal. Atualmente, planeja dar uma virada na vida profissional se candidatando a cargo de deputado federal e acredita que com suas diversas qualidades e com os seus conhecimentos sobre as leis poderia ajudar os pobres, apesar de demonstrar de forma inadequada desprezo aos seus subordinados, sempre demonstrando atitude arrogante no seu discurso.

Os aspectos centrais no TPN são relacionados a autoestima vulnerável e instável com a busca por regulá-la por meio da obtenção de reconhecimento e atenção com aspectos de grandiosidade que podem ser explícitos ou dissimulados. Usam excessivamente a referência a outros para se autodefinir, costumam exagerar para mais ou para menos na autoavaliação ou flutuam entre os extremos. As metas pessoais se baseiam na busca por ganhar aprovação dos outros, os padrões de autoexigência são exacerbados de modo a se ver como um fora de série ou muito baixos se autointitulando paradoxalmente o "pior", porém mesmo nessa circunstância está buscando o reconhecimento. Não identificam ou se sensibilizam com as necessidades alheias, porém, se for interessante para a obtenção de reconhecimento podem se focar bastante nas reações dos outros.

As relações interpessoais costumam ser superficiais, a serviço da regulação da autoestima, com pouco interesse genuíno pelas vivências dos outros[21].

Especificidades da impulsividade no transtorno de personalidade narcisista

Os aspectos de autoestima diminuída associados à grandiosidade compensatória aumentam o risco de expressão de quadros impulsivos no TPN. Traços narcisistas são frequentemente descritos em avaliações clínicas de jogadores patológicos, que muitas vezes se vangloriam dos gastos irrespon-

Quadro 4 Critérios para transtorno de personalidade narcisista traduzido do DSM-5

A. Um padrão invasivo de grandiosidade (em fantasias ou comportamentos) com necessidade de admiração com baixa empatia que se inicia no início da idade adulta e é presente em diversos contextos indicados por ao menos cinco dos seguintes critérios:

(1) Sentimento grandioso com relação a sua própria importância, por exemplo exagera nas avaliações que faz dos seus próprios talentos e sucessos obtidos esperando ser reconhecido como superior aos demais.

(2) Preocupação com fantasias de sucesso ilimitado, inteligência, poder, beleza ou amor idealizado.

(3) Crenças em ser especial e único e de que somente pode ser compreendido por ou deve associar-se com outras pessoas ou instituições especiais.

(4) Alta exigência de admiração.

(5) Expectativas irracionais de receber tratamento diferenciado ou obediência automática das suas expectativas.

(6) Padrão de relacionamento explorador em que busca tirar vantagens dos outros para atingir seus objetivos.

(7) Tem pouca aptidão em reconhecer ou identificar-se com as necessidades e sentimentos alheios.

(8) Sentimento de inveja dos outros ou acredita que os outros sentem inveja de si.

(9) Comportamento e atitudes arrogantes.

sáveis. Da mesma forma, a identidade frágil, o traço grandioso e a necessidade de regulação da autoestima parecem guiar o comportamento de compradores compulsivos que dão preferência ao consumo de itens associados ao *status* ou à identidade de gênero.

Embora agressividade impulsiva esteja correlacionada tanto ao TPN quanto ao TPAS, a agressividade física está mais especificamente correlacionada ao TPAS. Nos pacientes com TPN, diferentemente dos que apresentam TPAS, há mais os aspectos emocionais relacionados a agressividade (raiva, irritabilidade), o que dá suporte a hipótese de que os indivíduos com TPAS prejudicam os outros indivíduos sem nenhum envolvimento emocional. Por conta desse componente mais afetivo ligado à impulsividade, pacientes com TPN tem maiores dificuldades em lidar com atividades frustrantes, cansativas ou desconfortáveis. Os pacientes com TPN tendem a ter uma visão de que os outros são malévolos ou hostis, já os pacientes com TP AS tem uma visão de que eles, por serem superiores, merecem o que desejam, sem conseguirem avaliar claramente o quanto isso pode fazer mal ao outro[22].

Em suma, os pacientes com TPN apresentam comportamentos impulsivos ligados a agressividade quando o nível de irritabilidade deles aumenta, devido a pobre tolerância a frustrações.

Transtorno de personalidade histriônico

Caso clínico

M.L., 46 anos, sexo feminino, procura psiquiatra com queixas depressivas importantes que envolvem inclusive ideação suicida. É casada com um senhor 30 anos mais velho e se queixa muito das diferenças do casal em virtude da idade. Revela que tem diversas dívidas em bancos, fruto de comportamento de comprar excessivo, tem crítica parcial quanto a isso sempre justificando as compras em função da necessidade feminina de permanecer sempre bonita. Observa-se no contato com a paciente um padrão de expressão das emoções exagerado, sempre descrevendo as suas vivências modulando o tom de voz e articulando a musculatura da mímica da face de modo muito intenso, claramente buscando chamar a atenção, porém com discurso vago e circunstancial e carecendo de detalhes. Percebe-se também uma inadequação na forma de se vestir bastante insinuante, faz gestos que parecem querer levar a atenção ao decote exagerado e ainda busca tocar a mão do médico enquanto conta a sua história.

A característica central do TPH é o padrão de funcionamento com expressividade emocional e excessiva associada a comportamento de busca de atenção. Esse padrão costuma se manifestar no início da idade adulta e é presente em vários contextos. Costumam se sentir desconfortáveis quando não estão no centro das atenções, às vezes buscando algo dramático para se colocar nessa situação. Os indivíduos com esse quadro geralmente buscam ter aparência e comportamentos sexualmente provocativos usando isso como forma de direcionar a atenção para si. A preocupação em chamar a atenção dos outros faz com que gaste bastante tempo e dinheiro para ficar mais atraente. O estilo de discurso é sempre exagerado nas expressões afetivas, porém vagos e difusos sem dar embasamento a detalhes e fatos. Muitas vezes a hiperexpressividade afetiva pode ser desconfortável para quem está perto. Indivíduos com TPH são sugestionáveis, têm opiniões facilmente influenciáveis pelos outros e por

Quadro 5 Critérios para transtorno de personalidade histriônico traduzido do DSM-5

A. Apresenta um padrão pervasivo de busca de atenção e excesso de expressão emocional, com início quando adulto jovem e presente em diversos contextos apresentando pelo menos cinco dos seguintes critérios:

(1) Desconforto em situações em que não é o centro das atenções.

(2) As relações interpessoais são frequentemente comportamento sexual provocativo ou sedutor.

(3) Apresenta alternâncias de expressões emocionais superficiais.

(4) Usa deliberadamente a aparência física para direcionar a atenção para si.

(5) Usa estilo de discurso excessivamente impressionante porém com ausência de detalhes.

(6) Apresenta dramatização, teatralidade e expressão emocional exagerada.

(7) É sugestivo e facilmente influenciado por outros e por circunstâncias.

(8) Consideras as relações mais íntimas do que de fato são.

modismos e também costumam considerar as pessoas com quem se relacionam socialmente mais intimas do que de fato são[14].

Especificidades da impulsividade no transtorno de personalidade histriônico

O aspecto essencial do TPH é a necessidade de trazer a atenção dos outros para si. Essa busca intensa faz com que o indivíduo não meça esforços para estar nessa posição, por vezes assumindo comportamentos autodestrutivos ou buscando aparência exageradamente atraente. Esse padrão de funcionamento associado a alguma deficiência na capacidade empática pode favorecer a presença de comportamentos impulsivos.

OS NOVOS MODELOS DE CLASSIFICAÇÃO PARA OS TRANSTORNOS DE PERSONALIDADE

Modelo alternativo do DSM-5 para os transtornos de personalidade (AMPD)

O AMPD busca incorporar na prática clínica os avanços obtidos com o entendimento dos TP à luz dos traços de personalidade patológicos e das pesquisas sobre o desenvolvimento da identidade, autodirecionamento, empatia e intimidade. Para que o paciente apresente um determinado TP de personalidade, há a necessidade de que dois critérios sejam satisfeitos (A e B)[23].

Critério A

Define como aspecto central a todos os TP a obrigatoriedade de que o indivíduo apresente disfunções significativas de relacionamento interpessoal e intrapessoal, ao longo de um continuum unidimensional, a partir do qual também é possível avaliar a gravidade do TP que foi diagnosticado. Em relação à formação do *self*, avalia-se o nível de estruturação da identidade (senso contínuo do eu, estabilidade da autoestima, capacidade para regular experiências emocionais) e a eficiência em relação ao autodirecionamento (metas de vida coerentes e significativas, padrões adequados de comportamento e capacidade de autorrefletir produtivamente). Em relação à função interpessoal, avalia-se até que ponto um indivíduo mostra empatia ou capacidade de mentalização (compreensão dos outros, tolerância em relação a diferentes perspectivas e compreensão do impacto de seu comportamento sobre os outros), bem como a capacidade para intimidade (profundidade e duração de uma conexão significativa com os outros, o desejo e a capacidade de proximidade e de respeito ao outro refletido em seus comportamentos). Somente se o indivíduo apresentar significativas disfunções (moderada ou grave) no funcionamento do *self* e interpessoal é possível prosseguir com o diagnóstico baseado em traços. Para analisar a gravidade dessas disfunções, utiliza-se a escala do nível de funcionamento da personalidade do AMPD.

A centralidade de disfunções nas relações interpessoais e a definição do *self* têm forte base na teoria do apego. Uma relação de apego seguro na infância fundamenta e consolida uma base sólida para relações sociais significativas ocorrerem na transição da adolescência para a idade adulta[24,25,26]. É na adolescência (período no qual capacidades metacognitivas são maduras o suficiente para que o indivíduo consiga lidar com a tarefa de balancear as diferentes perspectivas do *self* em relação aos outros) que se torna capaz de refletir sobre a própria função social em relação ao mundo. Ocorre também o desenvolvimento de emoções sociais, como a vergonha e culpa, que facilitam o funcionamento moral e permitem que o jovem comece a regular o *self* dentro de seu contexto social. O AMPD contemplou o desenvolvimento da personalidade, demonstrando de maneira consistente que adolescentes de 12-17 anos, que apresentam o diagnóstico de transtorno de personalidade *borderline* (TPB), apresentam fatores de risco, correlatos clínicos e antecedentes bastante similares aos observados na idade adulta. Observou-se também que comportamentos externalizantes e internalizantes precedem o diagnóstico de TPB na adolescência, mas o contrário não ocorre. Portanto, o AMPD reforça de maneira contumaz a importância de intervenções que melhorem o desenvolvimento do cérebro social durante a adolescência, visto que são fundamentais para um desenvolvimento saudável da personalidade.

O foco dessas intervenções em promover atenção plena, regulação emocional e eficácia interpessoal na adolescência pode ser decisivo para a tomada de decisões sábias durante a adolescência na transição para a idade adulta[27].

Critério B

Parte do modelo de temperamento e facetas da personalidade, no qual as dimensões dos traços patológicos da personalidade são acessadas por meio de cinco grandes domínios de traços amplamente derivados do *Big Five* (afetividade negativa, distanciamento, antagonismo, desinibição e psicoticismo; que representam extremos dos traços da personalidade normativa relacionados, respectivamente, a neuroticismo, extroversão, amabilidade, conscienciosidade e abertura à experiência), que são particionados em 25 facetas de traços patológicos mais específicos:

- Ansiedade.
- Labilidade emocional.
- Hostilidade.
- Insegurança de separação.
- Depressividade.
- Busca de atenção.
- Desregulação cognitiva perceptiva.
- Crenças e experiências incomuns.
- Excentricidade.
- Submissão.
- Perseverança.
- Perfeccionismo rígido.
- Evitação de intimidade.
- Retraimento.
- Afetividade restrita.
- Anedonia.
- Grandiosidade.

- Desonestidade.
- Comportamentos manipulativos.
- Insensibilidade.
- Desconfiança.
- Irresponsabilidade.
- Distração.
- Impulsividade.
- Comportamentos de risco.

Com a especificação dos traços patológicos de personalidade, o critério B caracteriza os processos específicos da personalidade que levaram ao diagnóstico de TP realizado por meio do critério A.

Ele é especialmente útil nos TP SOE, demonstrando aspectos específicos dos problemas no funcionamento da personalidade do indivíduo e provendo informações bastante pertinentes à formulação de caso. É interessante constatar que a definição de traços de personalidade auxilia na análise de todas as manifestações da psicopatologia, com a mesma base hierárquica podendo ser compreendida ao longo do desenvolvimento. Por exemplo, a partir dos cinco domínios de traços de personalidade patológicos, pode-se estudar, na infância, os comportamentos externalizantes (associados a afetividade negativa e distanciamento) e internalizantes (associados a antagonismo e desinibição). Portanto, mesmo em pacientes que não tenham como foco o tratamento de TP em si (sem preencher o critério A), o critério B pode ajudar o clínico a planejar intervenções específicas e modulares, que acessem essas variáveis. Na avaliação dos traços de personalidade patológica, pode-se usar as definições de domínios e facetas dos traços do transtorno de personalidade do DSM-5, encontradas no AMPD. Adicionalmente, pode-se usar o inventário de personalidade para o DSM-5 (PID-5), uma escala de autoavaliação desses traços, já traduzida para o português.

A partir da coleta desses dois grupamentos de dados, pode-se utilizá-los para seis diagnósticos específicos de TP (antissocial, evitativa, *borderline*, narcisista, anancástica e esquizotípica), seguindo-se assim um modelo diagnóstico híbrido, categórico e dimensional.

Modelo para os diagnósticos de transtornos de personalidade

Para a Classificação Internacional de Doenças, 11ª edição (CID-11), que entra em vigor em 1 de janeiro de 2022, foi desenvolvido um sistema de classificação dimensional, em que o nível de gravidade dos transtornos de personalidade é definido a partir de disfunções do funcionamento individual (envolvendo identidade e autodirecionamento) e do funcionamento interpessoal. Depois de se classificar o nível de gravidade ("problemas de personalidade", "transtorno de personalidade leve" e "transtorno de personalidade grave"), o diagnóstico pode ser especificado com um ou mais traços de personalidade patológicos (afetividade negativa, distanciamento, dissociabilidade, desinibição, anancastia) que contribuem para as disfunções observadas no funcionamento de personalidade[28].

No entanto, mesmo nessa classificação marcadamente dimensional, foi criado o especificador *borderline*, que mantém os critérios categoriais para o diagnóstico de TPB inalterados. Isto se dá porque ainda que diversos transtornos de personalidade possam ter uma clara correlação com valores extremos de percentis das dimensões normais da personalidade, como transtorno de personalidade antissocial (associados a baixos níveis de amabilidade), transtorno de personalidade narcisista (associado a elevados níveis de grandiosidade) e transtorno de personalidade obsessivo compulsiva (associada a altos níveis de conscienciosidade), especificamente o TPB está associado a uma ampla base de sintomas que causam intenso sofrimento ao indivíduo, como constantes oscilações emocionais, diversos comportamentos impulsivos (autolesões, tentativas de suicídio, compulsões), assim como microepisódios psicóticos[29]. Além disso, diferentemente de pacientes que apresentam alterações de outros de traços de personalidade, tais como por exemplo a grandiosidade de pacientes com transtorno de personalidade narcisista, que faz os indivíduos não demonstrarem disposição em reconhecer suas vulnerabilidades emocionais, pacientes com TPB geralmente reconhecem que têm problemas graves e procuram ajuda[30].

PRINCÍPIOS DO MANEJO DOS TRANSTORNOS DE PERSONALIDADE

Abandonar o ceticismo em relação ao tratamento de pacientes com transtorno de personalidade

Muitos clínicos são céticos sobre a eficácia das intervenções terapêuticas para pacientes com transtornos de personalidade (TP) e, portanto, relutam em aceitar pessoas com o diagnóstico de TP para tratamento. No entanto, atualmente existe uma ampla gama de intervenções terapêuticas para os TP[31]. Mesmo sem treinamento específico para tratamento de pacientes com TP, os seguintes princípios podem levar os pacientes a obter uma evolução favorável:

- Ser bem estruturado.
- Dedicar esforços para alcançar adesão.
- Ter um foco claro.
- O tratamento ser teoricamente coerente tanto com o terapeuta quanto com o paciente.
- Ser integrado com outros serviços disponíveis ao paciente.
- Envolver uma aliança de tratamento clara entre o terapeuta e o paciente.

Diagnóstico precoce

O diagnóstico precoce de TP é muito importante para um prognóstico mais favorável, mesmo na adolescência, provê muitos benefícios como:

- Há intervenções baseadas em evidências eficazes para o tratamento desses quadros.
- Diagnósticos inadequados podem favorecer polifarmácia, internações recorrentes, e perda do foco em estabelecer relações funcionais, que levam o paciente a ter cronificação do TP.
- O diagnóstico apropriado de TP reflete um olhar na perspectiva de desenvolvimento da pessoa jovem e nas vivências emocionais.
- TP não adequadamente tratados podem levar a importantes prejuízos funcionais; os clínicos podem contribuir para gerar ainda mais estigma se não fazem o diagnóstico quando é necessário fazê-lo.

Oferecer psicoeducação

Dar informações clínicas sobre o que se sabe (e também sobre o que não se sabe) sobre o TP que acomete o paciente trás os seguintes benefícios:

- Dá uma base para estabelecimento de vínculo entre o paciente e o clínico, sendo um meio de estabelecer aliança terapêutica por meio do vínculo de conhecimento.

- Provê ao paciente entendimento de seus problemas de personalidade e como tais problemas estão relacionados ao seu estilo de funcionamento interpessoal.
- Introduz o paciente ao conceito de que problemas de personalidade podem ser diminuídos pela aquisição de novas habilidades.
- Leva o paciente a focar em áreas em que é necessário mudar por meio de uma perspectiva não julgamental, o que facilita o paciente a concordar em estabelecer alvos de tratamento focados em funcionalidade.
- Promove o conceito do paciente tomar responsabilidade pelo tratamento.

ESTRATÉGIAS TERAPÊUTICAS EFICAZES NO TRATAMENTO

Construir e manter uma relação colaborativa

Nessa fase intervenções simples, que demonstrem que o terapeuta compreendeu os problemas do paciente, dando suporte para estabelecer alvos de tratamento e ao mesmo tempo aceitar que os problemas do paciente vão tornar mais lento alcançar esses alvos, reconhecer de modo genuíno, de modo descritivo, progressos obtidos durante o tratamento. As intervenções devem promover uma participação mais ativa do paciente, numa relação de parceria para compreensão dos problemas e desenvolvimento de estratégias para lidar com situações adversas, enfatizando a natureza de parceria do tratamento.

Quando há deterioração da aliança terapêutica, 4 passos precisam ser seguidos: a) nomear o problema (ex.: diminuição do envolvimento ou discordâncias); b) Dirigir a atenção do paciente à situação problema, encorajando-o a expressar os sentimentos negativos associados com essa deterioração; c) Validar as experiências emocionais descritas pelo paciente, antes de pensar em modos sobre como lidar com essa situação d) Se esses passos não funcionarem, use um quarto passo, que é focar em como o paciente evita reconhecer e explorar a deterioração.

Manter consistência no processo de tratamento

Oferecer estrutura definida de tratamento para o paciente para o manejo do processo terapêutico. É preciso ter habilidades em observar os próprios limites sem danificar o vínculo empático. Isso pode ser alcançado por confrontar as tentativas do paciente em mudar o esquema de tratamento que foi estabelecido enquanto ao mesmo tempo se oferece suporte e compreensão. Esse passo envolve reconhecer e, portanto, validar as emoções associadas ao comportamento do paciente tentar danificar o esquema de tratamento e também pontuar como essa violação pode afetar a terapia de modo adverso.

Estabelecer e manter um processo de tratamento válido e eficaz

Validar significa reconhecer a legitimidade da vivência emocional do paciente. É fundamental validar as emoções antes de abordar a necessidade de mudar o comportamento disfuncional. Validação emocional nasce de uma disposição genuína empática, o que fortalece o vínculo. Reconhecer e aceitar os efeitos de uma experiência adversa também tem um efeito importante no início do tratamento, quando a procura por aceitação e entendimento é frequentemente um componente central associado às crises. Também pode ajudar o paciente a descrever momentos em que se sentiu invalidado, promovendo auto-validação e um desenvolvimento de uma estrutura de comportamento mais adaptativa. A tarefa essencial é validar a emoção sem validar as causas e consequências da vivência que são inválidas. Isso envolve ajudar o paciente a distinguir a vivência emocional, legítima, de comportamentos disfuncionais, e das consequências de suas ações.

Construir e manter motivação para mudanças

Baixa motivação, passividade e sentimentos de incapacidade são inerentes aos TP. Por isso, é necessário usar diversas técnicas de entrevista motivacional para criar e reafirmar compromisso para mudar. Esse compromisso se constrói na expectativa de que o tratamento vai ser bem sucedido. É também necessário abordar desconfortos que os pacientes possam sentir sobre os problemas deles e, portanto, aumentar a visualização da discrepância entre o jeito que as coisas estão e o jeito que o paciente gostaria que as coisas estivessem.

Quando a motivação é muito baixa, o melhor jeito parece ser manter um tratamento suportivo e aos poucos construir motivação por explorar as consequências do comportamento desadaptativo. Embora seja tentador adotar uma postura mais confrontacional, o que pode ser importante depois que a relação se aprofundar, geralmente se isso é feito muito no início do tratamento ou de modo impulsivo por parte do terapeuta, isso pode deteriorar a aliança e aumentar reatividade emocional.

Observar as cinco fases de tratamento dos transtornos de personalidade

Fase 1

Manejo de crises, em que o alvo é garantir a segurança do paciente e dos outros. Deve-se fazer avaliação do risco de suicídio para estabelecer se é possível fazer o manejo ambulatorial. Não há evidências científicas que longas internações são úteis no manejo de comportamentos ou ameaças suicidas, internação psiquiátrica deve ser pensada somente quando não houver outra alternativa para garantir segurança. Além do mais, a maioria dos pacientes com TP pioram com múltiplas internações. Por isso as internações caso sejam necessárias precisam ser breves. É mais eficiente mobilizar família ou sistemas de suporte social.

Fase 2

Estabilização dos afetos, impulsos. Desenvolvem-se estrátegias para tolerar crises sem recorrer a CASIS ou outros comportamentos impulsivos, observando se os gatilhos que levam à desregulação emocional. Há expansão do uso de validação emocional e uso de medicamento como adjuvante se necessário.

Fase 3

Controle e regulação, em que o foco é desenvolver habilidades para lidar com impulsos de modo mais autônomo.

Fase 4

Exploração das emoções e mudanças comportamentais. Nessa fase se observam distorções cognitivas, padrões disfuncionais de relacionamento, e traços desadaptativos tais como evitação social e falta de assertividade. O paciente começa a se organizar em torno de alvos ligados a recuperação funcional, voltados a se desenvolver em esfera laborativa e interpessoal.

Fase 5

Integração e síntese. Nessa fase o alvo é persistir em alvos relacionados a recuperação funcional, e/ou consolidar essa expansão, expandindo autonomia e desenvolvendo maior capacidade de buscar conexões interpessoais mais significativas.

Evitar polifarmácia

Não há medicações aprovadas pelo FDA para tratamento específico de TP, e polifarmácia em TP está ligada a risco de interações medicamentosas, maior gravidade de efeitos adversos, sedação, e à piora de recuperação funcional. Na maior parte dos casos, está ligada ao desespero do clínico e pode sugerir uma atitude de que tudo já foi tentado, só restando adicionar mais medicações ao "coquetel".

As evidências científicas em relação a prescrição farmacológicas são limitadas, como apresentado a seguir em relação aos *clusters*[32,33].

Cluster A

Pacientes com TP esquizotípica foram estudados em alguns estudos pequenos, abertos, com uso de antipsicóticos típicos e atípicos. Pacientes apresentaram alguma melhora na gravidade geral dos sintomas, mas a relação risco benefício não é clara. No momento, não há evidência robusta sobre a eficácia de medicamentos nesses pacientes.

Cluster B

Transtorno de personalidade *borderline*

Não há evidência para o uso de antidepressivos. Só tem alguma utilidade em caso de comorbidade com episódio depressivo grave, com características melancólicas. Estabilizadores de humor (especialmente lamotrigina, topiramato e ácido valpróico, que devem ser usados em doses semelhantes ao tratamento de pacientes com transtorno afetivo bipolar) podem diminuir desregulação afetiva e sintomas impulsivo agressivos. Antipsicóticos (especialmente aripiprazol, quetiapina e olanzapina) podem diminuir alterações cognitivo perceptuais e desregulação afetiva. Deve-se evitar o uso de benzodiazepínicos, associados a aumento de impulsividade, e também evitar associações entre os medicamentos.

Transtorno de personalidade antissocial

Só há 3 pequenos estudos que abordam farmacoterapia em pacientes com TP antissocial. Pacientes com TP antissocial não devem ser rotineiramente tratados com medicamentos psicotrópicos. Medicações podem ser de ajuda no tratamento de comorbidades tais como depressão maior (inibidores seletivos de receptação de serotonina), ou em pacientes com intensa sintomatologia agressiva (por exemplo risperidona).

Cluster C

Não foram publicados nenhum ensaio clínico sobre tratamento medicamentoso nessa população. No entanto, em pacientes com fobia social, que consistentemente relatam que antidepressivos são melhores do que placebo podem ser pensados como uma evidência de que talvez essa medicação seja de ajuda em pacientes com TP evitativa

Caso um paciente falhe em responder a um tratamento generalista, ele pode ser encaminhado a tratamentos mais intensivos e específicos relacionados ao transtorno de personalidade apresentado

O Bom Manejo Clínico para o tratamento do TP *borderline* (BMC) é uma abordagem de tratamento criada por John Gunderson, que requer somente um dia de treinamento, dando ao clínico maior versatilidade em prover cuidados a pacientes com TP *borderline*, sem necessariamente precisar encaminhar o paciente para um tratamento especializado. Apresenta resultados comparáveis à Terapia Dialética Comportamental (abordagem mais conhecida, pesquisada para o tratamento do TP *borderline*)[34].

- Terapias especializadas, que requerem um período mais intenso de treinamento, e tem resultados consideráveis inclusive para outros TP além do *borderline*, podem ser utilizadas por pacientes que não responderam a tratamentos generalistas. Entre elas se destacam:
  - Terapia dialética comportamental
  - Terapia baseada na mentalização
  - Terapia focada na transferência
  - Terapia focada nos esquemas

CONSIDERAÇÕES FINAIS

A definição de TP estabelece que o mesmo se caracteriza por uma alteração duradoura e persistente de pelo menos duas das seguintes instâncias básicas do psiquismo: cognição, afetividade, funcionamento interpessoal e controle do impulso. Este último quesito é o ponto comum entre os TPs os TI. Talvez por isso os TP sejam tão frequentes nesta população, pois neles já é dado de antemão o prejuízo em uma das instâncias básicas.

Para qualquer transtorno psiquiátrico, a associação com um TP representa um desafio clínico adicional, pois em geral tal combinação implica dificuldades na relação com o clínico, engajamento reduzido no tratamento e consequente prejuízo ao prognóstico terapêutico. No caso dos TI, esta combinação pode ser ainda mais desafiadora, uma vez que TP, particularmente os do agrupamento B, parecem ter uma estrutura que interage e reforça os aspectos da impulsividade e da perda de controle. A dificuldade de autorregulação afetiva, proeminente no TPB, parece ser um fator de especial vulnerabilização aos formadores de hábito e, portanto, para as dependências comportamentais, bem como um risco aumentado para perda de controle de comportamentos agressivos pautados no sentimento da raiva.

REFERÊNCIAS BIBLIOGRÁFICAS

1. Dell'Osso B, Altamura AC, Allen A, Marazziti D, Hollander E. Epidemiologic and clinical updates on impulse control disorders: a critical review. Eur Arch Psychiatry Clin Neurosci. 2006,256(8):464-75,
2. Skodol AE, Oldham JM. Phenomenology, differencial diagnosis, and comorbidity of the impulsive-compulsive spectrum disorders. In: Olham JM, Hollander E, Skodol AE (eds). Impulcivity and Compulsivity. Washington: American Psychiatric Press; 1996.
3. Tavares H. Personalidade, temperamento e caráter. In: Busatto Filho G (org.). Fisiopatologia dos transtornos psiquiátricos. 1. ed. São Paulo: Atheneu; 2006. p.191-205.
4. Costa PTJ, Widiger TA (eds). Personality disorders and the five-factormodel of personality. Washington: American Psychological Association; 1994.
5. Eysenck HJ. The structure of human personality. Londres: Methuen; 1970.
6. Ashton MC, Lee K. The Lexical approach to the study of personality structure: Toward the identification of cross-culturally replicable dimensions of personality variation. J Personality Disorders. 2005;19(3):303-8.
7. Ashton MC, Lee K. Empirical, theoretical and practical advantages of the HEXACO model of personality structure. Personality and Social Psychology Review. 2007;11:150-66.

8. Lee K, Ashton MC. Psychometric properties of the HEXACO-100. Assessment. 2016; 25(5):543-56.

9. Costa, ARL; Jesuíno, ADSA, Lima, NRS, Shu, F. Adaptation and Validation of HEXACO--PI-R to a Brazilian Sample adaptation of HEXACO-PI-R to Brazilian sample. Personality and Individual differences. 2019;147:280-4.

10. Tavares H, Alarcão G. Psicopatologia da impulsividade. In: Abreu CN,Tavares H, Cordás.T (orgs.). Manual clínico dos transtornos dos impulsos. 1 ed. Porto Alegre: Artmed; 2007.p 19-36.

11. Tavares H, Ferraz RB, Bottura HML. Transtornos de personalidade. In: Forlenza OV, Miguel EC (eds). Compêndio de clínica psiquiátrica. Barueri: Manole; 2013. p. 511-6.

12. Lorains FK, Cowlishaw S, Thomas SA. Prevalence of comorbid disorders in problem and pathological gambling: systematic review and meta-analysis of population surveys. Addiction. 2011;106(3):490-8

13. Hollander E. Introduction. In: Hollander E. (ed.). Obsessive-compulsive related disorders. Washington: American Psychiatric Press; 1993. pp. 1-16.

14. American Psychiatry Association. Diagnostic and statistical manual of mental disorders,5. ed. Washington: American Psychiatric Association; 2013.

15. Newton-Howes G, Tyrer P, Anagnostakis K, Cooper S, Bowden-Jones O, Weaver T; COSMIC Study Team. The prevalence of personality disorder, its comorbidity with mental state disorders, and its clinical significance in community mental health teams. Soc Psychiatry Psychiatr Epidemiol. 2010;45(4):453-60.

16. Petry NM, Stinson FS, Grant BF. Comorbidity of DSM-IV pathological gambling and other psychiatric disorders: results from the National Epidemiologic Survey on Alcohol and Related Conditions. J Clin Psychiatry. 2005;66(5):564-74.

17. Cloninger CR, Svravick DM, Przybeck TR. A psychobiological model of temperament and character. Arch Gen Psychiatry. 1993;50:975-90.

18. Boen E, Hummelen B, Elvsashagen T, et al. Different impulsivity profiles in borderline personality disorder and bipolar II disorder. J Affect Disord. 2015;170:104-11.

19. Tavares H, Alarcão G. Psicopatologia da impulsividade. In: Abreu CN,Tavares H, Cordás.T (orgs.). Manual clínico dos transtornos dos impulsos. 1 ed. Porto Alegre: Artmed; 2007.p 19-36.

20. Swann AC, Lijffijt M, Lane SD, Steinberg JL, Moeller FG. Trait impulsivity and response inhibition in antisocial personality disorder. J Psychiatr Res. 2009;43(12):1057-63.

21. Dhawan N, Kunik ME, Oldham J, Coverdale J. Prevalence and treatment of narcissistic personality disorder in the community: a systematic review. Compr Psychiatry. 2010;51(4): 333-9.

22. Fossati A, Barratt ES, Borroni S, Villa D, Grazioli F, Maffei C. Impulsivity, aggressiveness, and DSM-IV personality disorders. Psychiatry Res. 2007;149(1-3):157-67.

23. Hopwood CJ. A framework for treating DSM-5 alternative model for personality disorder features. Personal Ment Health. 2018;12(2):107-25.

24. Fonagy P, Luyten P. A developmental, mentalization-based approach to the understanding and treatment of borderline personality disorder. Development and Psychopathology. 2009;21:1355-81.

25. Fonagy P. Psychotherapy research: do we know what works for whom? Br J Psychiatry. 2010;197(2):83-5.
26. Levy M. Intuition, women and birth. Midwifery today with international midwife. 2005; (74):30-2.
27. Sharp C. Adolescent personality pathology and the alternative model for personality disorders: Self development as nexus. Psychopathology. 2020;1-7.
28. McCabe GA, Widiger TA. A comprehensive comparison of the ICD-11 and DSM-5 section III personality disorder models. Psychol Assess. 2020;32(1):72-84.
29. Paris J. The nature of borderline personality disorder: multiple dimensions, multiple symptoms, but one category. J Pers Disord. 2007;21(5):457-73.
30. Zanarini MC, Frankenburg FR, Khera GS, Bleichmar J. Treatment histories of borderline inpatients. Compr Psychiatry. 2001;42(2):144-50.
31. Bateman AW, Tyrer P. Psychological treatment for personality disorders. Advances in Psychiatric Treatment. 2004;10:378-88.
32. Bateman AW, Gunderson JG, Mulder R. Treatment of personality disorder. Lancet. 2015; 385:735–43
33. Starcevic V, Janca A. Pharmacotherapy of borderline personality disorder: replacing confusion with prudent pragmatism. Curr Opin Psychiatry. 2017.
34. Choi-Kain LW, Finch EF, Masland SR, Jenkins JA, Unruh BT. What works in the treatment of borderline personality disorder. Curr Behav Neurosci Rep. 2017;4(1):21-30.

SEÇÃO II

IMPULSIVIDADE AGRESSIVA

4

Introdução ao conceito de impulsividade agressiva

Hermano Tavares
Liliana Seger
Juliana Morillo

A prevalência da violência decorrente das mais variadas formas de agressão humana, independentemente da sua causa, não tem aumentado como pode parecer. Em uma análise mais aprofundada desde a Pré-História até a atualidade, Pinker[1] nos mostra o quanto a violência decresceu em todos os aspectos, o que não significa que ainda não se mantenha em níveis bastante altos. Uma das mais antigas descobertas da biologia sobre a violência é o vínculo entre dor ou frustração e agressão. A agressividade é inata ao ser humano e representa uma forma de proteção contra ameaças externas. Há um processo dinâmico de interação entre a fisiologia e o aprendizado por meio da experiência e que se encontra delimitado pelo vínculo estabelecido entre fatores biológicos, psicológicos, culturais, econômicos e políticos[2].

Como um fenômeno, a agressão pode ser classificada de diferentes formas[3]: pela sua finalidade (defensiva; dominante), pela natureza do ato (indireta: verbal via sarcasmo ou ironia, ou por resistência passiva; direta: verbal via insulto explícito ou agressão física), pela sua origem (primária; ou secundária a causas orgânicas ou abuso de substância) e finalmente de acordo com seu direcionamento (contra si mesmo: autoagressão; contra terceiros: heteroagressão).

É importante notar que a sociedade tolera, sanciona e regula diferentes formas de expressão da agressividade tanto auto como heterodirigidas. Acessos de agitação até certo ponto são tolerados em crianças pequenas por um sentimento intuitivo da parte de seus cuidadores de que sua capacidade de autocontrole é limitada. Da mesma forma, em um contexto esportivo de lutas marciais parametrizado por regras que delimitam os atos agressivos aceitos e não aceitos, a agressividade pode até mesmo ser louvada. Mesmo a autoagressão encontra um espaço na sociedade em rituais em que se marca o corpo (tatuagens, brincos, *piercing* etc.) em uma mistura de exercício de autocontrole, domínio da dor, estética e comunicação social de bravura, pertencimento, etc.

Um dos modelos para entendimento do comportamento agressivo é o Modelo Geral de Agressão (MGA)[4,5]. Ele compila uma ampla gama de fatores biológicos, sociais e cognitivos apresentados em diversas teorias prévias sobre o comportamento agressivo. O MGA fornece um esquema de classificação multidimensional explicando como estes diversos aspectos influenciam a agressividade.

O modelo enfatiza a relevante influência de estruturas de conhecimento pessoais – ou seja, personalidade – no desfecho agressivo. Isto é, quando estas estruturas pessoais são agressivas, o comportamento agressivo é mais provável[4,5]. Os autores compreendem que estas estruturas são formadas por crenças e atitudes; esquemas perceptivos; esquemas de expectativas; e *scripts* comportamentais. Como um ciclo que se retroalimenta, tais estruturas se desenvolvem e se modificam pela influência de fatores biológicos e ambientais, assim como elas também influenciam a percepção de uma situação afetando as respostas cognitivas, afetivas, fisiológicas e comportamentais, que por sua vez interferem nas próprias estruturas de conhecimento, reforçando a personalidade ao longo do tempo, conforme ilustrado na Figura 1.

Como se nota, o modelo é dividido em processos remotos e imediatos. Fatores biológicos (p. ex., prejuízos no funcionamento cognitivo; desequilíbrios hormonais) e fatores ambientais (p. ex., exposição à violência; privação; parentalidade coercitiva) são considerados processos remotos. Eles aumentam a probabilidade do desenvolvimento de uma personalidade agressiva e atuam como pano de fundo influenciando os processos imediatos.

A personalidade influencia significativamente os fatores pessoais durante os processos imediatos. Desta forma, tais fatores tendem a ser razoavelmente estáveis diante das situações vivenciadas e ao longo do tempo. Existem algumas condições, pessoais e situacionais, que podem aumentar a probabilidade de agressão – são chamados de fatores de risco.

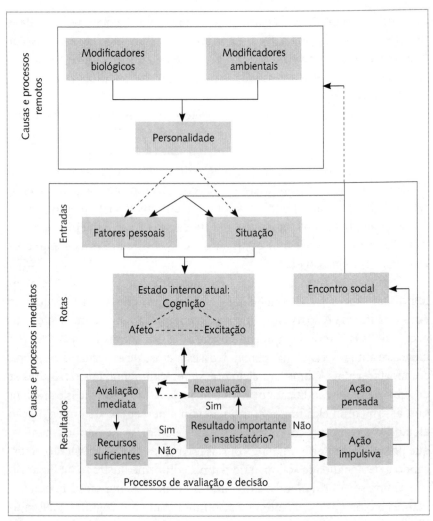

Figura 1 Modelo geral de agressão.
Fonte: Allen et al., 2018[4].

Os Quadros 1 e 2 ilustram alguns exemplos considerados fatores de risco tanto para condições pessoais como para as situacionais.

As causas imediatas explicam um episódio de agressão individual levando em conta 3 estágios: entradas, rotas e resultados. Ou seja, tanto as características pessoais como as situações desencadeadoras afetarão o estado interno daquele indivíduo, influenciando as cognições, afetos e excitação

Quadro 1 Fatores pessoais de risco para comportamento agressivo

Viés de atribuição hostil
Alto traço de raiva
Baixo autocontrole
Maior reatividade emocional
Baixa conscienciosidade
Autoeficácia elevada para comportamento agressivo
Autoimagem agressiva
Traço cordial reduzido
Narcisismo
Modelos de comportamento agressivo
Objetivos de longo prazo que apoiam a agressão
Normalização e aceitação da agressão
Reforço positivo com a agressão
Justificação moral da violência
Deslocamento de responsabilidade
Desumanização

Fonte: elaborado pelos autores

Quadro 2 Fatores situacionais de risco para comportamento agressivo

Estresse social
Rejeição social
Provocação
Frustração
Mau humor
Intoxicação alcoólica
Mídia violenta
Dor ou desconforto
Exaustão/esgotamento
Anonimato
Temperaturas quentes
Ruído
Presença de armas
Ameaças ou induções de medo

Fonte: elaborado pelos autores

fisiológica. Este estado interno intermedia o estímulo recebido e a resposta final, que pode ser agressiva ou não, impulsiva ou planejada.

O processo de avaliação e decisão dentro do modelo MGA – que pode culminar no comportamento agressivo impulsivo – inicia-se com uma avaliação automática, espontânea e inconsciente da situação ocorrida. Esta avaliação imediata é fortemente estimulada pelo estado interno do indivíduo naquele momento. Quando o estado interno é propenso à agressão, então avaliações negativas imediatas são mais prováveis de acontecer. Se, ainda, o indivíduo apresenta poucos recursos cognitivos, então a agressão impulsiva tenderá a ocorrer.

Do ponto de vista de clínico, a psicopatologia da impulsividade pode ser compreendida a partir de duas dimensões, definidas como impulsiva-premeditada e instrumental-expressiva. O primeiro eixo dimensional se associa à eficácia (premeditada), ou falha (impulsiva), do controle cognitivo. Os atos agressivos neste caso seriam espontâneos e atuados sem reflexão prévia. O segundo eixo dimensional diz respeito às motivações do ato agressivo, se conduzido por fatores preponderantemente externos com um objetivo definido (instrumental), ou se fundamentalmente motivado por fatores internos disparados por angústia, frustração ou raiva[6] (expressiva). Os transtornos do impulso que têm o comportamento agressivo como uma marca distintiva se distribuiriam pelos quatro quadrantes formados pelos dois eixos, conforme ilustrado na Figura 2 a seguir. No quadrante impulsivo-expressivo temos o

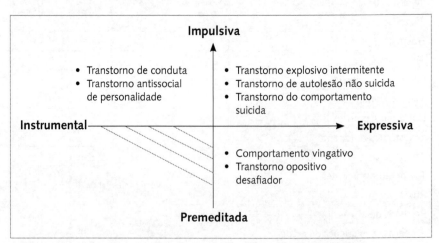

Figura 2 As dimensões da agressividade e os transtornos do impulso.
Fonte: elaborada pelos autores.

transtorno explosivo intermitente (TEI), o transtorno de autolesão não suicida (TANS) e o transtorno do comportamento suicida. No quadrante impulsivo-instrumental temos o transtorno de conduta (TC) e o transtorno antissocial de personalidade (TAP), marcados pelo traço antissocial que será objeto de consideração da Seção III deste livro. No quadrante premeditado--expressivo figuram os comportamentos motivados por vingança, entre eles, mas não exclusivamente, figuraria o transtorno opositivo desafiador (TOD)[7]. Finalmente, o quadrante instrumental-premeditado seria reservado aos contextos em que a agressividade seria aplicada de forma adaptativa, portanto não incluindo transtornos psiquiátricos nele.

Os fenômenos clínicos explorados nesta seção envolvem os transtornos do quadrante impulsivo-expressivo, às vezes referida simplesmente como agressividade impulsiva. Contrariamente aos outros modelos clínicos de agressão, a agressividade impulsiva-expressiva não visa à obtenção de vantagens tangíveis, domínio do contexto social (agressividade impulsiva-instrumental) ou retaliação interpessoal (agressividade premeditada-expressiva). Como fenômeno, ela representa uma ab-reação, uma pura e intensa descarga de emoção disparada pela frustração, ou angústia, que visa a dar vazão a outros sentimentos de injustiça, insulto ou simplesmente raiva e ira.

É impulsiva, porque é incontida, não respeita limites de contexto ou consequências, o ato agressivo é levado a cabo até que a raiva e a angústia tenham se esgotado, ou até que um fator externo detenha o indivíduo[3].

A agressividade impulsiva-expressiva se caracteriza por instabilidade afetiva e incapacidade de controlar os impulsos hostis. A raiva é definida como um estado emocional normal, usual e saudável, que envolve desde o aborrecimento leve ou irritação até a fúria, seguidos por uma estimulação do sistema nervoso autônomo, com as consequentes alterações psicológicas e biológicas, tais como, alteração do batimento cardíaco, da pressão arterial e de níveis hormonais[8]. Quando fora de controle, torna-se destrutiva, causando problemas nas relações pessoais, do trabalho e da qualidade geral de vida. Assim, depreende-se que a associação de todos esses aspectos – raiva descontrolada; traços hostis de personalidade; baixa tolerância à frustração decorrente da inadaptação psicológica frente ao enfrentamento da realidade objetiva – compõe-se no conjunto de fatores desencadeadores e promotores da instabilidade afetiva (descontrole dos sentimentos e emoções) que culminarão com a incapacidade de contenção dos atos impulsivo-agressivos. No campo do diagnóstico psiquiátrico, a agressividade impulsiva-expressiva externamente dirigida é melhor representada pelo transtorno explosivo intermitente (vide Capítulo 7).

Às vezes, como no caso da automutilação (vide Capítulo 6), a agressividade impulsiva-expressiva cumpre a função do controle da angústia e do sentimento de opressão, em que se obtém alívio pela substituição de uma dor emocional incontrolável por outra física e "controlada", por ser autoinfligida. Infelizmente, este controle é somente parcial, pois tal mecanismo de substituição não é capaz de remover as causas da dor original, assim a autoagressão se repete às expensas da saúde física, emocional e social. Em comparação com o comportamento heteroagressivo do TEI, a agressividade do TANS foi associada a sintomatologia depressiva mais evidente, mais comorbidades psiquiátricas e dificuldades de ajustamento social[9]. Em relação ao comportamento suicida recorrente, o TANS se diferencia porque não visa ao abreviamento da vida, mas pode ser um fator de risco para o suicídio e com frequência esses comportamentos estão associados, principalmente no caso do transtorno de personalidade borderline (TBP). Entretanto, trata-se de um equívoco associar automaticamente a automutilação ao TBP. Em adultos, a automutilação está associada à psicopatologia da personalidade, porém não parece ser exclusividade de nenhum tipo específico de transtorno[10]. Entre os adolescentes e jovens adultos (até 24 anos), os transtornos mentais respondem por 45% dos anos perdidos por incapacitação, sendo a automutilação uma das causas mais frequentes[11]. Na adolescência, a automutilação está intimamente associada à instabilidade afetiva e embora apresente tendência à remissão espontânea na entrada da vida adulta, ela habitualmente representa o prenúncio de transtornos de personalidade, depressão e transtornos ansiosos. Igualmente, o comportamento suicida recorrente compartilha os mesmos fatores de risco e comorbidades psiquiátricas[12] (vide Capítulo 8).

A agressividade impulsiva-expressiva hétero ou autodirigida compartilham fatores comuns de desenvolvimento individuais, vinculados à personalidade (traços hostis e instabilidade afetiva) e ao ambiente fatores ambientais (modelagem parental, abuso e negligência na infância) em acordo com o modelo MGA apresentado acima. Há, portanto, um contínuo de desenvolvimento entre a vida infantil, a adolescência e a vida adulta. Por essa razão, que o *Manual diagnóstico e estatístico de transtornos mentais*, em sua quinta edição (DSM-5), desfez a divisão entre transtornos específicos da infância e adolescência e da vida adulta, mesclando-os em suas diversas seções. A antiga seção dos "transtornos do controle do impulso" do

DSM-IV-TR[13] foi renomeada como "transtornos disruptivos, do controle do impulso e de conduta"[14].

Os comportamentos repetitivos com foco no corpo (tricotilomania e transtorno de escoriação, vide Seção V) foram realocados entre os transtornos do espectro obsessivo-compulsivo. A automutilação se diferencia deles em três aspectos fundamentais:

- A lesão é causada de forma deliberada, ao contrário da tricotilomania (TTM) e da dermatotilexomania (DTM), nas quais a lesão corporal é uma consequência indesejada.

- O comportamento lesivo na automutilação ocorre no clímax do desconforto emocional, enquanto na TTM e na DTM ocorre durante o período de relaxamento após um período de tensão.

- A localização e a natureza das lesões são muito diferentes, enquanto na TTM e na DTM são em quase 90% das vezes localizadas no rosto e no polo cefálico e limitadas à epiderme e seus anexos, a automutilação raramente se dá no rosto, mas em geral nos braços, nas pernas ou em outra região ao alcance das mãos onde se pode autoinfligir cortes, pancadas e queimaduras.

O jogo patológico (vide Capítulo 13 deste livro), renomeado transtorno do jogo, também foi transferido para a seção de comportamentos aditivos (independentemente de tais realocações, as deficiências de autocontrole e as características destas síndromes permanecem como veremos nos capítulos seguintes desse mesmo livro). Por outro lado, a nova seção de transtornos impulsivos ganhou novos integrantes, especificamente o transtorno de conduta (TC) e o transtorno opositivo desafiador (TOD), dois diagnósticos associados à infância e adolescência. A intenção com essa iniciativa é justamente explorar a continuidade das manifestações impulsivas ao longo do desenvolvimento. O TC como se sabe é um importante fator de risco para o desenvolvimento do TAP (vide Capítulo 10 deste livro). O TOD, por sua vez, é marcado pela irritabilidade e pelo caráter vingativo. Embora ainda careça de evidências nesse sentido, a realocação do TOD para esta seção sustenta a especulação de que sua expressão na infância possa ser um fator de risco para a manifestação de transtornos do impulso na vida adulta.

Um fato interessante é que seja direcionada a terceiros, envolvendo dificuldades de controle da raiva e de outras emoções hostis, ou direcionada contra o próprio indivíduo, alimentada pela instabilidade afetiva; a agressi-

70 Psiquiatria, saúde mental e a clínica da impulsividade

vidade impulsiva-expressiva apresenta uma base neurobiológica comum aos seus dois subtipos. De fato, estudos eletrofisiológicos e de neuroimagem do cérebro mostram resultados diferenciados entre indivíduos que apresentam agressividade premeditada, associada ao déficit de empatia e traço sociopático, daqueles que apresentam respostas agressivas em um contexto ampliado de dificuldades de autocontrole, ou seja, em indivíduos impulsivos-agressivos[15].

Estudos com modelos animais sugerem que sistemas de processamento de estímulos e comportamentos de ataque-defesa compartilham um sistema de controle que responde pelas variações individuais na reatividade comportamental. Esse sistema opera na intermediação entre estruturas subcorticais do cérebro anterior e o córtex pré-frontal e teria a serotonina como principal neurotransmissor. As principais projeções serotoninérgicas partem dos núcleos da rafe para o hipotálamo e dele para amígdala e outras estruturas vizinhas no lobo temporal. Essas estruturas, por sua vez, projetam-se para o córtex pré-frontal, onde são integradas informações sobre o estado interno, o contexto ambiental externo e as memórias sobre experiências passadas vindas do hipocampo. Lesões específicas das projeções serotoninérgicas dos núcleos da rafe podem liberar seletivamente o comportamento impulsivo e a agressividade. Roedores com uma lesão limitada à porção mediana do núcleo da rafe, que projeta para o hipocampo, apresentam um aumento do comportamento exploratório, um sinal indireto de elevação da impulsividade, mas não apresentam aumento da resposta agressiva à provocação como pequenos choques elétricos ou beliscão na cauda. Por outro lado, a lesão da porção dorsal da rafe, que se projeta para o corpo estriado e o hipotálamo, aumenta a resposta agressiva à provocação, mas sem efeito no comportamento exploratório. Em todos os casos, a lesão de qualquer região do núcleo da rafe com prejuízo da projeção serotoninérgica para o córtex pré-frontal leva a um prejuízo da habituação a estímulos repetitivos e pouco relevantes[16]. Diferentes autores especulam sobre o significado desse controle serotoninérgico compartilhado entre processamento de estímulo/resposta e comportamento agressivo. Em uma abordagem evolucionista, levanta-se uma interessante hipótese de que a atividade serotoninérgica central foi modelada pela seleção natural de acordo com as variações ambientais. Então, na realidade selvagem de nossos ancestrais previamente à formação das primeiras civilizações, o ambiente era hostil, dominado por estímulos de pequena intensidade e repetitivos. Todavia, vez ou outra irrompia uma pequena variação neste oceano de ruídos pouco relevantes que sinalizaria algo potencialmente ameaçador (a aproximação de um predador), ou potencialmente gratificante (a aproximação de uma caça). Em tal contexto, seria interessante ter uma atividade serotoninérgica reduzida, isso aumentaria a resistência à habituação aos estímulos ambientais e auxiliaria na manutenção de um estado de alerta com facilidade para explosão comportamental de fuga ou luta. Contudo, no contexto das civilizações modernas, com ambientes superpovoados e plenos em estímulos de natureza sensorial variada e atraente, é melhor ter um sistema serotoninérgico mais ativo que promova um comportamento mais contido e com maior tolerância[16].

Em outras palavras, indivíduos que sofrem por um caráter impulsivo--agressivo excessivo podem representar uma desadaptação evolutiva, fruto das rápidas e profundas alterações que nossa espécie impôs ao seu próprio ambiente e a impulsividade-agressiva exacerbada nada mais seria do que um resquício evolutivo[17].

O fato de que pacientes portadores de TEI ou que apresentam dificuldade de controle da agressividade em geral respondem bem a antidepressivos bloqueadores da recaptação de serotonina (que portanto aumentam a concentração deste neurotransmissor nas sinapses) é uma evidência em favor dessa teoria. Contudo, a regulação de uma função vital como a agressividade não se limita a fatores bioquímicos centrados no indivíduo, nem tampouco seu tratamento se limita à prescrição medicamentosa. Mecanismos epigenéticos envolvendo a modulação de características comportamentais nos primeiros anos de vida têm uma grande participação, e o contexto sociocultural também pode ser decisivo no direcionamento da expressão da agressividade[18], pois habitualmente se observa que a expressão aberta da agressividade é mais estimulada em meninos. Talvez, não por acaso o comportamento autoagressivo é mais comum em meninas e mulheres jovens. Somados, estes fatores compelem o estudioso e o clínico do comportamento a abraçar uma das tarefas mais desafiadoras que é modelar a energia agressiva para a superação das barreiras ao desenvolvimento individual e social, ao mesmo tempo em que busca prevenir o sofrimento que resulta do seu descontrole.

REFERÊNCIAS BIBLIOGRÁFICAS

1.   Pinker S. Os anjos bons da nossa natureza. Por que a violência diminuiu. São Paulo: Companhia das Letras; 2011.

2. Finkel EJ, Hall AN. The I(3) Model: a metatheoretical framework for understanding aggression. Curr Opin Psychol. 2018;19:125-30.

3. Coccaro EF. Intermittent explosive disorder as a disorder of impulsive aggression for DSM- 5. Am J Psychiatry. 2012;169(6):577-88.

4. Allen JJ, Anderson CA, Bushman, BJ. The general aggression model. Current Opinion in Psychology. 2018;19:75-80

5. Allen JJ, Anderson CA. General aggression model. In: Roessler P, Hoffner CA, van Zoonen L (eds.). International encyclopedia of media effects. New York: Wiley Blackwell; 2017.

6. Fanning JR, Coleman M, Lee R, Coccaro EF. Subtypes of aggression in intermittent explosive disorder. J Psychiatr Res. 2019;109:164-172.

7. White SF, VanTieghem M, Brislin SJ, Sypher I, Sinclair S, Pine DS, et al. Neural correlates of the propensity for retaliatory behavior in youths with disruptive behavior disorders. Am J Psychiatry. 2016;173(3):282-90.

8. Spielberger CD, Jacobs G, Russell JS, Crane RS. Assessment of anger: the state-trait anger scale. In: Butcher JN, Spilberger CD (eds.). Advances in personality assessement. Hillside: Erlbaum; 1983, v.2.

9. Medeiros GC, Seger-Jacob L, Garreto AK, Kim HS, Coccaro EF, Tavares H. Aggression directed towards others vs. aggression directed towards the self: clinical differences between intermittent explosive disorder and nonsuicidal self-injury. Braz J Psychiatry. 2019;41(4):303-9.

10. Giusti JS, Tavares H, Miguel EC, Scivoletto S. Self-mutilation: a symptom of psychiatric disorder or a nosological entity with its own characteristics? CNS Spectr. 2008;13(4): 273-4.

11. Gore FM, Bloem PJ, Patton GC, Ferguson J, Joseph V, Coffey C, et al. Global burden of disease in young people aged 10-24 years: a systematic analysis. Lancet. 2011;377(9783): 2093-102.

12. Mars B, Heron J, Crane C, Hawton K, Lewis G, Macleod J, et al. Clinical and social outcomes of adolescent self harm: population based birth cohort study. BMJ. 2014; 349:g5954.

13. American Psychiatric Association. Diagnostic and statistical manual of mental disorders, 4.ed., text revised. Washington: American Psychiatric Association; 2000.

14. American Psychiatric Association. Diagnostic and statistical manual of mental disorders, 5.ed., Washington: American Psychiatric Association, 2013

15. Patrick CJ. Physiological correlates of psychopathy, antisocial personality disorder, habitu- al aggression, and violence. Curr Top Behav Neurosci. 2014;21:197-227.

16. Plutchik R, Van Praag H. The nature of impulsivity: definitions, ontology, genetics, and relations to aggression. In: Hollander E, Stein D (eds.). Impulsivity and aggression. Chi- chester: John Wiley & Sons; 1995. p.7-24.

17. van Honk J, Harmon-Jones E, Morgan BE, Schutter DJ. Socially explosive minds: the triple imbalance hypothesis of reactive aggression. J Pers. 2010;78(1):67-94.

18. Tremblay RE. Understanding development and prevention of chronic physical aggression: towards experimental epigenetic studies. Philos Trans R Soc Lond B Biol Sci. 2008;363(1503): 2613-22.

5

Transtorno opositivo desafiador

Mauro Victor de Medeiros Filho
Aline Jimi Myung Cho
Paulo Germano Marmorato
Sandra Scivoletto

INTRODUÇÃO

Desde a antiguidade, crianças e jovens cujos comportamentos são marcantemente agressivos, desrespeitadores de regras e antissociais têm sido motivo de diversas preocupações e tomadas de medidas para seu controle ou combate. A consideração de aspectos médicos para seu entendimento, mais clara a partir do início do século XIX, quando do início da psiquiatria moderna, é comparativamente recente. De forma mais precisa a partir de 1980, quando da terceira edição do DSM, o diagnóstico de transtorno opositivo desafiador (TOD) tem sido utilizado para se referir a crianças e adolescentes com esse padrão comportamental. Desde então, diversos estudos a respeito dessa população mais criteriosamente identificada ampliaram de maneira significativa o entendimento a seu respeito.

O transtorno opositivo desafiador (TOD), nas edições anteriores do DSM localizado no agrupamento referente a "Transtornos geralmente diagnosticados pela primeira vez na infância ou na adolescência", passou, na 5ª edição do DSM[1], a fazer parte do novo grupo, o dos "Transtornos disruptivos, do controle de impulsos e da conduta". Essa significativa mudança no seu *status* taxonômico expressa a encruzilhada classificatória em que o TOD se encontra. Permanece um quadro de incidência majoritariamente infanto-juvenil, mas cuja ênfase é colocada agora entre as "Condições que envolvem problemas de autocontrole e de comportamentos". Problemas estes que mais especificamente "se manifestam em comportamentos que violam os direitos dos outros e/ou colocam o indivíduo em conflito significativo com normas sociais ou figuras de autoridade". Mais do que a faixa etária, o DSM-5 passa, ainda que tacitamente, a enfatizar o TOD como diagnóstico cuja psicopatologia acomete a função volitiva, referente às vontades.

EPIDEMIOLOGIA

A maioria dos estudos epidemiológicos até o presente momento avalia a prevalência do TOD em conjunto com o transtorno de conduta (TC), por serem ambos transtornos disruptivos com características afins, apesar de diagnósticos distintos. As porcentagens de prevalência variam de acordo com as amostras estudadas (clínicas ou da comunidade), com as faixas etárias abordadas e com os métodos utilizados. Os poucos estudos que consideram o TOD distintamente do transtorno de conduta encontram prevalências que variam de 1 a 16%[2], com prevalência média estimada de 3,3%[1] (DSM-5).

Um dos mais recentes estudos epidemiológicos brasileiros[3] incluía o TOD sobre a rubrica mais ampla do TC. Entre estudantes de 7 a 14 anos foi encontrada a prevalência geral de 7%. É interessante notar a variação conforme o tipo de escola: 2,1% em escolas particulares, 4,9% em escolas públicas rurais e 8,0% em escolas públicas urbanas, o que vai de encontro com a tendência de maior prevalência desses quadros em populações desfavorecidas socioeconomicamente. Nesse estudo, a prevalência em meninos foi três vezes maior que em meninas, também em conformidade com estudos internacionais que indicam maior prevalência no sexo masculino. De forma interessante, mas ainda a ser verificada ulteriormente, essa predominância do sexo masculino não se confirma em amostras de adolescentes e adultos. Outro aspecto que vale frisar é que o TOD, apesar da mudança de classificação, permanece um quadro típico de início precoce, mas que pode persistir e ser diagnosticado na fase adulta.

ETIOLOGIA

A etiologia do TOD é multifatorial[4] (isto é, diversos fatores costumam ocorrer de modo a proporcionar seu quadro clínico característico, não sendo nenhum deles, no entanto, por si só necessário). A seguir, serão apresentados de forma esquemática os agentes mais frequentemente correlacionados com a manifestação fenotípica do TOD.

Fatores individuais

A constituição temperamental atua de forma a predispor a criança a padrões de percepção e comportamento característicos[5]. Nesse sentido, observa-se mais frequentemente entre as crianças com TOD o *temperamento impulsivo* – propenso a reações bruscas e inconsequentes – e o *temperamento irritável* – propenso a perceber os estímulos ambientais como incômodos. Ambos os temperamentos, por sua vez, podem ser herdados geneticamente ou ser fruto de alterações no neurodesenvolvimento decorrentes de exposição do sistema nervoso central a infecções gestacionais ou precoces, a toxinas como tabaco e mesmo desnutrição. Além disso, alguns marcadores biológicos têm sido associados ao TOD: alterações na reatividade autonômica simpática[6], menor reatividade do cortisol basal, anormalidades no córtex pré-frontal e amígdala. A ausência de distinção diagnóstica com os transtornos de conduta nesses estudos não permite considerar nenhum desses fatores como específicos para TOD ou TC.

Já no nível funcional, modelos neuropsicológicos relacionam os sintomas de parte das crianças com TOD à deficiência de controle inibitório e de planejamento executivo necessários para regular comportamentos e processos cognitivos. Os prejuízos estariam associados ao sistema dopaminérgico mesocortical com projeções do córtex pré-frontal dorsolateral. Outros modelos associam os sintomas a uma redução de controle de recompensa futura, com consequente aversão à demora. Os prejuízos, nesse caso, estariam associados ao sistema dopaminérgico mesolímbico com projeções do córtex orbitomedial. Apesar de diferentes modelos serem propostos, revisões mostram que as testagens neuropsicológicas ainda são pouco sensíveis ou específicas para o diagnóstico e, por isso, a interpretação dos resultados deve ser idiográfica, ou seja, considerada individualmente[7].

Fatores familiares

A família é a base da formação psíquica infantil. Como primeiro entorno ambiental da criança, a família deve oferecer condições mínimas de segurança, alimentação, afeto, estímulo, entre outros. O modo como questões familiares influenciam o comportamento disruptivo infantil é diverso, como a composição e o funcionamento de cada família. Entre essa vastidão, serão expostas aqui apenas algumas possibilidades ilustrativas. Graves deficiências precoces na alimentação ou em cuidados de saúde podem, mesmo que involuntariamente, causar danos ao desenvolvimento do sistema nervoso central (SNC) com repercussão posterior no desenvolvimento temperamental da criança e ocasionar um temperamento "difícil" – impulsivo, irritável ou ambos – como mencionado anteriormente[8]. Padrões de educação e manejo comportamental caóticos, que alternam excessiva permissividade com excessivo rigor e punição, são frequentemente observados em famílias de crianças com TOD, assim como frequentes atitudes agressivas, inconsistentes ou negligentes[9]. É igualmente bem documentado o papel de abusos físicos, sexuais e emocionais como importantes fatores de risco para ocorrência de TOD. É importante ressaltar que esta relação entre estresse parental, interação genitor-filho e sintomas de TOD na criança é dinâmica, em um modelo transacional de influências bidirecionais[10].

Fatores ambientais

Além do contexto familiar, o ambiente escolar e os grupos de pares constituem contextos sociais fundamentais para o desenvolvimento de padrões de interação social – adaptáveis, saudáveis ou disruptivos – da criança. Históricos de insucesso escolar são bastante encontrados em crianças com TOD. Esse insucesso tende a reduzir a identificação com a escola e a aumentar posturas de indisciplina e desrespeito, com posterior estigmatização da criança, que, por conseguinte, favorece a associação do jovem com outros pares desviantes e a perpetuação de atos transgressivos como reforço de uma identidade já estigmatizada[11].

Vale notar que os fatores mencionados atuam de modo a se reforçarem mutuamente, criando um círculo vicioso com consequente reforço de comportamentos desviantes e manutenção ou agravamento do quadro clínico.

CRITÉRIOS DIAGNÓSTICOS

Como novidade em relação à versão anterior, o DSM-5 explicita a existência de três subgrupos sintomáticos distintos: humor raivoso/irritável, comportamento questionador/desafiante e índole negativa (Quadro 1).

Quadro 1   Critérios diagnósticos

Segundo a quinta edição do DSM, o diagnóstico do transtorno opositivo desafiador deve seguir os seguintes critérios:

A. Um padrão de humor raivoso/irritável, de comportamento questionador/desafiante ou índole vingativa com duração de pelo menos 6 meses, como evidenciado por pelo menos quatro sintomas de qualquer das categorias seguintes e exibido na interação com pelo menos um indivíduo que não seja um irmão.

Humor raivoso/irritável

1. Com frequência perde a calma.
2. Com frequência é sensível ou facilmente incomodado
3. Com frequência é raivoso e ressentido.

Comportamento questionador/desafiante

4. Frequentemente questiona figuras de autoridade ou, no caso de crianças e adolescentes, adultos.
5. Muitas vezes desafia acintosamente ou se recusa a obedecer regras ou pedidos de figuras de autoridade.
6. Muitas vezes incomoda deliberadamente outras pessoas.
7. Frequentemente culpa outros por seus erros ou mau comportamento.

Índole vingativa

8. Foi malvado ou vingativo pelo menos duas vezes nos últimos 6 meses.

B. A perturbação no comportamento está associada a sofrimento para o indivíduo ou para os outros em seu contexto social imediato (p. ex., família, grupo de pares, colegas de trabalho) ou causa impactos negativos no funcionamento social, educacional, profissional ou outras áreas importantes da vida do indivíduo.

Os comportamentos não ocorrem exclusivamente durante o curso de um transtorno psicótico, por uso de substância, depressivo ou bipolar. Além disso, os critérios para transtorno disruptivo da desregulação do humor não são preenchidos.

Uma vez que é possível fazer o diagnóstico pela presença de ao menos quatro entre oito possíveis sintomas no período mínimo de 6 meses, configurações psicopatológicas significativamente distintas podem ser identificadas como TOD. Por exemplo, uma criança de 6 anos com marcante predomínio de humor irritável e raivoso, com ocasionais atitudes vingativas, em comparação com uma adolescente de 15 anos com postura questionadora, acintosa, irritante e com pouco autocrítica. Nesse sentido, é importante uma avaliação global que considere o contexto no qual a criança ou o jovem vivem e em que tais comportamentos ocorrem, para que a psicopatologia subjacente seja mais bem compreendida.

De forma notável, apesar de serem incluídos em outro agrupamento na quinta versão do DSM, caracterizado também pela deficiência no controle de impulsos, os critérios diagnósticos de TOD não mencionam essa dimensão psicopatológica. Uma avaliação acurada, no entanto, mostra que, de fato, uma parcela expressiva de pacientes com TOD realiza os comportamentos disruptivos de maneira irrefletida, sem ponderação ou consideração a respeito das consequências de seus atos. Em uma palavra: impulsivamente. Nesses casos, o ato é realizado de maneira egossintônica e abrupta, sem a apropriada reflexão sobre suas possíveis consequências. Assim, p. ex., um palavrão dirigido a uma professora diante de uma repreensão funciona como uma descarga emocional desejada pelo adolescente, mas sem a ponderação de que aquilo pode ferir os sentimentos alheios e lhe custar o ano escolar. Por sinal, as reações afetivas e os pensamentos posteriores a esse ato impulsivo (p. ex., remorso *vs.* indiferença; reflexão *vs.* negação) serão valiosos para considerar demais dimensões psíquicas do paciente, com valor indicativo para seu quadro clínico, tratamento e prognóstico.

Ainda a respeito da impulsividade, é importante considerar que cerca de 50% dos pacientes com diagnóstico de transtorno de déficit de atenção e hiperatividade (TDAH) apresenta comorbidade com transtornos de conduta, o TOD aí incluído. Vale ressaltar que o TDAH apresenta como destacada dimensão a impulsividade em seu construto diagnóstico, sendo consequentemente considerado com frequência um transtorno disruptivo do comportamento.

Faz-se necessário considerar que uma parcela expressiva dos pacientes com TOD, especialmente aqueles com comorbidade com TDAH, representa um subgrupo psicopatológico particular em que o distúrbio no controle de impulsos desempenha papel central. Por outro lado, nem todo paciente com TOD necessariamente tem a impulsividade como alteração relevante. Indivíduos com importantes disfunções humorais e na regulação emocional podem representar outro subgrupo psicopatológico, este com maiores chances de comorbidades com transtornos do humor e de ansiedade.

CURSO CLÍNICO E PROGNÓSTICO

É interessante notar que na CID-10 o TOD não é considerado um diagnóstico distinto do transtorno de conduta, mas sim um subgrupo deste, com características menos graves e seu frequente precursor desenvolvimental[12]. Essa estreita relação entre esses quadros tem, em certa medida, justificado o fato de serem tão habitualmente estudados em conjunto. No entanto, diversos estudos encontraram a evolução de TOD para transtorno de conduta entre 33 e 50% das populações estudadas. Hinshaw e Anderson[14] verificaram que aproximadamente metade dos meninos diagnosticados com TOD mantiveram esse diagnóstico ao longo do período de acompanhamento do estudo, sem a progressão para o transtorno de conduta. Por outro lado, ao considerar uma população inicialmente diagnosticada com transtorno de conduta, notaram que mais de 90% desses meninos tanto apresentavam previamente como mantiveram os critérios diagnósticos para TOD[13]. Esses estudos nos mostram que o TOD e o TC fazem parte de uma sequência desenvolvimental muito frequente, que de diversas formas apontam uma relação psicopatológica estrutural estreita. Porém, uma parcela expressiva das crianças com TOD não evolui para transtorno de conduta. A outra metade permanece com o quadro estável, flutuante ou cursa com remissão espontânea. Ou seja, dentro da heterogeneidade de apresentações possíveis do TOD, pode-se simplificadamente citar três formas principais de evolução: uma primeira favorável, com duração relativamente curta e remissão espontânea; uma segunda, com duração mais longa sem agravamento do padrão sintomatológico, podendo persistir até a idade adulta; e a terceira, com longa duração e intensificação da gravidade dos sintomas (ou seja, com evolução para transtorno de conduta) e, caso este perdure, para transtorno de personalidade antissocial na idade adulta[15].

Alguns aspectos dos pacientes e seu entorno social têm sido associados a maiores chances de evoluções mais graves. Como não há fator claramente mais importante, é o acúmulo de fatores de risco (mencionados na seção sobre etiologia) ao longo do tempo que tendem a ocasionar uma pior evolução. Vale mencionar alguns dos mais estudados: diagnóstico de transtorno de déficit de atenção e hiperatividade; maior manifestação de agressividade física; características psicopáticas (traços de temperamento frio e insensível); familiares de primeiro grau com transtornos de personalidade; níveis familiares altos de hostilidade e desestruturação em diversas esferas[16].

DIAGNÓSTICO DIFERENCIAL E COMORBIDADES

Transtorno de conduta

Apesar de compartilhar com o TOD os comportamentos disruptivos como centrais, o transtorno de conduta é caracterizado por atos mais graves e que incluem agressividade física dirigida a pessoas e animais, destruição de propriedade e padrão marcante de ludibriação. Enquanto o TOD inclui problemas de desregulação emocional (isto é, humor raivoso ou irritável), os novos critérios para diagnóstico de transtorno de conduta incluem o subtipo caracterizado pela ausência de remorso, falta de empatia e afeto superficial. De qualquer forma, vale lembrar que a comorbidade entre esses diagnósticos é frequente e que a maioria dos pacientes com transtorno de conduta mantém sintomatologia prévia de TOD (ou seja, os sintomas de transtorno de conduta são adicionados aos já existentes sintomas de TOD).

Transtorno de déficit de atenção e hiperatividade (TDAH)

A comorbidade entre TDAH e TOD é alta, principalmente nos subtipos de TDAH marcados por hiperatividade e impulsividade. Ainda assim, como enfatiza o DSM, é importante notar que para que um paciente com TDAH receba o diagnóstico de TOD é importante determinar que a falha do indivíduo em obedecer às solicitações de outros não ocorre somente em situações que demandam esforço e atenção sustentados ou que exigem que o indivíduo permaneça quieto.

Transtornos depressivo e afetivo bipolar

Jovens que apresentam quadros depressivos ou de mania podem manifestar grande irritabilidade e comportamentos opositivos, que podem ser fáceis porém erroneamente apontados como portadores de TOD. Naturalmente, esse diagnóstico não deve ser feito se esses sintomas ocorrerem só durante um transtorno do humor.

Transtorno disruptivo da desregulação do humor

Embora ambos os diagnósticos compartilhem sintomas de humor negativo crônico e explosões de raiva, a gravidade, a frequência e a cronicidade das explosões de raiva são mais intensas em indivíduos com transtorno disruptivo da desregulação do humor do que naqueles com TOD. Assim, como ocorre com os transtornos do humor, a ocorrência de comportamentos opositivo/desafiadores na vigência exclusiva da desregulação do humor dá primazia a este último e nesses casos não é feito o diagnóstico de TOD.

Transtorno explosivo intermitente (TEI)

O TOD tende a ter um conjunto de sintomas mais amplo e que são vivenciados pelo paciente em diversos contextos – com familiares, professores, colegas – e por períodos mais longos, sendo identificados quase como um "jeito de ser". Por outro lado, o transtorno explosivo intermitente, como diz o nome, é marcado por crises de fúria bem delimitadas no tempo – são episódios de explosão, em vez de um "jeito de ser", talvez menos intenso, porém mais duradouro que as explosões do TEI.

Deficiência intelectual

Comportamentos disruptivos, agressivos, opositores, assim como maior impulsividade ocorrem com mais frequência em indivíduos com deficiências intelectuais que na população geral. A maior dificuldade de adaptação social e ocupacional em sujeitos que têm menos recursos para resolver problemas e menor repertório intelectual gera comportamentos agressivos como modo instintivo e inato de reagir. Observam-se muitos desses casos na realidade brasileira de precariedade pública e privada de educação adequada para essa população. O DSM-5 determina que, em indivíduos com deficiência intelectual, "um diagnóstico de oposição desafiador é feito somente se o comportamento opositor for acentuadamente maior do que aquele que em geral se observa entre indivíduos com idade mental e gravidade comparáveis de deficiência intelectual".

Transtornos de linguagem e aprendizagem

Assim como nas deficiências intelectuais, nos transtornos de linguagem e nos transtornos de aprendizagem, as limitações e inadaptações geram reações opositivas ou agressivas por parte da criança, quando esta se depara com barreiras ou hostilidade no ambiente. Dessa forma, a comorbidade entre elas também é alta.

TRATAMENTO

O tratamento deve ser construído dentro de um programa individual, com a compreensão integral dos fatores que modulam os sintomas e a identificação das comorbidades psiquiátricas presentes. É importante realizar o mapeamento de habilidades da criança e da família como potencialidades a serem empregadas nas estratégias terapêuticas.

Intervenções psicossociais

Intervenções parentais comportamentais são a primeira-linha de tratamento para crianças menores. Em adolescentes, terapia individual tem um papel mais proeminente, mas os resultados são melhores quando os pais são envolvidos. É importante ressaltar que a intervenção precoce pode também prevenir outros transtornos, como transtorno de conduta, abuso de substâncias e delinquência.

Treinamento parental e terapias de família

O treinamento parental, que tem por base teórica a análise do comportamento, é uma das ferramentas mais divulgadas e com maior evidência de eficácia no tratamento de TOD[17], com diversos programas validados e indicados por associações psiquiátricas em diferentes países. Estudos indicam que essa modalidade tem efeito de moderado a intenso, com impacto a curto prazo e resultados mantidos até 6 meses após as intervenções[18,19]. Nos treinamentos, são analisados os fatores ambientais associados ao desenvolvimento e manutenção de sintomas opositores, assim como o repertório de comportamentos pró-sociais usados pela criança para interação adaptada às exigências sociais. A partir disso, são ensinadas técnicas para reforçar comportamentos mais desejados por meio da organização de espaços regulares de brincadeiras e atividades, repetição de estímulos para comunicação verbal e não verbal, uso de elogios genuínos e criação de sistemas de recompensas. São treinadas habilidades como uso de regras consistentes e reações afetivas brandas diante dos sintomas agressivos das crianças, com o intuito de diminuir, com o mínimo de coerção e punição, comportamentos não desejados. O objetivo final é aumentar as ferramentas e habilidades da família e da criança para uma relação mais harmoniosa do grupo.

Exemplos de programas com treinamentos individualizados para as famílias são: *Helping the non-compliant child*[20] e *Parent-child Interaction Therapy* (PCIT)[21]. Exemplos de programas de treinamento de pais em grupo são: *Increadible Years*[22] e *Positive Parenting Program (Triple P)*[23].

Scott et al.[24], por meio de ensaio clínico randomizado, indicaram que, além das propostas já validadas, um programa de leitura intensa dos pais com a criança (3 semanas, com 20 horas completas de leitura) pode ser outro caminho para diminuir sintomas opositores e aumentar a capacidade de leitura das crianças. Resolução colaborativa de problemas, em que os pais e as crianças trabalham em conjunto, é também uma outra técnica eficaz ao tratamento de TOD, com eficácia semelhante ao treinamento de manejo parental[25].

As terapias de família são uma outra opção terapêutica que envolve todos os membros da família. As diferentes linhas teóricas descrevem os sintomas dentro de padrões de comunicação e arranjo de cuidados familiares e possibilitam aos membros da família reorganizar o modo como se identificam, organizam as regras familiares e interagem entre si. As evidências para essa abordagem surgem, em maior parte, de estudos qualitativos.

Psicoterapia individual

As evidências científicas mais consistentes apontam as psicoterapias da linha cognitivo-comportamental e de treino de habilidades sociais como as mais adequadas para ajudar crianças com comportamentos disruptivos[26]. Os objetivos principais são reduzir os sintomas de agressividade física e verbal da criança e aumentar, concomitantemente, as interações pró-sociais, como compartilhar atividades em grupo (conversas, brincadeiras, tarefas), dividir responsabilidades e êxitos, negociar os desejos da forma mais adaptada aos meios sociais, além de autorregular as emoções diante dos desafios da rotina, com respostas menos impulsivas. Os objetivos são alcançados por meio de jogos e exercícios teórico-práticos feitos em sessões individuais ou em grupo.

Dois programas para crianças opositoras mundialmente validados são *Problem Solving Skills Training With in Vivo Practice*[27] e *Coping Power Program*[28].

Intervenções pedagógicas

Boa parte das crianças com TOD apresenta dificuldades acadêmicas associadas. Os programas relacionados às intervenções pedagógicas buscam ajudar a criança a se engajar na execução de atividades escolares e permanecer estimulada, para melhorar o desempenho qualitativo e quantitativo das tarefas propostas. Além disso, outro objetivo é fortalecer a cooperação entre pais e professores, com uma continuidade do trabalho feito nos dois ambientes. Revisões apontam para programas com efeito moderado a intenso e com potencial para significativo benefício se aplicados assistencialmente nas comunidades.

Tratamento medicamentoso

Não há nenhum tratamento medicamentoso específico que tenha sido aprovado para emprego no tratamento do TOD. As intervenções medicamentosas com dados robustos são direcionadas a pacientes que possuem TOD e TDAH comórbido. Nessas circunstâncias, o uso de psicoestimulantes (metilfenidato e lisdexanfetamina) diminui tanto a hiperatividade, impulsividade e desatenção quanto os sintomas disruptivos[29]. Outra opção

Quadro 2 Perguntas que não podem faltar na investigação do transtorno

Investigação de sintomas e comorbidades
▪ Qual a frequência, duração e intensidade dos episódios de oposição e irritabilidade? Há auto ou heteroagressividade física associada?
▪ Em quais ambientes ocorrem os episódios? Há diferença dependendo do ambiente?
▪ Quais os fatores precipitantes dos episódios (p. ex., frustração em relação ao desejo não atendido ou em relação ao seu desempenho em tarefa; esquiva de alguma situação)?
▪ Qual a reação e comportamento dos cuidadores (pais, familiares, professores) diante dos episódios?
▪ A criança apresenta sintomas que possam indicar outro transtorno psiquiátrico associado?

Investigação das capacidades e funcionalidade
▪ A criança é capaz de realizar tarefas da rotina, resolver problemas e ter um desempenho acadêmico esperado para a idade dela?
▪ A criança tem capacidade de comunicação esperada para a idade? Interage com os pares e adultos de uma forma esperada para a idade?
▪ Quais as características de personalidade que contribuem para os sintomas?

Investigação dos antecedentes pessoais
▪ Houve alguma intercorrência no pré-natal, parto ou pós-parto? E no desenvolvimento neuropsicomotor e emocional nos primeiros anos de vida?
▪ Há algum histórico de tratamentos médicos e de outras especialidades?
▪ Houve algum histórico de trauma significativo (p. ex., negligência física ou afetiva, abuso moral, sexual, físico)?

Investigação dos antecedentes familiares
▪ Há algum caso de transtorno psiquiátrico na família?
▪ Como é o cuidado daqueles que supervisionam a criança (monitoria positiva, consistência de regras, presença de punições físicas e outros métodos coercitivos, presença de negligência física ou emocional)?

apontada por Hazell e Stuart para crianças com esses diagnósticos associados é a clonidina, como adjuvante ao psicoestimulante em comparação com psicoestimulante associado a placebo, com maior eficácia no grupo que usou clonidina[30]. Ainda não há evidências consistentes de que o uso de psicoestimulantes reduz a sintomatologia do TOD em pacientes sem TDAH.

A prescrição de antipsicóticos vem aumentando para crianças com sintomatologia disruptiva. Loy et al.[32], em metanálise de 2012, descreveram as evidências limitadas dessa classe para TOD e indicaram a eficácia da risperidona, a curto prazo, na redução de agressividade e sintomas disruptivos em pacientes de 5 a 18 anos. Outros estudos mostram que a redução dos sintomas é importante em pacientes com sintomas disruptivos que possuem QI abaixo da média; os achados não têm a mesma força para crianças sem desvios de QI. Outros antipsicóticos, como aripiprazol e quetiapina, têm evidências frágeis e inconsistentes para crianças sem deficiência intelectual ou transtorno do espectro autista.

O lítio é usado para pacientes com oscilações do humor e agressividade. Apesar dos potenciais benefícios relacionados a sua ação psicofarmacológica, a prescrição de lítio para sintomas disruptivos é controversa, com evidências a favor e contra[33]. Já os inibidores de recaptação de serotonina podem ser usados em quadros de irritabilidade e falta de controle de impulso. No entanto, não há literatura científica que confirme a eficácia desse grupo para os sintomas de TOD.

Diante do exposto, qualquer psicofármaco deverá ser prescrito sempre como parte de um programa terapêutico, e não como única via terapêutica. Discutir a balança decisória com a família sobre possíveis metas e benefícios a curto prazo para sintomas-alvo e possíveis efeitos adversos e riscos do uso é crucial para sustentar a prescrição ética e racional dos psicofármacos.

Caso clínico

F., de 7 anos e 6 meses, é trazido para avaliação psiquiátrica pela mãe. Está no 2º ano do ensino fundamental e mora com sua mãe, de 35 anos, seu pai, de 38 anos, e seu irmão, de 3 anos. Ambos os pais possuem ensino superior completo e têm ocupação com rendimento financeiro; a família mora em casa própria em região urbana.

Os pais queixam-se de que, desde os 5 anos, F. frequentemente não faz o que é pedido: resiste em seguir orientações para fazer lições, para deixar de assistir TV, tomar banho ou sentar-se à mesa para se alimentar, discutindo com a mãe e o pai a maioria dos dias da semana e por vezes agredindo fisicamente a mãe, se ela insiste no que ele não deseja fazer. Fica irritado, grita e quebra objetos se não é atendido prontamente no que quer. A mãe alterna entre tentar colocá-lo de castigo e ceder, quando está mais cansada, às vontades do filho para "a crise terminar". O pai é pouco afetivo, criticando-o e desqualificando-o rotineiramente, e, quando chega mais cansado e irritado do trabalho, agride-o fisicamente nas situações de confronto. Nenhuma das estratégias dos pais diminuiu o comportamento de F. ao longo do tempo.

Na escola, F. está com desempenho escolar insatisfatório há 6 meses. Tem apresentado episódios semanais de desacatar orientações dos professores, desrespeitando-os verbalmente. Quando o professor é impositivo na cobrança, grita e sai da sala. Envolve-se em brigas físicas com alunos da mesma idade.

Na investigação diagnóstica, constatou-se que F. apresenta, em diversos ambientes, desde os 5 anos, agitação psicomotora significativa, com inquietação constante, dificuldade de realizar tarefas, permanecer sentado por mais que alguns minutos e aguardar diante de qualquer situação. Não se engaja em conversas mais longas e possui dificuldade de repetir a orientação que ouviu há segundos atrás, parecendo sempre distraído.

Constatou-se também que F. possui dificuldade de soletrar palavras (omitindo e substituindo de forma frequente vogais e consoantes), de ler textos em voz alta de modo fluente e de compreender o que foi lido. Possui intensa dificuldade para realizar uma produção textual coesa, sem erros gramaticais.

F. não apresentou intercorrências na gestação ou parto. Suas primeiras palavras foram aos 18 meses e as primeiras frases aos 30 meses. O pai relatou que ele mesmo foi uma criança muito agitada e "briguenta", mas que nunca tinha feito uso de medicamentos para isso, pois não era "doença", e sim "um jeito de ser".

F. possui poucos amigos com quem tem intimidade e consegue ter momentos alegres com os familiares. Tem um teste neuropsicológico recente que avalia seu QI na faixa média. Não possui nenhuma patologia clínica e não faz uso de medicamentos.

Fatores associados ao diagnóstico

Os sintomas de F. se enquadram no transtorno opositivo desafiador (TOD). É importante, com base na constatação do diagnótico nosográfico, investigar quais os fatores associados ao diagnóstico, a fim de se organizar uma formulação causal e um programa terapêutico individualizado.

O primeiro fator associado ao diagnóstico de TOD, nesse caso, é o transtorno de déficit de atenção e hiperatividade (TDAH) – subtipo combinado. O diagnóstico de TDAH evidencia que F. possui sintomas relevantes de hiperatividade, impulsividade e desatenção em vários ambientes. Portanto, possui uma chance elevada de ter prejuízos da resposta inibitória diante das situações e de ter menor capacidade de aguardar em vez de selecionar a gratificação imediata do ambiente. Consequentemente, F. fica menos suscetível a negociar acordos e mais suscetível a transpor normas da rotina. No caso de F., a sintomatologia do TDAH é um predisponente, precipitante e perpetuante para situações de quebras de regras com desdobramentos sociais.

O segundo fator associado ao diagnóstico de TOD, nesse caso, é o transtorno específico de aprendizagem, que pode ser diagnosticado por avaliação fonoaudiológica e psicopedagógica. Assim, F. pode ter mais chance de não entender o que lhe é pedido, calcular erroneamente alguma ameaça social que o faça reagir de forma agressiva e não organizar uma troca comunicativa que possibilita ser entendido. Suas respostas agressivas podem, dessa forma, estar relacionadas às deficiências de linguagem.

O terceiro fator associado aos sintomas é o cuidado insatisfatório do paciente exercido pelos pais. Além disso, parece haver o componente de negligência afetiva dos pais diante de F., fator que pode estar associado a comportamentos disruptivos.

Intervenções terapêuticas

O início do tratamento exige um espaço de psicoeducação com F., sua família e a escola para explicar os diagnósticos, promover o envolvimento de todos e identificar possíveis barreiras para o acompanhamento do caso. Há indícios de que o pai pode ter apresentado sintomatologia semelhante à do filho ao longo do desenvolvimento e que, por isso, talvez tenha dificuldade em entender os comportamentos como sintomas. É imperativo discutir com a família esses elementos e questionar as possíveis normatizações que o pai faça acerca dos comportamentos do filho. Em uma próxima etapa, é importante projetar um cenário de mudança a partir da exposição de possibilidades de intervenções psicossociais e farmacológicas, sempre levando em conta as crenças e os valores da família.

Para o TDAH, tanto a terapia cognitivo-comportamental como o uso de psicofármacos têm evidências consistentes e podem ser usadas para a remissão dos sintomas identificados. Os psicoestimulantes (metilfenidato e lisdexanfetamina) são opções de primeira linha.

Para o transtorno específico de aprendizagem, uma intervenção fonoaudiológica com sessões deve ser preparada com base em instrumentos mais específicos para verificar as deficiências de linguagem do paciente, como a realização da avaliação do processamento auditivo central.

Os pais devem realizar treinamento parental com sessões que ensinam sobre os prejuízos das punições físicas e das falas negativas e como prover afeto positivo ao filho, tornar a criança mais participativa em relação às regras, aplicar regras consistentes e identificar e reforçar momentos pró-sociais da criança.

CONSIDERAÇÕES FINAIS

Pela frequência do fenótipo ao longo do desenvolvimento e suas consequências para o indivíduo e a sociedade, o TOD é uma nosografia de significativa importância dentro da saúde mental. É importante, no entanto, pela heterogeneidade dos fatores associados aos sintomas, usar as descrições sintomáticas como ponto de partida e não como um olhar final. Por meio do processo de reconhecimento dos modulares sintomáticos individuais e sociais, o profissional pode ajudar o indivíduo a construir ferramentas para expandir sua maneira de lidar consigo mesmo e com o mundo ao seu redor. A identificação diagnóstica e das comorbidades e fatores de risco associados, com início precoce de tratamento, podem evitar a cronificação e mesmo a evolução dos sintomas para quadros mais graves, com pior prognóstico.

REFERÊNCIAS BIBLIOGRÁFICAS

1. American Psychiatric Association. Diagnostic and statistic manual of mental disorder. 4. ed. Washington: American Psychiatric Association; 1994.

2. Loeber R, Burke J, Lahey B, Winters A, Zera M. Oppositional Defiant and Conduct Disorder: A review of the past 10 years, Part I. J Am Acad Child Adolesc Psychiatry. 2000: 39(12);1468-84.

3. Fleitlich-Bylick B, Goodman R. Prevalence of child and adolescent psychiatric disorders in southeast Brazil. J Am Acad Child Adolesc Psychiatry. 2004:46(6);727-34.

4. Moffitt TE, Scott S. Conduct disorders of childhood and adolescence. In: Rutter M, Bishop D, Pine D, Stenvenson J, Taylor E, Thapar A (eds.). Rutter's child and adolescent psychiatry. 5th ed. Oxford: Blackwell Science; 2008. p. 543-63.

5. Nigg JT. Temperament and developmental psychopathology. J Child Psychol Psychiatry. 2006;47:395-422.

6. Ortiz J, Raine A. Heart rate level and antisocial behavior in children and adolescents: a meta-analysis. J Am Acad Child Adolesc Psychiatry. 2004;43(2):154-62.

7. Wasserman T, Wasserman LD. The sensitivity and specificity of neuropsychological tests in the diagnosis of attention deficit hyperactivity disorder. Appl Neuropsychol Child. 2012;1(2):90-9.

8. Burke J, Loeber R, Birmaher B. Oppositional defiant and conduct disorder: a review of the past 10 years, Part II. J Am Acad Child Adolesc Psychiatry. 2002;41:11.

9. Scott S. Conduct disorders in childhood and adolescence. In: Gelder MG, Lopez-Ibor JJ, Andreasen NC, Geddes J (eds.). New Oxford textbook of psychiatry. 2.ed. Oxford: Oxford University; 2008.

10. Liu X, Lin X, Heath MA, Zhou Q, Ding W, Qin S. Longitudinal linkages between parenting stress and oppositional defiant disorder (ODD) symptoms among Chinese children with ODD. Journal of family psychology. JFP. 2018;32(8):1078-86.

11. Vitaro F, Tremblay RE, Buckwoski WM. Friends, friendships and conduct disorders. In: Hill J, Maughan B (eds.). Conduct disorders in childhood and adolescence. Cambridge: Cambridge University; 2001. p. 346-76.

12. Hill J. Biological, psychological and social processes in the conduct disorders. J Child Psychol Psychiatry. 2002;43:133-64.

13. Nagin D, Tremblay RE. Trajectories of boys' physical aggression, opposition, and hyperactivity on the path to physically violent and nonviolent juvenile delinquency. Child Development. 1999;70:1181-96.

14. Hinshaw SP, Anderson CA. Conduct and oppositional defiant disorders. In: Mash EJ, Barkley RA (eds.). Child psychopathology. New York: Guilford; 1996.

15. Loeber R, Keenan K, Lahey BB, Green SM, Thomas C. Evidence for developmentally based diagnoses of oppositional defiant disorder and conduct disorder. J Abnorm Child Psychol. 1993;21:377-410.

16. Connor DF. Agression and antisocial behavior in children and adolescents. Reasearch and Treatment. New York: Guilford; 2002.

17. Weisz JR, Hawley KM, Doss AJ. Empirically tested psychotherapies for youth internalizing and externalizing problems and disorders. Child Adolesc Psychiatr Clin N Am. 2004;13:729-815.

18. Hood K, Eyberg SM. Outcomes of parent – child interaction therapy: mothers' reports on maintenance 3 to 6 years after treatment. J Clin Child Adolesc Psychol. 2003;32:419-29.

19. Reid MJ, Webster-Stratton C, Hammond M. Follow-up of children who received the Incredible Years intervention for oppositional-defiant disorder: maintenance and prediction of 2-year outcome. Behavior Therapy. 2003;34:471-91.

20. McMahon RJ, Forehand RL. Helping the non-compliant child: family-based treatment for oppositional behaviour. 2.ed. New York: Guilford; 2003.

21. Eyberg SM. Parent-child interaction therapy: Integration of traditional and behavioral concerns. Child and Family Behavior Therapy. 1988;10:33-48.

22. Webster-Stratton C. Modification of mothers' behaviors and attitudes through a videotape modeling group discussion program. Behavior Therapy. 1981;12:634-42.

23. Sanders MR, Markie-Dadds C, Turner KMT. Theoretical, scientific, and clinical foundations of the Triple P – Positive Parenting Program: a population approach to the promotion of parenting competence. Parenting Research and Practice Monograph. 2000;1:1-21.

24. Scott S, Sylva K, Doolan M, Price J, Jacobs B, Crook C, et al. Randomised controlled trial of parent groups for child antisocial behaviour targeting multiple risk factors: the SPOKES project. J Child Psychol Psychiatry. 2010;51(1):48-57.

25. Ollendick TH, Greene RW, Austin KE, Fraire MG, Halldorsdottir T, Allen KB, et al. Parent management training and collaborative & proactive solutions: a randomized control trial for oppositional youth. J Clin Child and Adolescent Psychology. 2016;45(5):591-604.

26. Lochman JE, Wells KC. The coping power program for preadolescent aggressive boys and their parents: outcome effects at the 1-year follow-up. J Consult Clin Psychol. 2004;72:571-8 .

27. McMahon RJ, Forehand RL. Helping the noncompliant child: family-based treatment for oppositional behaviorr. 2.ed. New York: Guilford; 2003.

28. Kazdin AE, Siegel TC, Bass D. Cognitive problem-solving skills training and parent management training in the treatment of antisocial behavior in children. J Consult Clin Psychol. 1992;60(5):733-47.

29. Lochman JE, Wells KC. A social-cognitive intervention with aggressive children: Prevention effects and contextual implementation issues. In: Peters DV, McMahon RJ (eds.). Prevention and early intervention: childhood disorders, substance use and delinquency. Newbury Park: Sage; 1996. p. 111-43.

30. NICE. Attention deficit hyperactivity disorder: diagnosis and management of ADHD in children, young people and adults; 2008.

31. Hazell PL, Stuart JE. A randomized controlled trial of clonidine added to psychostimulant medication for hyperactive and aggressive children. J Am Acad Child Adolesc Psychiatry. 2003;42(8):886-94.

32. Loy JH, Merry SN, Hetrick SE, Stasiak K. Atypical antipsychotics for disruptive behaviour disorders in children and youths. Cochrane Database Syst Rev. 2012;9.

33. Dickstein DP, Towbin KE, Van Der Veen JW, Rich BA, Brotman MA, Knopf L, et al. Randomized double-blind placebo-controlled trial of lithium in youths with severe mood dysregulation. J Child Adolesc Psychopharmacol. 2009;19(1):61-73.

6

Autolesão não suicida (automutilação)

Jackeline Suzie Giusti
Anna Karla Rabelo Garreto
Enilde de Togni Muniz
Ana Yaemi Hayashiuchi
Edson Luiz Toledo

INTRODUÇÃO

A autolesão não suicida (ALNS) é definida como qualquer comportamento intencional que envolva agressão direta a alguma parte do corpo sem intenção suicida consciente e não socialmente aceita dentro de sua própria cultura, nem para exibição ou finalidade estética. A ALNS geralmente é repetitiva, as lesões são heterogêneas, na maioria das vezes são leves e superficiais. As formas mais frequentes da ALNS são os cortes superficiais, arranhões, bater partes do corpo contra a parede ou objetos, queimaduras, mordidas e cutucar ferimentos com consequente aumento deles. As áreas no corpo mais atingidas são os braços, as pernas, o tronco e outras áreas na parte frontal do corpo, onde o acesso é mais fácil[1].

As razões mais comumente referidas como motivação para a ALNS são: aliviar sensação de "tensão interna"; aliviar sensações ruins como a raiva de si mesmo, ansiedade, depressão, disforia e sensação de perda do controle; "para sentir alguma coisa mesmo que seja dor", diante de uma "sensação de vazio" e como autopunição. Motivos menos frequentes são: para pedir ajuda ou para ter a atenção de alguém e para evitar fazer algo que não queria. A ALNS é seguida, de sensação de bem-estar e alívio momentâneo e/ou culpa, vergonha, arrependimento. Após curto período as sensações ruins, que precipitaram a ALNS, retornam e o comportamento se repete[2]. Os indivíduos geralmente não referem dor associada aos ferimentos e, quando presentes, são de leve intensidade. A sensação de "alívio" é predominante, assim como a diminuição das emoções negativas após o comportamento de ALNS.

Embora, seja um comportamento distinto de tentativas de suicídio, a ALNS quando se mantém por um período prolongado está associada ao aumento no risco de pensamentos e tentativas de suicídios posteriores[3].

CRITÉRIOS DIAGNÓSTICOS SEGUNDO O DSM-5

A ALNS foi incluída na Seção III, nas "condições para estudos posteriores", como autolesão não suicida. Os critérios diagnósticos foram propostos como no Quadro 1 a seguir[4].

Quadro 1 Critérios diagnósticos

A. No último ano, o indivíduo se engajou, em cinco ou mais dias, em dano intencional auto infligido à superfície do seu corpo provavelmente induzindo sangramento, contusão ou dor (p. ex., cortar, queimar, fincar, bater, esfregar excessivamente), com a expectativa de que a lesão levasse somente a um dano físico menor ou moderado (p. ex., não há intenção suicida).
Nota: A ausência de intenção suicida foi declarada pelo indivíduo ou pode ser inferida por seu engajamento repetido em um comportamento que ele sabe, ou aprendeu, que provavelmente não resultará em morte.
B. O indivíduo se engaja em comportamentos de autolesão com uma ou mais das seguintes expectativas: • Obter alívio de um estado de sentimento ou de cognição negativos. • Resolver uma dificuldade interpessoal. • Induzir um estado de sentimento positivo.
Nota: O alívio ou resposta desejada é experimentado durante ou logo após a autolesão, e o indivíduo pode exibir padrões de comportamento que sugerem uma dependência em repetidamente se envolver neles.
C. A autolesão intencional está associada a pelo menos um dos seguintes casos: • Dificuldades interpessoais ou sentimentos ou pensamentos negativos, como depressão, ansiedade, tensão, raiva, angústia generalizada ou autocrítica, ocorrendo no período imediatamente anterior ao ato de autolesão. • Antes do engajamento no ato, um período de preocupação com o comportamento pretendido que é difícil de controlar. • Pensar na autolesão que ocorre frequentemente, mesmo quando não é praticada.

(continua)

Quadro 1   Critérios diagnósticos (*continuação*)

D. O comportamento não é socialmente aprovado (p. ex., *piercing* corporal, tatuagem, parte de um ritual religioso ou cultural) e não está restrito a arrancar casca de feridas ou roer as unhas.

E. O comportamento ou suas consequências causam sofrimento clinicamente significativo ou interferência no funcionamento interpessoal, acadêmico ou em outras áreas importantes do funcionamento.

F. O comportamento não ocorre exclusivamente durante episódios psicóticos, *delirium*, intoxicação por substâncias ou abstinência de substância. Em indivíduos com um transtorno do neurodesenvolvimento, o comportamento não faz parte de um padrão de estereotipias repetitivas. O comportamento não é mais bem explicado por outro transtorno mental ou condição médica (p. ex., transtorno psicótico, transtorno do espectro autista, deficiência intelectual, síndrome de Lesch-Nyhan, transtorno do movimento estereotipado com autolesão, tricotilomania (transtorno de arrancar o cabelo), transtorno de escoriação (*skin-picking*).

Fonte: DSM-5[4].

EPIDEMIOLOGIA

A ALNS tem início geralmente durante a adolescência, entre os 13 e 14 anos, e pode persistir por 10 a 15 anos, sendo mais prevalente entre adolescentes. A prevalência da ALNS entre os adolescentes varia entre 14 e 24%, dependendo do estudo, e vem aumentando nos últimos anos. Esta prevalência diminui com o início da idade adulta, nesta população a prevalência é de 5,5%[5]. Alguns dos que se mutilam param este comportamento independentemente de qualquer intervenção, provavelmente devido ao desenvolvimento de mecanismo mais eficiente para lidar com situações adversas que ocorre naturalmente com o desenvolvimento neurocognitivo. Há evidências de que os quadros mais graves de ALNS, com comportamentos mais frequentes e intensos, são os mais persistentes e também relacionados a comorbidades[6]. Entre os adolescentes com transtornos psiquiátricos, a prevalência da ALNS é elevada e varia entre 21 e 60%, dependendo do estudo[7].

Estudos de prevalência de ALNS na fase adulta são escassos. Mas estima-se que 13,4% dos jovens adultos têm esse comportamento, entre 3 e 6% da população adulta e 21% dos adultos com transtornos psiquiátricos apresentem ALNS[8].

Até o momento, os estudos são inconsistentes quanto a diferenças de prevalência entre gêneros. Alguns estudos não identificam diferença entre gêneros e outros mostram maior prevalência entre as mulheres. Estudos clínicos e estudos com população mais jovem tendem a mostrar maior prevalência de ALNS entre as mulheres[5].

No Brasil, não há estudos epidemiológicos quanto a prevalência de ALNS, porém, um importante estudo epidemiológico que tem norteado programas de intervenções em políticas públicas quando o assunto é autoagressão foi realizado pela Secretária de Vigilância em Saúde do Ministério da Saúde com dados sobre as lesões autoprovocadas e foram extraídos a partir das fichas de notificação individual de violência interpessoal/autoprovocada no período de 2011 a 2016 da Vigilância de Violências e Acidentes (VIVA) do Sistema de Informação de Agravos de Notificação (Sinan) constatou um aumento de casos notificados de lesão autoprovocadas de 209,5% em mulheres e 194,7% em homens. Foram classificados pela CID-10 como: lesão autoprovocada intencionalmente (X60 a X84), Intoxicação exógena de intensão indeterminada (Y10 a Y19) e sequela de lesões autoprovocadas intencionalmente (Y87). Segundo o Sinan, no período de 6 anos foram registrados um total de 1.173.418 casos de violências interpessoais ou autoprovocadas e deste total, 176.226 (15%) referiam-se a lesões autoprovocadas e ainda, ao serem agrupadas por gênero desse total, 116.113 (65,9%) foram mulheres e 60.098 (34,1%) homens. Outro dado relevante identificado pelo levantamento foi o de que ao se considerar somente a ocorrência de lesão autoprovocada foi identificado 48.204 (27,4%) casos de tentativa de suicídio, sendo 33.269 (69,0%) de mulheres e 14.931 (31,0%) de homens[9].

FATORES DE RISCO PARA AUTOLESÃO NÃO SUICIDA

Quanto aos fatores de risco, é importante considerar os papéis do ambiente na infância e suas adversidades, a desregulação da emoção, o uso de drogas e o estado psiquiátrico. Os fatores de risco associados a ALNS citados na literatura são: conflitos familiares; abuso de álcool e tabaco ou outras substâncias pelo adolescente; adolescente vítima de *bullying*; presença de sintomas depressivos e ansiosos, impulsividade e baixa autoestima; ideação ou tentativa de suicídio prévia[10,11]. Transtorno dissociativo associado ou não com transtorno de personalidade *borderline* também pode ser um fator de risco para a ALNS[12]. Principalmente quando o quadro ocorre na adolescência, história de abuso físico ou sexual, abuso de álcool na família e violência familiar na infância estão associados a presença de ALNS.

As mídias sociais são grandes propagadoras, por contágio, deste comportamento e um dos responsáveis pelo aumento da ALNS. Apesar disso, não são todas as pessoas que são influenciadas a iniciar a ALNS por ter tido acesso a esta informação. Alguns fatores são responsáveis por deixar alguns mais vulneráveis: desejo de fazer parte de algum grupo em que a ALNS é valorizada e amigos que se mutilam. Os adolescentes são mais influenciados por seus pares e, por isso, mais vulneráveis a adotar este comportamento e por identificação com alguns discursos (situação de vida semelhante). Atualmente a ALNS tem muito mais visibilidade e maior prevalência, com a divulgação na mídia e redes sociais do que tinha quando era feita às escondidas e/ou menos prevalente[13].

ETIOPATOGENIA

Aspectos neurobiológicos

A ALNS é um fenômeno heterogêneo associado a vários fatores precipitantes e acompanhado por experiências subjetivas. Há também uma heterogeneidade diagnóstica entre os pacientes com a doença. Por essas características, um fenômeno neurobiológico uniforme parece não existir para explicar esse comportamento. A ALNS pode estar associada a várias alterações funcionais e neurobiológicas.

Sistema serotoninérgico

Vários estudos em adolescentes têm mostrado níveis mais baixos de serotonina entre os indivíduos que se mutilam, o que sugere que estes são mais vulneráveis a estados de humor negativo, alterações de humor e impulsividade, o que contribuem fortemente para o desejo de se mutilarem[13]. Estudos mostram uma relação inversa entre o comportamento impulsivo-agressivo e a função do sistema serotoninérgico cerebral. Baixas concentrações de 5-hidroxitriptamina (5-HIAA), principal metabólito da serotonina, está relacionada a comportamentos impulsivos e agressivos, tentativas de suicídio e depressão[14]. Esta teoria é indiretamente suportada pelo fato de que alguns pacientes se beneficiam de inibidores seletivos da recaptação de serotonina[13].

Sistema dopaminérgico

A teoria de que a modulação da função da dopamina pode promover o início da ALNS deriva de duas hipóteses que incluem alterações no estímulo dopaminérgico ou aumento da sensibilidade dos receptores de dopamina (em particular D1 ou D2).

Goldstein[15] tentou provar a hipótese de que baixos níveis de dopamina ou de seus metabólitos e a diminuição do número de sítios de transportadores estriatal de dopamina estavam associados com ALNS em estudos conduzidos com animais. Em um primeiro estudo, usando ratos, o bloqueio químico dos neurônios dopaminérgicos que se projetam para várias regiões do cérebro provocou comportamento de se morder quando seguido da administração de agonistas dopaminérgicos. O comportamento foi inibido quando foi administrado um antagonista para receptores D1 e D2. Em um segundo estudo, macacos que tiveram seus neurônios dopaminérgicos nigroestriatais desnervados também apresentaram ALNS quando receberam L-dopa (agonista dopaminérgico). Nesse estudo, quando um antagonista dopaminérgico seletivo de receptor D2 foi administrado, não houve nenhum efeito quanto a inibir o comportamento de ALNS. Somente quando um antagonista dopaminérgico misto de receptores D1 e D2 foi administrado, os comportamentos foram inibidos, como ocorreu no estudo com ratos. O autor concluiu que, em ambos os modelos, a agressão foi mediada por ativação dos receptores D1 ou em combinação com D2, mas não com D2 somente[15].

Há poucos estudos em humanos que evidenciam que níveis elevados de dopamina estariam associados a ALNS e os estudos são todos com pacientes com transtorno de personalidade *borderline*[14].

Cortisol

Estudos mostram redução da secreção de cortisol em indivíduos com ALNS. O eixo hipotálamo-hipófise-adrenal (HPA) interage com opióides endógenos e mecanismos serotoninérgicos e está envolvido com o nível de secreção de cortisol. No transtorno de estresse pós-traumático (TEPT), estresse crônico e distúrbios corporais relacionados ao estresse são correlacionados com uma baixa secreção basal de cortisol. Pacientes com ALNS parecem apresentaram eixo HPA hiporresponsivo em situações estressantes, quando comparados com controles saudáveis. Resultados semelhantes foram encontrados em estudos com animais. Ainda não está claro se o eixo HPA hiporresponsivo leva a ALNS, ou se a ALNS é que influencia a capacidade de resposta do eixo HPA[14].

Sistema opioide

Opioides endógenos são responsáveis pela analgesia após um trauma físico, assim como sensações prazerosas. Então, a liberação de endorfina resultante da ALNS, pode explicar duas das características da ALNS: as pessoas que se automutilam sentem muito pouca dor ou nenhuma dor com as lesões e usam a ALNS para melhorar uma sensação ou sentimento ruim.

Níveis mais baixos de opioides endógenos são encontrados em indivíduos com ALNS, quando comparados aos que não apresentam ALNS. Isto pode explicar a "qualidade viciante" desses comportamentos. Esta deficiência de opioides endógenos pode ser resultado de estresse e traumas ocorridos na infância, como abusos, negligencias e perdas. Eventos traumáticos podem alterar ou redefinir os níveis fisiológicos de opioides ou criar um estado de deficiência. A ALNS, neste caso, tem a função de reestabelecer estes níveis de opioides endógenos. Este mecanismo pode explicar algumas das razões relatadas por alguns pacientes que se mutilam como: "para sentir alguma coisa mesmo que seja dor", "aliviar sensação de vazio".

Há uma relação bem estabelecida entre sensação de dor e opioides endógenos. Beta-endorfina e meta-encefalina são agonistas μ-opioides e estão relacionadas a indução de analgesia ao estresse e a percepção de dor térmica. A meta-encefalina também está envolvida na relevância, recompensa e comportamento motivacional. Vários estudos demonstraram que a recompensa é influenciada pela ativação dos receptores μ-opioides da porção ventral do corpo pálido. Os μ-opioides são amplamente distribuídos no sistema nervoso central em humanos, com densidade maior nos gânglios basais, estruturas corticais, núcleo talâmico, medula espinhal e núcleos específicos no tronco cerebral. Isto explica seus múltiplos papéis na percepção e no comportamento da dor[16].

Em resumo, os resultados mais consistentes de estudos sobre o envolvimento de neurotransmissores na ALNS são níveis reduzidos de cortisol e opioides endógenos, que sugerem uma resposta alterada ao estresse. Achados de outros neurotransmissores como serotonina e dopamina são inconsistentes e necessitam de mais pesquisas nesta área[14].

Em um estudo que investigou as alterações neurobiológicas, especificamente nos volumes cerebrais regionais do sistema frontolímbico em adolescentes engajados em ALNS em comparação com controles saudáveis, o volume do córtex cingulado anterior mostrou associação significativa com tentativas de suicídio, assim como o menor volume do córtex cingulado anterior em adolescentes engajados em ALNS com história de tentativa de suicídio, incluindo controles saudáveis. Este estudo forneceu evidências das mudanças volumétricas cerebrais dos adolescentes que se engajam em ALNS e sua potencial ligação neurobiológica entre a ALNS e tentativa de suicídio[17].

Aspectos neuropsicológicos

A ALNS é considerada uma maneira disfuncional de enfrentar situações-problema. As pessoas que sofrem desse mal geralmente possuem poucas estratégias de enfrentamento, dificuldade para regular o afeto e limitada capacidade de resolução de problemas[18].

Uma das áreas cerebrais que tem sido apontada na compreensão da ALNS é o córtex frontal. A área pré-frontal modula as atividades do hipotálamo e do sistema límbico, e seu funcionamento tem papel importante na organização do comportamento, na linguagem e nas ações cognitivas[19]. Essas funções cognitivas afetam o desempenho do lobo pré-frontal em termos do controle antecipado da ação, da escolha dos objetivos a serem alcançados, do planejamento, da seleção da resposta mais adequada e da inibição de outras, da atenção no acompanhamento no momento em que a ação se desenrola e da verificação do resultado[20].

Os principais aspectos neuropsicológicos avaliados em indivíduos com comprometimento nas funções do córtex pré-frontal estão relacionados às dificuldades em tarefas que exigem capacidade de planejamento e estabelecimento de estratégias para solucionar um problema, além de avaliar e controlar o próprio comportamento diante das interferências.

Essas dificuldades resultam da falta de flexibilidade diante de situações difíceis, análise deficiente e baixo aproveitamento de sinais ambientais externos para orientar as escolhas e respostas apropriadas. Esse funcionamento também pode estar associado à impossibilidade de a pessoa buscar outras estratégias de enfrentamento, fazendo com que persevere numa única estratégia para solucionar os problemas. Essa situação é complementada pela tendência desses indivíduos de agir no aqui e agora (temporalidade concreta) e pela pouca preocupação com as consequências de suas condutas[20].

Estudos neuropsicológicos demonstram que adolescentes com comportamento de ALNS apresentam dificuldades em relação ao controle inibitório, tomada de decisão, capacidade de resolução de problemas e na memória de trabalho[21]; já adultos apresentam imaturidade cognitiva e alterações no córtex pré-frontal com déficits no desempenho de algumas funções executivas, como flexibilidade mental, controle inibitório, capacidade de abstração e de resolução de problema[22].

Vega et al. publicaram um recente estudo onde participaram 40 pacientes que foram submetidos a ressonância magnética por imagem funcional (fMRI) ao executarem um jogo os pacientes com ALNS apresentaram ativação aumentada do córtex orbitofrontal após uma recompensa inesperada quando comparados com grupo controle. Além disso, o grupo de ALNS mostrou conectividade funcional diminuída entre o córtex frontal esquerdo e o giro hipocampal direito. Estes achados podem sugerir uma capacidade diminuída para realizar associações de recompensa de potenciais escolhas em pacientes com ALNS quando estiverem atuando[23].

Esses achados podem auxiliar na compreensão desse comportamento e contribuem para o desenvolvimento de tratamentos mais eficazes, auxiliando na abordagem terapêutica a ser trabalhada.

TRATAMENTO

Apesar do aumento na prevalência e visibilidade da ALNS, esta é ainda muito estigmatizada, o que leva a muitos conflitos com pais, professores e profissionais de saúde. A ALNS é muitas vezes confundida com tentativas de suicídio ou como um comportamento manipulativo. "Uma forma de chamar a atenção ou de conseguir o que deseja". Julgamentos e comentários como estes podem piorar ainda mais a tensão psicológica vivenciada pelo adolescente, aumentando o medo do adolescente para procurar ajuda e não revelando, assim, o comportamento. Estas reações pioram a sensação de isolamento vivenciada pelos adolescentes que se mutilam. A maneira como a família e os amigos reagem à revelação da ALNS impacta diretamente no tratamento e nas relações familiares e sociais. Falar sobre ALNS pode ajudar o adolescente a lidar melhor com situações adversas e também reduz o risco de suicídio[24].

Diante de todas estas dificuldades, é mais frequente o adolescente procurar ajuda informal com colegas ou grupos em redes sociais. Em um estudo envolvendo 562 adolescentes que referiam ALNS, 58,56% dos adolescentes revelaram seu comportamento a alguém, sendo os amigos os mais frequentes (68,8%), seguido por pais (26,6%), profissionais da área da saúde (13,6%), namorados (11,7%) e professores (3,3%). O que evidencia a dificuldade encontrada por estes adolescentes para procurar ajuda para a ALNS[24]. Consequentemente, a procura por tratamento ainda é baixa e, na maioria das vezes, o adolescente vem para o tratamento após a família descobrir "acidentalmente" sobre a ALNS.

Tratamento medicamentoso

Uma variedade de medicação psiquiátrica tem sido usada como potencial tratamento para ALNS, como os bloqueadores opioides, antidepressivos, anticonvulsivantes, antipsicóticos típicos e atípicos, entre outras. Os estudos existentes geralmente envolvem pacientes adultos, com transtornos de personalidade *borderline*; são estudos limitados à descrição de casos ou com amostras reduzidas. Não há medicação definida para o tratamento da ALNS especificamente.

Se considerarmos as funções e psicopatologia da ALNS e as frequentes comorbidades, podemos considerar algumas alternativas para tratamento medicamentoso. A ALNS está associada ao aumento de emoções negativas como depressão, ansiedade e impulsividade[25]. Isto nos leva a pensar que medicações que reduzem estas emoções negativas podem ajudar a reduzir consequentemente a ALNS. Estas emoções negativas, na maioria das vezes são causadas por comorbidades que são frequentes entre estes pacientes. Nestes casos, o tratamento medicamentoso deve ter como principal objetivo o tratamento destas comorbidades.

O cloridrato de sertralina usado por 12 semanas, na dosagem de 200 mg/dia, em pacientes também com transtornos de personalidade *borderline*, mostrou-se eficaz na diminuição da ALNS, de sintomas depressivos, ansiedade e ideação suicida. Esses pacientes não haviam respondido ao uso prévio de fluoxetina[26]. Isso sugere que a resposta ao inibidor seletivo de recaptura de serotonina pode variar entre os indivíduos, sendo aconselhável testar um segundo tipo de inibidor seletivo, caso o primeiro não tenha apresentado bom resultado. Resultado semelhante foi encontrado com o uso de venlafaxina na dose de 315 mg/dia, em pacientes com transtorno de personalidade *borderline* que apresentavam ALNS[27]. A melhora da ALNS observada com o uso de inibidores seletivos de recaptura de serotonina teria relação com o aumento da atividade serotoninérgica promovida por essa medicação, diminuindo a impulsividade e, consequentemente, os comportamentos de ALNS.

Há dois relatos de caso que descrevem sucesso no tratamento da ALNS em pacientes com transtorno de personalidade *borderline* e transtorno bipolar com o uso de topiramato[28]. Assim como os inibidores seletivos de recaptura de serotonina, o agonista Gaba (topiramato) também está associado à inibição dos comportamentos impulsivos, por meio da ação inibitória no sistema de recompensa, ativado pela ação da dopamina.

Em pacientes que referiam analgesia durante a ALNS, seguida de sensação de bem-estar, o uso de 50 mg ao dia de naltrexona provocou diminuição da analgesia e redução da sensação de bem-estar. Esses pacientes também apresentaram redução da ALNS[29]. O uso de buprenorfina, um potente agonista parcial μ-opioide (com baixa atividade intrínseca) e antagonista δ e κ-opioide, diminuiu a ALNS em 6 pacientes estudados30.

O uso de antipsicóticos atípicos, antagonista dopaminérgico, mostrou-se eficaz no controle da ALNS em pacientes com transtorno de personalidade *borderline*[31,32]. O mecanismo pelo qual os antipsicóticos atípicos agiriam na redução da ALNS seria pelo bloqueio seletivo de receptores dopaminérgicos e, consequentemente, o sistema de recompensa. A olanzapina foi utilizada em alguns casos de transtorno de personalidade *borderline* que apresentavam ALNS com melhora global do quadro, incluindo a ALNS[32]. O aripiprazol na dose de 15 mg/dia reduziu a ALNS e foi observada melhora significativa de sintomas depressivos, ansiosos e de raiva em pacientes com transtorno de personalidade *borderline*[31].

A oxcarbazepina, um anticonvulsivante com propriedades estabilizadoras do humor, mostrou ser eficaz em dois casos de pacientes com bulimia que apresentavam também ALNS. Após o uso da oxcarbazepina, houve remissão da ALNS[33].

Se o antagonista opioide reduz os comportamentos de ALNS, os agonistas opioides parecem exacerbar esses comportamentos. Em um estudo em que foi administrada morfina a um paciente diagnosticado com transtorno de personalidade *borderline*, houve abolição de sua percepção de dor e aumento da ALNS[34]. Drogas que elevam a atividade da dopamina, como os antidepressivos tricíclicos e a bupropiona, também devem ser evitadas em pacientes com ALNS, já que a elevação da atividade dopaminérgica está associada ao aumento de comportamentos impulsivos. Também os benzodiazepínicos devem ser evitados, pois diminuem o autocontrole, o que poderia levar a um aumento da ALNS.

No tratamento da ALNS é fundamental a avaliação detalhada para identificação de possíveis e frequentes morbidades relacionadas a esse comportamento. O não tratamento dessas morbidades pode contribuir para a perpetuação do comportamento e para o insucesso no tratamento desses pacientes.

Tratamento psicoterapêutico

A ALNS tem sido alvo de estudo e interesse de psiquiatras e psicólogos desde o final da década de 1960. No entanto, somente nas últimas 2 décadas tem sido reconhecida como um transtorno e não apenas sintoma de transtornos psiquiátricos, como sintoma do transtorno de personalidade *borderline*, o que reflete em poucos estudos científicos publicados com programas terapêuticos e sobre a eficácia de tratamentos psicoterápicos especificamente para ALNS[35].

A American Psychiatric Association[36] aponta a terapia psicodinâmica (TP) e, principalmente, a terapia comportamental dialética (TCD) como abordagens eficazes para o tratamento dos transtornos de personalidade *borderline* (TPB). Estudos mais recentes têm focado a TCD na ALNS principalmente após a edição do DSM-5 ter definido os critérios diagnósticos para a ALNS. No entanto, a grande maioria das pesquisas publicadas menciona a TCD como a abordagem mais efetiva para tratamento de TPB e, consequentemente, para a ALNS frequentes nesses casos. A TCD mostrou ser mais eficaz quando comparada a terapia de apoio individual e grupal em adolescentes com desregulação emocional, ALNS e tentativas de suicídio[37].

Há uma versão da TCD adaptada para adolescentes que mostrou ser eficaz na redução de comportamentos impulsivos e ALNS[38]. A terapia individual de regulação emocional para adolescente (ERITA, em inglês) na versão *on-line* para tratamento da ALNS em adolescentes foi responsável pela redução em 55% da amostra. Em relação ao programa com os pais, que receberam a orientação de um terapeuta *on-line* foi associado com significativas melhoras (DP = 0,47-1,22) em relação a comportamentos adaptativos e com melhoras mantidas após seis meses de acompanhamento. O estudo termina concluindo que os resultados sugerem que o ERITA *on-line* pode ser um tratamento aceitável para adolescentes com ALNS[39].

A terapia cognitivo-comportamental (TCC) tem se mostrado promissora no tratamento para ALNS. A utilização da terapia de resolução de problemas foi um dos primeiros tratamentos que utilizaram ensaios clínicos randomizados. Ela envolve o treinamento nas habilidades e atitudes necessárias para promover a resolução de um problema[40]. Na TCC, a ALNS é considerada uma maneira disfuncional de enfrentar situações-problema e a melhora das atitudes e habilidades da resolução de problemas levam à diminuição da ALNS.

As pessoas que apresentam ALNS geralmente possuem poucas estratégias de enfrentamento, dificuldade para regular o afeto e limitada habilidade de resolução de problemas. Portanto, a abordagem psicoterapêutica precisa ser individualizada e focada nessas questões.

Quadro 2 Recomendações para prática clínica

1. Investigar a existência de ALNS no atendimento inicial do adolescente, mesmo que não seja este o motivo que o traz para o tratamento.
2. Identificar a ALNS para seu entendimento e tratamento. O mínimo de informações necessárias para o tratamento inclui: a. Informações sobre comportamento atual e passado (tipos, métodos utilizados, locais das lesões, frequência, idade de início, gravidade e motivos para ALNS, como iniciou); b. Identificar riscos biopsicossociais e fatores de proteção; c. Avaliar risco de suicídio; d. Avaliar comorbidades (principalmente depressão, abuso de substâncias, transtornos alimentares, transtornos de controle do impulso, transtorno de estresse pós-traumático); e. Avaliar contexto e funções da ALNS.
3. Estratégias motivacionais podem ser necessárias para um tratamento efetivo, tanto antes como durante o tratamento[7].
4. Intervenções cognitivo-comportamentais são as abordagens terapêuticas que parecem mais eficazes no tratamento[7].
5. Treino de habilidades parece ser o ponto central do tratamento da ALNS[44].
6. Pode ser necessário focar em aspectos físicos, principalmente quando há preocupação com imagem corporal ou alienação em relação ao corpo[7].
7. Entender e pesquisar possíveis contaminações sociais quanto a ALNS que pode estar presente, principalmente quando se trabalha com grupos escolares ou terapia em grupo[7].
8. Contratos para "não se mutilar" são ineficazes e podem até incentivar a ALNS. Ao invés destes, é recomendado focar em estratégias para lidar com possíveis situações adversas futuras e planos de prevenção de recaídas[45].

Mindfulness

Mindfulness é definido como "direcionar a atenção para o momento presente e sem julgamentos". *Mindfulness* tem como objetivo aumentar a consciência e sintonia com o que está acontecendo internamente e externamente com a curiosidade amigável e sem julgamento. O objetivo é ajudar a aceitação de experiências desprazerosas e difíceis sem tentar mudar a experiencia[41].

Mindfulness tem sido sugerido como uma abordagem para ajudar adolescentes com ALNS. Até o momento, *mindfulness* é uma importante ferramenta de intervenção na terapia dialético-comportamental para adolescentes. Há evidências de que esta intervenção reduz a ALNS e melhora o ajuste psicossocial nestes adolescentes[42].

Há uma versão adaptada para adolescentes de terapia cognitiva baseada em *mindfulness* que inclui treino com um início com tempo mais curto para práticas das técnicas de *mindfulness* e um aumento gradual do tempo das sessões. A linguagem e as atividades também foram adaptadas para a idade[43].

Exercícios físicos

Exercícios físicos regulares, ajudam a reduzir os pensamentos e comportamentos a respeito da ALNS e, também, a evitar a ALNS, além de melhorar o humor. Esta melhora de humor está relacionada com a liberação de opioides endógenos que levam a melhora do humor. Esta liberação de opioides endógenos é a mesma que é sugerida ocorrer durante a ALNS e que também é responsável pela melhora do humor nos pacientes que se mutilam[7]. Os exercícios físicos podem ser uma boa opção principalmente para os adolescentes que não gostam de atividades sedentárias. Podem ser usados em momentos de maior e estresse e como um substituto para a ALNS. Neste caso, é importante identificar com o paciente alguma atividade que esteja mais disponível[44].

REFERÊNCIAS BIBLIOGRÁFICAS

1. Klonsky ED, Olino TM. Identifying clinically distinct subgroups of self-injurers among young adults: a latent class analysis. J Consult Clin Psychol. 2008;76(1):22-7.
2. Klonsky ED. Non-suicidal self-injury in United States adults: prevalence, sociodemographics, topography and functions. Psychol Med. 2011;41(9):1981-6.

3. Csorba J, Dinya E, Plener P, Nagy E, Páli E. Clinical diagnoses, characteristics of risk behaviour, differences between suicidal and non-suicidal subgroups of Hungarian adolescent outpatients practising self-injury. Eur Child Adolesc Psychiatry. 2009;18:309-20.
4. American Psychiatric Association. DSM 5. Manual diagnóstico e estatístico de transtornos mentais,5e.d. Porto Alegre: Artmed; 2014.
5. Bresin K, Schoenleber M. Gender differences in the prevalence of nonsuicidal self-injury: a meta-analysis. Clin Psychol Rev. 2015;38:55-64.
6. Moran P, Coffey C, Romaniuk H, Olsson C, Borschmann R, Carlin JB, et al. The natural history of self-harm from adolescence to young adulthood: a population-based cohort study. The Lancet. 2011;379(9812):236-43.
7. Klonsky ED, Muehlenkamp JJ, Lewis SP, Walsh B. Nonsuicidal self-injury. 1.ed. Auflage. Hogrefe; 2012. 98 p.
8. Swannell SV, Martin GE, Page A, Hasking P, John NJS. Prevalence of nonsuicidal self--injury in nonclinical samples: systematic review, meta-analysis and meta-regression. Suicide Life Threat Behav. 2014;44(3):273-303.
9. Brasil. Ministério da Saúde. Boletins epidemiológicos [internet]. Disponível em: http://www.saude.gov.br/boletins-epidemiologicos
10. Whitlock J, Eckenrode J, Silverman D. Self-injurious behaviors in a college population. Pediatrics. 2006;117(6):1939-48.
11. Brown RC, Heines S, Witt A, Braehler E, Fegert JM, Harsch D, et al. The impact of child maltreatment on non-suicidal self-injury: data from a representative sample of the general population. BMC Psychiatry. 2018 08;18(1):181.
12. Zlotnick C, Mattia JI, Zimmerman M. Clinical correlates of self-mutilation in a sample of general psychiatric patients. J Nerv Ment Dis. 1999;187(5):296-301.
13. Whitlock J, Lloyd-Richardson EE. Healing self-injury: a compassionate guide for parents and other loved ones. 1.ed. New York: Oxford University Press; 2019. 368 p.
14. Groschwitz RC, Plener PL. The neurobiology of non-suicidal self-injury (NSSI): a review. Suicidol Online. 2012;3(1):24-32.
15. Goldstein M. Dopaminergic mechanisms in self-inflicting biting behavior. Psychopharmacol Bull. 1989;25(3):349-52.
16. Nock PMK, editor. Understanding nonsuicidal self-injury: origins, assessment, and treatment. 1.ed. Washington: American Psychological Assn; 2009. 337 p.
17. Ando A, Reichl C, Scheu F, Bykova A, Parzer P, Resch F, et al. Regional grey matter volume reduction in adolescents engaging in non-suicidal self-injury. Psychiatry Res Neuroimaging. 2018;280:48-55.
18. Turner BJ, Dixon-Gordon KL, Austin SB, Rodriguez MA, Zachary Rosenthal M, Chapman AL. Non-suicidal self-injury with and without borderline personality disorder: differences in self-injury and diagnostic comorbidity. Psychiatry Res. 2015;230(1):28-35.
19. Fuster JM. Frontal lobe and cognitive development. J Neurocytol. 2002;31(3-5):373-85.
20. Gil R. Neuropsicologia, 4.ed. São Paulo: Santos; 2010.
21. Ohmann S, Schuch B, Konig M, Blaas S, Fliri C, Popow C. Self-injurious behavior in adolescent girls. Association with psychopathology and neuropsychological functions. Psychopathology. 2008;41(4):226-35.

22. Garreto AKR. O desempenho executivo em pacientes que apresentam automutilação [internet]. Universidade de São Paulo; 2015. Disponível em: http://www.teses.usp.br/teses/disponiveis/5/5142/tde-06082015-124601/

23. Vega D, Ripollés P, Soto À, Torrubia R, Ribas J, Monreal JA, et al. Orbitofrontal overactivation in reward processing in borderline personality disorder: the role of non-suicidal self-injury. Brain Imaging Behav. 2018;12(1):217-28.

24. Hasking P, Rees CS, Martin G, Quigley J. What happens when you tell someone you self-injure? The effects of disclosing NSSI to adults and peers. BMC Public Health. 2015;15(1039).

25. Klonsky ED, Muehlenkamp JJ. Self-injury: a research review for the practitioner. J Clin Psychol. 2007;63(11):1045-56.

26. Markovitz PJ. Recent trends in the pharmacotherapy of personality disorders. J Personal Disord. 2004;18(1):90-101.

27. Markovitz PJ, Wagner SC. Venlafaxine in the treatment of borderline personality disorder. Psychopharmacol Bull. 1995;31(4):773-7.

28. Cassano P, Lattanzi L, Pini S, Dell'Osso L, Battistini G, Cassano GB. Topiramate for self-mutilation in a patient with borderline personality disorder. Bipolar Disord. 2001;3(3):161.

29. Roth AS, Ostroff RB, Hoffman RE. Naltrexone as a treatment for repetitive self-injurious behaviour:an open-label trial. J Clin Psychiatry. 1996;57(6):233-7.

30. Norelli LJ, Smith HS, Sher L, Blackwood TA. Buprenorphine in the treatment of non-suicidal self-injury: a case series and discussion of the literature. Int J Adolesc Med Health. 2013;25(3):323-30.

31. Nickel MK, Muehlbacher M, Nickel C, Kettler C, Pedrosa Gil F, Bachler E, et al. Aripiprazole in the treatment of patients with borderline personality disorder: a double-blind, placebo-controlled study. Am J Psychiatry. 2006;163(5):833-8.

32. Hough DW. Low-dose olanzapine for self-mutilation behavior in patients with borderline personality disorder. J Clin Psychiatry. 2001;62(4):296-7.

33. Cordás TA, Tavares H, Calderoni DM, Stump GV, Ribeiro RB. Oxcarbazepine for self-mutilating bulimic patients. Int J Neuropsychopharmacol. 2006;9(06):769-71.

34. Thürauf NJ, Washeim HA. The effects of exogenous analgesia in a patient with borderline personality disorder (BPD) and severe self-injurious behaviour. Eur J Pain Lond Engl. 2000;4(1):107-9.

35. Turner BJ, Austin SB, Chapman AL. Treating nonsuicidal self-injury: a systematic review of psychological and pharmacological interventions. Can J Psychiatry Rev Can Psychiatr. 2014;59(11):576-85.

36. American Psychiatric Association. Diagnostic and statistical manual of mental disorders: DSM-IV-TR, 4.ed. American Psychiatric Publication; 2000. 996 p.

37. McCauley E, Berk MS, Asarnow JR, Adrian M, Cohen J, Korslund K, et al. Efficacy of dialectical behavior therapy for adolescents at high risk for suicide: a randomized clinical trial. JAMA Psychiatry. 2018 01;75(8):777-85.

38. Maffezzoni M, Steinhausen HC. Dialectical-behavioral outpatient therapy for adolescents with impulsive and self-harming behavior. Z Kinder Jugendpsychiatr Psychother. 2017;45(6):453-62.

39. Bjureberg J, Sahlin H, Hedman-Lagerlöf E, Gratz KL, Tull MT, Jokinen J, et al. Extending research on Emotion Regulation Individual Therapy for Adolescents (ERITA) with nonsuicidal self-injury disorder: open pilot trial and mediation analysis of a novel online version. BMC Psychiatry. 2018;18(1):326.

40. Nezu AM, Nezu CM, D'Zurilla TJ. Problem-solving therapy: a treatment manual. 1st ed. New York: Springer; 2012.

41. Perry-Parrish C, Copeland-Linder N, Webb L, Shields AH, Sibinga EM. Improving self-regulation in adolescents: current evidence for the role of mindfulness-based cognitive therapy. Adolesc Health Med Ther. 2016;7:101-8.

42. Miller AL, Rathus JH, DuBose AP, Dexter-Mazza ET, Goldklang AR. Dialectical behavior therapy for adolescents. In: Dimeff LA, Koerner K. Dialectical behavior therapy in clinical practice: applications across disorders and settings. New York: Guilford Press; 2007. p. 245-63.

43. Sibinga EMS, Kerrigan D, Stewart M, Johnson K, Magyari T, Ellen JM. Mindfulness-based stress reduction for urban youth. J Altern Complement Med. 2011;17(3):213-8.

44. Walsh BW. Treating self-injury: a practical guide, 2.ed. New York: Guilford Press; 2012.

45. Gonzales AH, Bergstrom L. Adolescent non-suicidal self-injury (NSSI) interventions. J Child Adolesc Psychiatr Nurs. 2013;26(2):124-30.

7

Transborno explosivo intermitente

Liliana Seger
Carolina F. S. Bernardo
Juliana Morillo
Deisy Emerich Geraldo
Stephanie Rigobello
Gustavo Costa Medeiros
Rafael Natel Freire

INTRODUÇÃO

Uma das grandes preocupações atuais da sociedade é a prevalência da violência decorrente das mais variadas formas de agressão humana, independentemente de suas causas. A agressividade pode ser estudada por diversos ângulos: médicos, psicossociais ou filosóficos. Neste capítulo, será apresentado um transtorno que se caracteriza por comportamentos agressivos impulsivos, suas consequências e formas de tratamento.

O comportamento agressivo é uma dimensão natural do repertório dos mamíferos, como vantagem adaptativa e como meio de proteção diante de ameaças. Contudo, a agressão pode ser considerada patológica quando é excessiva, fora do contexto (desproporcional ao evento) ou autodirigida. Muitos diagnósticos incluem agressividade, raiva e comportamentos violentos, e um dos transtornos que envolve a falha no controle do impulso agressivo é o transtorno explosivo intermitente (TEI)[1].

A raiva é uma emoção humana inevitável que pode ser definida como um estado emocional normal, válido e necessário, e está associada a estimulação do sistema nervoso autônomo. Ela engloba desde um aborrecimento leve ou irritação até a fúria.

Muitos comportamentos de raiva aparecem desde cedo, quando as crianças são frustradas em seus desejos, abandonadas ou quando sofrem abusos físicos e/ou emocionais. Certas culturas têm crenças distorcidas a respeito da raiva. Algumas pessoas acreditam que "sentir raiva é feio e errado", que "quem sente raiva é uma pessoa ruim ou má". Os pais e a sociedade podem vir a reprimir e punir as crianças quando apresentam raiva e, com isto, não possibilitam a aprendizagem da regulação desta emoção, tampouco o desenvolvimento de estratégias funcionais para expressá-la. Ao longo da vida atribuímos um significado negativo à raiva, o que pode nos levar a sentir outras emoções, como culpa, vergonha, ansiedade e/ou tristeza.

A raiva fora de controle se torna destrutiva, causa problemas nas relações pessoais, no trabalho e na qualidade geral de vida, vindo acompanhada de mudanças psicológicas e biológicas, como alteração dos batimentos cardíacos, da pressão arterial e de níveis hormonais[2].

Os comportamentos agressivos disfuncionais decorrentes da raiva têm características próprias e podem advir de vários transtornos psiquiátricos, problemas neurológicos ou abuso de substâncias. No TEI, os comportamentos agressivos estão relacionados a reações desproporcionais, impulsivas e frequentes. Este transtorno caracteriza-se pela incapacidade de controlar os comportamentos agressivos impulsivos em resposta a provocações vivenciadas subjetivamente, tendo como consequência explosões de raiva. É importante salientar que o grau de agressividade expressada durante o episódio é desproporcional à provocação ou ao estímulo estressor psicossocial. Estamos, portanto, referindo-nos a um transtorno que inclui características específicas e que serão descritas de maneira pormenorizada adiante.

EPIDEMIOLOGIA

Pelo fato de o TEI ser um fenômeno transcultural (sua expressão pode sofrer modulação ética ou cultural), as taxas de prevalência sofrem variações em diferentes países. No Brasil, a prevalência é de 3,1% em 12 meses[3], enquanto nos Estados Unidos é de 2,7%[4]. Em ambientes clínicos, as taxas são de 3 a 7 vezes maiores. Em geral, o transtorno é mais comum em homens jovens, com idade média de início entre 14 e 18 anos, com uma diminuição da intensidade das explosões após os 50 anos[4]. Não existem diferenças na prevalência em relação à renda, profissão ou nível educacional da população.

Não há consenso na literatura sobre a diferença da prevalência de TEI em função do gênero[4]. O transtorno é frequentemente associado a uma grande aflição e comprometimento, geralmente precedendo ao aparecimento de outros transtornos psiquiátricos, sendo mais comórbido com os transtornos depressivos, ansiosos e uso de substâncias. A associação global entre transtornos de ansiedade e TEI é mais forte em mulheres do que em homens[5]. Em termos de prevalências de comorbidades, Kessler, Coccaro, Fava e McLaughlin5 apontam: transtorno depressivo maior unipolar: 37%; abuso de álcool: 33%; fobia social: 28%; transtorno de oposição desafiante: 25%; fobia específica: 24%; transtorno de conduta: 24%; abuso de drogas: 22%; transtorno do déficit de atenção/hiperatividade: 20%; transtorno de ansiedade generalizada: 19%; transtorno de estresse pós-traumático: 15%.

Vale ressaltar que os principais estudos de prevalência[3,6] e dados epidemiológicos utilizaram os critérios do *Manual diagnóstico e estatístico de transtornos mentais* – quarta edição versão revisada (DSM-IV-TR). Até o momento, não há grandes estudos populacionais segundo os critérios da quinta edição do manual (DSM-5). Entretanto, como os atuais critérios diagnósticos incluem discussões verbais e, portanto, são mais abrangentes, acredita-se que estudos feitos com estes novos critérios indiquem maior prevalência do transtorno.

ETIOLOGIA

Fatores biológicos, psicossociais e ambientais

Ainda não existe uma compreensão profunda da patogênese do TEI a exemplo de outros transtornos dos impulsos, porém, os fatores biológicos, psicológicos e sociais são considerados de risco para o seu desenvolvimento[4].

Os fatores genéticos aparecem principalmente em parentes de primeiro grau que apresentam o comportamento impulsivo agressivo. A genética é responsável por cerca de 50% da variância na impulsividade agressiva. Indivíduos com experiências traumáticas na infância foram fortemente relacionados com TEI, havendo alta correlação entre os comportamentos impulsivos agressivos e a exposição repetida a trauma[7].

Os pacientes com TEI apresentam maior atividade da amígdala, região cerebral responsável pela raiva; por outro lado, áreas relacionadas aos freios comportamentais, como o córtex orbitofrontal, parecem estar menos ativas.

Em outras palavras, os pacientes com TEI teriam um grande propulsor para a agressividade (raiva intensa) e maior dificuldade de controle de comportamentos impulsivos, resultando em atos agressivos recorrentes. Pesquisas apontam achados neurobiológicos sobre o TEI que envolvem a desregulação serotoninérgica e possuem maior ativação de estruturas límbicas do cérebro, como amígdala, e um controle insuficiente dos impulsos em estruturas corticais, como córtex orbitofrontal e o córtex cingulado anterior[4,8].

CRITÉRIOS DIAGNÓSTICOS

Em 1952, foram descritos, pela primeira vez, comportamentos destrutivos, acessos de raiva e irritabilidade como um transtorno psiquiátrico e, ao longo do tempo, diversas nomenclaturas e critérios diagnósticos foram estudados e agrupados nas suas semelhanças; no ano de 1980 recebeu o nome de transtorno explosivo intermitente. Nos anos seguintes o TEI foi mais estudado e sua conceituação foi sendo modificada. O Quadro 1 mostra as alterações do TEI ao longo dos anos.

Quadro 1 Descrição do transtorno explosivo intermitente ao longo dos anos

	Classificação	Eixo	Características principais	Critérios de exclusão
DSM-I (1952)	Transtorno da personalidade passiva-agressiva de subtipo agressivo	II	• Persistente reação à frustração com: - Irritabilidade - Acessos de raiva - Comportamentos destrutivos	
DSM-II (1968)	Personalidade explosiva	II	• Indivíduos agressivos • Comportamentos violentos intermitentes • Muito responsivos e agressivos às pressões do ambiente • Comportamentos agressivos diferentes de seus comportamentos habituais	
DSM-III (1980)	Transtorno explosivo intermitente	I	• Falha em resistir a impulsos agressivos • Episódios recorrentes de ataques a pessoas ou objetos • Lesão corporal ou dano à propriedade • Reação agressiva desproporcional	Ataques agressivos não são devidos a: • Condição orgânica • Intoxicação • Outros transtornos psiquiátricos

(continua)

112 Psiquiatria, saúde mental e a clínica da impulsividade

Quadro 1 Descrição do transtorno explosivo intermitente ao longo dos anos
(*continuação*)

	Classificação	Eixo	Características principais	Critérios de exclusão
DSM-IV (1994)	Transtorno explosivo intermitente (incluído no capítulo sobre transtornos do controle do impulso não classificados em outro local)	I	• Falha em resistir a impulsos agressivos que resultam em sérios ataques físicos ou destruição de propriedades • Grau de agressividade desproporcional • Episódios podem ser descritos como "surtos" ou "ataques" nos quais o comportamento explosivo é precedido por um sentimento de tensão ou excitação crescentes, sendo imediatamente seguido por uma sensação de alívio, prazer ou gratificação	Ataques agressivos não são devidos a: • Transtorno de personalidade antissocial • Transtorno de personalidade *borderline* • Transtorno psicótico • Episódio maníaco • Transtorno de conduta • TDAH • Efeitos fisiológicos do uso de substâncias • Traumatismo craniano • Doença de Alzheimer • Anormalidades neurológicas leves
DSM-5 (2013)	Transtorno explosivo intermitente (incluído no capítulo dos transtornos disruptivos, do controle do impulso e de conduta)	I	• Episódios de agressões verbais ou físicas (menos severas) com frequência média de 2 vezes por semana por um período de 3 meses OU • Ataques agressivos que resultam em danos e destruições de objetos/patrimônio, ou lesões físicas a pessoas/animais ocorrendo no mínimo 3 vezes no período de 1 ano • Reação agressiva desproporcional • Ataques agressivos não premeditados • Explosões causam sofrimento e prejuízo significativo	Ataques agressivos não são devidos a: • Transtorno depressivo maior • Transtorno bipolar • Transtorno disruptivo da desregulação do humor • Transtorno psicótico • Transtorno de personalidade antissocial • Transtorno de personalidade *borderline* • Efeitos fisiológicos do uso de substâncias • Traumatismo craniano • Doença de Alzheimer

Atualmente, o TEI está descrito no DSM-5 no capítulo sobre transtornos disruptivos, do controle do impulso e de conduta, que inclui condições que envolvem problemas no autocontrole das emoções e dos comportamentos. Tais problemas diferenciam-se de outros transtornos, por se manifestarem em comportamentos que violam o direito dos outros e/ou colocam o indivíduo em conflito com normas sociais ou figuras de autoridade[4].

A Associação Norte-Americana de Psiquiatria descreve no DSM-5 os critérios diagnósticos do TEI (Quadro 2) e oferece uma descrição quantitativa e específica qualitativamente as explosões agressivas em mais graves (resultam em danos e destruições de objetos/patrimônio ou lesões físicas a pessoas/animais) e menos graves (não causam danos, destruição ou lesões

Quadro 2 Critérios diagnósticos do transtorno explosivo intermitente – DSM-5[4]

A. Explosões comportamentais recorrentes representando uma falha em controlar impulsos agressivos, conforme manifestado por um dos seguintes aspectos:
1. A agressão verbal (p. ex., acesso de raiva, injúrias, discussões ou agressões verbais) ou agressão física dirigida à propriedade, animais ou outros indivíduos, ocorrendo em uma média de duas vezes por semana, durante um período de três meses. A agressão física não resulta em danos ou destruição de propriedade nem em lesões físicas em animais ou em outros indivíduos.
2. Três explosões comportamentais envolvendo danos ou destruição de propriedade e/ou agressão física envolvendo lesões físicas contra animais ou outros indivíduos ocorrendo em um período dentro de 12 meses

B. A magnitude de agressividade expressada durante as explosões recorrentes é grosseiramente desproporcional em relação à provocação ou a quaisquer estressores psicossociais precipitantes

C. As explosões de agressividade recorrente não são premeditadas (ou seja, são impulsivas e/ou decorrentes de raiva) e não têm por finalidade atingir algum objetivo tangível (p. ex., dinheiro, poder e intimidação)

D. As explosões de agressividade recorrentes causam sofrimento acentuado ao indivíduo ou prejuízo no funcionamento profissional ou interpessoal ou estão associadas a consequências financeiras ou legais

E. A idade cronológica é de pelo menos 6 anos (ou nível de desenvolvimento equivalente)

F. As explosões de agressividade recorrentes não são mais bem explicadas por outro transtorno mental (p. ex., transtorno depressivo maior, transtorno bipolar, transtorno disruptivo da desregulação do humor, transtorno psicótico, transtorno de personalidade antissocial, transtorno de personalidade *borderline*) e não são atribuíveis a outra condição médica (p. ex., traumatismo craniano, doença de Alzheimer) ou aos efeitos fisiológicos de uma substância (p. ex., uma droga de abuso, medicamento). No caso de crianças e adolescentes com idade entre 6 e 18 anos, o comportamento agressivo que ocorre como parte do transtorno de adaptação não deve ser considerado para esse diagnóstico

Obs.: Esse diagnóstico pode ser feito em adição ao diagnóstico de transtorno de déficit de atenção/hiperatividade, transtorno da conduta, transtorno de oposição desafiante ou transtorno do espectro autista nos casos em que as explicações de agressividade impulsiva recorrentes excederem aquelas normalmente observadas nesses transtornos e justificarem atenção clínica independente

114 Psiquiatria, saúde mental e a clínica da impulsividade

físicas). Ou seja, o TEI pode ser diagnosticado na presença de explosões agressivas de baixa severidade com alta frequência ou explosões de alta gravidade com baixa frequência.

Outra alteração importante no DSM-5 refere-se ao critério de exclusão. Permite-se agora o diagnóstico de TEI a indivíduos anteriormente diagnosticados com transtorno de déficit de atenção/hiperatividade, transtorno de conduta, transtorno de oposição desafiante ou transtorno do espectro autista, desde que a agressividade impulsiva recorrente exceda aquelas normalmente observadas nesses transtornos.

CURSO CLÍNICO E PROGNÓSTICO

Em relação ao curso do transtorno, ele pode ser episódico, com períodos recorrentes de explosões de agressividade impulsiva. Aparentemente segue um curso crônico e persiste ao longo de muitos anos quando não tratado. Embora a maioria das pessoas com TEI (60,3%) obtenha tratamento profissional para problemas emocionais, uma minoria recebe tratamento especifico para a raiva ao longo da vida[6].

Mais comumente, o início do comportamento explosivo recorrente ocorre no final da infância ou início da adolescência e raramente se inicia após 40 anos de idade. É comum aos pacientes com TEI apresentarem comorbidades com outros transtornos psiquiátricos em sua história de vida. A duração média da doença é de 12 a 20 anos. O número de explosões agressivas tende a diminuir após os 50 anos de idade[4]. A agressividade, enquanto traço de caráter, pode persistir por toda a vida. Os pacientes que apresentam explosões menos severas, como agressões verbais, tendem a apresentar maior número de ataques explosivos durante a vida. Nos casos de explosões mais graves, com destruições e lesões corporais, a frequência é diminuída, mas alcançam os maiores prejuízos financeiros.

A expressão da agressividade impulsiva pode comprometer a saúde geral, causando hipertensão, diabetes, problemas cardíacos, AVC, artrite, úlcera péptica, dores de cabeça e dores crônicas[2]. Além disso, gera para seu portador e para a sociedade inúmeros comprometimentos, como problemas sociais (perda de amigos ou parentes), instabilidade conjugal, desemprego, suspensões escolares, divórcio, dificuldades com relacionamentos interpessoais, acidentes (p. ex., em veículos), hospitalização (em razão de ferimentos sofridos em brigas ou acidentes), financeiros (causados pelo valor de objetos destruídos) ou legais (como detenção, ações civis resultantes de comportamentos agressivos e ações criminais)[1,4,8].

É importante que o profissional da saúde tenha clareza sobre o desenvolvimento, o curso, os fatores de risco e o prognóstico do transtorno para que possa elaborar um plano de tratamento adequado ao paciente.

DIAGNÓSTICO DIFERENCIAL

A agressividade impulsiva recorrente pode acontecer em condições médicas gerais, como demências, delírios, epilepsia do lobo temporal e em outros transtornos psiquiátricos. Os principais diagnósticos diferenciais para TEI são:

- Transtorno afetivo bipolar (TAB): irritabilidade e ataques de raiva, frequentes no TAB, podem ser confundidos com o TEI. A pressão de discurso e alterações de sono são sintomas que podem diferenciar os dois quadros. No TEI a agressividade é temporalmente restrita (isto é, ocorre em episódios de curta duração), enquanto no TAB, tende a se manifestar no decorrer da fase de hipomania ou mania.
- Transtorno de déficit de atenção/hiperatividade (TDAH): caracterizado pela impulsividade, falta de concentração, falta de planejamento e desorganização, aspectos não presentes no TEI.
- Transtorno de personalidade antissocial: em geral, os indivíduos tendem a ter um quadro crônico de comportamentos ilegais e ausência de arrependimento, que se relaciona principalmente com a dificuldade empática. Os atos agressivos nesse transtorno são premeditados, diferentemente da impulsividade franca do TEI.
- Transtorno de personalidade *borderline* (TPB): relatos de medo do abandono, sensação de vazio, instabilidade de humor, e, frequentemente, auto agressividade, estão presentes no TPB. Esses pacientes podem apresentar um pior funcionamento social, familiar e profissional do que os indivíduos portadores de TEI, apesar de também apresentarem dificuldades com a raiva.
- Intoxicação por substância: transtornos relacionados ao uso de álcool e de cocaína podem relacionar-se com a agressividade. Outros sintomas da intoxicação pelo consumo do álcool são a fala empastada e dificuldade de coordenação motora. No caso da cocaína, pupilas dilatadas podem facilitar

a diferenciação. Caso haja dúvidas, exames clínicos ou toxicológicos são recomendados.

TRATAMENTOS

Tratamento medicamentoso

O impacto socioeconômico associado ao TEI é bem significativo[9], portanto, buscar o tratamento combinado – i. e., psicoterapia junto com medicação – deve ser o objetivo de qualquer profissional manejando pacientes com TEI. Isso se deve ao fato de que a associação de psicoterapia, individual ou em grupo[10], com medicação é mais efetiva do que quando essas terapias são utilizadas isoladamente[11,12]. Entretanto, caso intervenções psicoterápicas não sejam possíveis, o uso de psicotrópicos de forma isolada pode ajudar, de alguma forma, na contenção do impulso agressivo. O tratamento farmacológico exclusivo tem taxas de remissão de aproximadamente um terço[11,12].

Diferentes classes de psicotrópicos têm alguma evidência no o tratamento da impulsividade agressiva como os inibidores seletivos da recaptação de serotonina (ISRS), anticonvulsivantes, estabilizadores de humor, e antipsicóticos atípicos[13,14]. Em geral, os ISRS são o tratamento de primeira linha. Muitos marcadores biológicos relacionados à impulsividade agressiva, da qual o TEI é paradigmático[15,16], têm sido associados a alterações relacionadas a déficits na transmissão serotoninérgico ou que podem ser minimizados por regulação do tônus serotoninérgico[17-20]. A serotonina está relacionada à modulação de um complexo sistema corticolímbico. Nele, impulsos agressivos gerados em estruturas límbicas são projetados para estruturas frontoparietais, responsáveis pela regulação de emoções, e para o lobo pré-frontal, responsável pela análise do contexto socioemocional e tomada de decisão[21-23].

Os ISRS têm se mostrado de fácil manejo para os clínicos e psiquiatras e também são, em geral, bem tolerados. A fluoxetina é a droga mais estudada, embora haja estudos demonstrando bons resultados também com escitalopram. Na prática clínica, sertralina também é comumente utilizada. ISRS são também muitas vezes úteis para tratar comorbidades psiquiátricas como depressão maior e transtornos de ansiedade, os quais bastante comuns[15,23,24]. Em pacientes com TEI e sintomatologia ansiosa significativa, sugerimos iniciar doses mais baixas dos antidepressivos e aumentar mais lentamente buscando reduzir as taxas de efeitos colaterais, sobretudo sintomas de ativação, e promover uma melhor adaptação à medicação.

Anticonvulsivantes como a oxcarbazepina/carbamazepina, lamotrigina, divalproato, topiramato e até fenitoína são opções de segunda ou terceira linha a depender da medicação em questão. Anticonvulsivantes podem ser utilizados em associação ou substituição aos ISRS quando estes são parcialmente eficazes ou ineficazes, respectivamente[25-27]. O perfil de comorbidade e de interação medicamentosa pode ajudar na escolha de qual anticonvulsivante utilizar. Dentre os anticonvulsivantes, o topiramato é frequentemente utilizado como medicação de segunda linha sobretudo em indivíduos com transtornos relacionados ao álcool, transtorno de jogo ou impulsividade alimentar.

Tratamento psicoterapêutico

Tratamentos utilizando o modelo cognitivo em pacientes com raiva já foram descritos na literatura como bastante eficazes para diminuição da agressividade e melhora de qualidade de vida[11]. Alguns estudos mostram a eficácia da terapia cognitivo-comportamental (TCC) associada a técnicas de relaxamento e ao uso de medicamentos[10,28]. No Brasil, o Programa Ambulatorial Integrado dos Transtornos do Impulso (PRO-AMITI), no Instituto de Psiquiatra (IPq), desenvolveu um protocolo de tratamento específico para o TEI que demonstrou ser efetivo para a redução de indicadores de raiva – traço de raiva, estado de raiva, temperamento, reação, controle da raiva e expressão da raiva, expressão da raiva para dentro e expressão da raiva para fora[10].

Um dos objetivos do tratamento para o TEI é propiciar um razoável controle dos comportamentos impulsivos agressivos que estão presentes na vida do paciente, porém, como se trata de comportamentos impulsivos ligados a diversas esferas (biológica, psicológica e social) pode-se definir essa meta como uma diminuição dos sintomas ou uma melhora a tal ponto que apenas um ou dois sintomas de intensidade leve persistam. Uma meta razoável é que o paciente esteja estável em relação à sua segurança e ao seu convívio com os outros e que seus comportamentos agressivos apresentem menor frequência e intensidade.

O Programa de Intervenção Psicoterápica inclui seis componentes principais:

- Psicoeducação: fornece esclarecimentos técnicos sobre o transtorno, possibilita análise de contexto e identifica gatilhos e formas de controle para melhorar os relacionamentos em geral.

- Treino de relaxamento e respiração diafragmática: municia o paciente de condições para reverter quadros de alterações fisiológicas mediante situações percebidas como estressoras.

- Reestruturação cognitiva: identifica gatilhos e desafia crenças disfuncionais que geram comportamentos impulsivos, levando o paciente a processar a realidade sob nova ótica, isto é, modificando suposições equivocadas e pensamentos disfuncionais sobre situações frustrantes e ameaças percebidas. O paciente é encorajado a examinar a validade das suposições e pensamentos à luz de todas as evidências disponíveis.

- Treino de assertividade: fornece e treina habilidades de enfrentamento em situações provocadoras de ira, promove uma comunicação verbal e não verbal assertiva.

- Resolução de problemas: amplia o repertório de respostas mais funcionais diante de situações de raiva.

- Prevenção de recaídas: visa identificar futuras situações de alto risco, sinais que provocam a explosão e criação de planos alternativos mais eficazes. Esclarece aos pacientes que a recorrência do comportamento agressivo impulsivo é comum e deve ser visto como um lapso ou "guia" em vez de falha.

Características dos pacientes com TEI

Traçar o perfil do portador de TEI é um desafio constante e necessário para a compreensão do seu funcionamento psicológico. Aaron Beck[29], pioneiro da terapia cognitiva, revela que indivíduos portadores de comportamentos agressivos têm uma série de crenças negativas a respeito de pessoas, frequentemente resultantes de punições cruéis sofridas na infância. É comum ainda, nesses indivíduos, queixas como "o mundo está contra mim" e "a violência seria a melhor opção" para restaurar sua autoestima danificada.

Durante todo o processo terapêutico no programa de intervenção do PRO-AMITI, é possível observar as crenças mais comuns nos portadores de TEI. As crenças mais usuais estão relacionadas a viverem em um mundo hostil, onde não são valorizados, percebendo-se muitas vezes como tolos, alvos de desrespeito e humilhações. Suas necessidades e opiniões, segundo suas percepções, são ignoradas e com isso sentem-se frequentemente subjugados. A visão de si mesmos é a de alguém fraco e impotente; a visão do outro é a de alguém que o desrespeita. Além disso, portadores de TEI entendem que no mundo as injustiças devem ser combatidas e esse é o papel que eles devem desempenhar.

Programa de Intervenção aplicado ao TEI no modelo da TCC desenvolvido no Programa Ambulatorial Integrado dos Transtornos do Impulso (PRO-AMITI) no IPq-HCFMUSP

Para lidar com a necessidade de rever as crenças acerca da realidade vivenciada como hostil é necessário que o paciente amplie o conhecimento sobre o seu funcionamento psicológico, gerencie sua emoção de raiva e adquira novas formas de lidar com a agressividade impulsiva. Com o propósito de alcançar tais objetivos, foi desenvolvido um protocolo de intervenção composto por 18 sessões: 15 sessões semanais de intervenção e, para manutenção, realizam-se 2 sessões quinzenais e uma sessão após um intervalo de 30 dias. Todas as sessões são dirigidas por dois psicólogos com formação em TCC, tem duração de 1h30 e são realizadas em grupos de até 15 pacientes.

Perguntas que não podem faltar na investigação do transtorno

É importante que algumas variáveis sobre o comportamento agressivo impulsivo sejam investigadas ao longo da avaliação inicial, tais como: (a) frequência e severidade; (b) tipo de comportamento (verbal, físico e/ou ataque de objetos); (c) antecedentes dos comportamentos; (d) identificar se é um comportamento impulsivo ou premeditado; (e) identificar se tem ganhos com a agressão, como benefícios financeiros ou de outro tipo (obter poder ou sexo); (f) avaliar o histórico do transtorno (p. ex.: idade de início e períodos de remissão); (g) excluir se o comportamento não é decorrente de *distress* ou melhor explicado por outros quadros clínicos. Exemplos de perguntas:

- Você habitualmente perde o controle quando fica irritado?
- Desde quando isso ocorre? (Checar idade de início)

120 Psiquiatria, saúde mental e a clínica da impulsividade

Quadro 3 Programa de Psicoterapia para Tratamento de TEI (PRO-AMITI-IPq-HCFMUSP)

Sessão	Temáticas
01	Aplicação de Inventários: STAXI (*State Trait Anger Expression Inventory*). Apresentação do Programa/Psicoeducativo para o transtorno e adesão ao tratamento (STAXI-II)[30] Escala de ruminação de raiva (ARS-Brasil)[31] Escala de crenças no mundo injusto (UWS)[32]
02	Psicoeducativo para neurofisiologia da ansiedade
03	Treino de relaxamento muscular e respiração diafragmática; Introdução ao tema "pensamentos automáticos"
04	Treino de relaxamento muscular e respiração diafragmática; Psicoeducativo para TCC – levantamento dos pensamentos automáticos e emoções envolvidas
05	Questionamento de pensamentos automáticos disfuncionais e as emoções; Levantamento das distorções cognitivas
06	Identificar as crenças intermediárias e introdução de crenças centrais
07	Questionamento das crenças intermediárias e levantamento de crenças centrais
08	Análise das crenças centrais
09	Modificando as crenças
10	Assertividade – conceito e uso/resolução de problemas
11	Treino de assertividade/resolução de problemas
12	Revisão do repertório introduzido
13	Apuração dos ganhos terapêuticos e prevenção de recaída
14	Aprendendo com a recaída
15	Reaplicação dos Inventários aplicadas na sessão 1 /Encerramento do programa fase 1
Programa de manutenção (3 sessões: 2 sessões quinzenais e 1 após intervalo de 1 mês)	
1	Levantamento da ocorrência de comportamentos agressivos e adequados às situações/verificar e reforçar a comunicação assertiva para resolução de problemas
2	Revisão dos conceitos da abordagem TCC e sua aplicação
3	Encerramento do programa de manutenção/avaliação de ganhos terapêuticos

7 • Transtorno explosivo intermitente

- Com que frequência isso ocorre?
- Nas últimas semanas você teve comportamentos agressivos? Pode descrevê-los? (Checar episódios de agressão verbal e/ou física)
- Você já destruiu/destrói coisas durante suas explosões, independentemente do valor que elas possuam?
- Que tipo de situações costumam desencadear as suas explosões? (Checar por gatilhos situacionais)
- Você acredita que suas explosões geralmente são desproporcionais aos fatos que a geraram?
- Suas explosões são premeditadas? (Checar se o comportamento agressivo tem intenção deliberada de obter ganhos financeiros, de poder ou sexo)
- Houve alterações nos comportamentos agressivos impulsivos ao longo dos anos? Houve períodos na sua vida em que não ocorreram tais comportamentos?
- Existe alguém na sua família com o mesmo problema?
- O que você sente após as explosões? Culpa? Tristeza? Prazer?
- Você já fez tratamento psiquiátrico anteriormente? Qual o diagnóstico? (Checar se o comportamento agressivo impulsivo não é melhor explicado por algum outro transtorno.)
- Suas explosões ocorrem mesmo sem você estar deprimido ou ansioso?
- Você faz uso de álcool e/ou drogas? Esses comportamentos agressivos ocorrem apenas quando está sob efeito de alguma dessas substâncias?*
- Você já sofreu algum traumatismo craniano (pancada na cabeça) ou faz tratamento neurológico?[1]

Caso clínico

JC, 45 anos, casado, pai de três filhas, buscou atendimento psicoterápico e relatava: "Fico muito irritado, sou explosivo, não tenho paciência. Quando algo não sai da forma que considero certa ou quando as pessoas não respeitam as regras, fico com muita raiva". O paciente descreveu "não ter controle" sobre sua forma de agir, e, quando com raiva perde o contro-

---

* Quando respondidas afirmativamente excluem o TEI.

le, atira objetos, dirige agressivamente e acaba ofendendo muito as pessoas. Apresenta comportamentos impulsivos quase 3 vezes por semana. JC disse se lembrar de que seu primeiro episódio explosivo ocorreu aos 5 anos, quando um amigo da escola pegou um de seus brinquedos e, como achou que o amigo o estava "fazendo de bobo", jogou o brinquedo de forma violenta contra o colega e suas professoras ficaram muito assustadas.

Sobre a história infantil relevante de JC, é importante destacar que seus pais o agrediram verbal e fisicamente. Seu pai era dependente químico e apresentava uma conduta autoritária, im-pondo modelo relacional de submissão. JC não recebia apoio familiar e não se lembra de ter recebido elogios e carinho. Na adolescência, frequentemente se envolvia em brigas, era comum sentir-se desrespeitado. Após as brigas, ele se arrependia, sentia-se culpado e acabava se isolando. Passados alguns dias, via-se novamente envolvido em episódios de brigas e agressões, não conseguia evitar. Ele apresentava algumas ideias sobre seu comportamento agressivo, como: Se explodo, então faço valer minhas ideias; Se controlo a situação, intimido o outro e mostro força; Se agrido me imponho e se mudar isso serei visto como bobo ou submisso; Se fizer terapia ou tomar remédios, vou perder minha "força".

O paciente apresentava como principal crença central "As pessoas me fazem de bobo, pensam que sou idiota". No Quadro 4, observam-se três situações pelas quais essa crença foi ativada.

Quadro 4 Situações apresentadas pelo paciente

Situação 1 Foi ultrapassado no trânsito	Situação 2 O filho esqueceu de fazer tarefa	Situação 3 Questionado pela esposa sobre o horário que chegou em casa
Pensamento automático: Ele está me provocando	Pensamento automático: Eu já mandei e ele não me obedece	Pensamento automático: Ela quer me controlar
Significado do pensamento automático: Ele acha que sou otário	Significado do pensamento automático: Ele pensa que sou bobo	Significado do pensamento automático: Ela pensa que sou o quê?
Emoção: raiva	Emoção: raiva	Emoção: raiva
Comportamento: Grita e xinga, vai atrás até alcançá-lo	Comportamento: Bate no filho	Comportamento: Briga, agride e quebra objetos

CONSIDERAÇÕES FINAIS

O TEI é uma condição frequente na população geral. Os dados de sua prevalência demonstram claramente a necessidade de atendimentos especializados para melhorar a qualidade de vida, aumentar a capacidade de resiliência e diminuir o sofrimento dos seus portadores. Sendo o TEI um padrão crônico de agressão impulsiva, nosso tratamento de TCC em grupo, associado ao tratamento medicamentoso, auxilia os portadores a identificar os gatilhos (internos e externos) que contribuem para comportamentos agressivos. Isso amplia o conhecimento sobre si mesmos, para assim reduzir os impulsos agressivos que trazem inúmeros transtornos em várias esferas da vida. Os resultados do nosso programa revelam que os portadores de TEI passam a rever suas interpretações sobre as pessoas, sobre si mesmos e sobre o mundo, reduzindo a expressão da raiva, aumentando o controle sobre o comportamento explosivo e criando estratégias de enfrentamento das situações estressoras e eliciadoras de raiva.

REFERÊNCIAS BIBLIOGRÁFICAS

1. Cassiello-Robbins C, Barlow DH. Anger: the unrecognized emotion in emotional disorders. Clin Psychol Sci Pract. 2016;23(1):66-85.
2. McCloskey MS, Kleabir K, Berman ME, Chen EY, Coccaro EF. Unhealthy aggression: Intermittent explosive disorder and adverse physical health outcomes. Heal Psychol [internet]. 2010;29(3):324-32.
3. Andrade LH, Wang YP, Andreoni S, Silveira CM, Alexandrino-Silva C, Siu ER, et al. Mental disorders in megacities: findings from the São Paulo Megacity Mental Health Survey, Brazil. Uddin M, editor. PLoS One. 2012;7(2):e31879.
4. American Psychiatric Association A. Manual diagnóstico e estatístico de transtornos mentais - DSM-5. São Paulo: Artmed; 2014. 992 p.
5. Kessler RC, Coccaro EF, Fava M, McLaughlin KA. The phenomenology and epidemiology of intermittent explosive disorder [internet]. Grant JE, Potenza MN, editors. Vol. 1. Oxford: Oxford University Press; 2012.
6. Kessler RC, Coccaro EF, Fava M, Jaeger S, Jin R, Walters E. The prevalence and correlates of DSM-IV intermittent explosive disorder in the National Comorbidity Survey Replication. Arch Gen Psychiatry. 2006;63(6):669.
7. Fanning JR, Meyerhoff JJ, Lee R, Coccaro EF. History of childhood maltreatment in intermittent explosive disorder and suicidal behavior. J Psychiatr Res [internet]. 2014;56:10-7.
8. Coccaro EF, Lee R, McCloskey MS. Relationship between psychopathy, aggression, anger, impulsivity, and intermittent explosive disorder. Aggress Behav [internet]. 2014;40(6):526-36.

9. Medeiros GC, Leppink E, Seger L, Costa AM, Bernardo C, Tavares H. Impulsive aggression in Brazil: losing opportunities to intervene. Rev Bras Psiquiatr [internet]. 2015;37(2):177-8.

10. Costa AM, Medeiros GC, Redden S, Grant JE, Tavares H, Seger L. Cognitive-behavioral group therapy for intermittent explosive disorder: description and preliminary analysis. Rev Bras Psiquiatr [internet]. 2018;40(3):316-9.

11. McCloskey MS, Noblett KL, Deffenbacher JL, Gollan JK, Coccaro EF. Cognitive-behavioral therapy for intermittent explosive disorder: a pilot randomized clinical trial. J Consult Clin Psychol. 2008;76(5):876-86.

12. Fahlgren MK, Puhalla AA, Sorgi KM, McCloskey MS. Emotion processing in intermittent explosive disorder. Psychiatry Res [internet]. 2019;273:544-50.

13. Grant JE, Chamberlain SR. Psychopharmacological options for treating impulsivit. Psychiatric Times. 2016.

14. Stahl S, Grady M. Transtornos relacionados a substâncias e do controle de impulsos. Porto Alegre: Artmed; 2016. 184 p.

15. Medeiros GC, Seger-Jacob L, Garreto AK, Kim HS, Coccaro EF, Tavares H. Aggression directed towards others vs. aggression directed towards the self: clinical differences between intermittent explosive disorder and nonsuicidal self-injury. Brazilian J Psychiatry [internet]. 2019;41(4):303-9.

16. Medeiros GC, Rodriguez RA, Tavares H. Psicopatologia e classificação diagnóstica da impulsividade. In: Tavares H, Abreu CN de, Seger L, Mariani MM de C, Filomensky TZ, editors. Psiquiatria, saúde mental e a clínica da impulsividade, 1.ed. Barueri: Manole; 2015. p. 400.

17. Coccaro EF. What is the nature of serotonergic abnormalities in human aggression? Biol Psychiatry [internet]. 2012;72(12):980-1.

18. Coccaro EF, Fanning JR, Phan KL, Lee R. Serotonin and impulsive aggression. CNS Spectr [internet]. 2015;20(3):295-302.

19. Lee RJ, Gill A, Chen B, McCloskey M, Coccaro EF. Modulation of central serotonin affects emotional information processing in impulsive aggressive personality disorder. J Clin Psychopharmacol [internet]. 2012;32(3):329-35.

20. Wolf D, Klasen M, Eisner P, Zepf FD, Zvyagintsev M, Palomero-Gallagher N, et al. Central serotonin modulates neural responses to virtual violent actions in emotion regulation networks. Brain Struct Funct [internet]. 2018;223(7):3327-45.

21. Coccaro EF, Sripada CS, Yanowitch RN, Phan KL. Corticolimbic function in impulsive aggressive behavior. Biol Psychiatry [internet]. 2011;69(12):1153-9.

22. Coccaro EF, McCloskey MS, Fitzgerald DA, Phan KL. Amygdala and orbitofrontal reactivity to social threat in individuals with impulsive aggression. Biol Psychiatry [internet]. 2007;62(2):168-78.

23. McCloskey MS, Phan KL, Angstadt M, Fettich KC, Keedy S, Coccaro EF. Amygdala hyperactivation to angry faces in intermittent explosive disorder. J Psychiatr Res [internet]. 2016;79:34-41.

24. Medeiros GC, Seger L, Grant JE, Tavares H. Major depressive disorder and depressive symptoms in intermittent explosive disorder. Psychiatry Res [internet]. 2018;262:209-12.

25. Coskun F, Akca OF. Treatment of intermittent explosive disorder with carbamazepine. Clin Neuropharmacol [internet]. 2018;41(2):82-3.
26. Cremers H, Lee R, Keedy S, Phan KL, Coccaro E. Effects of escitalopram administration on face processing in intermittent explosive disorder: an fMRI Study. Neuropsychopharmacology [internet]. 2016;41(2):590-7.
27. Huband N, Ferriter M, Nathan R, Jones H. Antiepileptics for aggression and associated impulsivity. Cochrane Database Syst Rev [internet]. 2010.
28. Coccaro EF, Lee RJ, Kavoussi RJ. A double-blind, randomized, placebo-controlled trial of fluoxetine in patients with intermittent explosive disorder. J Clin Psychiatry [internet]. 2009;70(5):653-62.
29. Beck A. Prisoners of hate: the cognitive basis of anger, hostility, and violence. Harper Perennial; 2000. 368 p.
30. Spielberger C. STAXI-2: Inventário de expressão de raiva como estado e traço. São Paulo: Vetor; 2010.
31. Sperotto D, Manfro AG, Axelrud LK, Manfro PH, Salum GA, DeSousa DA. Brazilian Portuguese version of the Anger Rumination Scale (ARS-Brazil). Trends Psychiatry Psychother. 2018;40(1):8-15.
32. Pimentel C, Maynart V, Vieira I, Mendonça T, Santos A. Escala de crenças no mundo injusto (UWS): evidências de validade fatorial, convergente e precisão. Avaliaçao Psicol Interam J Psychol Assess. 2012;11(1):13-22.

8

Impulsividade, suicídio e o transtorno do comportamento suicida

Rodolfo Furlan Damiano
Lívia Mansano dos Santos
Maria Clara Fonseca de Avellar
Hermano Tavares

DEFININDO A SUICIDALIDADE

O comportamento autolesivo desafia clínicos em saúde mental seja no exercício da sua compreensão, quanto na sua abordagem e tratamento[1]. Ele se divide em comportamento autolesivo sem intenção suicida (vide capítulo específico deste livro) e o comportamento suicida, tópico deste capítulo[1,2]. A complexidade do comportamento suicida e seu subproduto principal, o suicídio, foi e segue sendo amplamente debatida na literatura, porém ainda está longe de ser elucidada. A grande variedade de agentes chama a atenção e envolve fatores individuais, como marcadores bioquímicos, genéticos, neurofuncionais, psiquiátricos, psicodinâmicos e fatores ambientais como variáveis demográficas, sociais e culturais, todos implicados na tendência de um indivíduo à autolesão sem intenção suicida, pensamentos suicidas, tentativas de suicídio e o suicídio consumado[2]. Para darmos sequência neste capítulo, é mister definirmos cada conceito que será abordado, a fim de nos orientarmos sobre o objeto em questão e suas múltiplas vertentes.

Suicidalidade é o espectro que vai desde ideação suicida até comportamentos suicidas, os quais são definidos como comportamentos que têm como motivação final e principal o suicídio. Alguns autores, como Beck et al.[3], apresentam os termos suicidalidade e comportamento suicida como sinônimos, dividindo-os em três categorias: a) ideação suicida; b) tentativa de suicídio; e c) suicídio consumado. Entretanto, pesquisas de neuroimagem recentes[4] apresentam evidências de fatores neurobiológicos e clínicos segregados para os comportamentos e os pensamentos suicidas. A ideação suicida pode ser dividida em passiva, a qual envolve pensamentos sobre morte, sem um plano de cometer o ato; ou ideação suicida ativa que envolve graus variáveis de planificação, ou intenção consciente de cometer suicídio. Já tentativa de suicídio é um comportamento autolesivo que tem como potencial e motivação principal (mesmo que velada e não verbalizada) levar à morte.

EPIDEMIOLOGIA DO SUICÍDIO

Em decorrência de aspectos como falhas diagnósticas, subnotificação e contexto sociocultural, é complexo estimar de maneira fidedigna o número de tentativas e suicídios completos no mundo a cada ano[5]. Os dados mais atualizados são os da Organização Mundial da Saúde, que reporta um número próximo de 800.000 mortes por suicídio no mundo todos os anos, o que leva a cerca de 2.000 mortes por dia e uma morte por suicídio a cada 40 segundos[6]. A distribuição de óbitos não é, entretanto, homogênea e diverge por região, país, estrato social, idade, gênero, entre outros[6]. Sabe-se que de cada indivíduo que morre por suicídio, existem cerca de 20 tentativas, que o número de tentativas em mulheres é maior em homens e que a taxa de suicídio consumado é cerca de 2-3 vezes maior em homens do que em mulheres, com exceção de alguns países (como China e Bangladesh)[2,5].

Em 2016, a taxa de suicídio no mundo era de 10,6 para cada 100.000 habitantes, nas Américas foi de 9,3/100.000 habitantes, e no Brasil de cerca de 6,5/100.000 habitantes[6]. O que era um dado para se comemorar pode-se tornar um objeto de preocupação, visto que enquanto no mundo as taxas de mortalidade por suicídio caíram cerca de 30% ao longo do século XXI, o Brasil e países como México e Estados Unidos foram responsáveis por um crescimento de cerca de 35% no mesmo período[2]. Além disso, segundo levantamentos recentes, cerca de 78% dos suicídios no mundo acontecem em países de média e baixa renda[5]. Diversos fatores podem estar envolvidos com esse aumento, como fatores socioeconômicos, fatores ambientais e culturais, além de diferentes aspectos na epidemiologia dos transtornos psiquiátricos, que podem estar atrelados à maior incidência de mortes por suicídio nesses países, principalmente no Brasil[1,2].

FATORES DE RISCO PARA O SUICÍDIO

Os fatores de risco para suicídio são altamente complexos por englobarem desde questões de nível populacional até questões de nível individual. Podemos dividir didaticamente os fatores de risco em distais (ex.: história familiar, genética, herdabilidade, alterações epigenéticas, entre outros), do desenvolvimento ou da personalidade base (principalmente ligadas ao fenótipo impulsivo-agressivo), e os fatores proximais (ex.: eventos estressores, uso de medicamentos e/ou substâncias, transtornos mentais, etc.)[1,2,7].

Entretanto, alguns fatores gerais podem ser enquadrados em qualquer um dos âmbitos analisados, como fatores socioculturais (ex.: pertencer a culturas mais permissivas ao suicídio), demográficos (ex.: habitar em países com maiores índices de suicídio), econômicos (ex.: atravessar crises econômicas) e ambientais (ex.: experimentar estresse/trauma agudo ou crônico)[2]. Nesse sentido, o autor mais importante que se debruçou a estudar os fatores sociodemográficos e culturais e suas influências no comportamento suicida foi Émile Durkheim[8,9]. O autor em seu livro *O suicídio*[8] dividiu a tipologia do suicídio de acordo com suas causas. Três foram as causas principais elencadas por Durkheim: a) suicídio egoísta, o qual tem como base o solipsismo, ou seja, um isolamento social demasiado deixando o indivíduo à margem da sociedade; b) suicídio altruísta, que seria o oposto deste último, ou seja, o indivíduo se oferece em sacrifício por uma causa, ou pela comunidade; e c) suicídio anômico, o mais detalhado de sua obra, que advém do desespero do indivíduo frente à perda de referências sociais e morais, oriunda de transformações súbitas e ou radicais da comunidade em que se insere o indivíduo.

A relação entre suicidalidade e transtorno mental é evidente, visto que 90% dos suicídios estão associados a algum tipo de transtorno mental. Todavia, a suicidalidade não parece particularmente ligada à depressão, ou outro transtorno mental específico, como dita o senso comum, uma vez que em 10% das vezes não foi relacionada a um transtorno mental, sugerindo que tal comportamento pode ter determinantes próprios e exclusivos[10,11]. Dentre os transtornos mentais mais comumente associados temos depressão, transtorno afetivo bipolar, transtorno por uso de substâncias e esquizofrenia[12]. Estudos genéticos e de agregação familiar sugerem que os comportamentos suicidas são transmitidos de modo independente de transtornos mentais (principalmente os transtornos afetivos)[13-15], o que nos leva a ponderar quais seriam os fatores preponderantes para um indivíduo acometido (ou não) de um transtorno mental morrer por suicídio.

Muitos autores têm pontuado o papel crucial que o fenótipo impulsivo-agressivo tem tomado neste cenário, colocando a impulsividade muitas vezes como atora principal dentre os diversos atores que representam na peça da suicidalidade[7]. Um exemplo dessa complexa interação pode ser visto na Figura 1.

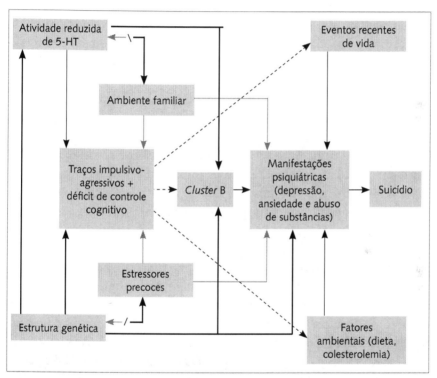

Figura 1 Modelo conceitual do comportamento suicida.
Fonte: adaptada de Turecki, 2005[7].

SUICÍDIO E IMPULSIVIDADE

Ao longo da história, pesquisadores se debruçaram no estudo desta questão, do porquê de alguns pacientes cometerem suicídio ou se engajarem em comportamentos suicidas, enquanto outros não. A resposta para esta pergunta não é simples, visto a dimensionalidade dessa afirmação, porém é possível quando analisamos diferentes estudos que versam sobre as diferentes dimensões da suicidalidade, como a genética, os fatores neurobiológicos, os fatores individuais, e os fatores ambientais[16].

Como dito acima, a impulsividade tem sido colocada como protagonista neste cenário, atuando como terreno fértil para que o comportamento suicida possa se desenvolver[7]. Didaticamente, a impulsividade pode ser dividida em duas dimensões, funcional e disfuncional. A impulsividade funcional tem como característica a tendência a reagir de forma espontânea e imediata (quando o contexto requer isto), gerando uma resposta ideal, ou seja, organizada e adaptada para a situação, gerando uma tomada de decisão eficiente (p. ex., usar de humor para lidar com uma situação interpessoal embaraçosa). Já a impulsividade disfuncional é caracterizada pela tendência a reagir de forma imediata e reativa (quando o contexto requereria uma ação mais ponderada), causando uma resposta subótima, ou seja, desorganizada, mal adaptada para a situação e que gera uma tomada de decisão ineficiente. O curioso é que comportamento suicida tem sido associado a ambas, isto é, baixa impulsividade funcional e elevada impulsividade disfuncional[17,18].

Da mesma forma, estudos têm encontrado uma associação entre impulsividade e suicídio, mesmo após controle para variáveis já conhecidas, como doenças psiquiátricas do eixo 1 e eixo 2[19-21]. A impulsividade disfuncional tem sido implicada tanto no aumento de ideação suicida grave[9], no aumento no número de tentativas de suicídio prévias[19], na escolha de métodos mais letais para a tentativa de suicídio[22] e finalmente na maior probabilidade do desfecho final, o suicídio consumado[23]. Estudo pós-mortem, que avaliou 43 adolescentes vítimas de suicídio, comparando-os com controles normais, encontrou uma maior taxa de história de violência prévia e uma maior tendência à violência impulsiva nas vítimas de suicídio quando comparados aos controles normais, mostrando a importância da variável impulsividade para o suicídio e de sua coirmã agressividade[24].

Um ponto importante a ser debatido é como a impulsividade atuaria aumentando o risco para o comportamento suicida nos diversos indivíduos. Para isso, dispomos de várias hipóteses. Para entendê-las, é importante que tenhamos em mente as diferentes subdimenções da impulsividade, que, de maneira simples e rudimentar, podemos separar em impulsividade cognitiva e impulsividade motora/comportamental[25,26]. A impulsividade cognitiva pode ser definida como uma incapacidade de postergar prazeres e está associada a disfunções na abstração no tempo, decisões morais e emocionais, e correlaciona-se com áreas cerebrais ligadas ao córtex pré-frontal ventromedial (CPFvm); já a impulsividade motora, definindo de maneira simples, é a incapacidade de interromper uma tarefa quando a mesma é iniciada, voltado ao plano cognitivo do controle comportamental e ao momento presente. Este domínio está ligada a áreas relacionadas ao córtex pré-frontal dorsolateral (CPFdl)[4].

Estudos diversos têm pontuado o papel de destaque da impulsividade cognitiva no comportamento suicida[27,28]. Entretanto, parece que ambos os domínios exercem influências diversas. Disfunções no CPFvm e sua derivada direta impulsividade cognitiva atuariam prejudicando a abstração no tempo, principalmente quando envolve escolher a decisão mais ética a ser tomada, como no conflito entre tirar ou não a própria vida[29-33]. Déficits nessas áreas estão diretamente ligados à ideação suicida. Já disfuncionalidades no CPFdl e sua derivada impulsividade motora/comportamental estariam associadas à tomada de decisão no presente momento e a uma falha no controle cognitivo sobre as ações já iniciadas, ou seja, a uma maior permissibilidade da ideação suicida ativa e a uma maior facilidade na transição pensamento-comportamento, além da escolha de métodos mais letais[4].

Estudos que avaliaram o papel das adversidades precoces na vida (APV) no desenvolvimento do comportamento suicida[34,35] corroboram a hipótese do envolvimento da impulsividade na suicidalidade, trazendo mais um fator a ser observado: a história prévia de abuso físico, moral, psicológico, sexual, ou negligência durante a infância[2,36]. Segundo alguns autores, as APV atuariam alterando a expressão gênica por mecanismos epigenéticos (aumento da metilação do gene do receptor de glicocorticoide – *NR3C1* – e do gene da proteína ligadora FK506 – *FKBP5*)[37], causando uma cascata de ativação do eixo hipotálamo-hipófise-adrenal e uma hiperatividade deste, culminando em um aumento da resposta ao estresse[36,38,39]. Ademais, tais alterações epigenéticas implicariam alterações neuroanatômicas e funcionais ao longo da vida, como atividades epileptiformes, volume reduzido do hipocampo, e alterações em corpo caloso[36,40], culminando em alterações comportamentais, emocionais e de personalidade, como por exemplo aumento da agressividade, medo, impulsividade, e disfunções cognitivas diversas[1,2]. Indubitavelmente, todas essas alterações comportamentais e emocionais culminariam em um elevado risco de suicídio em pacientes que sofreram abusos e negligências na infância[1,2,36,41].

SUICÍDIO E O COMPONENTE AGRESSIVO

Como dito anteriormente, nos comportamentos suicidas, impulsividade e agressividade são, via de regra, associadas[42], resultando no traço impulsivo-agressivo que se caracteriza por um comportamento reativo, sem finalidade tangível, cuja principal função é a descarga da frustração e da raiva[43]. Como seria de se esperar, a agressividade impulsiva está ligada a disfunções no CPFvm principalmente e em outras estruturas do córtex pré-frontal[44].

A agressividade impulsiva foi associada ao comportamento suicida em diversos estudos[45-47]. Essa associação parece ser mediada pelo sistema serotoninérgico em geral[48]. Deficiências no sistema serotoninérgico já foram encontradas em pacientes com comportamento suicida grave, prejuízos no controle do impulso e em indivíduos com comportamentos agressivos[49-52]. Estudos de genética evidenciam alterações em alelos de diversos genes ligados à função serotoninérgica e o comportamento suicida[53,54], como o gene triptofano hidroxilase 1 (*TPH1*), gene triptofano hidroxilase 2 (*TPH2*), gene transportador da serotonina (*SLC6A4*), gene receptor da serotonina 5HT1A (*HTR1A*), gene receptor da serotonina 5HT2A (*HTR2A*), gene receptor da serotonina 5HT5A (*HTR5A*) e gene monoamina oxidase A (*MAOA*)[53-55]. Esses achados corroboram a íntima relação entre o fenótipo impulsivo-agressivo, sua interação genético-ambiental e a suicidalidade.

TRANSTORNO DO COMPORTAMENTO SUICIDA

Em consonância com a percepção de uma relativa, porém considerável independência do comportamento suicida em relação aos outros sintomas psiquiátricos, bem como o reconhecimento de fatores individuais e ambientais próprios, a 5ª edição do *Manual diagnóstico e estatístico de transtornos mentais* da Associação de Psiquiatria Norte-Americana, o DSM-5[56] deu um passo relevante para o estudo e a compreensão da clínica do suicídio, ao segregar este comportamento, quando recorrente, em uma categoria diagnóstica própria. Trata-se do transtorno do comportamento suicida[10,11], descrito na seção dedicada aos transtornos ainda em estudo e com validação pendente. Segundo método proposto por Robins e Guze[57], para um transtorno ter uma validade diagnóstica e ser enquadrado como um novo diagnóstico em meio a tantos outros, ele deve ter uma descrição clínica bem característica e bem descrita; estudos laboratoriais específicos (químicos, radiológicos, fisiológicos e anatômicos); delimitação de outros transtornos; estudos longitudinais característicos e estudos familiares (hereditariedade) positivos.

Como vimos nas seções anteriores deste mesmo capítulo, o comportamento suicida recorrente, configurado então sob a rubrica do transtorno do comportamento suicida (TCS), potencialmente preencheria todos estes critérios. Haja vista a caracterização clínica amplamente descrita previamente[1,2,7,58], diferenciando-o clinicamente de outros diagnósticos mais prevalentes como depressão e transtorno afetivo bipolar[10,11,20,59], assim como tendo critérios biológicos muito específicos[4,34,36,54], que o individualizam e notabilizam por ser um transtorno com curso próprio, fatores agravantes, atenuantes característicos e tratamento farmacológico e não farmacológico próprio. O Quadro 1 a seguir retrata os critérios diagnósticos propostos pelo DSM-5.

Quadro 1 Critérios propostos para o transtorno do comportamento suicida

A. Nos últimos 24 meses, o indivíduo fez uma tentativa de suicídio.
Nota: uma tentativa de suicídio é uma sequência autoiniciada de comportamento por um indivíduo que, no momento do início, tinha a expectativa de que o conjunto de ações levaria à sua própria morte.(O "momento do início" é o momento em que ocorreu um comportamento que envolveu a aplicação do método.)
B. O ato não preenche os critérios para autolesão não suicida – isto é, não envolve autolesão direcionada à superfície do corpo realizada para produzir alívio de um estado cognitivo/sentimento negativo ou para alcançar um estado de humor positivo.
C. O diagnóstico não é aplicado à ideação suicida ou a atos preparatórios.
D. O ato não foi iniciado durante um estado de delirium ou confusão.
E. O ato não foi realizado unicamente por um objetivo político ou religioso.
Especificar se: ⁕ Atual: não mais de 12 meses desde a última tentativa.   ⁕ Em remissão inicial: 12 a 24 meses desde a última tentativa.

Fonte: American Psychiatric Association, 2013[56].

Todavia, é inevitável notar que, em sua configuração presente, o conjunto de critérios para TCS se apresenta ainda de forma vaga que pode incorrer em imprecisão diagnóstica que poderá ser remediada uma vez que mais estudos forem realizados[60]. De saída, apontamos os pontos problemáticos mais óbvios:

- A limitação mais grave é a possibilidade de formulação diagnóstica mediante apenas uma tentativa de suicídio. Conforme visto anteriormente, um episódio isolado de tentativa de suicídio às vezes ocorre em contextos peculiares de estresse extremo e de conflitos interpessoais, de forma relativamente independente de sintomatologia psiquiátrica. A exigência de um caráter recorrente das tentativas, ainda que apenas duas em um período bem delimitado, teria a possibilidade de melhor segregar indivíduos com essa propensão específica. Por outro lado, isso excluiria os casos em que um óbito resultou desde a primeira tentativa. Para casos como este, com perfil altamente sugestivo poderia se considerar uma variante de "provável" TCS. Isso manteria o diagnóstico mais específico e preveniria sua banalização, ao evitar a inclusão de indivíduos com sintomatologia demasiadamente variada e pouco consistente.
- Aliás, sobre a delimitação do período para formulação diagnóstica, o tempo de 24 meses parece arbitrário e carente de justificativa objetiva, particularmente quando comparado a períodos estabelecidos para outros diagnósticos que via de regra oscilam entre 6 e 12 meses.
- Finalmente, mesmo correndo o risco de um excessivo estreitamento das possibilidades de formulação diagnóstica, ainda é necessário considerar condições adicionais de exclusão como comportamento secundário à lesão cerebral, tentativas que ocorreram exclusivamente na vigência de intoxicação por substância exógena, ou ainda contextos clínicos em que o comportamento suicida, não sendo central na configuração psicopatológica, poderia ser melhor explicado por transtorno do humor recorrente, psicose aguda, ou ainda transtorno de personalidade grave onde o gesto suicida é usado objetivamente para manipulação ou estratégia para lidar com conflitos interpessoais.

CONSIDERAÇÕES FINAIS

De acordo com o que foi apresentado neste capítulo, é inegável a relação entre impulsividade e suicidalidade, seja por fatores genéticos, moleculares, ambientais, socioculturais ou neurobiológicos. Isso porque, embora não profundamente compreendida, a suicidalidade compartilha diversa características com os transtornos do impulso, como influências neurobiológicas, sociais e culturais. Diante desse conhecimento, a estratégia terapêutica desses pacientes deve ser mais bem direcionada, de modo a investir o tratamento nos processos subjacentes e intrínsecos ao comportamento suicida. O questionamento fica, no entanto, sobre as pessoas não afetadas por transtornos psiquiátricos específicos que padecem de ideação suicida ou que cometem suicídio completo, ou que melhoram dos quadros psiquiátricos, mas mantêm ideação ou comportamento suicida. A resposta pode residir no ponto da intersecção impulsividade-agressividade. Cabe, portanto, aos profissionais de saúde, pesquisadores e à sociedade direcionarem suas atenções em estratégias farmacológicas, não farmacológicas e sociais (por exemplo, investindo na prevenção de abuso e negligência infantil) para o tratamento estratégico da suicidalidade em si.

Caso 1

H. tem 50 anos, é casado há 30 e tem 5 filhos. Mora em uma pequena cidade do interior de Minas Gerais, onde trabalha como agricultor. Tem um pequeno sítio onde cultiva café. Fuma desde os 13 anos de idade, nunca tendo usado outras drogas. Sua vida sempre foi dedicada ao trabalho e à sua família, muito embora muitos discordem dessa afirmação, já que ele sempre se mostrou agressivo, tendo agredido sua esposa e filhos por diversas vezes. Ele diz que só faz isso quando bebe, mas que está evitando beber nos últimos meses. Seus familiares, entretanto, dizem que seu pai precisa ficar em casa ou sob supervisão, caso contrário "bebe sem parar", já que "não sabe beber pouco". Nunca teve sintomas depressivos, falando inclusive que psiquiatra é coisa de louco e psicólogo algo para quem não tem Deus no coração. Há 6 meses sua plantação passou por uma infestação, na qual perdeu toda a safra de café do ano. Por conta disso, teve que pegar dinheiro emprestado no banco pela primeira vez na vida; além de ver sua família passando por dificuldades financeiras. Teve que pedir ajuda para irmãos, já que seus pais já eram falecidos. Começou a apresentar sintomas de anedonia, diminuição do apetite, insônia intermediária, e um aumento excessivo no uso de álcool, apesar de dizer que "não está triste e não tem depressão, pois isso é coisa de gente fraca". Foi encontrado pelo filho mais velho fazendo uma corda para se enforcar e trazido para a emergência psiquiátrica deste hospital. O filho pergunta: "qual o risco dele se matar?".

Comentário: O caso acima deixa evidente um alto risco de suicídio. Podemos perceber neste paciente múltiplos sintomas depressivos, identificados pela apresentação de anedonia, falta de apetite, insônia e intensificação do etilismo nos últimos dias. H. está exposto, além dessa comorbidade, a diversos fatores de risco modificáveis e não modificáveis. Homens a partir dos 40 anos estão sob maior vulnerabilidade de ideação e tentativa suicida, tendo como um dos motivos a estigmatização da busca por ajuda, principalmente em saúde mental. Moradores de região rural têm menor acesso à serviços de saúde geral, o que escasseia ainda mais o acesso ao atendimento psiquiátrico. O paciente, usuário de cigarro e etilista – o que por si só já é sinal de alerta para suicidalidade por estar em alinhamento com maior impulsividade – tem simultaneamente um histórico de comportamento agressivo, evidenciando um fenótipo impulsivo-agressivo. O paciente passou por estressores recentes, como a perda da plantação e da independência financeira, e consequentemente perda do papel de arrimo de família. Entretanto, deve-se notar que o paciente tem uma família participativa disposta a intervir para ajudá-lo. O simples fato de apresentar o desejo de abandonar o uso de álcool já demonstra certa crítica e, ao menos, alguma intenção de mudança do estilo de vida. A religiosidade/espiritualidade atua como fator protetor, tanto em seu aspecto organizacional (participar de uma comunidade, apoio de outrem) quanto no aspecto intrínseco (relacionado à esperança e propósito de vida).

Caso 2

G. tem 28 anos, é solteira, e mora com mãe e sua irmã mais nova. Tem 2 filhos, de 4 e 10 anos, respectivamente. Nunca se casou, tendo ficado pouco tempo com seus namorados; segundo sua mãe, desde sempre ela se envolvia com homens mais velhos, mas nunca ficou mais de 6 meses com cada um. Diz que os homens não prestam, mas, segundo sua irmã "ela é bipolar", "muito desequilibrada" e "os homens não a aguentavam". Em confissão para amigos próximos, refere abuso sexual pelo pai dos 6 aos 10 anos, idade em que seu pai faleceu após uma complicação de um câncer de próstata. Familiares não acreditam na história dela, dizendo que ela "sempre foi mentirosa e manipuladora", e seu pai "um bom homem", e "um homem de Deus". Desde cedo refere ser triste e que sua vida não faz sentido, não vendo o que fez para "merecer tantas coisas ruins". Para fugir dessa realidade refere uso esporádico de álcool e diversas drogas, entre elas maconha e cocaína. Em algumas situações, refere que se prostituiu para comprar algumas drogas. Faz tratamento psiquiátrico e psicoterápico desde os 14 anos de idade, época em que teve sua primeira tentativa de suicídio. Desde então começou a se auto lesionar, cortando os braços e punhos, além de se queimar com cigarro. Refere que "sempre pensou em morrer", tendo feito diversas tentativas de suicídio, de diferentes formas pouco letais. Na maioria delas, ficou internada por cerca de um mês, tendo perdido a conta do número de vezes. Foi trazida pela irmã para consulta psiquiátrica pois quer saber o que ela tem, uma vez que já teve diagnóstico de bipolaridade, depressão, esquizofrenia e transtorno de personalidade borderline, tomando diversos medicamentos diferentes. A irmã te faz uma pergunta "qual a chance dela se matar?" "Ela vai precisar ficar internada para sempre?".

Comentário: Diante da situação de G. podemos elencar diversos fatores de risco explícitos pela conversa com a paciente, como o fato dela ser solteira, ter um histórico de instabilidade nas relações amorosas, ter um baixo suporte familiar, ter sido exposta a eventos adversos na infância (abuso), fazer uso agudo de substâncias lícitas e ilícitas e contar com histórico de tentativa de suicídio e autolesão há 14 anos, além demonstrar falta de esperança e angústia em relação ao futuro. Ademais, tem-se um claro diagnóstico de transtorno de personalidade borderline, uma doença frequentemente associada ao suicídio pela sua psicopatologia. Isso porque os pacientes acometidos com esse tipo de transtorno de personalidade possuem uma necessidade de experimentação somada a sentimentos de angústia que levam a um quadro de instabilidade e afetividade negativa sensíveis ao meio externo, tornando-os susceptíveis, portanto, a respostas impulsivas e hiper-reativas, incluindo a tentativa de suicídio. Por outro lado, os fatores de proteção incluem, para G., o fato dela ser mulher, morar com familiares, ser responsável por crianças pequenas, possuir acesso a tratamento psiquiátrico, fazer uso de formas pouco letais para suas tentativas de suicídio e, de acordo com o cenário da consulta, contar com a preocupação de sua irmã.

Caso 3

E. tem 42 anos, é casado (3º casamento), tem três filhos, uma com cada esposa diferente, e atualmente mora com esposa e filho mais novo. Mãe é viva e trata para depressão; já pai faleceu por suicídio há 10 anos (deu um tiro em seu peito). Família tem histórico de uso de drogas e suicídio, referindo que dois primos e um tio já se mataram. Diz que eles nunca trataram com psiquiatra e que eram pessoas normais. Inclusive seu pai sempre foi um homem feliz, que vivia muito o momento e não pensava muito no futuro, sendo uma companhia muito agradável, apesar do uso abusivo de álcool. E. nega problemas com álcool ou drogas, mas gasta todo seu dinheiro jogando caça-níqueis. Atualmente ele e sua família tem mais de cem mil reais em dívidas acumuladas ao longo dos anos. Tem muita vergonha disso, mas diz que não consegue parar de apostar. Durante a consulta, refere que também gasta muito dinheiro com prostitutas e que nunca foi um cara que pensou muito no futuro, pois "mais vale um na mão do que dois voando". Nunca apresentou sintomas depressivos ou ansiosos. Diz que é feliz, mas que precisa parar de jogar e entrar em dívida, pois se não "ele prefere morrer" a passar vergonha por deixar seus filhos endividados. Refere que o maior período que ficou sem jogar foram 3 meses, mas que para comemorar resolveu "jogar uma última vez na vida". Ao final da consulta, sua esposa entra na consulta e te pergunta, "ele tem alguma doença? Tenho medo de que se mate, pois estou ouvindo ele falar sobre isso frequentemente".

Comentário: E. apresenta um quadro bastante característico de transtorno do jogo, o qual acende um sinal de alerta para comportamentos impulsivos do subtipo hedônico. Tentativas de suicídio em jogadores patológicos são um problema grave a ser enfrentado. Além de ser um homem de meia-idade, chama atenção o histórico importante de transtornos mentais familiares, neste caso de depressão por parte da mãe e principalmente suicídio por parte de dois primos, do tio, e do pai, o que representa um fator de risco independente para o comportamento suicida. A sensação de culpa (estressor) e a contemplação do suicídio como uma saída "honrosa" dos seus problemas elevam o risco latente de suicídio, embora o paciente não refira ideação ou planejamento suicida no momento. Identificamos como fatores protetivos para E. o fato de ele ser casado, ser responsável por três filhos e ter uma família que se importa com ele. Destacamos também a ausência de abuso de substâncias e comorbidades psiquiátricas além do transtorno do jogo.

Agradecimento especial a Danilo Micke Felisberto pela gentil contribuição à parte visual do capítulo.

REFERÊNCIAS BIBLIOGRÁFICAS

1. Turecki G, Brent DA. Suicide and suicidal behaviour. Lancet. 2016;387(10024):1227-39.
2. Turecki G, Brent DA, Gunnell D, O'Connor RC, Oquendo MA, Pirkis J, et al. Suicide and suicide risk. Nature Rev Dis Primers. 2019;5(1):74.
3. Beck AT, Beck R, Kovacs M. Classification of suicidal behaviors: I. Quantifying intent and medical lethality. Am J psychiatry. 1975;132(3):285-7.
4. Schmaal L, van Harmelen A-L, Chatzi V, Lippard ETC, Toenders YJ, Averill LA, et al. Imaging suicidal thoughts and behaviors: a comprehensive review of 2 decades of neuroimaging studies. Molecular Psychiatry. 2020;25(2):408-27.
5. Bachmann S. Epidemiology of suicide and the psychiatric perspective. Int J Environ Res Public Health. 2018;15(7).
6. World Health Organization. Global health observatory (GHO) data: suicide rates. Geneva: World Health Organization; 2016.
7. Turecki G. Dissecting the suicide phenotype: the role of impulsive-aggressive behaviours. J Psychiatry Neurosci. 2005;30(6):398-408.
8. Durkheim E. Suicide : a study in sociology. London: Routledge & Kegan; 1952.
9. Durkheim É. The elementary forms of religious life. Cosman C, Cladis MS, editors. New York: Oxford University Press; 2001.
10. Oquendo MA, Baca-Garcia E. Suicidal behavior disorder as a diagnostic entity in the DSM-5 classification system: advantages outweigh limitations. World Psychiatry. 2014;13(2):128-30.
11. Oquendo MA, Baca-Garcia E, Mann JJ, Giner J. Issues for DSM-V: suicidal behavior as a separate diagnosis on a separate axis. Am J Psychiatry. 2008;165(11):1383-4.
12. Arsenault-Lapierre G, Kim C, Turecki G. Psychiatric diagnoses in 3275 suicides: a meta-analysis. BMC Psychiatry. 2004;4:37-.
13. Brent DA, Bridge J, Johnson BA, Connolly J. Suicidal behavior runs in families: A controlled family study of adolescent suicide victims. Arch Gen Psychiatry. 1996;53(12):1145-52.
14. Johnson BA, Brent DA, Bridge J, Connolly J. The familial aggregation of adolescent suicide attempts. Acta Psychiatr Scand. 1998;97(1):18-24.
15. Egeland JA, Sussex JN. Suicide and family loading for affective disorders. JAMA. 1985;254(7):915-8.
16. Fazel S, Runeson B. Suicide. N Engl J Med. 2020;382(3):266-74.
17. Dickman SJ. Functional and dysfunctional impulsivity: personality and cognitive correlates. J Personality and Social Psychology. 1990;58(1):95-102.
18. Liu YY, Wang XT, Qiu HM, Xu AQ, Jia CX. Functional and dysfunctional impulsivity and attempted suicide in rural China: A paired case-control study. Psychiatry Res. 2017;253:22-7.
19. Brezo J, Paris J, Tremblay R, Vitaro F, Zoccolillo M, Hébert M, et al. Personality traits as correlates of suicide attempts and suicidal ideation in young adults. Psychological Med. 2006;36(2):191-202.
20. Ernst C, Lalovic A, Lesage A, Seguin M, Tousignant M, Turecki G. Suicide and no axis I psychopathology. BMC Psychiatry. 2004;4:7.

21. Bi B, Liu W, Zhou D, Fu X, Qin X, Wu J. Personality traits and suicide attempts with and without psychiatric disorders: analysis of impulsivity and neuroticism. BMC Psychiatry. 2017;17(1):294.

22. Dumais A, Lesage AD, Lalovic A, Séguin M, Tousignant M, Chawky N, et al. Is violent method of suicide a behavioral marker of lifetime aggression? Am J Psychiatry. 2005; 162(7):1375-8.

23. Maser JD, Akiskal HS, Schettler P, Scheftner W, Mueller T, Endicott J, et al. Can temperament identify affectively ill patients who engage in lethal or near-lethal suicidal behavior? A 14-year prospective study. Suicide Life Threat Behav. 2002;32(1):10-32.

24. Brent DA, Johnson BA, Perper J, Connolly J, Bridge J, Bartle S, et al. Personality disorder, personality traits, impulsive violence, and completed suicide in adolescents. J Am Acad Child Adolesc Psychiatry. 1994;33(8):1080-6.

25. Bakhshani NM. Impulsivity: a predisposition toward risky behaviors. Int J High Risk Behav Addict. 2014;3(2):e20428.

26. Moeller FG, Barratt ES, Dougherty DM, Schmitz JM, Swann AC. Psychiatric aspects of impulsivity. Am J Psychiatry. 2001;158(11):1783-93.

27. Liu RT, Trout ZM, Hernandez EM, Cheek SM, Gerlus N. A behavioral and cognitive neuroscience perspective on impulsivity, suicide, and non-suicidal self-injury: meta-analysis and recommendations for future research. Neurosci Biobehav Rev. 2017;83: 440-50.

28. Cole AB, Littlefield AK, Gauthier JM, Bagge CL. Impulsivity facets and perceived likelihood of future suicide attempt among patients who recently attempted suicide. J Affect Dis. 2019;257:195-9.

29. Bechara A. The neurology of social cognition. Brain. 2002;125(Pt 8):1673-5.

30. Bechara A, Damasio AR, Damasio H, Anderson SW. Insensitivity to future consequences following damage to human prefrontal cortex. Cognition. 1994;50(1-3):7-15.

31. Bechara A, Damasio H, Damasio AR. Emotion, decision making and the orbitofrontal cortex. Cereb Cortex. 2000;10(3):295-307.

32. Young L, Bechara A, Tranel D, Damasio H, Hauser M, Damasio A. Damage to ventromedial prefrontal cortex impairs judgment of harmful intent. Neuron. 2010;65(6):845-51.

33. Zermatten A, Van der Linden M, d'Acremont M, Jermann F, Bechara A. Impulsivity and decision making. J Nervous Mental Dis. 2005;193(10):647-50.

34. Brezo J, Paris J, Vitaro F, Hébert M, Tremblay RE, Turecki G. Predicting suicide attempts in young adults with histories of childhood abuse. Br J Psychiatry. 2008;193(2):134-9.

35. Wanner B, Vitaro F, Tremblay RE, Turecki G. Childhood trajectories of anxiousness and disruptiveness explain the association between early-life adversity and attempted suicide. Psychological Med. 2012;42(11):2373-82.

36. Turecki G. The molecular bases of the suicidal brain. Nat Rev Neurosci. 2014;15(12):802-16.

37. Turecki G, Ota VK, Belangero SI, Jackowski A, Kaufman J. Early life adversity, genomic plasticity, and psychopathology. The Lancet Psychiatry. 2014;1(6):461-6.

38. Turecki G, Meaney MJ. Effects of the social environment and stress on glucocorticoid receptor gene methylation: a systematic review. Biological Psychiatry. 2016;79(2):87-96.

39. McGowan PO, Sasaki A, D'Alessio AC, Dymov S, Labonté B, Szyf M, et al. Epigenetic regulation of the glucocorticoid receptor in human brain associates with childhood abuse. Nat Neurosci. 2009;12(3):342-8.

40. van der Vegt EJ, van der Ende J, Ferdinand RF, Verhulst FC, Tiemeier H. Early childhood adversities and trajectories of psychiatric problems in adoptees: evidence for long lasting effects. J Abnorm Child Psychol. 2009;37(2):239-49.

41. Shim E-J, Jeon HJ, Kim H, Lee K-M, Jung D, Noh H-L, et al. Measuring stress in medical education: validation of the Korean version of the higher education stress inventory with medical students. BMC Medical Education. 2016;16(1):302.

42. García-Forero C, Gallardo-Pujol D, Maydeu-Olivares A, Andrés-Pueyo A. Disentangling impulsiveness, aggressiveness and impulsive aggression: an empirical approach using self-report measures. Psychiatry Res. 2009;168(1):40-9.

43. Goodman M, New A. Impulsive aggression in borderline personality disorder. Curr Psychiatry Reports. 2000;2(1):56-61.

44. Blair RJ. The neurobiology of impulsive aggression. J Child Adolesc Psychopharmacol. 2016;26(1):4-9.

45. Gvion Y, Apter A. Aggression, impulsivity, and suicide behavior: a review of the literature. Arch Suicide Res. 2011;15(2):93-112.

46. Hartley CM, Pettit JW, Castellanos D. Reactive aggression and suicide-related behaviors in children and adolescents: a review and preliminary meta-analysis. Suicide Life Threat Behav. 2018;48(1):38-51.

47. Coryell W, Wilcox H, Evans SJ, Pandey GN, Jones-Brando L, Dickerson F, et al. Aggression, impulsivity and inflammatory markers as risk factors for suicidal behavior. J Psychiatr Res. 2018;106:38-42.

48. Glick AR. The role of serotonin in impulsive aggression, suicide, and homicide in adolescents and adults: a literature review. Int J Adolescent Med Health. 2015;27(2):143-50.

49. Asberg M, Träskman L, Thorén P. 5-HIAA in the cerebrospinal fluid. A biochemical suicide predictor? Arch Gen psychiatry. 1976;33(10):1193-7.

50. Coccaro EF. Central serotonin and impulsive aggression. Br J Psychiatry Suppl. 1989(8):52-62.

51. Davidson RJ, Putnam KM, Larson CL. Dysfunction in the neural circuitry of emotion regulation: a possible prelude to violence. Science. 2000;289(5479):591-4.

52. New AS, Trestman RL, Mitropoulou V, Benishay DS, Coccaro E, Silverman J, et al. Serotonergic function and self-injurious behavior in personality disorder patients. Psychiatry research. 1997;69(1):17-26.

53. Antypa N, Serretti A, Rujescu D. Serotonergic genes and suicide: a systematic review. Eur Neuropsychopharmacol. 2013;23(10):1125-42.

54. Bondy B, Buettner A, Zill P. Genetics of suicide. Mol Psychiatry. 2006;11(4):336-51.

55. Brezo J, Bureau A, Mérette C, Jomphe V, Barker ED, Vitaro F, et al. Differences and similarities in the serotonergic diathesis for suicide attempts and mood disorders: a 22-year longitudinal gene-environment study. Molecular Psychiatry. 2010;15(8):831-43.

56. American Psychiatric Association (APA). Diagnostic and Statistical Manual of Mental Disorders. 5th ed. Washington: APA; 2013. 992 p.

57. Robins E, Guze SB. Establishment of diagnostic validity in psychiatric illness: its application to schizophrenia. Am J Psychiatry. 1970;126(7):983-7.
58. Abuabara A, Abuabara A, Tonchuk CAL. Comparative analysis of death by suicide in Brazil and in the United States: descriptive, cross-sectional time series study. Sao Paulo Medical Journal. 2017;135:150-6.
59. Posner K, Oquendo MA, Gould M, Stanley B, Davies M. Columbia Classification Algorithm of Suicide Assessment (C-CASA): classification of suicidal events in the FDA's pediatric suicidal risk analysis of antidepressants. The American journal of psychiatry. 2007;164(7):1035-43.
60. Obegi JH. Rethinking suicidal behavior disorder. Crisis: The Journal of Crisis Intervention and Suicide Prevention. 2019;40(3):209-19.

SEÇÃO III

TRANSTORNOS DE CONDUTA E PREJUÍZOS DA EMPATIA

9

Transtornos do comportamento e prejuízos da empatia: introdução ao conceito

Antonio de Pádua Serafim
Fabiana Saffi

INTRODUÇÃO

A psicologia em sua essência está interessada em várias áreas do conhecimento, como o comportamento humano, o processo mental, o nível neural e o nível cultural. A relevância do estudo do comportamento está no fato de que um comportamento, seja ele socialmente adequado, socialmente inadequado, antissocial ou antijurídico, pode ser expresso por pessoas entendidas como normais do ponto de vista de saúde mental e por portadoras de um transtorno mental.

A expressão do comportamento está intrinsicamente relacionada à constituição psicológica (os aspectos psicológicos) de cada indivíduo. Esta constituição psicológica interferirá diretamente na qualidade do comportamento e consequentemente na repercussão deste no ambiente. Em um sentido mais amplo, esta associação se configura em um caráter hedonista, ou seja, prazer, vontade, desejos e necessidades devem estar coerentes com as regras do ambiente. Sendo assim, o mesmo comportamento em diferentes contextos pode ser interpretado como socialmente adequado ou não.

Outro importante aspecto na manifestação do comportamento é a regulação da resposta emocional, ou seja, a autorregulação emocional. Esse processo é um movimento consciente, isto é, iniciado pela própria vontade do indivíduo, com o intuito de controlar sentimentos, emoções e comportamentos. Esse construto se torna uma habilidade indispensável para os sujeitos no dia a dia[1]. Nesse escopo, fica claro no tocante à emoção que seu principal papel engloba um funcionamento complexo para a sobrevivência, uma vez que se configura como o modulador do desenvolvimento da interação social. Todavia, falhas ou inadequações dessa complexa estrutura põem em risco o próprio indivíduo em relação ao meio, como também em relação ao outro.

Já em um contexto mais amplo tem-se observado que a ausência de sentimentos éticos e altruístas, unidos à falta de sentimentos morais, impulsiona alguns indivíduos a expressarem comportamentos extremados de brutalidade e crueldade. Por vezes o comportamento deriva da impulsividade, baixo limiar de tolerância às frustrações, desencadeando uma desproporção entre os estímulos e as respostas, ou seja, respondendo de forma exagerada diante de estímulos mínimos e triviais. Outras condições como a insensibilidade e a incapacidade de perceber responsabilidade sobre os seus próprios atos, menor senso ético e baixa resposta de empatia e respeito à vida humana também estão presentes nestes indivíduos.

Em destaque tem-se que a falta ou a inabilidade na expressão de uma resposta empática para com os outros tem sido consistentemente identificada como um fator primário importante que corrobora a manifestação de comportamentos agressivos e até crimes violentos com características sádicas e cruéis[2,3]. Com base nesta premissa, será discutida neste capítulo a relevância da empatia em associação com transtornos do comportamento.

CONCEITO

Em uma perspectiva ampla, a empatia traduz o que ocorre de forma natural na experiência humana subjetiva de semelhança entre os sentimentos expressos por si, pelos outros, sem perder de vista a quem de fato estes sentimentos pertencem. A empatia envolve não só a experiência afetiva do estado emocional real ou inferida da outra pessoa, mas também um reconhecimento mínimo e a compreensão do estado emocional do outro. Epistemologicamente, são vários os níveis de análise, desde a psicologia do desenvolvimento, social, as neurociências até a neuropsicologia clínica[4].

A capacidade de ver o mundo, incluindo o próprio comportamento e o comportamento do outro, pautado pela sensibilidade e compreensão dos possíveis estados emocionais, caracteriza a empatia. Representa ainda a habilidade de construir para si os estados mentais do outro[5].

Eisenberg e Lennon[6] consideram que a empatia se traduz em duas habilidades humanas. A primeira é a tomada de decisões (o que eles denominam de empatia cognitiva) e a segunda chamada de vicário de emoção ou a empatia emocional (a palavra vicário advém do latim *"vicarius"*, o que faz às vezes de outro ou o que substitui outra coisa ou pessoa). Com base nestes apontamentos fica claro que a empatia engloba tanto componente cognitivo quanto emocional.

Posto isto, Eisenberg e Lennon[6] distinguem três tipos de reações emocionais comumente associados a expressão da empatia:

- A expressão em reflexo do sentir do outro.
- A resposta a uma emoção do outro.
- A manifestação de ansiedade perante o estado do outro.

Em outro acompanhamento, a literatura tem enfatizado que a empatia se constitui de um elemento fundamental na personalidade humana uma vez que participa ativamente no aperfeiçoamento das relações interpessoais, bem como na prevenção da agressividade entre pares[7,8]. Neste enfoque, comportamentos pró-sociais, que representam ações ou atividades consideradas socialmente positivas, cujo objetivo principal seria atender as necessidades e ao bem-estar do outro, como, o altruísmo, a generosidade e a cooperação, estariam associadas a uma expressão adequada de empatia[9].

Por outro lado, comportamentos pautados pela destruição ou prejuízos do outro, associados a características egoísticas, competitivas, hostis e agressivas classificadas como socialmente negativas, contemplam aspectos antissociais e baixa resposta de empatia[10].

O DESENVOLVIMENTO

Pensando na empatia enquanto escopo de desenvolvimento, encontram-se as concepções psicológicas, sociais e biológicas, mas sem estabelecer a supremacia de uma delas. Ao que parece, na literatura, há um consenso de que os seres humanos tendem a uma predisposição para desenvolver respostas de empatia. Sendo assim, o desenvolvimento da empatia deve ser abordado sob o prisma de um contexto biopsicossocial.

Na perspectiva psicológica, três vertentes têm sido mais proeminentes: a evolucionista, a cognitiva e a humanista.

Na perspectiva evolucionista a empatia perpassa a capacidade de captar sinais emocionais nos outros, como fruto do desenvolvimento de uma base inata de habilidade. O que para Motta et al.[11] serve para fins de sobrevivência das espécies, com o propósito de facilitar a reprodução e a fuga de predadores, entre outros.

No escopo do comportamento infantil, Thompson[12] enfatiza que as vivências e expressões emocionais para a criança se configuram como pilares relevantes para o processamento e internalização da informação social, aspecto este que terá repercussão fundamental para a interação social. Logo, é possível destacar que se no ambiente no qual a criança está inserida não há reforço ou estímulo às atitudes egocêntricas ou egoístas, ao passo que se proporciona oportunidades para experimentar e expressar diferentes emoções que venham a satisfazer as suas necessidades físicas e emocionais, possivelmente este ambiente proporcionará um melhor desenvolvimento de vivências de empatia.

Ainda nesta perspectiva, Preston e De Waal[13] consideram três componentes que participam da constituição da empatia:

- Componente cognitivo, cuja função abrange a capacidade perceber e inferir pensamentos e sentimentos do outro.
- Componente afetivo, que facilita a predisposição para experimentar a emoção ou o sentimento do outro.
- Componente comportamental, que resulta na possibilidade de uma ação pautada na capacidade de vivenciar, compreender e reconhecer sentimentos e pensamentos do outro.

Preston e De Waal[13] denominam este processo de Modelo de Percepção-Ação no que tange a uma abordagem biopsicossocial, já que envolve a participação de estruturas fisiológicas, neuroanatômicas e processos mentais associados aos comportamentos pró-sociais. De forma sumária, concebe-se a empatia como um processo inato, mas correlacionada aos estímulos e às exigências ambientais.

Em uma perspectiva mais cognitiva da empatia, obviamente, pressupõe um processo mental ligado à capacidade de compreensão e, neste caso, compreensão dos sentimentos do outro[14], ressaltando que este processo não está desvinculado da maturidade emocional de cada indivíduo. Destaca-se ainda que esta compreensão permite à pessoa apreender estes sentimentos e processá-los de forma a gerar uma identificação, resultando em um padrão de comportamento na perspectiva do outro.

Já em uma perspectiva humanista, a empatia representa uma aceitação incondicional da pessoa do outro, uma vez que irá estabelecer relações harmoniosas entre as pessoas, promovendo a compreensão e a aceitação. Neste escopo, Rogers[15] ressalta que o enquadre humanista da empatia se traduz na visão do mundo do outro, dos seus sentimentos e das suas opiniões.

Resguardadas as perspectivas supracitadas, Smith[16] tem proposto duas explicações relativas ao desenvolvimento ou evolução da empatia.

A evolução do ambiente social complexo exigiu do ser humano a necessidade de um funcionamento social adequado a estas exigências. Sendo assim, houve uma necessidade nos seres humanos para compreender e prever o comportamento dos outros em termos de estados mentais.

O segundo aspecto é que com o desenvolvimento da empatia as pessoas são motivadas à expressão de comportamentos mais altruístas, consequentemente, a aceitação social aumenta, desde que possamos distinguir as nossas próprias emoções das empáticas.

Na perspectiva biológica, embora seja difícil especificar a exclusividade de uma determinada estrutura como responsável por este ou aquele tipo de mais pró-social relativo à empatia, algumas estruturas cerebrais se interligam intensamente e algumas contribuem mais que outras para esse comportamento conforme a Tabela 1.

Ainda na perspectiva biológica da empatia, o estudo com neurônio-espelho tem tido um considerável avanço. Este avanço se deve ao fato da descoberta acidental dos neurônios pré-motores dispararem quando um primata executa movimentos da mão dirigidos a objetivos ou quando o primata meramente observa estes movimentos realizados pelo experimentador[17].

Esta observação forneceu uma base neural para processos de imitação e lançou luz sobre como a aprendizagem por meio da observação poderia ser explicada em um escopo neuropsicológico. Embora o sistema de neurônios-espelho seja em grande parte motor, a sua investigação nos processos

Tabela 1 Áreas cerebrais associadas com a empatia

Áreas	Funções
Pré-frontal	Desempenha importante papel na expressão dos estados afetivos. Lesões nessa região levam o indivíduo à perda do senso de suas responsabilidades sociais, bem como da capacidade de concentração e de abstração.
Giro cingulado	Participação ativa na regulação do comportamento agressivo.
Amígdala cerebral	Tem papel importante na mediação e no controle das atividades emocionais de ordem maior, como amizade, amor e afeição, nas exteriorizações do humor e, principalmente, nos estados de medo e ira e na agressividade. Além de ser fundamental para a autopreservação, por ser o centro identificador do perigo, gera medo e ansiedade.
Tronco cerebral	Além da função de alerta e vigília, esta região responde pelas alterações fisionômicas dos estados afetivos, como as expressões de raiva, alegria, tristeza e ternura.

da empatia pode fornecer uma plausível explicação para os mecanismos de certos comportamentos sociais e emocionais.

AVALIAÇÃO DA EMPATIA

Os instrumentos para avaliação da empatia de maneira geral são elaborados considerando tanto os aspectos cognitivos quanto emocionais descritos em seus conceitos. Sendo assim, destacam-se a seguir os principais instrumentos para medidas da empatia que são direcionados tanto para crianças e adolescentes quanto para adultos.

Tabela 2 Instrumentos para avaliação da empatia

Instrumentos	Descrição
Questionnaire to *Assess Affective and Cognitive Empathy in Children* (QACEC), de Zoll e Enz (2010)	Escala multidimensional, enquadra tanto o aspecto cognitivo como o afetivo de crianças e adolescentes entre 8 e 16 anos

(continua)

150 Psiquiatria, saúde mental e a clínica da impulsividade

Tabela 2 Instrumentos para avaliação da empatia (*continuação*)

Instrumentos	Descrição
Escala de Empatia para Crianças e Adolescentes (EECA), de Bryant (1982)	Escala de empatia para crianças e adolescentes adaptada para a utilização no Brasil com crianças de nível socioeconômico baixo
Inventário de Empatia, de Falcone et al. (2008)	Construído e validado no Brasil para adultos
Índice de Reatividade Interpessoal (IRI), de Davis (1980)	Questionário autoinforme do tipo Likert, composto de quatro subescalas independentes, cada uma medindo uma dimensão da empatia: adoção de perspectiva, preocupação empática, fantasia e mal-estar pessoal
Inventário de Temperamento e Caráter (ITC), de Cloninger et. al. (1993)	Estuda a personalidade sob o prisma de quatro fatores de temperamento e três de caráter. No fator caráter, cooperatividade verifica a prevalência em cada indivíduo considerando: aceitação social *vs.* intolerância; utilidade *vs.* inutilidade; generosidade *vs.* egoísmo; empatia *vs.* desinteresse social; compaixão *vs.* vingança.
Escala de Avaliação de Psicopatia (*Psychopathy Checklist-Revised* – PCL-R), de Hare (1991)	Entre os vários aspectos da avaliação, considera a indiferença/falta de empatia

TRANSTORNOS DO COMPORTAMENTO E EMPATIA

Identificar e responder aos estados emocionais de outras pessoas representa uma habilidade crucial para a interação social bem-sucedida, ao passo que inadequações ou falha nesta habilidade têm sido associadas a uma das hipóteses de comportamentos agressivos. Neste escopo, a manifestação de comportamentos agressivos estaria associada a um déficit em reconhecer e responder adequadamente a estímulos sociais, característica esta que estaria presente em maior intensidade em alguns quadros, como os transtornos de personalidade e a violência sexual.

A personalidade humana integra aspectos físicos e psicológicos, além de se configurar como um processo dinâmico e contínuo que permite à pessoa equilibrar características individuais na interação com o ambiente. Essas características acompanham o indivíduo da infância à vida adulta e, em sua maioria, sofrem poucas modificações. Sumariamente, a personalidade representa um conjunto de características psicológicas que modulam a forma de pensar, sentir e agir de cada pessoa.

Por vezes, essas características psicológicas (traços psicológicos) se apresentam de forma acentuada, levando o indivíduo a uma dificuldade de adaptação ao ambiente, caracterizando os transtornos de personalidade.

Os transtornos de personalidade podem ser definidos por características que um determinado indivíduo apresenta desde a adolescência, que lhe causam grande desconforto e sofrimento psíquico. Essas características se desviam acentuadamente das expectativas da cultura do indivíduo, apresentam um padrão invasivo e inflexível, manifestando-se em duas das seguintes áreas: cognição, afetividade, funcionamento interpessoal ou controle dos impulsos[18].

A seguir ilustraremos, três tipos: personalidade narcisista, *borderline* e antissocial.

Personalidade narcisista

Neste cenário, tem-se a personalidade narcisista caracterizada por um sentimento grandioso em relação a si mesmo, fantasia situações de sucesso ilimitado, grandes riquezas, poder, inteligência. Acredita que é uma pessoa especial, que deve ser admirada pelos outros e, consequentemente, não percebe os desejos daqueles que a rodeiam, que começam no início da idade adulta e estão presentes em uma variedade de contextos[18]. Dessa forma, o paciente diagnosticado com transtorno de personalidade narcisista apresenta dificuldade para perceber as necessidades do outro, colocar-se em seu lugar e se identificar com suas dificuldades. Isso acarreta muitas dificuldades nos relacionamentos interpessoais.

Visto isto, algumas pessoas com características narcisistas, quando se sentem atingidas por ofensa ou ameaça, tendem a responder por forte emoção de raiva e insensibilidade. Esta emoção negativa potencializa uma redução na expressão da empatia, levando esta pessoa à manifestação de violência premeditada, organizada, que é praticada com absoluta frieza sem considerar os sentimentos ou as necessidades do outro[3,19].

Personalidade *borderline*

Já as pessoas com personalidade *borderline* no geral expressam um padrão de comportamento decorrente de uma instabilidade emocional. Esse transtorno tem como características "tendência nítida a agir de modo imprevisível sem consideração pelas consequências; humor imprevisível e caprichoso; tendência a acessos de cólera e uma incapacidade de controlar os comportamentos impulsivos; tendência a adotar um comportamento briguento e a entrar em conflito com os outros, particularmente quando os atos impulsivos são contrariados ou censurados [...] por perturbações da autoimagem, do estabelecimento de projetos e das preferências pessoais, por uma sensação crônica de vacuidade, por relações interpessoais intensas e instáveis e por uma tendência a adotar um comportamento autodestrutivo, compreendendo tentativas de suicídio e gestos suicidas"[20]. Este conjunto de características repercute de forma substancial na capacidade do controle da emoção, provocando descontroles comportamentais e prejuízos na cognição social[21]. Ainda segundo Jeung & Herpertz[21], na cognição social os portadores de personalidade *borderline* reduzem a respostas empáticas uma vez que em situações de intensa frustração apresentam baixa capacidade para discriminar expressões emocionais, sejam positivas ou negativas. Harari, et al.[22] relatam que um padrão disfuncional de capacidade empática pode ser responsável por problemas de comportamento em pacientes *borderlines*.

Psicopatia

Algumas pessoas com transtorno de personalidade antissocial apresentam uma intensificação desses sintomas descritos e estão classificadas como psicopatas. Alguns indivíduos com características psicopáticas marcantes descrevem-se como "predadores". Eles não têm o tipo mais comum de comportamento agressivo, que é o da violência acompanhada de descarga emocional (geralmente raiva ou medo) e nem ativação do sistema nervoso simpático (dilatação das pupilas, aumento dos batimentos cardíacos e respiração, descarga de adrenalina, etc.). Seu tipo de violência é similar à agressão predatória, que é acompanhada por excitação simpática mínima ou por falta dela, e é planejado, proposital e sem emoção ("a sangue-frio").

Além do mais, tendem a expressar de forma marcante um senso de superioridade, poder e domínio irrestrito sobre outros, mecanismo este que se configura pela capacidade de ignorar suas necessidades e justificar o uso do que quer que eles sintam para alcançar seus ideais e evitar consequências adversas para seus atos. Os estados afetivos apresentam-se sem reciprocidade e sem um verdadeiro interesse pelo outro. Este complexo e inadequado funcionamento emocional é descrito em larga escala, visto que alguns indivíduos que praticam crimes hediondos contra a pessoa expressam total ausência de remorso, egocentrismo, incapacidade para estabelecer laços de amor, bem como pobreza geral nas reações afetivas com ênfase na incapacidade de respostas empáticas.

Em estudo que examinou a relação entre traços de psicopatia e respostas empáticas em jovens infratores, os resultados evidenciaram que níveis mais altos de psicopatia estavam relacionados a graus menores de respostas a conteúdos empáticos[23].

Recentemente, a literatura tem usado a expressão de traços sombrios (*dark traits*) como uma conotação negativa para explicar uma série de comportamentos socialmente questionáveis que ferem a ética e a moral[24]. A característica marcante de uma pessoa com *dark traits* é uma tendência a maximizar a sua individualidade, expressões de crueldade, inescrupuloso, desconsideração pelo outro, com baixa expressão de empatia e crenças que servem como justificativas para suas ações[24]. Os *dark traits* vêm sendo estudados como uma tríade de características: maquiavelismo (caracterizado por manipulação dos outros, excesso de interesse próprio e indiferença moral e empática), narcisismo (grandiosidade, orgulho desmedido, egoísmo) e psicopatia (quebra recorrente de leis e regras, frieza emocional)[25].

VIOLÊNCIA SEXUAL

A maioria dos estudos que investigam competências empáticas em criminosos violentos direciona as investigações no reconhecimento de emoções. Marshall e Marshall[26] estudaram a empatia em três etapas em criminosos sexuais: a primeira incluía reconhecer o estado emocional de outra. Em seguida, esta observação de emoção do outro é reforçada, tendo a perspectiva da outra pessoa. Na terceira etapa, além do reconhecimento da emoção, o indivíduo necessitaria tomar decisões como observador e ao sentir a resposta emocional. Os resultados mostraram de maneira geral que criminosos sexuais apresentaram um padrão de resposta pautada na neutralidade em relação às situações analisadas. Observaram também que, apesar de algumas inconsistências de resultados prévios de reconhecimento de emoções e perspectiva de tomar decisões, a evidência atual sugere que os agressores especialmente psicopatas são amplamente capazes de entender as emoções dos outros em um nível cognitivo.

Indivíduos com estas características tendem ainda a expressar baixas respostas de ansiedade em situações geradoras de estresse, associadas a uma disparidade entre a linguagem e seu conjunto emocional. Eles conhecem as palavras e seu respectivo conteúdo emocional, porém, não sentem e não expressam este conteúdo.

COMPORTAMENTO DE *BULLYING*

O comportamento caracterizado como *bullying* representa uma forma de violência praticada principalmente entre jovens, caracterizado por um desequilíbrio de poder a favor de uma pessoa/grupo e outro indivíduo/grupo, com a intenção de causar mal-estar, desconforto e perturbação. A violência pode ocorrer por meio de apelidos, agressões físicas, ameaças, ofensas verbais ou expressões e gestos, indiferença, isolamento e difamação, gerando mal-estar aos alvos.

O agressor é normalmente uma pessoa mais impulsiva, que acredita que sua agressividade seja uma qualidade e que não consegue se comover com o sofrimento do outro, ou seja, apresenta um déficit na empatia[27].

CONSIDERAÇÕES FINAIS

A empatia se configura como uma temática de ampla relevância no cenário da psiquiatria e psicologia, visto que sua evolução agrega o cuidado dos pais à prole e os vínculos de parentesco, para ajudar a facilitar a vida em grupo[9]. Além disso, a capacidade empática, tanto em animais quanto em seres humanos, medeia o comportamento pró-social quando a sensibilidade ao sofrimento dos outros é combinada com um impulso em direção ao seu bem-estar[9].

Logo, parece evidente que o não desenvolvimento ou a não adequada consolidação da empatia no ser humano corrobora importantes alterações do comportamento, com consequências por vezes difíceis de serem reparadas nas vítimas. Além disso, vários fatores biológicos, psicológicos e sociais podem incorrer para a inadequação na expressão da empatia. Visto isso, acredita-se que proporcionar experiências de aprendizagem cooperativa, a promoção de valores e a identificação precoce de condutas que sinalizem problemas referentes à expressão da empatia certamente concorrerão à redução de condutas agressivas ou pautadas na insensibilidade.

REFERÊNCIAS BIBLIOGRÁFICAS

1. Noronha APP, Batista HHV. Relações entre forças de caráter e autorregulação emocional em universitários brasileiros. Revista Colombiana de Psicología. 2020;29:73-86.
2. Day A, Mohr P, Howells K, Gerace A, Lim L. The role of empathy in anger arousal in violent offenders and university students. Int J Offender Ther Comp Criminol. 2012;56(4):599-613.
3. Winter K, Spengler S, Bermpohl F, Singer T, Kanske P. Social cognition in aggressive offenders: Impaired empathy, but intact theory of mind. Sci Rep. 2017;7(1):670.
4. Decety J, Jackson PL. The functional architecture of human empathy. Behav Cogn Neurosci Rev. 2004;3(2):71-100.
5. Hogan R. Development of an empathy scale. J Consult Clin Psychol. 1969;33:307-16.
6. Eisenberg N, Lennon R. Sex differences in empathy and related capacities. Psychological Bulletin. 1983;94:100-31.
7. Cann A, Norman M, Welbourne J, Calhoun L. Attachment styles, conflict styles and humour styles: Interrelationships and associations with relationship satisfaction. Eur J Person. 2008;22(2):131-46.
8. Song Y, Shi M. Associations between empathy and big five personality traits among Chinese undergraduate medical students. PLoS One. 2017;12(2):e0171665.
9. Decety J, Bartal IB, Uzefovsky F, Knafo-Noam A. Empathy as a driver of prosocial behaviour: highly conserved neurobehavioural mechanisms across species. Philos Trans R Soc Lond B Biol Sci. 2016;371(1686):20150077.
10. Eisenberg N, Eggum ND, Di Giunta L. Empathy-related responding: associations with prosocial behavior, aggression, and intergroup relations. Soc Issues Policy Rev. 2010;4(1):143-80.
11. Motta DC, Falcone EMO, Clark C, Manhaes AC. Práticas educativas positivas favorecem o desenvolvimento da empatia em crianças. Psicol Estud. 2006;11(3):523-32.
12. Thompson RA. Empatía y comprensión emocional: el desarrollo temprano de la empatía. In: Eisenberg N, Strayer J (orgs.). La empatía y su desarrollo. Bilbao: Desclée de Brouwer; 1992. p. 133-61.
13. Preston SD, de Waal FB. Empathy: its ultimate and proximate bases. Behav Brain Sci. 2002;25(1):1-20.
14. Pavarino M, Del Prette A, Del Prette Z. O desenvolvimento da empatia como prevenção da agressividade na infância: Psico. 2005;36(2):127-34.
15. Rogers C. Tornar-se pessoa. São Paulo: Martins Fontes; 2009
16. Smith A. Cognitive empathy and emotional empathy in human behavior and evolution. The Psychological Record. 2006;56:3-21.
17. di Pellegrino G, Fadiga L, Fogassi, Gallese V, Rizzolatti G. Understanding motor events: a neurophysiological study. Experimental Brain Research. 1992;91(1):176-80.
18. American Psychiatric Association. Manual diagnóstico e estatístico de transtornos mentais – DSM-5. Porto Alegre: Artmed; 2014.
19. Serafim AP, Rigonatti SP, Barros DM. Transtornos da personalidade: aspectos médico-legais. In: Louzã Neto MR, Cordás TA (orgs.). Transtornos da personalidade. Porto Alegre: Artmed; 2011. p. 323-36.

20. Organização Mundial da Saúde. Classificação internacional de doenças, 10.ed. São Paulo: Edusp; 2008.
21. Jeung H, Herpertz SC. Impairments of interpersonal functioning: empathy and intimacy in borderline personality disorder. Psychopathol. 2014;47(4):220-34.
22. Harari H, Shamay-Tsoory SG, Ravid M, Levkovitz Y. Double dissociation between cognitive and affective empathy in borderline personality disorder. Psychiatry Research. 2010;175:277-9.
23. de Barros DM, Dias AM, Serafim Ade P, Castellana GB, Achá MF, Busatto GF. Dimensional assessment of psychopathy and its relationship with physiological responses to empathic images in juvenile offenders. Front Psychiatry. 2013;4:147.
24. Moshagen M, Hilbig BE, Zettler I. The dark core of personality. Psychological Review. 2018;125(5):656-88.
25. Paulhus DL, Williams KM. The dark triad of personality: narcissism, machiavellianism, and psychopathy. Journal of Research in Personality. 2002; 36: 556-63
26. Marshall LE, Marshall WL. Empathy and antisocial behavior. J Forens Psychiatry Psychol. 2011;22(5):742-59.
27. Jolliffe D, Farrington D. Is low empathy related to bullying after controlling for individual and social background variables? J Adolesc. 2011;34:59-71.

10

Transtorno de conduta

Sandra Scivoletto
Miguel Angelo Boarati
Valdeli Vieira
Mauro Victor de Medeiros Filho

INTRODUÇÃO

Problemas de comportamento de crianças e adolescentes são uma das dificuldades mais frequentes enfrentadas por pais/responsáveis e educadores. O desrespeito às regras e limites, a indisciplina, a destruição ou danos a bens públicos e, nos casos mais graves, o comportamento agressivo que resulta em crimes que chocam a sociedade têm sido tema atual de debates sobre os jovens.

Nos últimos anos temos observado um significativo aumento de queixas relacionadas a problemas comportamentais externalizantes em crianças e adolescentes não só nos serviços de saúde, mas também no ambiente escolar. Dentre esses, destacam-se aqueles que se referem aos comportamentos antissociais, também chamados de transtornos de conduta (TC) e que incluem vandalismo, brigas, *bullying*, mentiras e roubos. Tais comportamentos causam prejuízos físicos e emocionais significativos às vítimas e têm se tornado um grave problema de saúde pública, ocasionando um custo social ao indivíduo e à sociedade na medida em que se relacionam a um maior risco de abuso de substâncias, de suicídio e de encarceramento.

O transtorno de conduta (TC) é caracterizado pela ocorrência repetitiva e persistente de comportamento antissocial, agressivo e desafiador, com intensidade e frequência muito além do esperado para cada faixa etária. Portanto, a ocorrência de um ato antissocial ou criminal isolado não é suficiente para o diagnóstico de TC.

EPIDEMIOLOGIA

Estudos epidemiológicos apontam que o TC é o diagnóstico psiquiátrico mais prevalente na infância e na adolescência[1,2], com índices em torno de 5% na faixa etária de 5 a 16 anos[2]. A sua prevalência aumenta com a idade durante a infância e a adolescência, sendo mais frequente no sexo masculino: em crianças entre 5 e 10 anos, 7% dos meninos e 3% das meninas apresentam TC; já em adolescentes entre 11 e 16 anos, a proporção passa para 8% dos meninos e 5% das meninas. No Brasil, os dados são similares, com 7% da população escolar entre 7 e 14 anos apresentando o transtorno[3]. A ocorrência de TC é maior nas classes sociais mais desfavorecidas, sendo três a quatro vezes maior nas classes sociais D e E, quando comparada à classe A[2]. Também é mais frequente entre crianças e adolescentes vítimas de maus-tratos, e 40% das crianças acompanhadas pelo sistema de proteção apresentam quadro compatível com TC[2]. No Brasil, num serviço especializado no acompanhamento de crianças e adolescentes vítimas de maus-tratos, com média de idade de 12 anos, a prevalência de TC foi de 13,4%, sendo duas vezes mais frequente no sexo masculino[4]. Também se verificou entre adolescentes com histórico de maus-tratos na infância que, quanto maior a intensidade dos maus-tratos sofridos, maior a ocorrência de impulsividade e de comportamentos agressivos e opositores[5]. Crianças ou adolescentes que sofreram *bullying* ou que foram criadas em ambientes violentos também apresentam maior possibilidade de desenvolver o transtorno[6].

O diagnóstico de TC está fortemente associado ao envolvimento com drogas na adolescência e a problemas com a justiça. Um estudo realizado no Brasil com adolescentes usuários de drogas mostrou que 59% tinham cometido roubos e furtos, 38,6% já tinham sido presos e 32,3% tinham envolvimento com tráfico de drogas. Porém, na maioria dos casos, os comportamentos antissociais haviam começado após o início do consumo de drogas e diminuíam com a diminuição do consumo[7]. A qualidade do ambiente doméstico e comunitário onde essas crianças e adolescentes estão inseridos, que incluem dificuldades financeiras, desemprego, ocorrência de transtornos mentais, abuso sexual ou físico e uso de substâncias, são fatores de risco associados[8]. A relação entre a influência do ambiente comunitário e os transtornos de conduta tem merecido atenção acadêmica nos últimos anos, na medida em que este pode ter um importante papel mediador e moderador[9]. Os jovens que apresentam esse quadro têm, em geral, relações familiares e amorosas conflitivas, com brigas e agressões físicas, e vida escolar com dificuldades acadêmicas e interpessoais, por vezes com trocas de escola ou abandono escolar. Como consequência, a formação educacional e profissional fica comprometida, o que dificulta a inserção social na vida adulta. Essa situação contribui com a marginalização social, o envolvimento em diversas formas de criminalidade e a ocorrência de transtornos mentais na vida adulta. Cerca de 50% dos adolescentes com diagnóstico de TC desenvolvem transtorno de personalidade antissocial na vida adulta[2]. As consequências dos comportamentos antissociais são amplas e podem ser duradouras, acarretando prejuízo funcional ao paciente e sofrimento às pessoas próximas, como parentes, colegas ou professores e, em casos mais graves, para toda a comunidade.

Daí a importância da identificação de grupos com maior risco para ocorrência de TC e desenvolvimento de estratégias de prevenção, com orientação dos pais e professores; nos casos em que já é possível diagnosticar a existência de TC, o diagnóstico precoce e o desenvolvimento de intervenções terapêuticas adequadas são fundamentais para prevenir a evolução para quadros mais graves, com pior prognóstico.

ETIOLOGIA

Nenhum fator isolado pode explicar o comportamento disruptivo de uma criança. Os estudos realizados até o momento indicam que os TC são resultantes de diversos fatores que, associados ao longo do tempo, contribuem para o desenvolvimento de padrões de interação agressivos e antissociais. Na etiologia do TC, é importante considerar aspectos do desenvolvimento emocional e cognitivo da criança, assim como a perspectiva do aprendizado social. Nesse sentido, alguns autores sugerem que a criança aprende o comportamento disruptivo do ambiente em que vive, e o aparecimento do TC se dá pela exposição cumulativa a modelos disruptivos[6]. Porém, estudos longitudinais sobre o desenvolvimento do comportamento disruptivo desde a infância até a adolescência sugerem o oposto. Para eles, o comportamento disruptivo e agressivo seria o esperado entre crianças pequenas; com o tempo, as crianças aprenderiam comportamentos mais sociáveis por meio das interações estabelecidas no ambiente em que vivem, ou seja, elas aprenderiam a controlar impulsos primários mais agressivos e desenvolveriam comportamentos mais adequados socialmente (por meio do desenvolvimento de um sistema chamado de cognição social). A ocorrência de um TC se daria quando a criança não consegue aprender ou usar os comportamentos mais adequados socialmente[10]. Cabe ressaltar, no entanto, que fatores individuais, como o repertório de habilidades sociais, a capacidade de resposta ao estresse e a capacidade de resiliência particular a cada indivíduo, modularão a resposta dele às situações descritas.

Portanto, os fatores envolvidos na gênese da dificuldade de desenvolvimento de comportamentos socialmente mais adequados estão fortemente presentes entre as gerações e dependem de aspectos genéticos e ambientais, incluindo mecanismos epigenéticos (do grego *epi*, "em cima, à volta, muito perto", e *genética*), que é o estudo do conjunto de processos químicos que modificam a atividade do DNA, porém sem alterar a sequência de bases dos seus nucleotídeos[11].

A clínica mostra que cada indivíduo apresenta um conjunto distinto de fatores de risco, que se associam com diferentes intensidades e levam a uma manifestação clínica singular. Didaticamente, os fatores de risco podem ser divididos em: individuais (neurológicos, psicológicos), familiares e ambientais (socioculturais, maus-tratos na infância)[1].

Características individuais

Suscetibilidades genéticas, complicações perinatais, características de temperamento, desregulação em sistemas de neurotransmissores, alterações na regulação do sistema nervoso autônomo, alterações cognitivas diversas.

- **Fatores psicológicos:** crianças criadas em ambientes adversos, que vivenciam estresse emocional precoce, apresentam dificuldades na modulação e expressão emocional, além de terem dificuldades no controle de impulsos, principalmente quando contrariadas. O controle de impulsos deficitário associado à carência crônica de suas necessidades satisfeitas pode levar a um prejuízo do desenvolvimento da empatia, que pode agravar os sintomas de TC[12].

- **Fatores neurológicos:** Alguns estudos relatam que crianças com mais comportamentos externalizantes apresentam mais alterações no EEG de repouso do que crianças com pouco ou nenhum problema de comportamento. As alterações encontradas estão associadas a áreas relacionadas com regulação emocional. Crianças com alterações de neurodesenvolvimento podem apresentar maior dificuldade na compreensão de regras, menor capacidade de controle de impulsos e menor regulação emocional, o que dificultaria o aprendizado de comportamentos socialmente mais aceitos. Crianças com maiores níveis de insensibilidade exibem uma resposta hemodinâmica reduzida na ínsula ao verem outras pessoas sendo prejudicadas, sendo esta uma região que desempenha papel fundamental na empatia e consciência emocional[13]. Regiões frontais e temporais e a amígdala estão envolvidas no processo de tomada de decisão e se encontram prejudicadas nesses indivíduos, na medida em que distúrbios nos mecanismos de reforço acabam por interferir no processamento de estímulos negativos, produzindo escolhas imprudentes e insensibilidade a escolhas negativas[14].

- **Fatores comórbidos:** a propensão à violência está associada com disfunção do sistema nervoso central (SNC) e com psicopatologia grave, especialmente aquelas com autorreferência e tendência a delírios, ou aquelas que cursam com prejuízo no controle de impulsos e instabilidade de humor. Embora as taxas de comorbidades sejam mais altas com outros distúrbios externalizantes, como o transtorno de déficit de atenção/hiperatividade (TDAH), também há uma sobreposição com distúrbios internalizantes[15]. Observa-se que esses indivíduos apresentam sensibilidade normal ou aumentada a estímulos relacionados à recompensa, com redução na sensibilidade a resultados negativos, o que reduz a capacidade de aprendizagem por *feedback* negativo. Esses efeitos sofrem a mediação dos centros relacionados à punição no cérebro e regiões estriadas, sendo os sinais de previsão de erro deficientes para eventos aversivos, o que implica uma capacidade diminuída de avaliação de risco.

Características familiares

Ambientes familiares tensos e agressivos, educação severa e punitiva, com agressões físicas e verbais assim como modelos parentais inconsistentes, estão relacionados com comportamentos agressivos nos filhos e podem ser reforçadores deles. A separação dos pais é considerada fator de risco para

TC, pela discórdia e agressão entre os pais, que muitas vezes acontece no processo de separação. Porém a persistência de ambiente tenso, hostil e agressivo entre pais que continuam morando juntos também contribui para o desenvolvimento de problemas de comportamento nos filhos. O histórico de maus-tratos na infância dos pais está associado a repetição desse padrão e consequente comportamento agressivo nos filhos. Uso de álcool e drogas entre os pais, presença de sociopatia e quadros psiquiátricos, especialmente os graves ou não tratados, podem acarretar negligência no cuidado com os filhos ou mesmo situações mais agressivas, contribuindo para o desenvolvimento de TC[17].

- **Fatores socioculturais:** crianças que se desenvolvem em ambientes de muita privação apresentam maior risco para desenvolvimento de TC. Pais desempregados, falta de rede social de apoio, carência de convívio social estruturado geram estresse e ambientes com interações sociais tensas e por vezes agressivas, predizendo o TC posterior. Nesses ambientes, é frequente o consumo de álcool e drogas entre adolescentes, o que leva ao comportamento agressivo e envolvimento em atividades ilegais. Ainda que o uso de álcool e drogas não cause o TC, ele pode agravar os sintomas e os riscos associados. Além disso, a influência de pares (colegas, amigos e companhias) problemáticos associada ao ambiente escolar e social negativos são fatores de risco para TC. Cabe ressaltar que a sociedade moderna, pelos meios de comunicação que propagam constantemente a busca pelo prazer e pela satisfação imediata dos desejos, tem contribuído de forma negativa para a modulação de comportamentos na medida em que não favorece a construção de mecanismos internos que permitam uma maior tolerância a situações de desprazer e frustração.
- **Maus-tratos na infância:** em famílias disfuncionais, é comum os pais apresentarem transtornos mentais, uso de drogas e comportamentos agressivos com seus filhos. Ao longo do seu desenvolvimento, essas crianças são estimuladas a desenvolverem as habilidades necessárias para enfrentar um ambiente hostil: geralmente reagem de forma mais impulsiva e são mais agressivas, verbal e fisicamente. O mesmo ocorre para crianças que viveram nas ruas ou em abrigos, que se comunicam de forma mais agressiva (gritam, falam alto), e apresentam com frequência episódios de agitação e agressividade, principalmente quando contrariadas. Essa forma de expressão pode estar relacionada à sobrevivência em ambiente adverso ou mesmo a uma maneira de ser visto e ouvido em suas necessidades[10]. Em abrigos, os episó-

dios de agitação psicomotora podem ser interpretados como manifestações claras da necessidade de atenção individualizada, uma vez que essas crianças não receberam estimulação necessária para desenvolver outras formas mais adequadas para expressar suas emoções, sentimentos e necessidades ou mesmo enfrentar contrariedades[11]. Além disso, o estresse emocional precoce acarreta diversas alterações no desenvolvimento neuropsicológico dessas crianças, o que causa disfunções executivas, perseveração de comportamentos e dificuldades de adaptação, mantendo o comportamento disruptivo[5].

CRITÉRIOS DIAGNÓSTICOS (DSM-5) E AVALIAÇÃO

Na CID-10[17] o transtorno de conduta está classificado entre os transtornos emocionais e de comportamento com início usualmente ocorrendo na infância e adolescência. Já no DSM-5[18] estão classificados dentro dos transtornos disruptivos, do controle de impulsos e da conduta. Trata-se de grupo bastante heterogêneo com transtornos cujas principais características comuns são problemas de autocontrole de emoções e comportamentos (que incluem entre outras patologias o transtorno explosivo intermitente, a cleptomania e a piromania). Assim, o DSM-5 direciona os profissionais a olharem o TC como uma nosografia relacionada a prejuízos do controle de impulso.

Os critérios diagnósticos, segundo o DSM-5, estão descritos no Quadro 1.

Os subtipos de transtorno de conduta estão diretamente relacionados à idade de início, que poderá ser definida com base em dados fornecidos por cuidadores e pelo próprio indivíduo. O subtipo não especificado é dado quando não se tem dados suficientemente confiáveis quanto à idade de início da doença.

O Quadro 2 faz uma descrição sumária das características clínicas dos dois subtipos, com suas principais diferenças.

No processo de avaliação clínica de crianças e adolescentes com TC é fundamental, além do histórico de desenvolvimento neuropsicomotor, cognitivo e emocional, uma descrição pormenorizada de eventos traumáticos e dos diferentes componentes ambientais. Isso porque, como descrito anteriormente, as experiências vivenciadas nas diferentes fases do desenvolvimento (o papel do ambiente) são fundamentais na etiopatogenia desse transtorno. Alguns comportamentos são aprendidos como formas de en-

164 Psiquiatria, saúde mental e a clínica da impulsividade

Quadro 1 Critérios diagnósticos de acordo com o DSM-5

A. Um padrão de comportamento repetitivo e persistente no qual são violados direitos básicos de outras pessoas ou regras sociais relevantes e apropriadas para a idade, tal como manifestado pela presença de ao menos 3 dos 15 critérios seguintes, nos últimos 12 meses, de qualquer uma das categorias adiante, com ao menos um critério presente nos últimos seis meses:

Agressão a pessoas e animais

1. Frequentemente provoca, ameaça ou intimida outros.
2. Frequentemente inicia brigas físicas.
3. Usa alguma arma que pode causar danos físicos graves a outros (p. ex., bastão, tijolo, garrafa quebrada, faca, arma de fogo).
4. Foi fisicamente cruel com pessoas.
5. Foi fisicamente cruel com animais.
6. Roubou durante o confronto com uma vítima (p. ex., assalto, roubo de bolsa, extorsão, roubo à mão armada).
7. Forçou alguém à atividade sexual.

Destruição de propriedade

8. Envolveu-se deliberadamente na provocação de incêndios com a intenção de causar danos graves.
9. Destruiu deliberadamente alguma propriedade de outras pessoas (excluindo provocação de incêndios).

Falsidade ou furto

10. Invadiu a casa, o edifício ou o carro de outra pessoa.
11. Muitas vezes mente para obter bens materiais ou favores ou para evitar obrigações (ou seja, "trapaceia").
12. Furtou itens de valores consideráveis sem confrontar a vítima (p. ex., furto em lojas, mas sem invadir ou forçar a entrada; falsificação).

Violações graves de regras

13. Frequentemente fica fora de casa à noite, apesar da proibição dos pais, com início antes dos 13 anos de idade.
14. Fugiu de casa, passando a noite fora, pelo menos duas vezes enquanto morando com os pais ou em lar substituto, ou uma vez sem retornar por um longo período.
15. Com frequência falta às aulas, com início antes dos 13 anos de idade.

B. A perturbação comportamental causa prejuízos clinicamente significativos no funcionamento social, acadêmico ou profissional.

C. Se o indivíduo tem 18 anos ou mais, os critérios para transtorno de personalidade antissocial não devem ser preenchidos.

(continua)

10 • Transtorno de conduta **165**

Quadro 1 Critérios diagnósticos de acordo com o DSM-5 (*continuação*)

Determinar o subtipo:
312.81 (F 91.1) Tipo com início na infância: Os indivíduos apresentam pelo menos um sintoma característico de transtorno de conduta antes dos 10 anos de idade.
312.82 (F 91.2) Tipo com início na adolescência: Os indivíduos não apresentam nenhum sintoma característico de transtorno de conduta antes dos 10 anos de idade.
312.89 (F 91.9) Início não especificado: Os critérios para o diagnóstico de transtorno da conduta são preenchidos, porém não há informações suficientes disponíveis para determinar se o início do primeiro sintoma ocorreu antes ou depois dos 10 anos.

Especificar se, com emoções pró-sociais limitadas:
A fim de se qualificar para esse especificador, o indivíduo deve ter apresentado pelo menos duas das seguintes características de forma persistente durante, no mínimo, 12 meses e em múltiplos relacionamentos e ambientes. Essas características refletem o padrão típico de funcionamento interpessoal e emocional ao longo desse período, e não apenas ocorrências ocasionais em algumas situações. Consequentemente, para avaliar os critérios para o especificador, são necessárias várias fontes de informação. Além do autorrelato, é necessário considerar relatos de outras pessoas que convivem com o indivíduo por longos períodos (p. ex., pais, professores, colegas de trabalho, membros da família estendida, pares).
• **Ausência de remorso ou culpa:** O indivíduo não se sente mal ou culpado quando faz alguma coisa errada (excluindo o remorso expresso somente nas situações em que for pego e/ou ao enfrentar alguma punição). O indivíduo demonstra falta geral de preocupação quanto às consequências negativas de suas ações. Por exemplo, não sente remorso depois de machucar alguém ou não se preocupa com as consequências de violar regras.
• **Insensível – falta de empatia:** Ignora e não está preocupado com os sentimentos de outras pessoas. O indivíduo é descrito como frio e desinteressado; parece estar mais preocupado com os efeitos de suas ações sobre si mesmo do que sobre outras pessoas, mesmo que essas ações causem danos substanciais.
• **Despreocupado com o desempenho:** Não demonstra preocupação com o desempenho fraco e problemático na escola, no trabalho ou em outras atividades importantes. Não se esforça o necessário para um bom desempenho, mesmo quando as expectativas são claras, e geralmente culpa os outros por seu mau desempenho.
• **Afeto superficial ou deficiente:** Não expressa sentimentos nem demonstra emoções para os outros, a não ser de maneira superficial, insincera ou rasa (p. ex., as ações contradizem a emoção demonstrada; pode "ligar" ou "desligar" emoções rapidamente) ou quando as expressões emocionais são usadas para obter algum ganho (p. ex., emoções com a finalidade de manipular ou intimidar outras pessoas).

(continua)

166 Psiquiatria, saúde mental e a clínica da impulsividade

Quadro 1 Critérios diagnósticos de acordo com o DSM-5 (*continuação*)

Especificar a gravidade atual:
• **Leve:** Poucos, se algum, problemas de conduta estão presentes além daqueles necessários para fazer o diagnóstico, e estes causam danos relativamente pequenos a outros (p. ex., mentir, faltar na aula, permanecer fora à noite sem autorização, outras violações de regras).
• **Moderada:** O número de problemas de conduta e o efeito sobre os outros estão entre aqueles especificados como "leves" e "graves" (p. ex., furtar sem confrontar a vítima, vandalismo).
• **Grave:** Muitos problemas de conduta, além daqueles necessários para fazer o diagnóstico, estão presentes, ou os problemas de conduta causam danos consideráveis a outros (p. ex., sexo forçado, crueldade física, uso de armas, roubo com confronto à vítima, arrombamento e invasão).

Fonte: APA, 2014[13].

Quadro 2 Subtipos de transtornos de conduta

Início na infância	Início na adolescência
Predominantemente meninos	Proporção entre os gêneros equilibrada
Mais propenso a apresentar mais agressão física	Menos propenso a apresentar comportamentos agressivos
Critérios para TOD precocemente	Não apresenta TOD
Relacionamentos mais conturbados com os pares	Relacionamentos mais habituais com os pares
Maior comorbidade com TDAH e outras alterações de neurodesenvolvimento	Sem relação com transtornos do neurodesenvolvimento
Não socializado	Socializado (problemas de conduta na companhia de outras pessoas)
Tende a manter o transtorno de conduta na vida adulta	Menos propensos a ter o transtorno de conduta persistindo na vida adulta
Pior prognóstico	Melhor prognóstico

Fonte: APA, 2014[13].

frentar determinadas situações e contextos ambientais: as crianças copiam modelos de comportamento que observam no ambiente em que vivem. Esses comportamentos são assimilados pela criança ao longo dos anos, porém não são necessariamente assimilados de forma permanente à personalidade em desenvolvimento dessa criança ou adolescente, sendo portanto mais fácil de ser modificados quanto menor for o tempo de exposição e convívio nesse ambiente adverso.

A investigação de comorbidades psiquiátricas será essencial para o planejamento terapêutico, assim como a avaliação dos componentes afetivos e neuropsicológicos da criança/adolescente, na medida em que permitem a identificação das potencialidades e vulnerabilidades de seu psiquismo e as áreas de conflito. As principais comorbidades investigadas devem ser o TDAH, deficiência intelectual, transtornos de linguagem, transtornos específicos de aprendizagem, transtornos do humor (depressão e transtorno afetivo bipolar), transtornos de ansiedade e os transtornos por uso de substâncias psicoativas.

Abordagens específicas, com uso de medicações e avaliação do prognóstico, exigem que a avaliação clínica seja realizada de forma sistemática e criteriosa.

CURSO CLÍNICO E PROGNÓSTICO

As especificações quanto à idade de início, presença de traços de insensibilidade emocional (como ausência de remorso ou culpa, a falta de empatia, entre outros) e a gravidade (leve, moderada ou grave) presentes nos critérios diagnósticos[13] também possibilitam a definição do curso e do prognóstico do transtorno ao longo do desenvolvimento da criança ou do adolescente.

Os sintomas disruptivos surgem em diferentes momentos do desenvolvimento, apresentando curso variável. É bastante comum a presença de transtorno opositivo desafiador (TOD) precedendo o TC posterior, principalmente nos quadros de TC de início na infância. A grande maioria dos pacientes não evoluirá para o transtorno de personalidade antissocial, principalmente aqueles que apresentam fatores de melhor prognóstico, como a ausência de sintomas graves, acesso a tratamento e intervenções precoces, com início mais tardio dos sintomas[18].

O risco para um pior prognóstico, como envolvimento com a criminalidade e sintomas de conduta na vida adulta, no entanto, está mais associado ao início precoce do TC (subtipo com início na infância), uso de substâncias psicoativas e presença de outras comorbidades psiquiátricas, em especial o TDAH. A insensibilidade emocional, que aparece como especificador no DSM-5[18], também é um especificador de gravidade. Nos casos de pior evolução, os sintomas iniciais tendem a ser mais brandos no início (mentiras, furtos), evoluindo para sintomas mais graves ao longo da adolescência (p. ex., estupro e assalto à mão armada).

Fatores de proteção como estruturação do ambiente, prevenção ao uso de drogas e tratamento precoce mudam o curso, permitindo que o amadurecimento cognitivo e emocional possibilite o desenvolvimento de recursos e habilidades mais adaptadas e uma melhor evolução. Portanto, o investimento maciço em tratamento precoce é fundamental para evitar o prognóstico pior.

DIAGNÓSTICO DIFERENCIAL

Os principais diagnósticos diferenciais são também as principais comorbidades que o TC apresenta e que precisam ser investigadas desde a primeira avaliação, assim como ao longo do acompanhamento.

O quadro de TC na grande maioria das vezes aparece em comorbidade com outros quadros psiquiátricos: 46% dos meninos e 36% das meninas apresentam ao menos mais um transtorno mental[2]. A associação mais frequente é com TDAH: em alguns grupos, mais de 40% das crianças e adolescentes com TC também apresentam TDAH[2]. O TDAH apresenta como características semelhantes ao TC a impulsividade, a irritabilidade, além do comportamento disruptivo em ambientes sociais como a escola.

O TDAH não apresenta dentro de suas características a quebra de regras deliberadamente, como observado no TC. Os transtornos do humor (depressão, transtorno bipolar e transtorno disruptivo da desregulação do humor) apresentam, quando em fase ativa da doença, sintomas de irritabilidade, agressividade e conduta disruptiva. O paciente em mania poderá apresentar quebra de regras em vigência de sintomas de grandiosidade e de perda da crítica. A criança ou o adolescente deprimido poderá não se importar com o resultado de seu desempenho, por conta da perda de esperança ou desejo de punição diante do fracasso eminente. O que diferencia o TC desses quadros é que, quando os sintomas de humor estiverem controlados ou remitidos, a alteração de conduta desaparecerá de maneira significativa.

O mesmo poderá ser observado no adolescente usuário de drogas. Em vigência de sintomas de abstinência ou como próprio padrão do comportamento de adição é comum se observar comportamentos de manipulação, mentiras, roubos e outras alterações de conduta, algumas vezes graves. A obtenção da abstinência e o trabalho de prevenção à recaída permitirão diferenciar os sintomas relacionados ao uso de substâncias das alterações de condutas do TC (ou seja, com o tratamento da dependência os sintomas de TC diminuem significativamente ou desaparecem). Contudo, a ocorrência concomitante de TC e transtorno por uso de substâncias também é bastante frequente, sobretudo entre adolescentes que geralmente se envolvem em atividades ilegais para manter o consumo de drogas[1].

Outro diagnóstico diferencial que precisa ser observado é o transtorno explosivo intermitente (TEI) que compartilha com o TC comportamento agressivo. Contudo, a agressividade do TEI é primordialmente consequente de uma reação impulsiva, não sendo possível caracterizar nenhuma premeditação ou planejamento, como pode ser constatado em alguns comportamentos antissociais do TC. No TEI, existem características claras de falha no controle de impulso e não tem um objetivo específico (conseguir dinheiro ou intimidar alguém). Nele, as explosões recorrentes de agressividade causam sofrimento acentuado ao jovem, o que não se observa na maioria dos casos de TC[19].

TRATAMENTO

Várias intervenções foram desenvolvidas para tratamento de crianças e adolescentes com TC. Programas com múltiplas modalidades, como orientação parental, intervenções comunitárias e nas escolas, tendem a ter os melhores resultados, especialmente os programas de intervenção precoce. O tratamento psicofarmacológico é importante no tratamento de comorbidades e para auxílio do controle dos sintomas de agressividade, porém empregado isoladamente não é suficiente.

Como os problemas de conduta acarretam consequências em diferentes ambientes, como escola, família e comunidade, o envolvimento de diferentes serviços no tratamento dessas crianças e adolescentes pode ser necessário. Por exemplo, crianças que sofreram maus-tratos podem ser retiradas de suas famílias e colocadas em instituições de acolhimento (abrigos), necessitando do suporte do serviço social; os pais podem apresentar transtornos psiquiátricos e necessitar eles próprios de acompanhamento psiquiátrico e/ou psicoterápico específico. Com frequência, crianças com TC apresentam problemas disciplinares e acadêmicos na escola e demandam um trabalho específico de inclusão por parte da equipe de educação. Os adolescentes podem cometer atos infracionais e são acompanhados pela Justiça Criminal (Departamento de Execuções da Vara da Infância e da Juventude). O desafio no tratamento passa a ser coordenar, de forma efetiva e produtiva, as ações desses diferentes serviços[2]. Intervenções neuropsicológicas para o desenvolvimento das funções executivas devem ser consideradas nesses pacientes.

Outro grande desafio é a promoção de um acompanhamento longitudinal, sem interrupções. Muitas vezes, o acompanhamento é fragmentado por questões relacionadas à própria dinâmica familiar conturbada, mas também por dificuldades dos serviços. Jovens agressivos, pela própria natureza do TC, e famílias conturbadas tendem a gerar diversos sentimentos difíceis nos profissionais, como raiva ou impotência, afastando-os de um investimento maior no tratamento. Por conta disso, esses pacientes são sujeitados a encaminhamentos múltiplos e intermináveis, pois a maioria dos profissionais não se sente apta a tratá-los.

O primeiro passo para a estruturação de um atendimento adequado às crianças e aos adolescentes com TC é conhecer melhor cada caso, todos os fatores de risco envolvidos (predisponentes, desencadeantes, perpetuantes e ausência de fatores de proteção) para que as estratégias terapêuticas possam ser estabelecidas de acordo com a necessidade de cada indivíduo e possam ser modificadas conforme a evolução. É importante que os fatores etiológicos sejam identificados e cada um deles abordado no tratamento.

Tratamento psicoterapêutico

Como existem vários fatores envolvidos no desenvolvimento do TC, existe também uma grande variedade de intervenções psicossociais e psicoterapias destinadas ao tratamento. A escolha de qual abordagem deve ser empregada dependerá das necessidades de cada indivíduo, dos seus cuidadores e do suporte social existente (que pode incluir outros familiares ou instituições de abrigamento). O tratamento que apresenta melhor resultado geralmente é aquele que se torna uma referência na vida do jovem e da família. Para tanto, é indispensável iniciá-lo pela construção do vínculo[14]. Esse vínculo é importante não só para se obter informações sobre a criança ou o adolescente, a dinâmica familiar, sua rotina e realizações, as quais muitas vezes os pais desconhecem, mas também o estabelecimento do vínculo estável e saudável com a criança ou adolescente é fator determinante da eficácia do trabalho terapêutico.

A qualidade do vínculo tem grande influência na aderência ao tratamento e no seguimento das orientações dadas pela equipe. Não é incomum que alguns familiares dificultem o tratamento, uma vez que o TC é muito mais frequente em famílias disfuncionais. Os profissionais devem ter formação específica para o manejo desses casos, que requer habilidades para a abordagem de situações difíceis tanto com o paciente como com a família. A obtenção da confiança dos familiares que participam do tratamento é fundamental para a cooperação com o tratamento, principalmente nos momentos difíceis vivenciados ao longo do processo terapêutico.

Para crianças menores, as intervenções que visam ao desenvolvimento de comportamentos pró-sociais e ao aumento das habilidades sociais auxiliam muito na redução do comportamento agressivo. Nesse sentido, são indicadas as intervenções precoces realizadas em escolas, nas quais as crianças treinam habilidades de interação social e de resolução de conflitos, com participação dos pais e professores. Essas intervenções são bastante efetivas no fortalecimento de competências emocionais e sociais, assim como na redução da agressividade social, que diminui o risco de desenvolvimento posterior de TC[2].

A orientação parental é especialmente importante para a estruturação de um ambiente com maior suporte para a criança/adolescente, com regras claras e consequências previstas, e pode ser realizada com grupos de pais. Essa intervenção é eficaz na redução dos episódios de agressividade física e verbal e ajuda na modulação de comportamentos mais adequados socialmente. Nesse processo, o reforço positivo, com reconhecimento e valorização de comportamentos adequados e obtenção de prêmios, é fundamental na modelagem do comportamento social[2]. A orientação de cuidadores, para o estabelecimento de regras consistentes, consequências de comportamentos inadequados e sistema de recompensa dos comportamentos adequados, pode ser adaptada para equipes técnicas de instituições de acolhimento (abrigos), onde os TC são muito prevalentes[2]. O treinamento parental permite que a comunicação familiar se torne assertiva e contribui para a implementação de padrões educacionais consistentes no que se refere ao implemento de regras e limites, sendo fundamental para a educação positiva, o que se contrapõe a modelos parentais punitivos que mantêm uma condição de violência no ambiente familiar.

Nas escolas, existem programas participativos que visam à redução da violência e do *bullying*, tornando as escolas ambientes mais seguros e estruturados. Geralmente, nesses programas são estabelecidas hierarquias de segurança, com sistemas de avaliação de ameaças e treinamento de respostas às crises. Os profissionais da escola recebem orientações para emprego de técnicas comportamentais para estimular o comportamento pró-social no grupo de pares e desestimular atitudes antissociais[9]. Essas estratégias também podem ser aplicadas no contexto familiar em alguns casos. Os pais são orientados quanto a técnicas comportamentais e recebem treinamento para aplicá-las para promover atitudes mais adequadas. Entretanto, para que essa intervenção seja possível, é necessário que os estressores ambientais estejam controlados e, para tanto, é preciso avaliação prévia dos pais, que podem necessitar de tratamento individual prévio.

A psicoterapia individual, com o objetivo de desenvolver habilidades sociais, competência emocional, aumentar a tolerância à frustração e melhorar a comunicação, pode auxiliar muito na redução dos episódios de agressividade e na promoção de comportamentos mais adequados socialmente. É importante também melhorar as habilidades de resolução de problemas, com sistema de recompensa/premiação dos comportamentos adequados, uma vez que é comum no TC a ocorrência de padrões mal adaptados de respostas a situações cotidianas.

A psicoterapia em grupo para crianças e adolescentes com TC é útil para promover comportamentos sociais e estimular as habilidades de resolução de conflito. Em grupo, existe a possibilidade do aprendizado pela experiência do outro, que, principalmente para adolescentes, pode auxiliar na aderência ao tratamento[2]. A avaliação neuropsicológica nesses casos é fundamental na medida em que nesses pacientes pode haver prejuízos importantes em funções cognitivas[20].

Como muitas crianças e adolescentes com TC apresentam também dificuldades acadêmicas, a participação do pedagogo no processo terapêutico é importante. Esse profissional pode auxiliar no apoio para reinserção escolar, no desenvolvimento de estratégias de aprendizagem, além de trabalhar com os adolescentes as possibilidades de cursos profissionalizantes e outros aspectos vocacionais. Promover oportunidades de construção de uma nova imagem entre amigos e na comunidade, não associada a comportamentos inadequados e antissociais, é fundamental para consolidar as melhores conquistas ao longo do tratamento e promover a reintegração escolar e na comunidade. Sendo este um quadro que envolve fatores biológicos, familiares e sociais, faz-se importante a articulação com demais setores relacionados à assistência social, programas voltados ao esporte e lazer e mesmo as Varas da Infância e Juventude[20].

De forma geral, quanto menor a idade em que se inicia o tratamento, melhores são os resultados, pois, quanto mais tempo os comportamentos mal adaptados e agressivos persistem, mais difícil será sua extinção e a promoção de comportamento pró-social posteriormente.

Quadro 3 Aspectos fundamentais na avaliação inicial de pacientes com transtorno de conduta

Dados da história pessoal	Como foram as condições da gestação e do parto? Os marcos do desenvolvimento neuropsicomotor ocorreram adequadamente? Quais os problemas de saúde apresentados ao longo da vida? A criança passou por eventos vitais importantes que possam influenciar no seu desenvolvimento? Há histórico pessoal de vivência de violência, negligência ou abuso?
Dados familiares	Qual a constituição familiar e os padrões de relacionamento entre os membros da família? Existem problemas psiquiátricos anteriores ou atuais nos familiares (especialmente uso de substâncias)? Alguém na família já esteve envolvido em atividades ilegais?
Dados da escolarização	Como é o rendimento escolar da criança? Existe alguma dificuldade de aprendizagem? Qual a linha pedagógica e quais as características das escolas onde estudou? A criança tem ou teve problemas de comportamento ocorridos no ambiente escolar? Como os pais/responsáveis enfrentaram as dificuldades escolares?
Modos de socialização	Como a criança se relaciona com crianças/adolescentes de sua faixa etária? Como são os grupos dos quais participa e qual seu papel no grupo (líder, apelidos)? Qual a imagem ou "fama" na escola ou outros locais de socialização? As amizades feitas duram quanto tempo? Como a criança faz para estabelecer novas amizades? Como a criança interage com os familiares e as figuras de autoridade?
Características pessoais	Qual a rotina diária da criança e as atividades que realiza? Quais as atividades de que mais gosta? Quais atividades rejeita? Quais são as áreas de maior interesse e quais são seus hobbies? Quais as atividades nas quais se destaca por bom desempenho? Quais são suas atividades de lazer e com que frequência realiza? Qual é seu padrão de sono e apetite? Existe relato de uso de álcool e drogas atual ou anterior? Quais as medicações que já fez uso e quais as respostas obtidas? Já esteve envolvido em atividades ilegais – se sim, quais?

Nenhum tratamento é considerado curativo para o amplo espectro de sintomas existentes no TC. De modo geral, as intervenções terapêuticas têm maior resultado na diminuição de sintomas manifestos de conduta, como a agressividade, do que os sintomas que envolvem manipulação, mentiras e comportamentos antissociais que requerem maior planejamento. As intervenções precoces são bastante efetivas na promoção de comportamentos mais adequados socialmente. A orientação parental e as técnicas de extinção de comportamentos inadequados têm bons resultados quando a família adere ao tratamento e são desenvolvidas de forma consistente e duradoura.

Tratamento medicamentoso

A principal indicação do uso de tratamento medicamentoso no tratamento de TC é a presença de comorbidades, que é bastante frequente. O tipo de comorbidade tem papel predominante na escolha do tratamento medicamentoso específico. Assim, no caso da ocorrência de TDAH, utilizam-se estimulantes; no caso de depressão, faz-se uso de um antidepressivo; usa-se antipsicóticos nos casos em que há sintomas de persecutoriedade ou com impulsividade mais intensa[21-23]. Portanto, é fundamental o tratamento adequado de todas as comorbidades para que o TC possa ser adequadamente abordado.

Ainda assim, na ausência de comorbidades o uso adequado de medicações pode trazer melhoras significativas[22]. Uma razão justificável para o uso de medicação é reduzir a irritabilidade, a explosividade e a impulsividade, para facilitar a resposta às terapias psicossociais. Porém, o uso de medicações não apresenta um padrão único, uma vez que existe grande diversidade de apresentações clínicas e de fatores causais envolvidos. É necessário critério na utilização de medicamentos em TC sem a presença de comorbidades e identificar sintomas-alvo específicos que irão nortear o tipo de medicamento a ser utilizado e os efeitos terapêuticos desejados, a fim de se evitar o uso excessivo e inadequado de psicotrópicos em crianças e adolescentes com TC[21-23].

Vários medicamentos possuem evidência de eficácia em estudos controlados para TC primário. Os antipsicóticos são os mais comumente usados e atuam diminuindo a atividade dopaminérgica.

O emprego de estabilizadores de humor como lítio, carbamazepina e ácido valproico também se mostrou eficaz na redução da explosividade e labilidade de humor[22].

Existem algumas evidências do uso de metilfenidato na redução da agressividade, mesmo em indivíduos sem a presença de TDAH[22], com doses de até 60 mg por dia.

Em um estudo aberto realizado por Teixeira et al.[24] utilizando a amostra de 7 crianças e adolescentes na faixa 10-14 anos que apresentavam refratariedade a abordagens psicossociais (orientação parental, orientação escolar e psicoterapia), com importante nível de agressividade, foi observada melhora sintomática com o uso de clozapina. A medicação em questão não apresenta aprovação para uso nessa faixa etária ou para essa finalidade e apresenta limitações metodológicas para que seus resultados possam ser extrapolados (amostra reduzida e ausência de grupo-controle). Entretanto, ele indica a necessidade de mais estudos para casos graves e refratários, que apresentam prognósticos limitados.

Em suma, o uso de medicações deve compor com um todo maior do tratamento. As intervenções psicossociais são essenciais, e a intervenção farmacológica surge como auxiliar para alguns sintomas mais pontuais, como agressividade, impulsividade e explosividade excessivas e que podem dificultar o acompanhamento terapêutico.

Caso clínico

Um casal procura ajuda por dificuldades de comportamento do filho R., no momento com 14 anos. Segundo os pais, R. era uma criança tranquila até completar 1 ano e começar a andar. Desde então, era muito inquieto e agitado. Todos notavam sua hiperatividade. Quando iniciou a escola, os pais eram frequentemente chamados porque ele provocava as outras crianças e saía da sala com frequência. Aos 5 anos, foi levado para um "processo de avaliação" com psicóloga, psiquiatra e avaliação neuropsicológica.

Por volta dos 6 anos, concluíram que tinha "TDAH grave" e iniciou-se uso de metilfenidato. No início, teve ótima resposta: ficava menos agitado e era possível contê-lo; porém, quando o efeito da medicação passava, parecia que ficava mais agitado do que antes. Desde pequeno, nunca pediu permissão para fazer qualquer coisa: quando queria, simplesmente fazia. Também não pedia permissão para pegar objetos dos outros.

R. começou a estudar numa escola tradicional. Mesmo medicado, saía da classe com frequência e provocava atritos entre os colegas. Repetiu o 2º ano (9-10 anos). Acabou tendo muitos problemas disciplinares e com isso passou a ter também defasagem no aprendizado. Os pais mudaram para uma escola menor. Nela, ficou apenas 6 meses e foi convidado a sair por conta do excesso de problemas disciplinares. Nessa época, passou a ficar mais agressivo, tanto na escola como em casa. Mudou então para uma escola especializada em crianças deficientes. Quando começou nela, tinha grande defasagem de aprendizado e baixa autoestima. Aos poucos, foi recuperando o conteúdo pedagógico. Passou também a se relacionar melhor, pois se sentia "o melhor no meio de tantas crianças com problemas mais graves". Conseguiu recuperar os anos em que foi reprovado, e os pais o transferiram para uma escola um pouco maior, com currículo normal. Está agora no 8º ano, gosta muito da escola, porém não consegue ter amigos. Quando começou nesse colégio, logo na primeira semana estava bem adaptado – segundo os pais, é carismático e tem habilidades sociais, mas não mantém. Relaciona-se melhor com adultos ou crianças menores. Com o tempo, adota postura arrogante, começa a inventar mentiras para se sobressair no grupo, mente. Quando percebe que não está sendo aceito, passa a ficar agressivo, provoca as pessoas e tenta se sobressair contando maldades feitas por ele e mostrando-se insensível. Em junho, no seu aniversário, os pais convidaram a todos para uma festa e ninguém foi. Desde então, passou a ficar muito mais agressivo e hostil. Roubou dinheiro da mãe para comprar uma arma de brinquedo e, junto com um amigo, comprou narguilé. Também tem pego dólares que o pai guarda em casa. Quando os pais descobriram, inicialmente apenas conversaram, mas diante da reincidência, o pai retirou todas suas formas de diversão e, como R. parecia não se incomodar, deixou-o trancado por vários dias no quarto e chegou a agredi-lo fisicamente.

Os pais relatam que R. ameaçava crianças no transporte escolar com estilete, já ameaçou a empregada em casa com faca caso ela relatasse alguma coisa que fez. Os pais acabaram por demitir a empregada. Com os pais, nunca foi agressivo fisicamente, mas com frequência é agressivo verbalmente. Diz que "não pode gostar dos pais porque depois pode acontecer alguma coisa com eles e ele sentirá falta, então é melhor não gostar".

No último mês, R. roubou a câmera de segurança do condomínio vizinho ao seu e foi filmado pelas outras câmeras. Também "pixou" os carros da garagem do seu prédio. Foi feito boletim de ocorrência. R. foi na delegacia com os pais prestar esclarecimentos e terá de comparecer no DEIJ. Segundo os pais, não pede desculpas e parece não se arrepender do que fez, apenas questionando o que acontecerá com ele, mas sem demonstrar medo ou qualquer arrependimento. Há algumas semanas, a mãe se descontrolou com ele e acabou quebrando um vidro em casa. Quando R. a viu descontrolada, admitiu que estava com medo.

Era acompanhado por psiquiatra que, diante da gravidade das últimas ocorrências, orientou os pais a procurarem especialista.

É filho único do casal. Inicialmente os pais não queriam filhos, mas depois de 12 anos de casados, aceitaram ter um. R. foi uma criança calma no primeiro ano de vida. Desenvolvimento neuropsicomotor normal até então. Depois disso, não teve problemas mais graves de saúde, a não ser a hiperatividade excessiva, sono agitado e comportamento agressivo. R. não tem atividades extras porque não consegue permanecer nos locais. Já fez natação e lutas, mas é convidado a se retirar. Gosta muito de armas e motos e conhece profundamente o assunto – tanto que parece arrogante diante de crianças de sua idade.

O pai é filho único e conta que na sua infância também gostava de "apertar animais porque achava engraçado o barulho que faziam". Ele é bastante enérgico e rígido; quando R. fazia algo errado, conversava mas também dava castigos (não descreveu a intensidade e rigor dos castigos). Sempre trabalhou muito e quando o filho começou a "causar problema", dizia que precisava trabalhar mais para pagar o tratamento. A mãe sempre foi voltada para sua carreira e deixava o filho com empregadas e babás. Porém, no início do ano deixou de trabalhar para vigiar o filho.

Desde então, tem estado muito nervosa, irritada e tem muitos momentos de descontrole, quando chega a agredir fisicamente o filho. Está muito desgastada e sem paciência. O casal parece unido, mas admite ter tido discussões frequentes por divergências em relação ao filho; os pais são agressivos verbalmente entre eles na frente do filho. O pai é bastante resistente a participar de terapia.

Os pais não relatam patologias psiquiátricas na família.

Comentários: Esse caso ilustra a importância do diagnóstico adequado de todas as comorbidades. No início, eram evidentes os sintomas de TDAH, mas também havia alguns sintomas de oposição e desafio. Provavelmente em razão da maior impulsividade causada pelo TDAH, R. não conseguia conter reações negativas diante de contrariedades e reagia de forma mais explosiva. Também apresentava dificuldades de aprendizagem que não foram adequadamente identificadas e tratadas, considerando aqui a escolha de uma instituição escolar mais adequada às suas necessidades, causando frustração no ambiente escolar. A percepção de suas dificuldades e consequente sensação de inferioridade e incapacidade, pela pouca confiança em seus recursos e potencialidades, parecem ter gerado em R. a agressão como mecanismo de defesa: passou a agredir seus pares. A não identificação de suas potencialidades pode ter gerado insegurança com relação a seu desempenho no grupo, levando-o a mentir e buscar no comportamento agressivo uma forma de destaque entre seus pares. Como se sobressaía dessa forma, esses comportamentos eram mantidos. O início da adolescência aumentou sua necessidade de interação com grupo. Porém, diante de sua dificuldade de ser aceito e por conta da rejeição na escola nova, intensificou os comportamentos agressivos e delinquenciais nos últimos meses. Os pais não pareciam muito motivados a ter filhos e, diante das maiores exigências trazidas pelo filho com TDAH, parecem ter se afastado dos cuidados diários e terceirizado o acompanhamento do filho a profissionais, aumentando o distanciamento afetivo. Não há descrição detalhada das formas de punição e colocação de regras e limites na educação de R., porém há indícios de que os pais eram distantes (negligentes) e, quando era necessário colocar limites, o pai o fazia de forma muito autoritária.

Nesse caso, é importante investigar a presença de transtornos comórbidos, como transtornos neuropsicológicos ou mesmo episódio depressivo que pode estar "camuflado" pela agressividade excessiva de R. É importante avaliar detalhadamente suas potencialidades, para traçar um plano terapêutico que inclua o desenvolvimento de habilidades e interesses vocacionais, a fim de que possa desenvolver formas mais adequadas de inserção em grupo de pares. Está indicado o uso de terapia de treinamento de habilidades sociais, além de técnicas de controle de impulsividade. É preciso também desenvolver um programa de apoio pedagógico, para que ele se sinta mais seguro no ambiente escolar. Será necessário avaliar sua capacidade de reconhecimento de emoções e, provavelmente, desenvolver um trabalho para melhorar sua capacidade de identificar, nomear e manejar as emoções. É essencial que esses pais participem ativamente do tratamento, com terapia familiar, orientação parental e técnicas que, por meio de análise de comportamento, possam auxiliar na extinção de comportamentos inadequados e valorização e estímulo dos comportamentos adequados (modelagem e extinção de comportamentos). Psicoterapias psicodinâmicas também são indicadas, porque permitem a identificação de conflitos, possibilitando sua elaboração. O emprego de medicação deve estar focado para o tratamento do TDAH já diagnosticado e eventualmente deve-se utilizar outros psicofármacos para diminuir a agressividade. Se o quadro depressivo for confirmado, o uso de antidepressivo pode auxiliar na diminuição da reação de defesa agressiva e no desenvolvimento de empatia, o que contribuirá sobremaneira na modelagem de comportamentos mais adequados. Portanto, o tratamento deve se iniciar com a finalização da avaliação diagnóstica (identificação de todos os transtornos comórbidos), identificação de fatores predisponentes, precipitantes e perpetuantes para que possam ser contornados no planejamento terapêutico; a avaliação da dinâmica familiar é obrigatória. Após completada a avaliação diagnóstica, o plano terapêutico deve incluir a abordagem de todos os transtornos identificados, o apoio pedagógico, o trabalho de identificação de potencialidades, assim como técnicas para modelagem de comportamento e orientação parental.

CONSIDERAÇÕES FINAIS

O TC possui alta prevalência e morbidade e mortalidade, com consequências potencialmente graves para o indivíduo, a família e a sociedade. As intervenções precoces preventivas, com foco na promoção de comportamentos pró-sociais em crianças com maior risco para desenvolvimento posterior de TC, são as mais efetivas. Quanto mais precoce a intervenção, maiores as chances de desenvolver estratégias para enfrentamento de problemas e de controle emocional mais adequadas, auxiliando na promoção de comportamento pró-social. É fundamental que a equipe consiga se vincular com o paciente e sua família e investir no tratamento, pois somente dessa forma será possível diminuir as chances de evolução para quadros mais graves e, posteriormente, prováveis transtornos de personalidade. Portanto, todos os profissionais que lidam com crianças devem ter conhecimento sobre o problema e podem contribuir sobremaneira para a identificação precoce de crianças em risco e para o encaminhamento para avaliação específica.

REFERÊNCIAS BIBLIOGRÁFICAS

1. Moffitt TE, Scott S. Conduct disorders of childhood and adolescence. In: Rutter M, Bishop D, Pine D, Stenvenson J, Taylor E, Thapar A (eds.). Rutter's child and adolescent psychiatry. 5. ed. Oxford: Blackwell Science; 2008. p. 543-63.

2. National Institute for Health and Clinical Excellence (NICE). Antisocial behavior and conduct disorders in children and young people: recognition, intervention and management. NICE Clinical Guideline. 2013;158. Disponível em: <www.guidance.nice.org.uk/cg158>.

3. Fleitlich-Bylick B, Goodman R. Prevalence of child and adolescent psychiatric disorders in southeast Brazil. J Am Acad Child Adol Psych. 2004;46(6);727-34.

4. Scomparini LB, Santos B, Rosenheck RA, Scivoletto S. Association of child maltreatment and psychiatric diagnosis in Brazilian children and adolescents. Clinics. 2013;68(8):1096-102.

5. Oliveira PA, Cunha PJ, Santos B, Scivoletto S. Executive functioning and impulsivity in maltreated adolescents. In: Benett K (ed.). Executive functioning: role in early learning processes, impairments in neurological disorders and impact of cognitive behavior therapy (CBT). New York: New Science; 2014. p. 289-303.

6. Thiengo DL, Cavalcante MT, Lovisi GM. Prevalence of mental disorders among children and adolescents and associated fators. J Bras Psiquiatr. 2014;63(4).

7. Morihisa RS, Barroso LP, Scivoleto S. Labeling disorder: the relationship between conduct problems and drug use in adolescents. Rev Bras Psiquiatr. 2007;29(4):308-14.

8. Vilhena K, Paula CS. Conduct disorder: prevalence, risk/protective factors and impact in the life school and adulthood. Cad Pós-grad Disturb Desenv. 2017;17(1).

9. Jennings WG, Perez NM, Gonzalez JMR. Conduct disorder and neighborhood effects. An Rew of Clin Psychology. 2018;14317-41.

10. Boivin M, Vitaro F, Poulin F. Peer relationships and the development of aggressive behavior in early childhood. In: Tremblay RE, Hartup WW, Archer J (eds.): Developmental origins of aggression. New York: Guilford; 2005. p. 376-97.

11. Tremblay RE. Developmental origins of disruptive behavior problems: the "original sin" hypothesis, epigenetics and their consequences for prevention. Child Psychol Psych. 2010; 51(4):341-67.

12. Sadock BJ, Sadock VA. Manual conciso de psiquiatria da infância e adolescência (Trad.: Claudia Dornelles). Porto Alegre: Artmed; 2011. p. 103-11.

13. Michalska KJ, Zeffiro TA, Decety J. Brain response to viewing others being harmed in children with conducter disorder symptoms. J of Child Psychology and Psychiatry. 2016; 57(4);510-9.

14. Lahey BB, Waldman ID. Annual research review: phenotipic and causal struture of conduct disorder in the broader context of prevalent forms of psychopatology. J Child Psychology and Psychiatry. 2012;53:536-57.

15. Fergusson DM, Horwood LJ, Redder EM. Show me the child and seven: the consequences of conduct problems In chilhood for psychosocial functionning in adulthood. J Child Psychology and Psychiatry. 2005;46:837-49.

16. Scivoletto S, Stivanin L, Ribeiro ST, Andrade CC. Avaliação diagnóstica de crianças e adolescentes em situação de vulnerabilidade e risco social: transtorno de conduta, transtornos de comunicação ou "transtornos do ambiente"? (carta ao editor). Rev Psiquiatr Clin. 2009; 36(5):206-7.

17. Organização Mundial da Saúde. Classificação de transtornos mentais e de comportamento da CID-10. Porto Alegre: Artes Médicas; 1993.
18. American Psychiatric Association. Manual diagnóstico e estatístico de transtornos mentais, 5.ed. (DSM-5). Trad.: Maria Inês Corrêa Nascimento. Porto Alegre: Artmed; 2014.
19. Marmorato PG. Transtornos de conduta e comportamentos externalizantes. In: Miguel EM, Gentil V, Gattaz WF, Bottino CM, Tavares H, Forlenza OV, et al. (eds.). Clínica psiquiátrica. Barueri: Manole; 2011.
20. Scivoletto S, Zayat FL, Nunes AC, et al. Intervenção multidisciplinar em cri-anças e adolescentes com transtornos do comportamento e problemas com a lei. In: Boarati MA, Pantano T, Scivoletto A. Psiquiatria da infância e adolescência: cuidado multidisciplinar. Barueri: Manole; 2016. p. 419-52.
21. Wagner KD. Treatment of childhood and adolescent disorders. In: Schatzberg AF, Nemeroff CB (eds.). The American Psychiatric publishing textbook of psychopharmacology. 3. ed. Washington: APA; 2003.
22. Sarteschi CM. Randomized controlled trials of psychopharmacological interventions of children and adolescents with conduct disorder: a descriptive analysis. J Evid Based Soc Work. 2014;11(4):350-9.
23. Teixeira EH, Jacintho A, Celeri HV, Dalgalarrondo P. Atypical antipsychotics in the treatment of pathological aggression in children and adolescents: lit-erature review and clinical recommendations. Trends Psychiatry Psychother. 2013;35(3):151-9.
24. Teixeira EH, Celeri EV, Jacintho AC, Dalgalarrondo P. Clozapine in severe conduct disorder. J Child Adolesc Psychopharmacol. 2013;23(1):44-8.

11
Transtorno de personalidade antissocial

Paula Carolina Campozan
Gustavo Bonini Castellana
Daniel Martins de Barros
Thiago Fernando da Silva

INTRODUÇÃO

Diante de pacientes com comportamentos impulsivos, o transtorno de personalidade antissocial (TPAS) é sempre um diagnóstico a ser considerado. O estudo criterioso desse tema é de grande relevância não somente pela gravidade do diagnóstico, mas também pela dificuldade do tratamento. Soma-se a isso a importância de possíveis implicações sociais associadas ao comportamento daqueles que têm o diagnóstico: não raramente são necessários esclarecimentos à Justiça por parte dos profissionais de saúde mental[1].

O empenho para entender a personalidade humana mobilizou filósofos e cientistas por milhares de anos[2]. Ainda que o reconhecimento do TPAS como uma síndrome autônoma provenha das descrições de psicopatia no século XIX, o TPAS nem sempre foi estabelecido nestes termos. Com isso, os termos psicopatia, sociopatia, transtorno da personalidade dissocial e transtorno antissocial da personalidade são indistintamente usados como sinônimos, não havendo consenso quanto às tentativas de diferenciá-los, dificultando a padronização nos estudos sobre esse assunto.

As primeiras referências que remetem ao TPAS são descrições de comportamentos que eram vistos como moralmente reprováveis. Em 1809, Pinel nomeou a *manie sans délire*, que incluía uma "personalidade desorganizada", e marcou o início do estudo científico do transtorno de personalidade como uma entidade nosológica. De acordo com Pinel, esse comportamento poderia ser causado tanto por uma educação inadequada como por uma constituição perversa e sem limites, sugerindo já nessa época que a psicopatia pudesse ser tanto endógena quanto "adquirida" de influências externas[3,4].

Morel, em 1857, definiu a *folie morale*, abrangendo um grupo de pessoas que apresentava excentricidade, emoções instáveis, pouca confiabilidade e prejuízo nas funções cognitivas. Acreditava que se tratava de uma degeneração progressiva e polimorfa. Essa teoria influenciou Cesare Lombroso no desenvolvimento do conceito de "delinquente nato", em 1876, o qual defendia que os atos criminais seriam explicados por uma questão biológica, já que acreditava que os criminosos não teriam os centros nervosos superiores responsáveis pelo comportamento moral. Koch, em 1888, sugeriu o termo inferioridade psicopática, que em 1904 seria finalmente chamado por Kraepelin de personalidade psicopática[3,4].

A primeira edição do *Manual Diagnóstico e Estatístico de Transtornos Mentais* (DSM), de 1952, determinou o aspecto comportamental em variáveis culturais e ambientais, levando ao diagnóstico de "perturbação sociopática da personalidade" ou "sociopatia".

Já em sua segunda edição (1968), o DSM cunhou a definição de "Transtorno de personalidade antissocial", excluindo os termos dissocial e sociopata da classificação. Nesta versão do manual a descrição foi influenciada pelos estudos de Cleckley, que em 1941 propusera critérios específicos para psicopatia, com descrições de características psicopatológicas que fossem inatas e determinantes do comportamento psicopático[5].

Dessa maneira, o TPAS passou a ser marcado pelas seguintes características: indivíduos não socializados, impulsivos, sem culpa ou remorso, egoístas, insensíveis, que racionalizavam seu comportamento e que não aprendiam com a experiência. Nas versões do DSM-III (1980), DSM-III-R (1987), DSM-IV (1994) e DSM-IV-R (2000) não houve alterações na nomenclatura[5].

Atualmente, na definição geral do capítulo de personalidade constante na quinta edição do *Manual Diagnóstico e Estatístico de Transtornos Mentais* (DSM-5), um transtorno da personalidade é definido como "um padrão persistente de experiência interna e comportamento que se desvia acentuadamente das expectativas da cultura do indivíduo, é difuso e inflexível, começa na adolescência ou início da fase adulta, é estável ao longo do tempo e leva a sofrimento ou prejuízo"[6]. Tais características se aplicam a qualquer um dos dez transtornos de personalidade categorizados nesse manual.

O DSM propõe a classificação dos transtornos de personalidade em três grupos, de acordo com características gerais comuns entre eles. O grupo A representa os indivíduos com características estranhas ou excêntricas, abrangendo os transtornos da personalidade paranoide, esquizoide e esquizotípica. O grupo B é composto por indivíduos dramáticos, emotivos ou erráticos, incluindo os transtornos da personalidade histriônica, *borderline*, antissocial e narcisista. Já o grupo C reúne as pessoas que são consideradas ansiosas, medrosas, incluindo os transtornos de personalidade evitativa, dependente e obsessivo-compulsiva[7]. O mesmo manual propõe ainda que o mesmo indivíduo pode apresentar transtornos de personalidades de diferentes grupos concomitantemente.

O transtorno da personalidade antissocial caracteriza-se por um padrão de comportamento marcado pela indiferença afetiva, irresponsabilidade, falta de empatia, resistência em adaptar-se às normas sociais, ausência de sentimento de culpa ou remorso, má estruturação dos valores ético-morais, autocrítica marcada pelo egocentrismo, dificuldade em aprender com os próprios erros, alto limiar de excitabilidade e constante necessidade de alcançá-lo, expondo frequentemente a si e terceiros a riscos.

Cabe esclarecer que a maioria dos indivíduos que apresentam algumas condutas antissociais não possuem o diagnóstico formal de transtorno de personalidade antissocial. Ademais, traços psicológicos isolados, como a insensibilidade por exemplo, não são suficientes para o diagnóstico.

Outro erro comum é confundir as entidades transtorno da personalidade antissocial e psicopatia. Não se tratam de sinônimos. Os critérios diagnósticos do transtorno da personalidade antissocial são, em sua maior parte, voltados para os atos e comportamentos dos indivíduos. Já o conceito de psicopatia, da forma como é utilizado na maior parte da literatura científica atual, provém do trabalho do psicólogo Robert Hare e de sua escala PCL-R (*Psychopathy Checklist, Revised*)[8]. Essa escala é um *check-list* de 20 itens, com pontuação de zero a dois para cada item, perfazendo um total de 40 pontos, sendo que uma pontuação determinada (geralmente acima de 30 pontos, variando com a validação em cada idioma) indicaria um psicopata típico[9]. Os 20 elementos que compõem a escala são os seguintes: 1) loquacidade/charme superficial; 2) autoestima inflada; 3) necessidade de estimulação/tendência ao tédio; 4) mentira patológica; 5) controle/manipulação; 6) falta de remorso ou culpa; 7) afeto superficial; 8) insensibilidade/ falta de empatia; 9) estilo de vida parasitário; 10) frágil controle comportamental; 11) comportamento sexual promíscuo; 12) problemas comportamentais precoces; 13) falta de metas realísticas em longo prazo; 14) impulsividade; 15) irresponsabilidade; 16) falha em assumir responsabilidade; 17) muitos relacionamentos conjugais de curta duração; 18) delinquência juvenil; 19) revogação de liberdade condicional; e 20) versatilidade criminal.

Comparando-se os critérios da PCL-R com os critérios para transtorno de personalidade antissocial do DSM-5, nota-se que são entidades distintas, apesar de possuírem muitas semelhanças.

Dados de prisões americanas indicam que 50 a 80% dos prisioneiros preenchem os critérios para TPAS, mas apenas 15% pontuam suficientemente na escala PCL-R a fim de serem identificados como psicopatas[10].

Neste capítulo será analisado somente o TPAS, com o objetivo de evitar maiores confusões diagnósticas.

Epidemiologia

Há grande dificuldade em realizar estudos epidemiológicos sobre a prevalência de TPAS, tanto pela dificuldade de padronização do termo como pela ausência de *insight* que esse transtorno apresenta, fazendo com que os indivíduos não procurem tratamento.

Uma metanálise recente conduzida em países ocidentais demonstrou que as taxas de prevalência de transtornos da personalidade são altas: uma taxa de 12,16% para qualquer transtorno[11].

A prevalência do transtorno da personalidade antissocial especificamente, utilizando critérios diagnósticos do DSM, varia de 0,2 a 3,3%. Há uma diferença estatística quanto aos gêneros, e a proporção entre gêneros seria de três homens para uma mulher[6].

Etiopatogenia

O conhecimento científico mais atual identifica o TPAS como um transtorno do neurodesenvolvimento já que apresenta uma origem precoce na infância, anormalidades na estrutura e no funcionamento cerebral, prejuízos neurocognitivos, herdabilidade significante, curso de desenvolvimento estável e prejuízos consequentes na vida adulta[12].

Fatores genéticos, epigenéticos e ambientais articulam-se de uma maneira complexa a fim de dar origem ao quadro clínico observado.

O que parece mais provável é que nenhum fator isolado seja determinante do desenvolvimento desse transtorno da personalidade: a associação de alguns fatores poderia predispor ao comportamento antissocial na vida adulta, como, por exemplo, uma predisposição genética, exposição intrauterina a álcool e drogas e vivência nos primeiros anos de vida de maus-tratos em geral.

Mendes et al.[13] publicaram em 2009 uma revisão dos fatores biológicos, sociológicos e ambientais associados ao comportamento agressivo, que identificava alterações genéticas específicas, exposição materna a substâncias psicoativas (cocaína, álcool e tabaco), além de desnutrição, negligência e maus-tratos.

De modo a deixar as informações mais didáticas, serão expostas as evidências relativas à influência dos fatores biológicos/constitucionais e os fatores psicossociais/ambientais no TPAS separadamente.

Fatores constitucionais/biológicos

O estudo dos fatores biológicos relacionados com o TPAS é um amplo campo de investigação, com diversas facetas, utilizando-se das diversas técnicas da neurociência.

A busca por genes específicos relacionados à violência e agressividade tem sido árdua. Apesar de diversos estudos apontarem alguns efeitos significativos, uma metanálise recente não demonstrou um efeito geral significativo para nenhum gene[14]. Os autores são claros ao concluir que as evidências atuais não podem ser utilizadas para a predição de periculosidade ou como marcadores de intervenções terapêuticas.

Porém, essa metanálise não incluiu estudos da relação gene *versus* ambiente, e a interação entre um genótipo que confere baixos níveis de monoamino oxidase A (MAO-A) com um histórico de abuso na infância, culminando com aumento do comportamento antisocial adulto, é um dos achados mais bem replicados sobre esse tema[15].

Um estudo de 2017 estimou a herdabilidade do TPAS em 51%[16]. Taxas mais altas de herdabilidade foram encontradas ao se analisar traços psicopáticos em crianças e adolescentes[17], o que nos aponta a importância de diferenciar os construtos de TPAS e psicopatia.

Em relação aos fatores hormonais, pequenas porém positivas associações têm sido identificadas entre a testosterona e agressividade[18], com altas exposições pré-natais resultando em maior agressividade[19].

Em relação aos estudos de neuroimagem, diversas regiões já foram correlacionadas com o TPAS, o que nos alerta contra a falácia frenológica de associar um determinado comportamento com uma determinada região do cérebro[12], em uma visão reducionista de um processo tão complexo.

As alterações de neuroimagem estrutural são sugestivas de um neurodesenvolvimento alterado, enquanto os achados dos estudos com neuroimagem funcional nos fornecem informações importantes sobre neuroanatomia funcional desses achados estruturais[12].

Os estudos convergem para alterações importantes de córtex pré-frontal, com uma metanálise evidenciando alterações estruturais e funcionais no córtex órbitofrontal, cingulado anterior e região dorsolateral[20].

Outra área cerebral bastante estudada é a amígdala. Essa região está implicada em um circuito cerebral amplo que se relaciona com o processo de tomada de decisões que envolvem conflitos morais. Essa alterações podem explicar em parte o comportamento característico de violação dos direitos dos outros, que é uma característica central do TPAS[21].

Fatores psicossociais/ambientais

Diversos fatores psicossociais já foram relacionados com o desenvolvimento do TPAS. Destacam-se entre eles a ocorrência de eventos estressores nos primeiros anos de vida, que incluiria, por exemplo, maus tratos na infância, conflito entre os pais, institucionalização, transtornos afetivos parentais, delinquência familiar.

Deve-se ter cautela ao se analisar os resultados dos diversos estudos, na medida em que estudos de associação não podem estabelecer causalidade. A verificação da relação entre eventos estressores e o desenvolvimento do TPAS é bastante difícil de ser realizada de maneira sistemática. Um bom exemplo dessas limitações seria a associação de maus-tratos na infância com o desenvolvimento de TPAS na vida adulta. Esta associação poderia, na verdade, confundir-se com a influência genética, já que a prática de maus-tratos aos filhos é uma das características clínicas que podem estar presentes no TPAS[22].

A separação entre fatores constitucionais e ambientais é apenas uma maneira didática de se estudar tais fenômenos. Na prática, o que ocorre é uma relação interdependente e bidirecional entre esses fatores. Por exemplo, o eixo amígdala-córtex pré-frontal é particularmente sensível ao estresse precoce e adversidades sociais[23]. O TPAS, mais do que outros transtornos do neurodesenvolvimento, é melhor caracterizado por estressores ambientais precoces que culminam com reduções volumétricas da amígdala[24].

Abuso e trauma prejudicam a conexão entre a amígdala e o córtex pré-frontal (região medial), o que pode contribuir para o quadro clínico observado de desregulação emocional e agressividade no TPAS[23].

Complicações durante o parto, como hipóxia, foram identificadas como fatores de risco para comportamento antissocial na infância e adolescência em pelo menos seis diferentes países[25]. Diversos outros fatores de risco já foram identificados, como exposição pré-natal ao tabaco e álcool, contaminação por metais pesados, histórico de traumatismo craniano e desnutrição pré-natal[12].

CRITÉRIOS DIAGNÓSTICOS (DSM-5) E AVALIAÇÃO

A avaliação de qualquer transtorno da personalidade deve ser realizada por meio de história clínica minuciosa, abordando comportamentos da infância, relações parentais, desempenho escolar, engajamento laboral, histórico dos relacionamentos afetivos, serviço militar, ocorrência de problemas com a justiça e consumo de drogas, para elaboração do raciocínio clínico de todo o funcionamento do indivíduo desde os primeiros anos de vida.

Todas essas informações devem ser estruturadas de forma clara e isenta pelo entrevistador, evitando-se o diagnóstico reducionista baseado tão somente em escalas ou critérios diagnósticos enumerados, já que a confusão entre comportamento antissocial e personalidade antissocial pode ocorrer facilmente.

É importante também, neste momento, realizar entrevista com familiares ou outras pessoas que convivam com o indivíduo avaliado, evitando obter informações unilaterais que possam estar carregadas de vieses, como é comum nos casos de TPAS.

Os dados coletados devem ser correlacionados com o exame psicopatológico criterioso. Para isso, são necessárias experiência e cautela do entrevistador. Aqui, o charme superficial, a frieza afetiva, a baixa capacidade de empatia e o baixo controle dos impulsos poderão ser evidentes, mas

Quadro 1   Critérios diagnósticos – DSM-5

A. Um padrão difuso de desconsideração e violação dos direitos das outras pessoas, que ocorre desde os 15 anos de idade, conforme indicado por três (ou mais) dos seguintes: 1) Fracasso em ajustar-se às normas sociais relativas a comportamentos legais, conforme indicado pela execução repetida de atos que constituem motivo de detenção 2) Tendência à falsidade, indicada por mentir repetidamente, usar nomes falsos ou trapaças para obter vantagens pessoais ou prazer 3) Impulsividade ou fracasso em fazer planos para o futuro 4) Irritabilidade e agressividade, indicadas por repetidas lutas corporais ou agressões físicas 5) Desrespeito irresponsável pela segurança própria ou alheia 6) Irresponsabilidade consistente, indicada por um repetido fracasso em manter um comportamento laboral consistente ou honrar obrigações financeiras 7) Ausência de remorso, indicada por indiferença ou racionalização por ter ferido, maltratado ou roubado alguém
B. O indivíduo tem no mínimo 18 anos de idade
C. Existem evidências de transtorno de conduta com início anterior aos 15 anos de idade
D. A ocorrência do comportamento antissocial não se dá exclusivamente durante o curso de esquizofrenia ou episódio maníaco

a ausência deles não excluirá o diagnóstico. Por vezes, testes projetivos de personalidade serão necessários para melhor esclarecimento diagnóstico.

Em relação aos critérios diagnósticos, o Quadro 1 enumera os critérios propostos pelo DSM-5.

Tal transtorno não pode ser diagnosticado em indivíduos menores de 18 anos, apesar de ser necessário o aparecimento de seus traços antes dessa idade. Além disso, o manual aponta ser necessária a verificação da cultura do indivíduo, religião, política, hábitos e costumes para uma avaliação contextual de seu comportamento.

TRATAMENTO

É incomum que os indivíduos com TPAS procurem tratamento voluntariamente. Normalmente são diagnosticados quando levados às consultas

190 Psiquiatria, saúde mental e a clínica da impulsividade

por insistência dos familiares que são diretamente prejudicados por suas ações, ou quando já envolvidos com delitos e crimes.

Em razão das próprias características do TPAS, muitos consideram indivíduos com este transtorno incapazes de se beneficiar de maneira ampla com um tratamento psiquiátrico. No entanto, a clínica e a literatura científica apontam para prognósticos diferentes a depender da gravidade do caso, do suporte familiar e das características individuais do caso. A seguir, são apontadas as principais evidências em relação ao tratamento medicamentoso e psicoterapêutico.

Tratamento medicamentoso

São raros os estudos sobre uso de medicações no TPAS. Uma revisão sistemática da Cochrane identificou apenas oito intervenções farmacológicas, com qualidade dos dados relativamente pobre[26].

Em contraste, uma metanálise com crianças e adolescentes mostrou que antipsicóticos atípicos, estabilizadores do humor, estimulantes e antidepressivos foram efetivos na redução do comportamento agressivo[27].

Outras estratégias têm sido estudadas, como intervenções nutracêuticas. Alguns estudos demonstraram que a suplementação com ômega-3 pode estar relacionada com uma diminuição do comportamento antissocial de prisioneiros adultos, assim como em crianças e adolescentes[25].

Tratamento psicoterápico

Há muitas controvérsias sobre o tratamento psicoterápico em pessoas com TPAS.

Quadro 2 Perguntas que não podem faltar na investigação do transtorno

O comportamento antissocial apresentado é associado estritamente ao meio sociocultural em que vive ou independe dos estímulos externos?
O paciente apresenta frieza afetiva e falta de empatia?
O paciente apresenta ausência de arrependimento e reflexão sobre seus atos impulsivos?
O paciente apresenta os sintomas desde a adolescência ou iniciaram-se após idade adulta?

Uma revisão sistemática da Cochrane que analisou dados de 11 intervenções psicológicas distintas de diversos estudos não demonstrou nenhum resultado conclusivo[28]. Uma metanálise de 2014 também não encontrou resultados significantes para tratamentos psicossociais para o TPAS[29].

Alguns autores propõem algumas técnicas psicológicas que podem ser utilizadas. Turkat[30] defende a necessidade da abordagem de dois comportamentos centrais do transtorno: a ira e a falta de controle dos impulsos. Quanto à ira, o autor propõe sua manipulação pela especificação dos estímulos que a provocam, hierarquizando a ira e depois utilizando uma resposta contrária, como relaxamento profundo ou distração cognitiva. Quanto aos impulsos, sugere um treinamento de seu controle de maneira semelhante ao da ira, estabelecendo uma hierarquia entre eles com posterior resposta contrária diante da vontade de agir impulsivamente, por meio de estratégias de distração.

Caso clínico

Será ilustrada a impulsividade que pode estar presente no TPAS por meio de um laudo de um presidiário que foi submetido a perícia, adaptado para este capítulo.

JB era o último filho de uma prole de 14. Relata que sua infância foi traumática, pois teria presenciado o adultério de sua mãe de forma flagrante, fato conhecido de seu pai e motivação de graves conflitos familiares. Seu pai chegou a ser alvo de chacota por parte dos colegas, que chamavam sua mãe de carola e adúltera.

Desde cedo demonstrou personalidade complicada, envolvendo-se em brigas constantes com os irmãos, muitas vezes com violência física, num comportamento destoante dos outros membros da família. Já antes da adolescência reagia impulsivamente e de forma intolerante, era violento e amedrontava a todos com quem se relacionava. Chegava a torturar e matar animais da vizinhança. A morte de seu pai ocorreu durante uma de suas alterações físicas com um dos irmãos – tentando apartar a briga o pai acabou sendo derrubado e se feriu, resultando tempos depois em uma evolução desfavorável, degradação física e finalmente falecimento. Era indisciplinado tanto em casa como na escola, a qual frequentava de forma irregular com brigas constantes – em certa ocasião chegou a tentar lançar um colega do alto das escadas ao se sentir ridicularizado por ele, sendo detido por outros alunos.

Tal postura de aversão a lideranças fê-lo optar pela carreira de advogado, com o objetivo de ser um profissional liberal e não precisar submeter-se a qualquer autoridade.

Não é casado, tendo dois filhos de relacionamentos diferentes, mantendo um envolvimento "um pouco mais sério" com a mãe de um deles. Nunca quis se comprometer definitivamente com nenhuma mulher, apesar de referir diversos relacionamentos esporádicos.

Tem história de um imenso número de brigas, explosões e atitudes violentas em sua vida, em diversas modalidades: agrediu fisicamente sua companheira, ateou fogo no quarto da irmã, envolveu-se como soldado no tráfico de drogas, ameaçou de morte diversas pessoas, chegando a agredir outras tantas. Diz que a adrenalina desses momentos faz com que se sinta bem, extraindo grande satisfação desses episódios. Muitos deles ocorrem de forma explosiva, ainda que algumas vezes consiga adiar a raiva para uma atuação em momento mais propício aos seus objetivos.

O exame psíquico não trazia alterações formais, e o exame de personalidade realizado por neuropsicólogo revelou temperamento com baixa preocupação antecipatória e pouco medo da incerteza, com excesso de confiança e ausência de medo e receio a qualquer tipo de punição. No caráter eram marcantes a atribuição de culpa aos outros, intolerância, egoísmo, ausência de empatia, desinteresse social.

Dado o histórico e os exames aqui resumidos, JB foi diagnosticado como tendo TPAS, com tal grau de impulsividade que foi considerado parcialmente incapaz de se controlar.

CURSO CLÍNICO E PROGNÓSTICO

Assim como nos demais transtornos de personalidade, embora o curso seja crônico, há uma tendência à atenuação dos atos antissociais com o decorrer da idade na maioria dos casos, sendo mais evidente a partir da quarta década de vida. Tal melhora reflete principalmente na redução dos atos delituosos e do consumo de substância psicoativa[18]. Além disso, a experiência clínica aponta como fatores de bom prognóstico o início precoce do tratamento, o aparecimento mais tardio das condutas antissociais e a ausência de comorbidade com transtorno por uso de drogas.

CONSIDERAÇÕES FINAIS

A impulsividade é um problema em diversos diagnósticos, mas no TPAS isso ganha especial gravidade, uma vez que nesses quadros essa característica associa-se a outras alterações graves da personalidade, com um padrão difuso de desconsideração e violação dos direitos das outras pessoas, Como os prejuízos causados pela impulsividade nesse quadro clínico podem ser imensos para a sociedade, esta busca avidamente medidas terapêuticas para tais pacientes. Na falta de tratamentos eficientes para "cura" do caráter, contudo, cabe aos profissionais da saúde mental investir no manejo dos traços de personalidade, contendo, na medida do possível, a impulsividade que acompanha os quadros clínicos.

Além disso, tendo como sintomas definidores a violação dos direitos alheios, tal diagnóstico traz consigo sempre um forte aspecto moral. É fundamental para o profissional que lida com tais pessoas, portanto, evitar uma postura moralista, ponderando tanto a proteção de pessoas inocentes que podem ter prejuízo com as condutas antissociais como a garantia de um tratamento (de uma forma ampla) adequado.

REFERÊNCIAS BIBLIOGRÁFICAS

1. Johnson SC, Elbogen EB. Personality disorders at the interface of psychiatry and the law: legal use and clinical classification. Dialogues in Clinical Neuroscience. 2013;15(2):203-11.
2. Gerlach M, Farb B, Revelle W, Amaral L. A robust data-driven approach identifies four personality types across four large data sets. Nature Human Behaviour. 2018;2:1.
3. Barros DM. Correlação entre grau de psicopatia, nível de julgamento moral e resposta psicofisiológica em jovens infratores. (Tese). São Paulo: Faculdade de Medicina da Universidade de São Paulo; 2011.
4. Castellana GB. Correlação de traços psicopáticos entre jovens infratores e não infratores. (Dissertação). São Paulo: Faculdade de Medicina da Universidade de São Paulo; 2014.
5. Alvarenga MAS, Flores-Mendoza CE, Gontijo DF. Evolução do DSM quanto ao critério categorial de diagnóstico para o distúrbio da personalidade antissocial. J Bras Psiquiatr. 2009;58(4):258-66.
6. American Psychiatric Association. Diagnostic and statistical manual of mental disorders, 5.ed. (DSM-5). Washington: APA; 2014.

7. Dalgalarrondo P. Psicopatologia e semiologia dos transtornos mentais, 2.ed. Porto Alegre: Artmed; 2008.
8. Hare R. Hare Psychopathy Checklist-Revised, 2. ed. Philadelphia: Pearson; 2003.
9. Morana HCP, Stone MH, Abdalla-Filho E. Personality disorders, psychopathy and serial killers. Braz J Psychiatry. 2006;28:s74-s79.
10. Ogloff JRP. Psychopathy/antisocial personality disorder conundrum. Australian and New Zealand j Psychiatry. 2006;40(6-7):519-28.
11. Volkert J, Gablonski TC, Rabung S. Prevalence of personality disorders in the general adult population in Western countries: Systematic review and meta-analysis. Br J Psychiatry. 2018;213(6):709-15.
12. Raine A. Antisocial personality as a neurodevelopmental disorder. Ann Rev Clin Psychol. 2018;14(1):259-89.
13. Mendes DD, Mari JJ, Singer M, Barros GM, Mello AF. Estudo de revisão dos fatores biológicos, sociais e ambientais associados com o comportamento agressivo. Rev Bras Psiquiatria. 2009;31(Supl II):S77-85.
14. Vassos E, Collier DA, Fazel S. Systematic meta-analyses and field synopsis of genetic association studies of violence and aggression. Molecular Psychiatry. 2014;19(4):471-7.
15. Caspi A, Moffitt TE. Gene-environment interactions in psychiatry: joining forces with neuroscience. Nature Reviews. Neuroscience. 2006;7(7):583-90.
16. Rosenström T, Ystrom E, Torvik FA, Czajkowski NO, Gillespie NA, Aggen SH, et al. Genetic and environmental structure of DSM-IV criteria for antisocial personality disorder: a twin study. Behavior Genetics. 2017;47(3):265-77.
17. Tuvblad C, Bezdjian S, Raine A, Baker LA. The heritability of psychopathic personality in 14 to 15 year old twins: a multi-rater, multi-measure approach. Psychological Assessment. 2014;26(3):704-16.
18. Archer J, Graham-Kevan N, Davies M. Testosterone and aggression: a reanalysis of Book, Starzyk, and Quinsey's (2001) study. Aggression and Violent Behavior. 2005;10(2):241-61.
19. Pratt TC, Turanovic JJ, Cullen FT. Revisiting the criminological consequences of exposure to fetal testosterone: a meta-analysis of the 2d:4d digit ratio*. Criminology. 2016;54(4):587-620.
20. Yang Y, Raine A. Prefrontal structural and functional brain imaging findings in antisocial, violent, and psychopathic individuals: a meta-analysis. Psychiatry research. 2009;174(2):81-8.
21. Raine A, Yang Y. Neural foundations to moral reasoning and antisocial behavior. Social Cogn Affect Neurosc. 2006;1(3):203-13.
22. Del-Ben CM. Neurobiologia do transtorno de personalidade antissocial. Rev Psiquiatria Clín. 2005;32(1):27-36.
23. Tottenham N, Galván A. Stress and the adolescent brain: amygdala-prefrontal cortex circuitry and ventral striatum as developmental targets. Neuroscience and biobehavioral reviews. 2016;70:217-27.
24. Hanson JL, Nacewicz BM, Sutterer MJ, Cayo AA, Schaefer SM, Rudolph KD, et al. Behavior problems after early life stress: contributions of the hippocampus and amygdala. Biological Psychiatry. 2015;77(4):314-23.

25. Raine A. The anatomy of violence: the biological roots of crime. Knopf Doubleday; 2013.
26. Khalifa N, Duggan C, Stoffers J, Huband N, Völlm BA, Ferriter M, et al. Pharmacological interventions for antisocial personality disorder. The Cochrane database of systematic reviews. 2010;8:CD007667.
27. Pappadopulos E, Woolston S, Chait A, Perkins M, Connor DF, Jensen PS. Pharmacotherapy of aggression in children and adolescents: Efficacy and effect size. J Can Acad Child Adolescent Psychiatry. 2006;15(1):27-39.
28. Gibbon S, Duggan C, Stoffers J, Huband N, Völlm BA, Ferriter M, et al. Psychological interventions for antisocial personality disorder. The Cochrane Database of Systematic Reviews. 2010;6:CD007668.
29. Wilson HA. Can antisocial personality disorder be treated? A meta-analysis examining the effectiveness of treatment in reducing recidivism for individuals diagnosed with ASPD. Int J Forensic Mental Health. 2014;13(1):36-46.
30. Turkat ID. The personality disorders: a psychological approach to clinical management. New York: Pergamon; 1990.

SEÇÃO IV

PERDA DE CONTROLE SOBRE COMPORTAMENTO ESPECÍFICO E DEPENDÊNCIAS COMPORTAMENTAIS

12

Introdução ao conceito de dependência comportamental e perda de controle sobre comportamento específico

Hermano Tavares

Em maio de 2019 a Organização Mundial da Saúde (OMS) divulgou oficialmente sua nova Classificação Internacional das Doenças 11ª edição (CID-11, vide https://icd.who.int/en) que deve entrar em uso efetivo a partir de janeiro de 2022 e com ela algumas mudanças de perspectiva sobre os transtornos do impulso foram ratificadas. Em primeiro lugar, a seção dos transtornos dos hábitos e impulsos existente na edição anterior foi renomeada para transtornos do controle do impulso (TCI). Nela, permaneceram a piromania e a cleptomania e foram incluídos o transtorno explosivo intermitente (TEI), que não fora reconhecido na CID-10 e o transtorno do comportamento sexual compulsivo, antes designado impulso sexual excessivo e classificado entre as disfunções sexuais (F52.7, CID-10)[1]. Interessantemente, a tricotilomania foi removida para outra seção de movimentos repetitivos com foco no corpo relacionados ao espectro obsessivo-compulsivo, juntamente com o transtorno de escoriação, enquanto o jogo patológico foi renomeado para transtorno do jogo (TJ) e realocado em uma nova seção de transtornos aditivos, em uma reconfiguração que espelha as modificações efetivadas 6 anos antes na revisão do DSM-IV-TR[2] para o DSM-5[3] (vide a introdução da Parte II para uma discussão mais detalhada da nova classificação no DSM-5). Tal iniciativa oficializa o que na rotina da assistência já estava estabelecido: os pacientes que apresentam perda de controle com as apostas são em sua maioria fumantes, portanto dependentes de nicotina, e apresentam frequente comorbidade com abuso e dependência de álcool, além de outras substâncias. O TJ apresenta uma estrutura psicopatológica semelhante à da dependência de substâncias, compartilhando com essa fatores genéticos e outros fatores de risco.

Finalmente, TJ e a dependência de substâncias compartilham modelos de tratamento farmacológico e psicossocial (*vide* Capítulo 12). Em outras palavras, a mudança de classificação do TJ representa o reconhecimento oficial da dependência comportamental e a constatação de que, além das substâncias, outros estímulos capazes de causar potente alteração do estado subjetivo, como apostar, também podem causar dependência. Além disso, a CID-11 reconheceu o transtorno do videogame (*gaming*) como outra modalidade de dependência comportamental, até o momento a segunda do tipo a ser oficilamente reconhecida como tal além do TJ (*gambling*), enquanto o DSM-5 incluiu a categoria de videogame pela internet como um diagnóstico em necessidade de estudo (*vide* Capítulo 13).

Ao mesmo tempo, a nova seção de transtornos do impulso do DSM-5 foi subdividida em transtornos com controle deficiente das emoções, com ênfase na raiva (*vide* Parte II), transtorno do controle do comportamento, com ênfase na conduta antissocial (*vide* Parte III) e um terceiro subgrupo de transtornos que representam perda de controle sobre um comportamento específico, no qual foram alocados dois transtornos específicos, a cleptomania (*vide* Capítulo 18) e a piromania (*vide* Capítulo 20). Entretanto, uma gama de fenômenos de perda de controle sobre comportamentos gratificantes permanece não contemplada e sem designação de critérios diagnósticos oficialmente reconhecidos, por exemplo a oniomania, ou compras compulsivas (*vide* Capítulo 15) e o impulso sexual excessivo ou sexo compulsivo (*vide* Capítulo 19). A nosso ver, tratam-se de duas omissões graves, pois estão entre os transtornos do impulso mais prevalentes com impacto inquestionável na economia (a inadimplência do comprar compulsivo afeta diretamente o sistema de crédito) e na saúde pública (portadores de sexo compulsivo têm em média um parceiro diferente por dia e não usam proteção em cerca da metade dos seus contatos sexuais, são portanto veículos recorrentes para transmissão da AIDS e outras infecções sexualmente transmissíveis).

O futuro da classificação destes e de outros transtornos ainda não contemplados pelos códigos internacionais, CID-10 e DSM-5, é incerto. Eles caberiam tanto no conceito das dependências comportamentais quanto no subgrupo dos transtornos impulsivos com perda de controle sobre um comportamento específico. Além disso, a reclassificação do TJ como transtorno aditivo não representa uma negativa do seu caráter impulsivo. Pelo contrário, se antes a substância psicoativa era vista como condição indispensável ao estabelecimento da adicção, após o reconhecimento do TJ como dependência comportamental, ela tornou-se apenas um fator facilitador de um processo que pode se iniciar mesmo antes do contato do indivíduo com a droga. A dependência comportamental aponta para a possibilidade de que alguns indivíduos particularmente vulneráveis poderiam até mesmo dispensar a substância como facilitadora no processo de estabelecimento do comportamento aditivo. Essa vulnerabilidade prévia pode ser justamente a impulsividade. De fato, em um estudo longitudinal, a impulsividade identificada ainda durante a infância foi associada a um maior risco de envolvimento com jogos de azar na infância; e outro estudo[4], também longitudinal, identificou a impulsividade no princípio da adolescência como um fator de risco para problemas com jogos de azar no início da vida adulta[5]. Além disso, numerosos estudos transversais documentam a estreita associação entre traços impulsivos de personalidade (*vide* Capítulo 3) e desempenho impulsivo em testes padronizados (*vide* Capítulo 2) em portadores de dependências comportamentais.

Por trás dessas incertezas sobre a classificação das dependências comportamentais e da perda de controle sobre comportamentos específicos, estão os impasses de conceituação da adicção e da dependência comportamental. Nas comunicações científicas o termo "adicção" vem ganhando mais espaço sobre o termo "dependência" e representa uma mudança de foco no que é considerado mais relevante no construto psicopatológico da síndrome. A dependência é historicamente comprometida com os sintomas da tolerância e da abstinência (resposta fisiológica suscitada pela interrupção abrupta do comportamento). A centralidade desses sintomas tem sido questionada, pois muitos casos graves não cursam com sintomas proeminentes de tolerância ou de abstinência. Por outro lado, mais ênfase tem sido posta em sintomas como avidez (do inglês *craving*, ou "fissura" como coloquialmente referido pelos pacientes) e a compulsão, entendida como a recorrência do comportamento, mesmo quando as consequências negativas da sua manutenção se tornam óbvias. A perda de controle, enfatizada desde as edições anteriores dos códigos de classificação, fecha a tríade que hoje representa a adicção, química ou comportamental, um conceito que a despeito dos avanços ainda está sob construção.

Com a necessidade de aperfeiçoar o conceito, existe a justa preocupação com o risco de "patologização" do comportamento cotidiano e a banalização do conceito de adicção. Uma síndrome que seja candidata à classificação como adicção ou dependência comportamental deve acumular evidências da ocorrência da fissura e enviesamento do processo de tomada de decisão como base do comportamento compulsivo recorrente, se possível com demonstrações claras do respectivo envolvimento do sistema de gratificação cerebral e das estruturas do córtex pré-frontal. Isso já foi bem estabelecido no caso do TJ[6] e apresenta alguma evidência no caso da oniomania[7,8]. Interessantemente, estudos de neuroimagem com indivíduos obesos têm demonstrado alterações na interação entre o sistema de gratificação e as estruturas do córtex pré-frontal responsáveis pela regulação do primeiro, semelhantes às previamente descritas para dependentes químicos[9].

Isso não significa negar o efeito dos fatores socioculturais na determinação das dependências comportamentais, algo bastante óbvio no caso da emergência dos transtornos associados aos novos hábitos impostos pela tecnologia da informação. Mesmo no caso de comportamentos mais atávicos, como sexo, alimentação e compra, experimenta-se no presente uma facilitação ao acesso de serviços, produtos e créditos jamais experimentado em outro momento da história da humanidade. A assim chamada sociedade da informação inunda seus indivíduos com notícias sobre novidades e experiências gratificante, ao mesmo tempo em que pressiona por decisões rápidas e encurta o tempo disponível para uma tomada de decisão ponderada. Eis aqui um grande paradoxo, nossa sociedade estimula a impulsividade ao mesmo tempo em que condena a perda de controle. O estigma associado ao transtorno do impulso, ao dito sujeito "compulsivo", é muito claro. O estilo de vida hedônico é valorizado, pois o consumo nele baseado ajuda a avançar a economia, mas o seu descontrole ameaça a coesão em todos os níveis, do interpessoal ao comunitário, e estabelece a dependência comportamental e, em um senso mais amplo, os transtornos do impulso como um dos grandes desafios da atualidade.

Finalmente, no campo terapêutico, a dependência comportamental também desafia as concepções mais tradicionais de tratamento, por exemplo a abstinência. Os Alcoólicos Anônimos e outros tratamentos de autoajuda neles inspirados professam o aforismo "evitar o primeiro gole", que foi facilmente convertido para "evitar a primeira dose", ou "evitar a primeira aposta" no caso das drogas e do jogo de azar. Porém, exigir dos pacientes um compromisso perene com a abstinência de outros comportamentos como o uso da internet, as compras e o sexo pode causar mais desajuste do que a própria síndrome que se pretende tratar e, no caso do comer compulsivo, torna-se virtualmente impossível. Abstinência temporária e retorno gradual são a estratégia normalmente proposta e, no caso específico do comer compulsivo, o indivíduo é estimulado a reconhecer os contextos em que a perda de controle tem mais chance de acontecer, evitando-se se alimentar nesses momentos. Enfim, ao examinar os capítulos da presente seção o leitor atento perceberá as diretrizes comuns do tratamento da perda de controle sobre comportamentos potencialmente hedônicos e gratificantes, ao mesmo tempo em que notará a permanente necessidade de particularização de alguns aspectos do tratamento necessária para o melhor ajuste às necessidades do indivíduo e do contexto sociocultural que cerca cada comportamento específico.

REFERÊNCIAS BIBLIOGRÁFICAS

1. Organização Mundial da Saúde (OMS). Classificação de transtornos mentais e de comportamento da CID-10: descrições clínicas e diretrizes diagnósticas. 10.ed. Porto Alegre: Artmed; 1993.
2. American Psychiatric Association. Diagnostic and statistical manual of mental disorders, 4.ed., text revised. Washington: American Psychiatric Association; 2000.
3. American Psychiatric Association. Diagnostic and statistical manual of mental disorders, 5.ed. Washington: American Psychiatric Association; 2013
4. Pagani LS, Derevensky JL, Japel C. Predicting gambling behavior in sixth grade from kindergarten impulsivity: a tale of developmental continuity. Arch Pediatr Adolesc Med. 2009; 163(3):238-43.
5. Vitaro F, Arseneault L,Tremblay RE. Impulsivity predicts problem gambling in low SES adolescent males. Addiction.1999;94:565-75.
6. Grant JE, Chamberlain SR. Gambling disorder and its relationship with substance use disorders: implications for nosological revisions and treatment. Am J Addict. 2015; 24(2):126-31.
7. Mattos CN, Kim HS, Marasaldi RF, Requião MG, de Oliveira EC, Zambrano TF, et al. A 12-week randomized, double-blind, placebo-controlled clinical trial of topiramate for the treatment of compulsive buying disorder. J Clin Psychopharmacol. 2020;40(2):186-90.
8. Antons S, Brand M, Potenza MN. Neurobiology of cue-reactivity, craving, and inhibitory control in non-substance addictive behaviors. J Neurological Sci. 2020;415:116952.
9. Ho D, Verdejo-Garcia A. Interactive influences of food, contexts and neurocognitive systems on addictive eating. Prog Neuro-psychopharmacol Biol Psychiatry. 2021;110:110295.

13

Transtorno de jogo

Hermano Tavares
Mirella Martins de Castro Mariani

INTRODUÇÃO

A descrição dos jogos de azar não é recente, data desde a organização das primeiras civilizações. A palavra azar é um sinônimo de aleatório, ou ao acaso. Por definição, o jogo de azar envolve apostas, o que significa empenhar um bem ou valor financeiro na previsão de um evento futuro, para o qual o resultado não depende das ações de quem apostou. Os primeiros relatos de jogos de azar no Brasil datam de 1784, quando foi realizada a primeira das "loterias de bilhetes". Desde então, o jogo alternou fases de aceitação e legalização e outras de repúdio e proibição. Atualmente somente as corridas de cavalo e as loterias operam apostas legalmente no país, mas os caça-níqueis eletrônicos introduzidos no país nos anos 1990 continuam em operação em casas clandestinas[1].

Quanto à prática de jogos de azar, as pessoas podem ser classificadas como: jogador social, que joga ocasional ou frequentemente, mas sem sofrer consequências adversas; jogador problema, que joga com frequência, de vez em quando pode experimentar perda de controle e prejuízos psicossociais, mas não ao ponto de preencher os critérios para jogo patológico; e jogador patológico, que joga regularmente e como resultado dessa atividade experimenta perda de controle na maioria das vezes em que o faz, com consequente prejuízo psicossocial, como sofrimento subjetivo relevante (ideação suicida eventual ou recorrente é comum neste grupo), comprometimento das relações interpessoais familiares, com amigos e parceiros de trabalho, e social como desemprego e endividamento[2].

Desde a sua inclusão na terceira edição do DSM, o jogo patológico foi classificado entre os "Transtornos do controle dos impulsos não classificados em outro local", em decorrência de seu caráter impulsivo, porém na quinta e última edição desse manual, a síndrome foi renomeada de transtorno do jogo (TJ) e reclassificada como dependência, em virtude do compartilhamento de várias características com as dependências de substância, incluindo fatores genéticos, epidemiológicos, comorbidades psiquiátricas, psicopatologia e resposta terapêutica[3].

EPIDEMIOLOGIA

Dados iniciais sobre a prevalência de jogo de azar no Brasil indicam que 1% da população preenche critérios para jogo patológico e 1,3% para jogo-problema, além de mostrar que 12% da população realiza apostas regularmente (uma vez por mês). Entre os comportamentos de abuso e dependência, o jogo de azar é o terceiro mais comum depois do tabaco e do álcool. É mais frequente entre homens do que entre mulheres em uma proporção aproximada de 3:1 como comportamento problemático. Além disso, o risco de envolvimento problemático com jogo de azar está associado a minorias étnicas e religiosas, desemprego, baixo *status* socioeconômico e menos acesso à educação, todos indicadores de dificuldade de inserção social[4].

Especificidades da infância/adolescência e da idade avançada

Mesmo nos países que legalizaram a exploração comercial de jogos de azar, a participação de crianças e adolescentes é vetada até os 18 anos de idade, com exceção da Inglaterra, onde os caça-níqueis com imagens de frutas (*fruit machines*) foram liberados para todas as idades. Mesmo assim, a crescente participação de adolescentes em jogos de azar é um fenômeno mundial e preocupante. Em um estudo único no país até o momento, estimou-se a prevalência de jogadores adolescentes em uma amostra nacional representativa. Na faixa etária dos 14 aos 17 anos de idade, apenas meninos relataram contato significativo com jogo; destes, 2,8% relataram envolvimento potencialmente problemático e 1,6% preencheram os requisitos para TJ, um fato preocupante visto que se trata de frequência semelhante à dos adultos masculinos, apesar de as apostas serem vetadas a menores de 18 anos no Brasil. Além do sexo masculino, outros fatores associados ao jogo adolescente foram afastamento dos estudos e menor envolvimento com religião. A rápida progressão entre início de apostas regulares e primeiro problema com jogo, apenas 4 meses em média, também chama atenção[5].

Apesar do estereótipo do jogador ser muito identificado a um idoso, ou idosa jogadora de bingo ou caça-níquel, a verdade é que os idosos seguem sendo uma minoria entre os jogadores. Uma minoria que, porém, cresce em números absolutos, à medida que a população envelhece e em números relativos à medida que eles são mais visados pelas casas que comercializam o jogo de azar. A prevalência de TJ em idosos varia de 0,1 a 10%, dependendo da amostra e metodologia empregadas, e tende a ser menor que nos adultos quando estudada na população geral e maior quando investigada em frequentadores de cassinos. O predomínio dos homens não é tão claro quanto em outras faixas etárias, especialmente entre aqueles que começaram a jogar mais tarde[6].

Em muitos aspectos, o idoso é o cliente ideal, tem renda e tempo disponíveis e não são comprometidos com terceiros como filhos, podendo manter as casas ocupadas em horários que outros clientes habituais não estão presentes. De fato, ao longo das décadas a participação de idosos em jogos mais do que dobrou, passando de 35% de idosos que haviam apostado ao menos uma vez nos anos 1970 nos Estados Unidos, para 80% ao fim dos anos 1990. Para este acompanhamento da população, jogar não tem o mesmo caráter de desvio moral e irresponsabilidade que prevalece nos adultos jovens, sendo visto como um passatempo e uma oportunidade para socializar. Em casas de jogo legalizadas, ou mesmo ilegais, há todo tipo de incentivo para atrair o apostador idoso, incluindo refeições gratuitas, transporte e associação com turismo. Os jogadores de mais idade se dividem entre aqueles que começaram cedo e envelheceram jogando; estes dão preferência a jogos que requerem habilidade como as cartas, ou algum conhecimento como os cavalos. Porém, a maioria deles começou a apostar mais tarde, tendo sido expostos a outros tipos de jogos, dando preferência a jogos aleatórios como caça-níqueis eletrônicos, bingo e loterias. Isto pode ser particularmente preocupante, visto que este tipo de jogo fomenta mais as distorções cognitivas do apostador (falsas concepções sobre possibilidade de análise e controle do resultado do jogo) que, por sua vez, são associadas aos problemas com as apostas[7].

Porém, o envolvimento com jogo de azar nesta idade, quando não problemático, tem sido associado a melhor socialização, saúde física e preservação de habilidades cognitivas. Por outro lado, o jogar problemático na terceira idade foi associado a abuso de álcool, mais transtornos psiquiátricos e doenças cardiovasculares[8]. A motivação para jogar parece ser um fator decisivo quanto aos seus efeitos, sendo associada a um desfecho positivo se visa o desenvolvimento de habilidades pessoais e cognitivas, ou desfecho negativos se associada a busca de alívio de afetos negativos, do tédio e da solidão[9]. A perspectiva sobre a vida e o jogo são relevantes; ter uma visão positiva da própria história de vida, saber que jogo é um passatempo e que as chances de vencer nas apostas são menores para o jogador do que para a casa são fatores de proteção. Por outro lado, o envolvimento com jogo motivado pela fantasia de melhorar a renda com as apostas, solidão e viuvez são fatores de risco importantes[10].

Por fim, é importante lembrar que o TJ na terceira idade está associado a comorbidades psiquiátricas, como abuso de álcool, tabaco, depressão, ansiedade, e a outras condições associadas ao sedentarismo, como doença cardiovascular e atrite. Preocupa também a possibilidade de associação com as doenças neurodegenerativas e em particular com a doença de Parkinson. Um histórico de TJ é mais frequente em portadores da doença de Parkinson, porém a mesma pode ser precipitada em indivíduos sem relato de envolvimento prévio com apostas mediante a prescrição de agonistas dopaminérgicos para o tratamento dos distúrbios do movimento[11].

ETIOLOGIA

No TJ, como em outros transtornos mentais, sugere-se uma complexa interação entre fatores biológicos e psicológicos, porém a totalidade desses fatores ainda não é conhecida. A discriminação entre fatores genéticos e ambientais é particularmente desafiadora, porém necessária para uma melhor contribuição do processo causal que leva ao TJ. Uma metanálise recente de estudos de pares de gêmeos encontrou uma participação equilibrada entre fatores genéticos aditivos e fatores ambientais, semelhante ao habitualmente encontrado em outros transtornos psiquiátricos e confirmando avaliações anteriores que estimaram a determinação genética do TJ entre 50 e 60%. O componente genético é mais evidente quanto mais grave forem os problemas com jogo, por isso as análises pautadas em sintomas tendem a evidenciar melhor a participação genética do que as análises pautadas em quantificação do comportamento de jogo sem uma distinção entre apostadores saudáveis e apostadores problemáticos. Isto sugere, então, que o comportamento de apostar isolado é mais suscetível à influência do ambiente (acessibilidade, cultura, etc.), todavia o sofrimento causado pelas apostas e a suscetibilidade a elas têm uma determinação genética mais relevante. A herdabilidade dos problemas com jogo também parece ser modulada pela idade e pelo sexo. Indivíduos masculinos (47%) e mais velhos apresentavam maior participação genética do que adolescentes (42%) ou do que mulheres (28%), mais uma vez sugerindo que os fatores ambientais são mais relevantes na determinação do jogar problemático entre adolescentes e mulheres e que a persistência des-sas dificuldades à medida que avançam os anos sugere uma determinação genética, superior às possíveis modulações ambientais. Especificamente sobre as determinações ambientais, é importante fazer uma distinção entre fatores compartilhados e fatores não compartilhados entre os pares de gêmeos. Os fatores compartilhados são habitualmente vinculados ao contexto social e familiar, enquanto os fatores não compartilhados se associam às ocorrências idiossincráticas experimentadas individualmente, comumente associada a eventos traumáticos. Genericamente, TJ e dificuldades com as apostas foram associados a fatores ambientais não compartilhados, porém os fatores ambientais parecem ter uma alguma contribuição no caso do jogo feminino (14%), mas não no masculino[12].

Os estudos de coorte evidenciam alguns fatores de risco recorrentes, como sexo masculino, impulsividade e comportamentos transgressivos em geral e, mais recentemente, o *cyberbullying*[13]. Além disso, outros estudos reforçam o papel de mediação dos estilos de enfrentamento (*coping styles*), particularmente do estilo emocional baseado em raiva e estresse, no desenvolvimento de problemas com o jogo no final da adolescência. Por outro lado, uma relação positiva com os pais e o engajamento em atividades significativas e socialmente gratificantes são fatores de proteção relevantes[15].

O achado mais consistente que deriva de estudos de neuroquímica e neuroimagem é o envolvimento das vias dopaminérgicas e do sistema de recompensa cerebral (SRC), particularmente porção anterior do corpo estriado (correspondente ao núcleo *accumbens*) e suas projeções para estruturas pré-frontais, semelhante ao observado em estudos de dependência química. Polimorfismos genéticos que determinam uma sensibilidade reduzida de receptores dopaminérgicos pós-sinápticos parecem ser mais frequentes em jogadores problemáticos. Jogar seria uma "estratégia" para lidar com a subestimulação crônica causada por estas variantes genéticas[16].

Estudos de neuroimagem durante tarefas de tomada de decisão em indivíduos com e sem problemas com jogo mostram atividade alterada do córtex pré-frontal ventromedial de portadores de TJ, com escolhas particularmente impulsivas, isto é, preferência por recompensas maiores, a despeito de riscos maiores, ou recompensas menores, porém mais imediatas. Em geral, essas escolhas também estão associadas a alterações do corpo estriado que compõem o SRC. Em outras palavras, em processos de decisão que envolvem avaliação de risco, representação mental da probabilidade e da magnitude da recompensa, o SRC de portadores de TJ apresenta um padrão anômalo de ativação associado a escolhas subótimas[17].

EVOLUÇÃO DO TRANSTORNO DO JOGO

A descrição clássica da evolução do TJ abrange três fases: vitórias, perdas e desespero. A fase de vitórias é marcada por experiências iniciais positivas com jogo. O tempo e evolução é muito variável, podendo levar anos, ou apenas alguns meses. Duas subpopulações parecem estar sob risco de rápida progressão para TJ: homens com início precoce na adolescência[18] e mulheres que começam a jogar depois dos 40 anos de idade com preferência por caça-níqueis eletrônicos[19]. Todavia, essa progressão acelerada em mulheres foi descrita apenas em amostras clínicas, não tendo sido verificada na população geral[20]. Os sintomas de jogar para tentar recuperar o dinheiro perdido em apostas anteriores, escalada progressiva das apostas (indicando tolerância aos seus efeitos excitantes), frequência elevada e sentimento de culpa foram os mais indicativos de provável TJ, sendo que tolerância e jogar para recuperar foram os principais fatores de risco longitudinais de progressão dos problemas com jogo[21]. Por outro lado, interessantemente a presença de traços anancásticos (obsessivos-compulsivos) de personalidade parece proteger contra o risco de desenvolver problemas com jogo e mesmo quando isso aconteceu, foi associado a uma progressão mais lenta e menor prejuízo das relações interpessoais[22].

A fase das experiências iniciais positivas com jogo é seguida pela fase das perdas, quando os prejuízos financeiros se acumulam e se tornam mais evidentes. Esta fase habitualmente se encerra com uma primeira quebra financeira que força o jogador a um pedido de empréstimo para saldar as dívidas. O dinheiro normalmente é emprestado mediante o compromisso de abstinência ou moderação das apostas. Invariavelmente, a promessa é quebrada, dando início à fase do desespero, na qual sob a pressão da culpa o jogador aposta de forma mais intensa tentando recuperar o dinheiro perdido e dessa forma precipitando ainda mais uma falência financeira. Então, neste ponto, exausto e desmoralizado ele enfrentará uma de duas possibilidades: a ruptura completa dos laços sociais pelo abandono da família e do emprego, pela dedicação prioritária ao jogo (incluindo o recurso a subterfúgios ilegais para ter dinheiro para jogar) ou pela tentativa de suicídio (o risco é três vezes maior em jogadores patológicos, já descontados os efeitos de comorbidades psiquiátricas), ou então a busca de tratamento. Infelizmente, uma minoria estimada em menos de 20% busca alguma forma de tratamento[23].

O processo de busca por ajuda pode ser particularmente sinuoso, com reconhecida hesitação da parte do paciente. Vergonha e tentativas frustradas de recuperar o dinheiro perdido nas apostas foram os comportamentos mais diretamente associados ao atraso da procura por tratamento[24]. Em convergência com estes achados, foi verificado que os jogadores mais sensíveis à gratificação de forma geral eram mais reticentes quanto a possibilidade de tratamento porque além de interromper a possibilidade imaginária de reversão imediata do prejuízo financeiro, isso comprometeria sua socialização com os colegas de aposta[25].

Fatores motivacionais extrínsecos também são relevantes na busca por tratamento, principalmente pressão dos familiares e problemas financeiros. Além disso, usuários de uma linha telefônica de suporte a jogadores referiram que uma escuta empática e acolhedora os encorajava a buscar ajuda, o que salienta a relevância da disponibilidade de serviços de informação para jogadores em estresse com profissionais adequadamente treinados para este tipo de acolhimento[26]. Da mesma forma que a maior gravidade dos problemas com jogo pode precipitar a busca por ajuda, nota-se que os casos menos graves ou subclínicos são menos propensos a procurar ajuda, o que é lamentável, pois sob tratamento esses pacientes poderiam se recuperar mais rápido e prevenir a progressão para estágios mais graves. A baixa procura entre mulheres, indivíduos casados e minorias étnicas indicam que vergonha e barreiras socioculturais também precisam ser levadas em consideração nas estratégias que visam facilitar a chegada do portador de TJ ao tratamento[27].

CRITÉRIOS DIAGNÓSTICOS (DSM-5) E AVALIAÇÃO

O diagnóstico de TJ acompanha o raciocínio geral das dependências, assentado sobre uma estrutura tríplice: perda de controle, ajustamento psico-fisiológico à atividade repetida com frequência e prejuízos. A perda de controle se revela no gasto de tempo e dinheiro acima do pretendido e nas tentativas infrutíferas de moderar o jogo. Jogo é uma atividade estimulante do sistema nervoso central; sua prática recorrente impõe neuroadaptações que clinicamente se assemelham aos relatos de tolerância e abstinência descritos nas dependências em geral, por exemplo: necessidade de aumentar as apostas e buscar riscos maiores para obter a mesma emoção que se experimentava no começo do envolvimento com jogo e sensação de inquietação, angústia e desatenção quando impedido de apostar. As consequências negativas mais comumente relatadas são endividamento, brigas familiares, desemprego ou falha acadêmica, envolvimento em atividades ilegais e tentativas de suicídio.

Além dessas características, são descritos como quesitos diagnósticos o jogar para lidar com estados emocionais negativos e tentativas de recuperar em novas apostas o dinheiro perdido em apostas anteriores. O "jogar para recuperar" pode ocorrer em jogadores não patológicos, mas em geral indica início ou traço de uma relação potencialmente arriscada com jogos de azar. Embora, não expressos na forma de critérios diagnósticos, dois elementos subjacentes ao conceito de dependência podem ser observados no TJ: avidez (do inglês *craving*, ou como relatam os pacientes "fissura", um intenso desejo de jogar) e compulsão. Esta última é representada pelo comportamento estereotipado, no qual apostar torna-se um comportamento repetitivo empregado para lidar com diferentes situações – para comemorar, obter excitação; ou simplesmente para lidar com o estresse e fugir dos problemas – sendo que o comportamento persiste mesmo em face dos prejuízos.

Desde o DSM-III-R que os critérios de jogo patológico permanecem constantes. Além da mudança para seção de dependência e mudança do nome para transtorno de jogo (TJ), a recente revisão do diagnóstico para o DSM-5 trouxe apenas uma mudança. O critério que mencionava a prática de atos ilegais para manutenção do jogo foi suprimido, pois representa mais um indicador de gravidade, do que diagnóstico, visto que apenas metade dos

Quadro 1 Critérios diagnósticos para transtorno de jogo, segundo o DSM-5

A. Comportamento de jogo problemático persistente e recorrente levando a prejuízo ou sofrimento clinicamente significativo, conforme indicado pelo indivíduo exibindo quatro critérios (ou mais) num período de 12 meses:
1. Necessidades de jogar com quantidades crescentes de dinheiro, a fim de obter a excitação desejada.
2. É agitado ou irritado quando tenta diminuir ou parar de jogar.
3. Tem feito repetidos esforços infrutíferos para controlar, diminuir ou parar de jogar.
4. É muitas vezes preocupado com o jogo (p. ex., tem pensamentos persistentes de reviver experiências de jogo passadas, fragilizando-se, ou ao planejar a próxima aventura, pensando em maneiras de obter dinheiro para jogar).
5. Muitas vezes, quando joga sente-se angustiado (p. ex., impotente, culpado, ansioso, deprimido).
6. Depois de perder dinheiro no jogo, frequentemente volta outro dia para recuperar perdas.
7. Mente para esconder a extensão do envolvimento com jogos de azar.
8. Colocou em risco ou perdeu um relacionamento significativo, emprego ou oportunidade de educação ou carreira por causa do jogo.
9. Depende de outros para prover dinheiro para reviver situação financeira desesperadora causada pelo jogo.
B. O comportamento de jogo não é melhor explicado por um episódio maníaco.

portadores do diagnóstico endossavam este quesito. Consequentemente, o ponto de corte foi revisto de cinco critérios positivos em dez quesitos possíveis no DSM-IV-TR, para quatro em nove dos critérios descritos no Quadro 1[3].

ESCALAS DE RASTREIO E INVESTIGAÇÃO DE TRANSTORNO DE JOGO

A *South Oaks Gambling Screen* (SOGS) foi o instrumento de rastreio e diagnóstico pioneiro para TJ. Desde então, tem sido aplicada em pacientes hospitalizados e da comunidade e validada para uso no Brasil em português[28]. Todavia, a SOGS é considerada hoje uma escala longa (20 itens), criticada por se basear nos critérios do DSM-III, com ênfase demasiada nos aspectos financeiros e com tendência a superestimar os casos de TJ em amostras não clínicas[29]. Atualmente, a escala mais utilizada para avaliar a gravidade do hábito de apostas é *Problem Gambling Severity Index*, que possui nove itens pontuados como: 0 – Nunca, 1 – Às vezes, 2 – Na maior parte das vezes e quase sempre, que perguntam sobre apostar mais do que o pretendido ou viável, tolerância, jogar para recuperar, emprestar dinheiro ou vender objeto de valor para jogar, reconhecer que tem dificuldades com as apostas, ser criticado pela forma como joga, sentir-se culpado(a) pela forma como joga, ter um problema de saúde ou estresse ou ansiedade por causa do jogo, ter problemas financeiros por causa do jogo. A PGSI apresenta uma classificação, baseada na interpretação do escore total, em sem problemas com jogo, baixo risco, risco moderado e jogador problemático. Infelizmente, a PGSI ainda não foi validada para uso no Brasil[30].

Uma alternativa para um rastreio rápido em consultórios e levantamentos epidemiológicos são os questionários breves cujo número de itens podem variar de 1 até 8 itens. Instrumentos de apenas um item têm demonstrado pouca acurácia e instrumentos com 6 itens ou mais já são muito próximos do total de 9 itens diagnósticos do DSM-5, então a preferência tem se orientado para escalas com 2 a 3 itens, em que destacamos a *Lie-Bet Questionnaire* (LBQ) e a *Control, Lying and Preoccupation* (CLiP) pela popularidade, uso mais frequente e acurácia satisfatória tanto em contexto clínico quanto populacional. Os itens combinados destes rastreios investigam mentir sobre o quanto joga de fato (LBQ e CLiP), apostar quantias crescentes de dinheiro (LBQ), sentir dificuldade para controlar o jogo (CLiP) e preocupações recorrentes com o jogo (CLiP). Uma resposta positiva a um dos dois itens da LBQ tem sido associada a 99% de sensibilidade e 91% de especificidade, enquanto uma resposta positiva a um dos três itens da CLiP tem sido associada a 99% de sensibilidade e 88% de especificidade. Todavia, nenhum desses pontos de corte foram validados para uso no Brasil e, portanto, o uso desses rastreios deve ser validado com uma avaliação mais ostensiva por profissional habilitado[31].

A triagem e o diagnóstico de TJ entre os adolescentes podem ser um desafio, pois o jogo excessivo não incorre em sinais observáveis de intoxicação. Problemas financeiros, que constituem os sinais mais facilmente observáveis de TJ, não são frequentes nesse segmento etário, pois os jovens não têm acesso direto ao crédito. Autores previamente criticaram os critérios diagnósticos do DSM por serem muito concentrados no prejuízo financeiro, dificultando com isso a identificação de jogo patológico em jovens. Foi proposta uma adaptação dos critérios originais: o DSM-IV juvenil (DSM-IV-J)[32]. No DSM-IV-J, os critérios 2 (tolerância), 5 (escapismo) e 6 ("jogar para recuperar") foram mantidos inalterados, enquanto os critérios 1 (preocupação), 4 (abstinência) e 7 (mentiras) receberam pequenos ajustes. Os critérios 3 (perda de controle), 8 (atos ilegais) e 9 (trabalho/educação de risco) foram submetidos a maiores alterações a fim de reproduzir com mais precisão aspectos relevantes do meio social dos jovens. Após essas adaptações, os critérios 8 e 10 foram parcialmente sobrepostos; por essa razão, o primeiro foi excluído. No DSM IV-J, um indivíduo é diagnosticado como jogador patológico se, no mínimo, 4 dos 9 critérios forem positivos. A SOGS também foi adaptada para adolescentes pela mesma razão. A SOGS – versão revisada para adolescentes (SOGS-RA) – tem 12 itens, sendo que um escore igual ou superior a 4 indica um provável jogador patológico, 2 a 3 um jogador de risco e 1 ou 0 ausência de problemas com jogo. A SOGS-RA ainda é o instrumento mais utilizado para rastreio de jogo em adolescentes, porém tem sido criticada pela tendência a superestimar a frequência de jogo problema e TJ, sugestões foram feitas para adoção de um cálculo ponderado do seu escore, ao invés da habitual somatória simples dos itens, que poderia melhorar sua acurácia, porém sacrificaria a facilidade de aplicação e interpretação[33]. Além disso, sua estrutura de 12 itens ainda pode ser considerada inapropriada para uma investigação rápida em contextos não clínicos. Para essa finalidade, foi criada a *Brief Adolescent Gambling Screen* (BAGS), um rastreio breve que investiga três comportamentos chaves: evita sair com amigos que não jogam, sentiu que poderia ter um problema com jogo e esconde o jogo dos pais ou de outras pessoas da família. Uma resposta positiva a pelo menos um desses itens foi associado a uma sensibilidade de 88% e especificidade de 98%. Todavia, a BAGS ainda precisa ser testada em amostras maiores étnica e culturalmente diversas[34]. Tanto a SOGS-RA e a BAGS não foram validadas no Brasil, limitando o seu uso em pesquisa, porém podem ser instrumentos auxiliares para avaliação clínica de adolescentes que se envolvem com apostas e comportamentos aditivos em geral.

Outros segmentos populacionais de interesse são mulheres e idosos. Os homens ainda constituem a maioria dos jogadores problemáticos e patológicos, mas a prática de jogos de azar cresce paulatinamente entre as mulheres. Vários relatos descrevem diferenças de gênero na motivação e no comportamento de jogo. Jogadoras patológicas cometem menos crimes e relatam endividamento menor que os homens. Por outro lado, as mulheres podem apresentar uma evolução mais rápida da doença e comorbidade mais elevada, com ansiedade e depressão. Elas também relatam jogar por escapismo com maior frequência[35]. Jogadores idosos têm menos pessoas que dependem deles, assim, a identificação de um jogar problemático nessa população pode ser mais demorada. Ao investigar o prejuízo causado pelo jogo em idosos, os clínicos devem considerar o comprometimento proporcional da aposentadoria e o estreitamento das estratégias de lazer para lidar com o ócio, que, no momento da avaliação, podem não ser concebidos como ameaças pelo paciente[6].

DIAGNÓSTICO DIFERENCIAL

O principal diagnóstico diferencial de TJ, abordado no quesito B dos critérios do DSM-5, diz respeito ao transtorno afetivo bipolar (TAB). O TJ não deve ser considerado se os episódios de jogar descontrolado ocorrem exclusivamente na vigência de episódios de mania ou hipomania. Entretanto, uma comorbidade entre as duas condições é possível se um indivíduo que joga e preenche critérios para TAB apresentar os comportamentos correlatos do TJ também em fases de eutimia, ou depressão. Ou seja, se episódios de perda de controle sobre o jogo, mesmo que agravados pelas flutuações de humor, sejam graves e frequentes independente das alternâncias de fases do TAB.

Indivíduos com transtorno da personalidade antissocial, ou com traços antissociais de personalidade, com frequência se envolvem com jogos de azar e outros comportamentos de risco, porém sem uma predileção clara pelo primeiro como no caso do TJ. Entretanto, esses diagnósticos não são excludentes e podem ser diagnosticados em comorbidade se o indivíduo satisfizer critérios para ambos.

CURSO CLÍNICO E PROGNÓSTICO

Tratamento

As diretrizes principais no tratamento do TJ são: a supressão do comportamento de jogo problemático, reparo dos problemas causados pelo jogo, promoção da saúde geral (mental e física) e promoção de qualidade de vida.

É importante reconhecer o que motivou a busca pelo tratamento, pois com frequência o paciente é pressionado externamente por ameaça de um parente, amigo, empregador, ou por ordem judicial. Seja qual for o motivo, ele deve ser uma prioridade inicial do tratamento juntamente com o foco nas apostas.

Quase três quartos dos indivíduos que se apresentam para tratamento para TJ apresentam um ou mais transtornos diagnósticos comórbidos que precisam ser tratados. Os mais comuns são tabagismo, transtornos ansiosos, depressão, abuso e dependência de álcool. Tratamento farmacológico apropriado de acordo com as comorbidades identificadas dever ser instituído quando necessário. Os transtornos de personalidade são frequentes em jogadores patológicos e representam um desafio adicional para a construção do vínculo e adesão terapêuticos[36].

O risco de suicídio deve ser avaliado no primeiro contato e monitorizado ao longo do tratamento. O comprometimento funcional do paciente deve ser avaliado, pois a intensidade do tratamento deve ser ajustada à gravidade do quadro. Quando houver história sugestiva de dificuldade de organização

Quadro 2   Perguntas que não podem faltar na avaliação do transtorno de jogo

Para confirmar que existe um problema com jogos de azar é essencial constatar a falta de controle, a fissura e a compulsividade: Quando você começa a jogar, você tem dificuldade de parar ou gasta mais tempo e dinheiro do que tinha planejado? Você se pega pensando em jogo muitas vezes durante o dia, ou antecipando o momento de sair para fazer uma aposta? Você continuou jogando mesmo depois de ter tido problemas com jogo em sua vida?
Para motivar o paciente e engajá-lo no tratamento, é importante conhecer tanto sua motivação para jogar como para parar ou moderar o jogo: O que o leva a jogar hoje em dia? Você acredita que o jogo pode estar lhe causando problemas? Quais seriam os principais problemas?
As comorbidades psiquiátricas são comuns em TJ, particularmente depressão e ansiedade devem ser investigadas: Você tem se sentido para baixo, triste ou sem esperança? Está sentindo pouco prazer ou interesse nas coisas? Você sente que está sempre tenso e preocupado com as coisas do dia a dia?
Finalmente, outros comportamentos de risco são comuns e podem necessitar de atenção imediata: Você fuma? Às vezes exagera na bebida, toma remédios para dormir ou usa outras substâncias? Você está endividado? Tem alguém lhe ameaçando por causa das dívidas? Você já pensou em pôr um fim na vida por causa de todos esses problemas que me contou?

e planejamento ao longo da vida, com prejuízo acadêmico ou profissional, mesmo antes do envolvimento com jogo, recomenda-se uma avaliação neuropsicológica para exclusão ou confirmação de disfunções executivas, particularmente do transtorno do déficit de atenção e hiperatividade entre outras possibilidades, pois essas condições geralmente antecedem quadros de dependências e são fatores de risco para esses quadros[37].

Primeiras medidas

Como primeira medida, é importante orientar o paciente e sua família quanto à natureza do transtorno e o seu tratamento. Também é recomendável uma ou duas intervenções motivacionais para redução das ambiguidades do paciente em relação ao tratamento.

Uma vez que o contato terapêutico estiver mais sólido, no terceiro ou quarto encontro convém sugerir medidas de controle externo, tais como deixar em casa, ou sob os cuidados de uma pessoa de confiança, talões de cheque e cartões de banco, restringindo o acesso a crédito e operando com um valor monetário semanal fixo. Lugares e companhias habitualmente associados a jogo devem ser evitados e uma programação para ocupação do tempo livre decorrente do afastamento do jogo deve ser discutida com o paciente.

O sentimento de urgência para apostar, às vezes referida como "fissura" pelos pacientes, pode ser uma experiência perturbadora, particularmente no início do tratamento. Entre os vários fármacos testados, a naltrexona, um bloqueador de receptores μ-opioide, é o que reúne evidências mais sólidas. Entretanto, seu uso requer alguns cuidados que serão vistos a seguir. No tratamento da dependência de álcool, a dose recomendada é de 50 mg/dia. No tratamento do TJ, doses médias mais altas (em dose única administrada de manhã ou à noite), 100 a 150 mg/dia até um máximo de 200 mg/dia podem ser necessárias. O intervalo para observação dos efeitos da medicação é maior do que o padrão de 2 a 4 semanas habitualmente estabelecido para antidepressivos e outros psicofármacos, sendo recomendável aguardar um intervalo de 6 a 8 semanas para se observar os efeitos plenos de uma dose fixa. Não raro a prescrição dessa medicação é abortada precocemente por uso de dose insuficiente, período insuficiente de observação, ou ambos. Doses diárias acima de 100 mg podem causar elevação das enzimas hepáticas; a coadministração regular de anti-inflamatórios não esteroidais (incluindo ácido acetilsalicílico, ibuprofeno e paracetamol) deve ser evitada, caso imprescindível, recomenda-se monitoração das enzimas hepáticas. Habitualmente, a naltrexona é bem tolerada, sendo o efeito adverso mais comum náusea que cede em dois ou três dias. Se os sintomas gastrointestinais se mostrarem persistentes, a medicação deve ser descontinuada. Uma história familiar de abuso ou dependência de álcool está associado a uma chance maior de resposta positiva à naltrexona[38].

Há evidências preliminares de que a prática de exercício aeróbico pode reduzir a "fissura" por jogo, podendo ser usada em conjunto com a medicação ou como alternativa para os pacientes que não a tolerem[39].

Tratamento psicoterapêutico

Uma vez atingida uma estabilização parcial do quadro, o foco terapêutico move-se para o tratamento de fenômenos que contribuem para o jogar sem controle. Nesse campo, as abordagens variam tanto quanto variam os referenciais teóricos. A abordagem comportamental se ocupa do contexto ambiental e dos estímulos que se associam ao jogo. O modelo de condicionamento operante propõe que jogar produz consequências que aumentam a probabilidade desse comportamento se repetir novamente. Por exemplo, quando a alienação produzida pelo jogo alivia a angústia ou a ansiedade (reforço negativo), ou quando as apostas propiciam excitação e recompensa financeira (reforço positivo). O modelo de condicionamento clássico propõe que o comportamento de jogo é pareado com estímulos presentes no ambiente, como cores, formas e sons, de forma que, quando o indivíduo tem contato com esses estímulos em um outro contexto, ele experimente respostas fisiológicas, por exemplo aceleração da frequência cardíaca, que evocam as memórias e o desejo de jogar. Por meio da análise funcional, busca-se identificar os mecanismos de reforço do jogo e intervir no contexto para se obter respostas comportamentais divergentes e mais adaptativas. A dessensibilização por exposição progressiva aos estímulos associados ao jogo pode ser particularmente útil em um contexto cultural no qual a oferta ostensiva de jogo dificulta a simples esquiva de ambientes de aposta.

A abordagem cognitiva se baseia na constatação de que portadores de TJ sustentam crenças irracionais sobre jogos de azar com grande convicção. Essas crenças podem ser reunidas em dois grandes grupos: um que resume distorções cognitivas que negam a aleatoriedade e independência dos eventos em um jogo de azar. Nesse caso, os pacientes analisam as apostas anteriores na tentativa de um padrão racional que explique os resultados e que aumente a previsibilidade de resultados futuros. O outro grupo reúne crenças supersticiosas sobre estratégias que possibilitariam o controle do resultado, por exemplo tocar o pano da mesa de jogo um certo número de vezes ou evitar sentar ao lado de alguém que está perdendo muito dinheiro. A técnica proposta nesse caso é a restruturação cognitiva, um processo pelo qual o paciente é auxiliado a identificar quando tais pensamentos surgem e treinado a desafiá-los com explicações alternativas mais racionais[40].

O modelo psicodinâmico se baseia na hipótese de que impulsos e conflitos inconscientes motivam o jogar excessivo. Esse modelo predominou durante a primeira metade do século XX, porém tem perdido terreno em virtude da falta de evidências fundeadas em estudos controlados que possam avançar para além dos habituais relatos de séries de caso. Contudo, a utilidade de técnicas pautadas em transferência, rememoração de eventos emocionais marcantes da vida do paciente e livre associação, normalmente presente em programas terapêuticos ecléticos sugerem que a utilidade do modelo psicodinâmico merece ser testada em investigações com metodologia especificamente orientada para este fim[41].

Melhorando as habilidades de enfrentamento e prevenindo a reincidência

À medida que se aproxima do seu terço final, o tratamento se volta para estabilização da abstinência das apostas pautada em três estratégias: aprimoramento das habilidades de enfrentamento (do inglês *coping skills*), prevenção de recaída e melhora da qualidade de vida. Mesmo que as apostas tenham cessado, o paciente ainda pode manter muitos dos fatores que antecederam o envolvimento com o jogo e que o tornaram vulnerável, particularmente a dificuldade de intermediar conflitos interpessoais e de estabelecer planejamento com vistas a objetivos específicos de médio e longo prazo. Então, de acordo com a necessidade do paciente e a critério do terapeuta, treino de habilidades sociais e treinamento para solução de problemas podem ser adicionados ao pacote terapêutico. Dada a natureza intermitente do TJ, a possibilidade de uma recaída estará sempre presente, por isso é importante ajudar os pacientes na identificação de situações de risco e formulação de um plano de resposta quando confrontado com uma dessas situações[42].

Finalmente, para uma consolidação eficaz dos ganhos terapêuticos é preciso ir além do escopo inicial do tratamento e auxiliar o paciente a reconstruir uma rotina sem jogo, com atividades alternativas pautadas em qualidade de vida que favoreçam o ajustamento social e a fruição. Apesar de os estudos serem incipientes há evidências de que atividades em grupo e estímulo a reflexão e promoção de qualidade de vida podem ajudar[43].

Caso clínico

J. é natural de Osasco município de São Paulo, é viúva e tem três filhos, sendo duas mulheres e um homem. Foi trazida para o tratamento por sua filha mais velha, na ocasião a paciente muito contrariada relatou que precisava de ajuda porque "estava viciada em jogo de maquininha havia 5 anos". Revelou que demorava cerca de uma hora para perder os primeiros R$ 50 e imaginava que agora, com o jogo proibido legalmente, os donos das casas estavam modificando os programas das máquinas, com isso prejudicando os jogadores, como forma de arrecadar mais. Com a intenção de recuperar as perdas, recorria a empréstimos que garantiam a permanência no jogo. No início do tratamento relatou sentir-se muito cansada fisicamente, ansiosa, nervosa e insone, sem saber o que fazer. Referiu ter muitas dívidas, em torno de R$ 80.000,00 e estar no momento frequentando casas de jogo cerca de quatro vezes por semana, o que a fazia sentir-se muito envergonhada. Sua aparência muito descuidada, com roupas desalinhadas e cansaço físico, chamava a atenção.

Relatou ter vivido uma infância muito simples em que dividia com os pais e quatro irmãos uma casa de três cômodos. A mãe dona de casa e o pai servente de pedreiro não foram muito presentes em sua vida, já que ambos faleceram enquanto ela era ainda muito jovem. Conheceu seu falecido marido na adolescência e casaram-se alguns anos depois permanecendo 35 anos em união até o seu falecimento ocorrido a cerca de seis anos.

Há cerca de 5 anos conheceu a atividade de jogo, com o bingo de cartela, indo aos finais de semana em locais próximos de sua casa e gastando cerca de R$ 50. Três anos depois começou a jogar em máquinas de vídeo bingo, duas vezes por semana, aumentando o seu gasto para R$ 100 ao dia.

> Há 6 meses está jogando com frequência quase diária e não consegue mais avaliar com exatidão quanto tempo gasta na atividade de jogo. Após intensificar seu comportamento de jogo, J. passou a apresentar, além de tristeza profunda, falta de prazer ao realizar as atividades cotidianas, ansiedade e dificuldade em tomar decisões.
>
> Ela compareceu para os atendimentos trajada adequadamente para a ocasião, sem maquiagem, em boas condições de higiene. Faz frequentemente comentários autodepreciativos e ainda hoje está jogando; a sua queixa principal é "... vivo há muitos anos insatisfeita, não consigo ser feliz, quando jogo parece que consigo me esquecer dos problemas e vou para um mundo só meu".

CONSIDERAÇÕES FINAIS

Entre os comportamentos de dependência reconhecidos e diagnosticados nos códigos classificatórios, TJ é o terceiro mais prevalente, atrás apenas da nicotina e do álcool, aliás sua associação com essas substâncias é bastante conhecida. Porém, a maioria dos profissionais que lida com pacientes dependentes, e os clínicos em geral, desconhecem o diagnóstico. TJ pode ser muito grave, mas é uma condição tratável que em geral responde bem ao tratamento. A sociedade tem apresentado uma atitude ambígua em relação ao jogo de azar, hora recriminando-o, hora validando como um passatempo legítimo. O crescimento das apostas esportivas, do jogo *online* e a promessa de incremento do turismo com a legalização de cassinos criam um contexto favorável à popularização dos jogos de azar. Quanto maior a exposição, maior será o risco de pessoas vulneráveis desenvolverem problemas. Por isso, é fundamental que nossa sociedade se organize para enfrentar o problema, discutindo seriamente a regulamentação de toda atividade que envolva apostas, antecipando-se e propondo modelos de prevenção com vistas à proteção dos mais vulneráveis, isto é, adolescentes, idosos solitários, indivíduos desempregados, em estresse e portadores de outros transtornos psiquiátricos prévios. Finalmente, é indispensável que o profissional de saúde mental se prepare para reconhecer e amparar o portador de TJ.

REFERÊNCIAS BIBLIOGRÁFICAS

1. Tavares H. Gambling in Brazil: a call for an open debate. Addiction. 2014;109(12):1972-6.
2. Shaffer HJ, Kidman R. Shifting perspectives on gambling and addiction. J Gambl Stud. 2003;19(1):1-6.
3. American Psychiatric Association. Diagnostic and statistical of mental disorders, 5.ed. Arlington: American Psychiatric Press; 2013.
4. Tavares H, Carneiro E, Sanches S, Pinsky I, Caetano R, Zaleski M, et al. Gambling in Brazil: Lifetime prevalences and socio-demographic correlates. Psychiatry Res. 2010;180(1):35-41.
5. Spritzer DT, Rohde LA, Benzano DB, Laranjeira R, Tavares H, et al. Prevalence and correlates of gambling problems among a nationally representative sample of brazilian adolescents. J Gambl Stud. 2011;27:649-61.
6. Tse S, Hong SI, Wang CW, Cunningham-Williams RM. Gambling behavior and problems among older adults: a systematic review of empirical studies. J Gerontol B Psychol Sci Soc Sci. 2012;67(5):639-52.
7. Landreat MG, Cholet J, Grall Bronnec M, Lalande S, Le Reste JY. Determinants of gambling disorders in elderly people-a systematic review. Front Psychiatry. 2019;10:837.
8. Medeiros GC, Leppink E, Yaemi A, Mariani M, Tavares H, Grant J. Gambling disorder in older adults: a cross-cultural perspective. Compr Psychiatry. 2014.
9. Martin F, Lichtenberg PA, Templin TN. A longitudinal study: casino gambling attitudes, motivations, and gambling patterns among urban elders. J Gambling Studies. 2011;27(2):287-97.
10. Subramaniam M, Wang P, Soh P, Vaingankar JA, Chong SA, Browning CJ, et al. Prevalence and determinants of gambling disorder among older adults: a systematic review. Addictive Behaviors. 2015;41:199-209.
11. Augustine A, Winstanley CA, Krishnan V. Impulse control disorders in Parkinson's disease: from bench to bedside. Frontiers in Neuroscience. 2021;15:654238.
12. Xuan YH, Li S, Tao R, Chen J, Rao LL, Wang XT, et al. Genetic and environmental in-fluences on gambling: a meta-analysis of twin studies. Front Psychology. 2017;8:2121.
13. Pisarska A, Ostaszewski K. Factors associated with youth gambling: longitudinal study among high school students. Public Health. 2020;184:33-40.
14. Calado F, Alexandre J, Griffiths MD. How coping styles, cognitive distortions, and at-tachment predict problem gambling among adolescents and young adults. J Behav Addictions. 2017;6(4), 648-57.
15. Dowling NA, Merkouris SS, Greenwood CJ, Oldenhof E, Toumbourou JW, Youssef GJ. Early risk and protective factors for problem gambling: a systematic review and meta--analysis of longitudinal studies. Clin Psychol Rev. 2017;51:109-24.
16. Blum K, Baron D, Lott L, Ponce JV, Siwicki D, Boyett B, et al. Search of reward deficiency syndrome (RDS)-free controls: the "Holy Grail" in genetic addiction risk testing. Current psycho-pharmacology. 2020;9(1):7-21.

17. Fauth-Bühler M, Mann K, Potenza MN. Pathological gambling: a re-view of the neurobiological evidence relevant for its classification as an addictive disorder. Addiction Biology. 2017;22(4):885-97.

18. Carneiro E, Tavares, H, Sanches M, Pinsky I, Caetano R, Zaleski M, et al. Gender differences in gambling exposure and at-risk gambling behavior. J Gambling Studies. 2020;36(2):445-57.

19. Tavares H, Martins SS, Lobo DS, Silveira CM, Gentil V, Hodgins DC. Factors at play in faster progression for female pathological gamblers: an exploratory analysis. J Clin Psychiatry. 2003;64(4):433-8.

20. Slutske WS, Piasecki TM, Deutsch AR. Statham DJ, Martin NG. Telescoping and gender differences in the time course of disordered gambling: evidence from a general population sample. Addiction. 2015;110(1):144-51.

21. Sleczka P, Romild U. On the stability and the progression of gambling problems: longitudinal relations between different problems related to gambling. Addiction. 2021; 116(1):116-25.

22. Medeiros GC, Grant JE. Gambling disorder and obsessive-compulsive personality disorder: a frequent but understudied comorbidity. J Behavioral Addictions. 2018;7(2):366-74.

23. Gainsbury S, Hing N, Suhonen N. Professional help-seeking for gambling problems: awareness, barriers and motivators for treatment. J Gambling Studies. 2014;30(2):503-19.

24. Tavares H, Martins SS, Zilberman ML, el-Guebaly N. Gamblers seeking treatment: why haven't they come earlier? Addictive Disorders & Their Treatment. 2002;1(2):65-9.

25. Sztainert T, Wohl MJ, McManus JF, Stead JD. On being attracted to the possibility of a win: reward sensitivity (via gambling motives) undermines treatment seeking among pathological gamblers. J Gambling Studies. 2014;30(4):901-11.

26. Valdivia-Salas S, Blanchard KS, Lombas AS, Wulfert E. Treatment-seeking precipitators in problem gambling: analysis of data from a gambling helpline. Psychology of Addictive Behav. 2014;28(1):300-6.

27. Braun B, Ludwig M, Sleczka P, Bühringer G, Kraus L. Gamblers seeking treatment: Who does and who doesn't?. J Behav Addict. 2014;3(3):189-98.

28. de Oliveira MP, da Silveira DX, de Carvalho SV, Collakis ST, Bizeto J, Silva MT. Reliability, validity and classification accuracy of the South Oaks Gambling Screen in a Brazilian sample. J Gambl Stud. 2009.

29. Otto JL, Smolenski DJ, Garvey Wilson AL, Evatt DP, Campbell MS, et al. A systematic review evaluating screening instruments for gambling disorder finds lack of adequate evidence. J Clin Epidemiol. 2020;120:86-93.

30. Miller NV, Currie SR, Hodgins DC, Casey D. Validation of the problem gambling severity index using confirmatory factor analysis and rasch modelling. Int J Methods in Psychiatric Res. 2013;22(3):245-55.

31. Dowling NA, Merkouris SS, Manning V, Volberg R, Lee SJ, Rodda SN, et al. Screening for problem gambling within mental health ser-vices: a comparison of the classification accuracy of brief instruments. Addiction. 2018;113(6):1088-104.

32. Fisher S. Developing the DSM-IV – DSM-IV criteria to identify adolescent prob-lem gambling in non-clinical populations. J Gambl Stud. 2000;16(2-3):253-73.
33. Anselmi P, Colledani D, Andreotti A, Robusto E, Fabbris L, Vian P, et al. An item response theory-based scoring of the South Oaks Gambling Screen-Revised Adolescents. Assessment; 2021. https://doi.org/10.1177/10731911211017657
34. Stinchfield R, Wynne H, Wiebe J, Tremblay J. Development and psychometric evaluation of the Brief Adolescent Gambling Screen (BAGS). Frontiers in Psychology. 2017;8, 2204.
35. McCarthy S, Thomas SL, Bellringer ME, Cassidy R. Women and gambling-related harm: a narrative literature review and implications for research, policy, and practice. Harm Reduction Journal. 2019;16(1):18.
36. Dowling NA, Merkouris SS, Lorains FK. Interventions for comorbid problem gambling and psychiatric disorders: advancing a developing field of research. Addictive Behaviors. 2016;58:21-30.
37. Chamberlain SR, Derbyshire K, Leppink E, Grant JE. Impact of ADHD symptoms on clinical and cognitive aspects of problem gambling. Compr Psychiatry. 2015;57:51-7.
38. Kraus SW, Etuk R, Potenza MN. Current pharmacotherapy for gambling disorder: a systematic review. Expert Opinion on Pharmacotherapy. 2020;21(3):287-96.
39. Penna AC, Kim HS, Cabrita de Brito AM, Tavares H. The impact of an exercise program as a treatment for gambling disorder: a randomized controlled trial. Ment Health Phys Act. 2018;15:53-62.
40. Tavares H, Zilberman ML, el-Guebaly N. Are there cognitive and behavioural ap-proaches specific to the treatment of pathological gambling? Can J Psychiatry. 2003;48(1):22-7.
41. Rosenthal RJ. Psychodynamic psychotherapy and the treatment of pathological gambling. Rev Bras Psiquiatr. 2008;30(Suppl 1):S41-50.
42. Rash CJ, Petry NM. Psychological treatments for gambling disorder. Psychol Res Behav Manag. 2014;7:285-95.
43. Magalhães AC, Jungerman FS, Silva MC, Moraes MM, Tavares H. Post-therapy group for pathological gamblers: improvement beyond symptoms. Rev Bras Psiquiatr. 2009; 31(2):181-2.

14

Dependência de internet: um novo transtorno do século XXI?

Dora Sampaio Góes
Sylvia van Enck Meira
Cristiano Nabuco de Abreu

INTRODUÇÃO

Com as novas tecnologias, a internet revolucionou sobremaneira nossas vidas à medida que foi se integrando em nossas experiências diárias. Com o passar do tempo ela se tornou mais disponível para a população geral, oferecendo mais serviços e seu uso é crescente em todas as faixas etárias e em todos os níveis socioeconômicos. Para se ter uma ideia, em 1995 menos de 1% da população mundial tinha acesso à internet e hoje temos nada menos do que 53% da população mundial conectada.

De maneira geral, lembremos que a vida das pessoas foi transformada completamente pela internet, com destaque ao lazer e à vida social. Tornou-se comum para as pessoas, os jovens em especial, terem a vida digital como uma extensão da vida real (*off-line*) e, desta forma, gastam horas a fio se entretendo com jogos *online*, redes sociais e comunicadores instantâneos[1].

O surgimento dos *smartphones*, vale lembrar, foi outro importante elemento que impulsionou a relação do homem com a tecnologia, pois trouxe a possibilidade de termos nas mãos, 24 horas por dia, 7 dias por semana, em qualquer lugar e, de forma barata, o acesso à internet.

Para se ter uma ideia do tamanho do impacto, a população mundial atualmente é estimada em 7 bilhões de pessoas, sendo que 6,29 bilhões já possuem acesso a algum dispositivo de tecnologia móvel, expressa, primordialmente, pelos telefones celulares que possibilitam a conexão à internet.

De acordo com as referências do relatório 2019 *Global Digital*, da We Are Social e da Hootsuite[2], 66% da população brasileira é usuária da web (47% delas apenas pelo uso dos *smartphones*), gastando, individualmente, cerca de 9 horas e 14 minutos por dia conectados à *web*, ou seja, bem acima da média global de 6 horas e 49 minutos. Em relação aos aparelhos de celular, os números também são expressivos: 60% da população acessa a internet por meio desta plataforma móvel e, no que se refere às mídias sociais, a penetração no Brasil é de 66% (contra 42% mundialmente), permanecendo um total de 3 horas e 39 minutos, em média, nas redes sociais. Esses dados nos evidenciam, portanto, o crescente uso da internet em território nacional e, mais, como o brasileiro encontra-se bem acima dos índices globais.

Todavia, sempre há um outro lado. Da mesma forma que a internet é considerada um fenômeno altamente positivo, por trazer benefícios sobejamente conhecidos por todos, evidências empíricas demonstram que uma parcela expressiva da população vem relatando as mais variadas formas de dependência tecnológica – internet e demais plataformas digitais[1] –, ainda que seu reconhecimento oficial não tenha ocorrido. Por exemplo, no *Manual diagnóstico e estatístico de transtornos mentais* – 5ª edição (DSM-5), um tipo de patologia derivada do uso intenso das plataformas é a utilização de videogames na *web* (em inglês, chamado de *internet gaming disorder*), figurando ainda que de maneira tímida no referido manual sob o item "Questões para futuros estudos", localizado no Apêndice da publicação, todavia, por outro lado, na décima primeira edição da Classificação Estatística Internacional de Doenças e Problemas Relacionados à Saúde (CID-11) , seu reconhecimento já figura entre as novas patologias emergentes[3-5].

Neste capítulo, debruçaremos sobre estas e outras implicações, traçando um contorno mais claro dos impactos e das consequências do uso desordenado da tecnologia junto à população.

ETIOLOGIA

Como a dependência da internet pode ser encontrada em qualquer faixa etária, nível educacional e estrato socioeconômico, por exemplo, inicialmente se acreditava que esse problema era privilégio de estudantes universitários que, buscando executar suas atribuições acadêmicas, acabavam por permanecer mais tempo do que o esperado. Entretanto, tais pressuposições mostraram ser pura especulação. Sabe-se hoje que à medida que as tecnologias invadem progressivamente as rotinas de vida, o contato com os eletrônicos deixou de ser um acontecimento ocasional de uma população específica e, portanto, o número de atividades mediadas pela internet aumentou de maneira significativa[6].

Uma associação de fatores perece estar relacionada à dependência da internet em adolescentes e adultos. Nos adolescentes, características psicológicas, como baixa autoestima, intolerância a frustração, introversão, baixa estabilidade emocional, solidão, uso da internet para regular o humor e baixa satisfação com a vida, por exemplo, parecem estar mais presentes em sujeitos diagnosticados como dependentes da internet do que nos sujeitos dos grupos-controle[7].

Já nos adultos, as pesquisas apontam variáveis psicológicas como impulsividade, estilo de apego inseguro, baixo autoconceito, escapismo, solidão e evitação ou esquiva de emoções negativas[8,9].

Em relação aos fatores familiares dos adolescentes e adultos, destacam-se pouca comunicação parental, baixa orientação dos pais sobre o risco do uso adequado da internet, bem como a falta de regras sobre o tempo de uso[9,10].

De maneira geral, observa-se na literatura que pesquisadores têm associado a dependência a certas mudanças nos neurotransmissores no cérebro, enquanto alguns outros teóricos têm defendido que todas as dependências, não importando o tipo (sexo, comida, álcool e internet), podem ser acionadas a mudanças similares nos (mesmos) circuitos cerebrais dos pacientes[11]. De toda maneira, os estudos ainda são embrionários e merecem atenção futura das investigações clínicas.

Em uma perspectiva neuropsicológica, um grupo de pesquisadores chineses[12] descreveram na Figura 1 as bases de um modelo neuropsicológico de dependência da internet.

Segundo os autores, o "impulso primitivo" é entendido como a busca de prazer pelo indivíduo em sua tentativa de se esquivar ou evitar a dor vivenciada a partir de situações de desequilíbrio e que representam, desta forma, um dos principais motivos ou impulsos para que o internauta busque a internet. Na sequência da cadeia, a "experiência de euforia" é entendida como uma das consequências experienciadas em função desse uso, pois, ao se estimular o sistema nervoso central do usuário, a navegação na internet

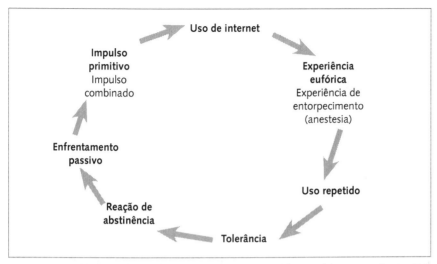

Figura 1 Modelo da cadeia neuropsicológica de dependência de internet. Fonte: Tao et al., 2007[12].

o faz sentir-se mais feliz e satisfeito. Este sentimento, por sua vez, impulsionará então o indivíduo a continuar e repetidamente permanecer conectado e assim prolongar o sentimento de bem-estar. Uma vez que esta dependência é então instalada pela repetição desse comportamento (esquiva e a posterior experimentação do alívio e prazer), a experiência eufórica será, progressivamente, transformada em hábito, anestesiando o indivíduo ainda mais das situações geradoras do desconforto emocional. A "tolerância" por sua vez ocorre, pois, para se atingir o mesmo nível de felicidade dos momentos anteriores, ele necessitará ampliar o tempo gasto e o envolvimento com a internet, reforçando e aumentando sua experiência de euforia e satisfação. Assim, as síndromes psicológicas e físicas se manifestam quando o internauta diminui ou interrompe a navegação e a experiência, como estados de disforia, insônia, instabilidade emocional, irritabilidade etc. Este processo leva então ao desenvolvimento de um novo processo disfuncional de enfrentamento (esquiva e fuga para a internet), fazendo com que as respostas do usuário sejam, cada vez mais, mal-adaptativas frente às demandas do meio ambiente, pois ele se refugiará cada vez mais na vida virtual. O usuário, quando impedido de se conectar, poderá tornar-se agressivo, refratário e se restringir ainda mais nas experiências do mundo virtual, perpetuando assim seu ciclo disfuncional. Neste momento, uma avalanche de efeitos pode incluir

228 Psiquiatria, saúde mental e a clínica da impulsividade

reações ainda mais intensas de anestesia emocional, esquiva social e fazendo com que esses elementos se tornem os novos impulsos geradores de "mais" internet, ou seja, uma verdadeira cadeia disfuncional passa a ser perpetuada[12].

CRITÉRIOS DIAGNÓSTICOS E AVALIAÇÃO

Os diversos conceitos utilizados na literatura científica para compreender e classificar o uso abusivo da internet surgiram das diversas áreas que compreendem a saúde mental. Os temas utilizados, como *internet addiction*, *pathological internet use, internet addiction disorder, internet dependency, compulsive internet use*, entre outros, tiveram como princípio básico compreender as peculiaridades desse uso.

Por volta da década de 1990, Ivan K. Goldberg, psiquiatra americano, foi o primeiro a conquistar reconhecimento ao criar um boletim intitulado Virtual PsyCom.Net, no qual os terapeutas buscavam informações e trocavam experiências a respeito de muitas questões de saúde mental, inclusive, a respeito do uso abusivo. Muitos foram os profissionais que se identificaram com essas dificuldades junto aos seus pacientes, fazendo com que Ivan Goldberg viesse a criar um grupo de ajuda que em um curto espaço de tempo obteve muitos pedidos de ajuda[13].

Observando a complexidade do assunto, o psiquiatra nomeou o termo *internet addiction disorder* ou transtorno de dependência da internet (IAD), cujos sintomas incluíam "abandono ou redução de importantes atividades profissionais ou sociais em virtude do uso da internet", "apresentar fantasias ou sonhos sobre internet", "apresentar movimentos voluntários ou involuntários de digitação dos dedos", entre outros aspectos[13].

Nesse momento, vários outros profissionais que compartilhavam das mesmas questões também começaram a disponibilizar algum tipo de tratamento para os usuários que se sentiam "reclusos" na rede mundial de computadores. Rapidamente, o número de usuários tornou-se volumoso e as consequências do uso excessivo foram despontando lentamente como um novo problema de saúde mental. Clínicos e pesquisadores se interessaram por esse novo e complexo quadro de sintomas. Assim, nos anos 1990, a literatura científica começou a descrever os indivíduos que exibiam características de uso problemático das novas tecnologias. A psicóloga americana Kimberly Young apresentou uma das primeiras pesquisas sobre vício em internet intitulada "Dependência de internet: o surgimento de um novo transtorno"[14].

Young inicialmente se baseou nos critérios diagnósticos do uso de substâncias para definir o novo conceito, entretanto, em uma segunda avaliação realizada em 1998, a autora aprimorou sua proposta, utilizando oito dos dez critérios diagnósticos já existentes no DSM-IV para o jogo patológico; desta forma, o novo conjunto de critérios usados para definir a dependência da internet foi estabelecido[6]. Como critérios diagnósticos para a dependência de internet, segundo Young[14], o paciente deverá apresentar, pelo menos, cinco dos oito itens descritos no Quadro 1.

Quadro 1 Critérios diagnósticos da dependência da internet[11]

1) Preocupação excessiva com a internet
2) Necessidade de aumentar o tempo conectado (*online*) para ter a mesma satisfação
3) Exibir esforços repetidos para diminuir o tempo de uso da internet
4) Apresentar irritabilidade e/ou depressão
5) Quando o uso da Internet é restringido, apresentar labilidade emocional (internet vivida como uma forma de regulação emocional)
6) Permanecer mais tempo conectado (*online*) do que o programado
7) Ter o trabalho e as relações familiares e sociais em risco pelo uso excessivo
8) Mentir aos outros a respeito da quantidade de horas conectadas

Todavia, ao tentar refinar os argumentos de Young[14], Beard e Wolf[15] sugerem maior rigor ao realizar o diagnóstico; em vez de se considerar cinco dos oito critérios de forma aleatória, dever-se-ia observar a existência dos cinco primeiros itens associados a pelo menos um dos três últimos, pois estes se referem a formas de impedimentos ou limitações sociais ou ocupacionais causadas pelo uso excessivo[6].

Outros critérios diagnósticos foram propostos por Shapira et al.[16], pois alguns itens da proposta anterior não constituiriam uma boa precisão diagnóstica e, desta forma, foram eliminados. O termo "uso problemático da internet" também substituiu o anterior, pois esta denominação, segundo a autora, explicaria melhor a dependência no que diz respeito ao complexo uso abusivo e seus aplicativos (chats, compras, realidade virtual, entre outros), em vez de dependência da internet em si. Inclusive, essas definições seriam mais fidedignas se fossem baseadas nos critérios dos transtornos do controle dos impulsos sem outra especificação (por partilhar de elementos comuns a tais casos) e não mais uma adaptação aos critérios do jogo patológico (Quadro 2).

Desde então, estudos têm demonstrado a dependência da internet em ascensão na Itália, no Paquistão, no Irã, na Alemanha, na República Checa etc. Relatórios indicam também que o vício em internet tem se tornado um problema de saúde pública na China, na Coreia e em Taiwan, ao mesmo tempo em que diversos centros de tratamento surgiram em todo o mundo, todavia, é ainda difícil estimar a amplitude do problema. Na Coreia do Sul, por exemplo, já foram contabilizados mais de 150 hospitais do tipo "militar" – rotinas rígidas de controle de uso – com programas de tratamentos em dependência da internet, sem falar nos países como Estados Unidos, Inglaterra, Austrália e vários países europeus[17].

Entretanto, a partir de 2000, especialistas têm direcionado suas pesquisas para as atividades específicas realizadas na internet, como jogos online, redes sociais, *streaming*, entre outros, e não apenas no uso da internet de forma generalizada. Desta forma, houve uma mudança no foco das investigações, deixando de lado o uso exagerado da internet como um único comportamento disfuncional, mas considerando-os como um meio para outras atividades com características heterogênicas[1,18]. Argumenta-se, entretanto, que existiria uma diferença significativa na essência de cada atividade realizada na internet, ou seja, parece que os diversos aplicativos desempenham funções distintas na vida dos usuários. Por exemplo, cada estilo de jogo *online* pode desempenhar diferentes sensações de recompensa em seus usuários[1,18].

Quadro 2   Critérios diagnósticos do uso problemático da internet[17]

1) Preocupação mal-adaptativa com o uso da internet, conforme indicado por, pelo menos, um dos critérios abaixo: • Preocupações com o uso da internet descritos como incontroláveis ou irresistíveis • Uso da internet é marcado por períodos maiores do que os planejados
2) O uso da internet ou a preocupação com o uso, causando prejuízos ou danos significativos nos aspectos sociais, ocupacionais ou outras áreas importantes do funcionamento
3) O uso excessivo da internet não ocorre exclusivamente nos períodos de hipomania ou mania e não é mais bem explicado por outro transtorno do eixo I.

Existem também algumas atividades nas quais a *web* teria superdimensionado como, por exemplo, no caso dos videogames. Embora eles existam muito antes de a internet existir, a partir de seu desenvolvimento os games rapidamente foram incorporados, possibilitando que os jogadores se conectassem para além das experiências do jogo, pois permitiu agrupar uma infinidade de jogadores, trazendo igualmente a possibilidade de existir uma interação social virtual, sobretudo nos jogos denominados MMOG (*massevely multiplayer online games*)[1,18].

Todavia, algumas atividades só foram possíveis com o surgimento da conexão *online* em larga escala como, por exemplo, as buscas por informações, as redes sociais mais atuais e algumas outras atividades realizadas *online*. Assim, estes dados podem indicar que as diversas atividades possuem características estruturais e nosológicas diferentes para as distintas formas de utilização e suas respectivas populações. Vale dizer ainda que carecem pesquisas a respeito das diferenças de gênero, comorbidades, fatores contribuintes, características familiares, entre outras questões ainda sem respostas[1,18].

FATORES DE RISCO

O uso abusivo e a dependência da internet estão diretamente ligados a variáveis psicossociais, como vulnerabilidades psicológicas e psiquiátricas, fatores estressantes e falta de suporte familiar e social. Um indivíduo pode utilizar a internet para alguma atividade prazerosa, porém um dependente o faz por necessidade, buscando alívio de algum mal-estar emocional (solidão, angústia, tristeza, tédio, irritabilidade etc.)[19,20].

Segundo Echeburúa e Corral[21], algumas características de personalidade ou de estados emocionais influenciam a vulnerabilidade psicológica em relação às dependências tecnológicas, a saber: impulsividade; disforia; intolerância a estímulos negativos (dores, fadiga, preocupações, frustrações, entre outros) e a busca exagerada por novas sensações. Outras vezes, timidez, solidão, baixa autoestima, carência afetiva e estilos de enfrentamentos inadequados das situações desagradáveis da vida são razões encobertas que propiciam que estes indivíduos sintam uma sensação maior de prazer ao utilizarem as redes sociais, os jogos *online* e tantos outros aplicativos (Quadro 3)[19,20].

As pessoas com baixa autoestima, por exemplo, tendem a interpretar os eventos da vida de maneira a reforçar as suas autoavaliações negativas,

Quadro 3 Características de personalidade ou de estados emocionais que influenciam a vulnerabilidade psicológica em relação às dependências tecnológicas

Variáveis de personalidade	Impulsividade Busca de novas sensações Autoestima baixa Intolerância a estímulos desprazerosos Estilo de enfrentamento inadequado
Vulnerabilidade emocional	Estado de ânimo disfórico Carência afetiva Relações familiares inadequadas Baixas relações sociais

Fonte: Echerubúa e Corral, 2010[21].

ou seja, concentram-se nas informações e avaliações negativas que captam do mundo e suspeitam de elogios e avaliações positivas. Frequentemente, ela é formada durante a infância e pode ser o resultado de falta de apoio de seus pais e pessoas próximas que desenvolvem sentimentos de inadequação e inutilidade. Por esta razão, afastam-se de interações sociais para evitar uma suposta avaliação negativa e, por consequência, a rejeição. Nesse sentido, a internet pode servir para escapar desses sentimentos desagradáveis e acabam por gerar sentimentos positivos enquanto a pessoa utiliza a internet, servindo como um reforço. E com isso ela usa cada vez mais e mais[20].

Outro aspecto importante relacionado com o uso problemático da internet é a timidez e a inibição que prejudicam o funcionamento em grupo, não permitindo que aprendam habilidades sociais desde crianças, sentindo com frequência solidão, autopercepção negativa, ansiedade e até depressão. Pesquisas apontam que indivíduos tímidos se inclinam a se sentir menos confiantes e capazes. Geralmente, têm menos amigos com poucas e insatisfatórias interações sociais e, logo, recebem menos apoio social. Nesse sentido, o ambiente da internet pode favorecer um espaço para que estes indivíduos tentem gerenciar a impressão que causam nos outros. É comum se sentirem mais audaciosos nas conversas *online* do que em conversas presenciais com pessoas, ocasionando um uso mais frequente a fim de suprir a necessidade de contato social. Assim, completa-se o ciclo da dependência, quanto mais tempo permanecem conectados, vivenciam menos interações presenciais, deixam de aprender habilidades importantes e, como consequência, aumentam a timidez e o isolamento social[22,23].

No que se refere às estratégias de enfrentamento (*coping*), é interessante observar a função que estas exercem na dependência de internet. De forma geral, o termo *coping* diz respeito às estratégias cognitivas, emocionais e comportamentais que os indivíduos utilizam quando se veem em situações com as quais não conseguem lidar de forma satisfatória com suas emoções e têm a finalidade de controlar as experiências desconfortáveis. Um estudo recente[24] encontrou ligação entre o uso excessivo de internet e o estilo de enfrentamento evitativo. No ciberespaço, as pessoas podem se esconder quando estão experimentando períodos da vida bastante desconfortáveis. Logo, podemos entender que o acesso à internet permite o desenvolvimento de estratégia de enfrentamento desadaptativa e o uso contínuo e excessivo desta estratégia de enfrentamento faz com que o indivíduo desenvolva a dependência da internet, a fim de escapar de sua realidade[25].

Várias pesquisas apontam também uma relação significativa entre dependência da internet e comorbidades psiquiátricas como transtornos do humor, ansiedade, transtorno de déficit de atenção e hiperatividade (TDAH), insônia e abuso de álcool[14,16,19,26,27].

Recentemente, Ho et al.[26] desenvolveram uma pesquisa de metanálise, incluindo oito estudos (1.641 pacientes dependentes da internet e 11.210 pacientes controles) sobre a associação entre dependência da internet e comorbidades psiquiátricas. Os resultados sugerem que a dependência da internet está associada com depressão (26,3%), ansiedade (21,7%), TDAH (21,7%) e abuso de álcool (13,3%). Chamou a atenção dos pesquisadores a avaliação nos subgrupos de fator idade, pois a depressão foi mais encontrada em adultos de meia-idade (40-76 anos), a ansiedade foi significativamente maior em adultos jovens (19-39 anos) assim como TDAH, porém este com predominância de desatenção sob a hiperatividade. O abuso de álcool foi mais expressivo no grupo de adolescentes (10-18 anos).

Assim, depressão, TDAH e ansiedade social parecem estar presentes como comorbidade, tanto em adolescentes quanto nos adultos. Porém, nos adolescentes outros aspectos aparecem frequentemente, como ideação suicida, comportamentos antissociais/agressivos, abuso de álcool e outras substâncias. Nos adultos, encontram-se ansiedade, compulsividade, distúrbios do sono e problemas psiquiátricos em geral[28,29].

TRATAMENTOS MEDICAMENTOSO E PSICOTERAPÊUTICO

Ainda é incipiente a literatura relativa ao tratamento primário medicamentoso da dependência da internet com medicamentos, o que condiz com a dúvida se o quadro deve ser entendido como: (a) uma forma disfuncional de relação com experiências capazes de alterar estados afetivos, mais do que um transtorno psiquiátrico em senso estrito, relacionável a uma alteração neurológica ou neurofuncional propriamente dita; ou (b) um transtorno do controle do impulso. Se adotarmos a primeira opção, a farmacoterapia teria uma função mais sintomática, visando o abrandamento de aspectos do comportamento do dependente, até mesmo para que ele possa se engajar melhor em uma psicoterapia. Quais comportamentos poderiam ser modulados farmacologicamente, a partir de qual intensidade ou com quais medicamentos são questões ainda pouco exploradas. Por analogia com outras dependências não químicas, tratadas com algum sucesso dessa forma, é de se supor que os antidepressivos inibidores seletivos de recaptação de serotonina possam ter algum papel. Se considerarmos a segunda opção, drogas mais recentes utilizadas com sucesso na modulação de comportamentos impulsivos, como o topiramato, podem se mostrar mais úteis, embora ambas as hipóteses careçam de maior comprovação empírica e experimental[30].

Atualmente, o principal papel dos medicamentos na dependência da internet é o tratamento de transtornos psiquiátricos que, presentes como comorbidades, predispõem, facilitam ou agravam o uso patológico da internet ou dificultam o tratamento desse quadro. A farmacoterapia dos quadros afetivos ou ansiosos eventualmente comórbidos à dependência da internet é em tudo semelhante àquela praticada para o tratamento desses transtornos como quadros primários, e a falha em reconhecê-los e tratá-los adequadamente diminui muito o prognóstico de sucesso do tratamento do uso disfuncional da internet[30].

A forma como se estabelece a comorbidade entre o abuso da internet e os transtornos psiquiátricos já citados merece melhor estudo. Em alguns casos, fica claro que a instalação de um distúrbio psiquiátrico primário leva à adoção de um padrão de uso da internet até então inexistente. Em outras situações, à medida que o uso inadequado da internet vai causando prejuízo social ou interpessoal, podem-se verificar aspectos de desmoralização, desalento e ansiedade semelhantes àqueles presentes em quadros depressivos ou ansiosos[30].

Com relação ao tratamento psicoterapêutico, o principal componente do modelo da terapia cognitivo-comportamental (TCC) para tratar a dependência da internet é o de Davis[31], no qual as cognições mal-adaptativas do usuário a respeito do eu e do mundo afetam diretamente o uso da internet se tornar um grande problema. Pensamentos e reflexões sobre o self são geralmente caracterizados por uma autoavaliação negativa somado a um senso de baixa autoeficácia, por exemplo[31].

Esses pensamentos negativos podem incluir afirmativas do tipo "eu sou bom apenas na internet", "eu sou um fracasso na vida real" ou ainda a justificativa dos amigos eletrônicos: "ninguém gosta tanto de mim como meus amigos da internet gostam". Da mesma forma, o uso problemático da internet é mantido por avaliações negativas generalizadas e pensamentos negativos disfuncionais[30,31].

Young[14] também apresentou, com base em suas observações clínicas, vários mecanismos cognitivos associados ao uso da internet, incluindo afirmativas do tipo: "eu não tenho um problema com o uso da internet", "a internet é a minha recompensa depois de um longo dia de trabalho", ou ainda "ninguém se prejudica quando eu navego na internet".

Como a TCC contabiliza bons resultados no tratamento de outros transtornos do controle dos impulsos, como jogo patológico, compras compulsivas[32-37], bulimia nervosa, compulsão alimentar periódica (transtornos estes semelhantes nas características de impulsividade e compulsão), esta abordagem torna-se naturalmente uma opção preferencial, embora trials envolvendo grupos-controle no tratamento desta dependência ainda sejam escassos[38,39].

Young[40], uma das pioneiras no estudo da dependência da internet, contabiliza experiências positivas no Center for Online Addictione, o qual oferece algumas estratégias de intervenção também baseadas nas premissas da TCC e apresenta, como um de seus focos, a moderação e o uso controlado da internet. Segundo a autora, a terapia deve utilizar técnicas de gerenciamento do tempo que ajudam o paciente a reconhecer, organizar e gerenciar seu tempo na internet, além de técnicas que o ajudem a estabelecer metas racionais de utilização. Além disso, as intervenções visam desenvolver junto aos pacientes atividades off-line que sejam gratificantes, bem como algumas outras técnicas de enfrentamento com objetivo maior de capacitar o paciente a lidar com suas dificuldades e desenvolver assim um sistema de suporte e de uso mais adequado.

Ainda, a partir das intervenções em TCC, Young[41] relata o acompanhamento de 128 pacientes tratados durante doze sessões, avaliando-os na 3ª, 8ª e 10ª sessões (e no acompanhamento de 6 meses) por meio do *Internet Addiction Test* (IAT) e também por meio do *Internet Addiction Diagnostic Questionnaire* (IADQ) com o objetivo de avaliar a eficácia da TCC no que se refere à redução dos sintomas relativos à dependência de internet, desafiar distorções cognitivas e abordar os fatores pessoais e situacionais associados ao uso problemático da internet.

Os resultados mostram que 95% obtiveram melhora nos sintomas de dependência de internet, mantida em 78% nos três acompanhamentos. Na prática, os resultados indicaram que os pacientes mantiveram a motivação para o uso saudável, melhoraram o gerenciamento do tempo, a vida social e a comunicação com a família e os amigos. A conclusão da autora indica que a TCC é eficaz no tratamento de pacientes no que se refere à diminuição dos sintomas relacionados à dependência da internet e que após 6 meses os pacientes se mantiveram capazes de enfrentar os obstáculos para a contínua recuperação, apesar da ausência de um grupo controle[41].

Com base em técnicas da TCC associada à entrevista motivacional, Rodrigues et al.[42] descrevem um estudo de caso. A princípio, a paciente relatada buscou ajuda para seu problema de dependência, porém, por meio de uma análise funcional foram identificados os fatores precipitantes como, por exemplo, problemas familiares com o marido e os filhos, ou a resposta desadaptativa que era dada a eles. A intervenção teve como objetivo:

- Descobrir o problema e preparar a paciente para a mudança.
- Auxiliá-la no processo de tomada de decisão e de enfrentamento do problema em questão.
- Aplicação de um tratamento psicológico por meio de técnicas de controle de estímulos, como interromper os hábitos de conexão, fixar novas metas para alcançá-los, abstenção de utilização de um aplicativo ou site específico.
- Desenvolvimento de uma melhor capacidade de enfrentamento dos problemas interpessoais.

A intervenção teve como resultado o aumento generalizado dos recursos para enfrentamento das dificuldades familiares, bem como uma maior autonomia e consequente ampliação das atividades. Ge et al.[43] na China mencionam a existência de fatores neurobiológicos relacionados com déficits cognitivos sobre viciados em internet. Após 3 meses de tratamento com psicoterapia cognitivo-comportamental, houve uma diminuição na latência da resposta no grupo de dependentes, revelando uma diminuição dos déficits cognitivos[44].

O protocolo durou 3 meses, com 24 sessões de uma hora, duas vezes por semana. O tratamento envolveu oito etapas, incluindo a formação de equipes, a relação entre o ego (*self*) e usar a internet, a formação em comunicação interpessoal, os membros que alcançaram o sucesso do tratamento (casos de sucesso), de treinamento, planejamento de carreira, faculdade, autogestão e construção de um sistema de autocontenção, em que os pacientes poderiam ajudar uns aos outros[44].

Com o propósito de auxiliar o paciente a desenvolver estratégias de enfrentamento eficazes no tratamento de dependência de internet, pode-se utilizar então o formato individual de psicoterapia, o formato grupal (na condição de grupos de apoio ou grupos psicoterapêuticos), programas de autoajuda ou ainda grupos de orientação para familiares[19,45].

Já descrito em outra publicação[46], a dependência de internet é tratada no ambulatório do Programa Ambulatorial Integrado dos Transtornos do Impulso (PRO-AMITI) do IPq-HCFMUSP a partir do Programa Estruturado em Psicoterapia Cognitiva e vem sendo aplicado há mais de 4 anos na população. A partir dos eixos teóricos e práticos, nossa intervenção ocorre em formato de grupo e conta com a duração de 18 semanas no atendimento de adolescentes e de adultos. Concomitantemente à psicoterapia, os pacientes são acompanhados pelos psiquiatras sempre que for necessário para o tratamento das comorbidades associadas. Além disso, no caso do tratamento de adolescentes, um grupo de intervenção familiar também ocorre de maneira simultânea[47].

O objetivo de nosso programa em psicoterapia visa primariamente restituir o controle do uso adequado da internet, ou seja, implementar uma rotina adaptativa de uso controlado e saudáve[16]. Além do mais, à medida que a internet se faz cada vez mais presente no cotidiano dos indivíduos, seja por meio de comunidades sociais, em função das necessidades acadêmicas ou mesmo pelas formas mais simples de comunicação diária, a vida virtual torna-se praticamente uma nova instância de vivências e de convivências, portanto, ter a pretensão de bani-la como um todo logo de início – a exemplo de como se procede no tratamento do álcool ou das drogas –

nada mais é do que uma atitude de pouco conhecimento das reais dimensões da internet[46].

Fase inicial

Na fase inicial de nosso tratamento, é usual se deparar com pacientes que não apresentam qualquer intenção em promover o "desmame virtual". Assim, neste momento (1ª a 5ª sessão), pouco se aborda qualquer aspecto que faça menção aos impactos negativos advindos do uso excessivo ou qualquer sugestão de diminuição da navegação. Pelo contrário, nesta etapa são discutidas as facilidades e os benefícios decorrentes deste contato com a vida virtual (ver Quadro 4 – semana 2). É desnecessário mencionar que são apresentados com frequência pelos pacientes relatos ligados à diminuição da solidão ou alternativas de inclusão social, bem como renovada

Quadro 4 Modelo estruturado em psicoterapia cognitiva para tratamento da dependência de internet

Semana	Temas
0	Aplicação de inventários
1	Apresentação do programa
2	Análise dos "aspectos positivos" da rede
3	Tudo tem sua consequência ou seu preço
4 e 5	Gosto ou "preciso" navegar na rede?
6 e 7	Como é a experiência de "necessitar"
8	Análise dos *sites* mais visitados e as sensações subjetivas vivenciadas
9	Entendimento do mecanismo do gatilho
10	Técnica da linha da vida
11	Aprofundamento dos aspectos deficitários
12	Trabalho com os temas emergentes
13	Trabalho com os temas emergentes
14	Trabalho com os temas emergentes
15 e 16	Alternativas de ação (*coping*)
17	Preparação para o encerramento
18	Encerramento e nova aplicação de inventários

Fonte: Abreu e Góes, 2011[46].

capacidade de enfrentamento (ainda que virtual) dos problemas ou mesmo regulação do humor ("a internet é meu Prozac virtual"), fatores amplamente já descritos pela literatura[48-50]. Fica claro que ao se promover este tipo de discussão se evidencia que a vida virtual é uma grande alternativa de vida e, por conta desta importância, abordar seus malefícios seria, no mínimo, ingenuidade.

Ainda neste bloco inicial em que a aliança terapêutica está sendo constituída, são abordadas as consequências sociais e psicológicas do uso da internet na vida desses pacientes, ou seja, neste momento se dá voz às queixas mais frequentemente relatadas junto aos familiares de pacientes, amigos e colegas de trabalho (3ª semana). Nas sessões seguintes, vamos em direção à exploração das implicações pessoais do uso excessivo ("vou para a internet, pois lá me sinto aceito", "lá encontro uma vida mais digna", "na net tenho uma parceira que me deseja de verdade", "na net me realizo como jamais conseguiria na vida real" etc.). Assim, os pacientes começam a perceber que a opção pela vida virtual nada mais é do que uma forma alternativa (embora desadaptativa) de se enfrentar as situações de pressão, medo ou exposição social. Desta forma, o círculo vicioso que compõe a dependência passa a ser identificado. Nesta fase é comum serem questionadas as funções da internet, ou seja, se a internet é, na verdade, uma opção ou uma necessidade premente (semanas 4 e 5).

Fase intermediária

Na fase intermediária, tendo sido a aliança terapêutica desenvolvida e a relação entre os membros e os profissionais assegurada, seguem-se agora em direção às intervenções psicoterapêuticas propriamente ditas (sessões 6 a 15). Embora as relações que antecedem o uso abusivo da internet e suas consequências estejam agora mais claras aos pacientes, nenhuma delas ainda foi objeto de qualquer intervenção terapêutica, segue-se, agora, em direção a intervenções mais específicas que visem alterar pontualmente as respostas disfuncionais. É solicitado nesta fase que os pacientes façam um diário semanal contendo as experiências da semana e, principalmente, aquelas que dizem respeito às necessidades emocionais que não são respondidas ou atendidas e que acabam sendo encontradas apenas no mundo virtual. Registram-se então as situações disparadoras de busca da internet, horas gastas, pensamentos associados, cognições disfuncionais, sentimentos vivenciados e todo tipo de informação que os ajude a mapear os gatilhos situacionais e a cadeia de comportamentos decorrentes.

Ao se analisar esta engrenagem de reações, percebe-se que as dificuldades são, na verdade, uma expressão repetitiva da esquiva e fuga, resultando em estratégias de enfrentamento empobrecidas (para descrição completa do Programa e de todas as técnicas e estratégias utilizadas, sugerimos a leitura de Abreu e Góes, 2011[46]).

Uma técnica muito utilizada neste momento é a "técnica da linha da vida"[51], em que é solicitado ao paciente que faça um registro contínuo de todas as suas experiências e respectivas idades (do nascimento até a data presente), que lhe são significativas (semana 10). Ao se desenhar uma linha horizontal, registra-se acima desta os períodos mais importantes ao paciente e, abaixo da linha, as respectivas idades. Registram-se também os fatos e as impressões que lhe foram (e são) mais significativos (positiva ou negativamente falando). Esse gráfico em forma de paisagem permite a identificação das feridas emocionais e que levam os pacientes a uma melhor visualização dos "problemas" (primeiro "P") enfrentados ao longo de sua vida.

Desta maneira, procuramos mostrar a cada paciente que uma verdadeira esteira de atitudes (e, principalmente, de relacionamentos) foi edificada, definindo as perspectivas possíveis de troca com o mundo de maneira sempre repetitiva. Assim, torna-se uma tarefa mais fácil compreender a razão pela qual a internet se torna um grande refúgio e um melhor local de controle e manejo emocional.

As perspectivas de mudança para cada um (semanas 11 a 14) são então delineadas. Com isso, almeja-se: (a) em um primeiro momento, o terapeuta precisaria propiciar uma base segura a partir da qual o paciente pode explorar a si mesmo, as relações estabelecidas no passado ou aquelas que poderia vir a estabelecer no futuro; (b) encorajá-lo ao exame das situações e dos papéis e crenças por eles desenvolvidos, assim como as suas reações a estas situações; (c) indica-se ao paciente as maneiras pelas quais ele, inadvertidamente, interpreta as reações do mundo a sua volta, tomando por base os modelos disfuncionais advindos de sua vida pregressa (seu modus operandi emocional e cognitivo) para, finalmente; (d) situar o papel da internet neste processo disfuncional de enfrentamento. Ao se ter este "mapa de mundo" propicia-se a alteração dos padrões comportamentais e emocionais, diminuindo o apelo e a função da internet na vida dos pacientes.

Uma vez que os terapeutas trabalham no estabelecimento de um ambiente seguro para cada paciente do grupo, estarão asseguradas as condições básicas para o andamento de uma boa psicoterapia. A segurança oferecida pelos profissionais e pelos colegas do grupo é considerada, em um nível prático, como importante ferramenta de intervenção para a transmissão e compreensão dos significados, uma vez que facilitam o processamento dessas novas informações. Na verdade, como em qualquer outro processo em psicoterapia, neste momento muito pouco se discute os aspectos inicialmente responsáveis pelo uso da internet, mas agora tomam lugar as perspectivas pessoais de enfrentamento de cada um (semana 15).

Fase final

A fase final é marcada pelo acompanhamento das mudanças que foram obtidas por cada um ou no reforço daquelas que ainda pedem por uma maior atenção (sessões 16 a 18). É evidente que nem todos os pacientes vão manifestar o mesmo tipo ou a mesma quantidade de mudança, entretanto, o papel social desempenhado pelo grupo torna-se um fator preponderante (semana 16). Ainda neste momento se examina com maior atenção os estilos de enfrentamento e os estilos relacionais mais amplos. Uma atenção adicional é dada à família (no caso dos adolescentes) e aos pares românticos (no caso dos adultos), analisando-se as mudanças obtidas antes de se iniciar o tratamento, que foram registradas e que agora se fazem presentes possivelmente de forma distinta. Este "efeito contraste" dá a todos a possibilidade

Quadro 5 Perguntas que não podem faltar na investigação do transtorno

Você não consegue resistir ao impulso ou à tentação de se conectar à internet?
Você acha que a vida sem a internet é chata, vazia e sem graça?
As pessoas em sua vida se queixam a você sobre a quantidade de tempo que passa conectado à internet?
Você prefere passar mais tempo conectado(a) à internet a sair ou mesmo conhecer outras pessoas?
O seu desempenho e sua produtividade nos estudos ou no trabalho diminuíram por causa da internet?
Você se sente deprimido(a), mal-humorado(a) ou nervoso(a) quando não está conectado(a) e esse sentimento desaparece assim que você volta a se conectar?

de construir uma resposta à pergunta: Qual a vida que desejo ter? (semana 17). No fim do programa, treinam-se as habilidades de enfrentamento desenvolvidas nas semanas anteriores e a contínua prevenção de recaídas, além da preparação do encerramento dos trabalhos.

Ao final do programa estruturado, espera-se:

- Melhor controle no uso da internet.
- Desenvolvimento de novas habilidades pessoais de manejo e de enfrentamento das situações de estresse e de impasse emocional.
- Exibição de um novo repertório de reações emocionais.
- Restituição e/ou reparo do grupo social.

A IMPORTÂNCIA DA ATUAÇÃO JUNTO ÀS FAMÍLIAS

Conforme mencionado anteriormente, é fundamental que a família seja inserida neste processo visto que, enquanto no sistema familiar a história de cada pessoa é o resultado de sua história com a de sua família, cada um é co-construtor de uma história que envolve a inter-relação entre seus membros[52], ou seja, quando em uma família existe uma situação de difícil resolução, todos os membros deste sistema são afetados pelo problema e são eles idealmente que participarão da solução.

Recentes estudos buscaram correlacionar o comportamento de uso abusivo da tecnologia dos filhos à postura dos pais. Os resultados apontam para uma relação significativa entre a saúde mental dos pais, particularmente a depressão e a dependência tecnológica de seus filhos[53]. Vale lembrar que as atitudes de rejeição e de superproteção por parte dos pais já foram correlacionadas ao aumento do jogo problemático dos filhos[54].

Outro aspecto de considerável importância diz respeito ao papel dos pais como modelo de educação. Os pais muitas vezes estendem seu trabalho para casa sob a justificativa da necessidade de trabalhar e cumprir tarefas, além do turno regular. Surge aí outro aspecto importante, pois os pais, ao deslocar a atenção devida aos filhos para seus aparelhos, passam a servir como "modelos" de educação, exemplos de uso indiscriminado da tecnologia no lugar dos relacionamentos familiares[55]. Assim, as conclusões destas e outras pesquisas reforçam o investimento junto aos pais e familiares no acompanhamento paralelo ao atendimento psicoterapêutico de seus filhos (ou cônjuges).

Com base na vivência com grupo de pais de adolescentes desenvolvida por Barossi et al.47 e outros atendidos nos anos subsequentes no Instituto de Psiquiatria do Hospital das Clínicas (FMUSP), elaborou-se uma sequência de passos a serem seguidos ao longo de 10 encontros com pais e familiares. Cada grupo composto por 8 a 10 participantes foi atendido quinzenalmente por 90 minutos a cada encontro.

Passos do programa:

- Aplicação do IAT (para pais e familiares).
- Apresentação dos integrantes, suas demandas.
- Palestra sobre dependência tecnológica.
- Identificar e descrever possíveis influências do uso abusivo da tecnologia.
- Anotar as sensações pessoais em um diário quando comportamentos negativos se manifestam.
- Levantamento de direitos, deveres e privilégios conferidos ao filho.
- Experimentar formas alternativas para educar (manter consistência nos métodos educativos na prática com o filho).
- Reconhecer os fatores de risco de recaída e usar as alternativas aprendidas durante os encontros.
- Relato de experiência vivenciada nas reuniões grupais.

Os objetivos deste programa são:

- Fornecer o acolhimento aos pais e familiares, permitindo que possam trocar experiências e tenham um espaço para reflexão sobre temas que emergem do próprio grupo, relativamente à comunicação entre pais e filhos, expectativas, estabelecimento de limites, crenças, valores.
- Ampliar as possibilidades de resolução dos problemas enfrentados pelos pais no cotidiano com seus filhos e fornecer recursos para a aceitação destes a uma ajuda profissional, se necessária.

Os membros dos grupos atendidos tiveram a oportunidade de compartilhar histórias de vida e refletir sobre as diferentes experiências.

CONSIDERAÇÕES FINAIS

Como observamos ao longo deste capítulo, a dependência de internet, embora ainda não tenha sido registrada sua inclusão junto aos critérios diagnósticos do DSM-5 e da CID-11, em um futuro breve possivelmente será revista.

Independentemente disso, vamos lembrar que o uso da tecnologia vem mudando os hábitos e, ainda que não tenhamos um quadro explícito de dependência, é cada vez maior o número de pessoas que usa a internet para os mais diversos propósitos. Uma pesquisa americana conduzida pela University of Southern California revelou que 96% dos americanos usam cotidianamente os serviços de *e-mail*, enquanto 71% "surfam" na *net* sem qualquer propósito específico. E os membros das redes sociais mais que duplicaram ao redor do mundo.

Na medida em que o tempo passa e as interações pela internet aumentam, crescem também as possibilidades de criação de uma identidade distinta daquela que se tem na vida real: a personalidade eletrônica (ou a e-personalidade).

Embora ela não seja real, essa identidade eletrônica é cheia de vida e de vitalidade e não é afetada pelas velhas regras de comportamento, trocas sociais e pelas etiquetas tão conhecidas (e praticadas) pelas pessoas.

Essa e-personalidade é mais assertiva, menos contida, mais desobediente e, decididamente, mais sexualizada, pois atua no limite de nossas crenças e valores. Segundo alguns, a e-personalidade age como uma força que libera os indivíduos a transcenderem suas limitações da vida real como, por exemplo, nos casos de timidez excessiva, ao permitir que as inibições possam ser superadas. Assim, a personalidade eletrônica possibilita, muitas vezes, uma oportunidade para que as vivências da vida virtual possam se sobrepor às limitações encontradas no cotidiano – o que dificilmente seria possível em outras situações da vida.

Em muitos casos, essa versão virtual complementaria a personalidade real ao atuar como uma extensão de nossa persona. Tal desenvoltura, inclusive, poderia ser entendida como um modelo "recriado" (ou melhorado) das pessoas ao oferecer um senso de maior eficiência interpessoal. Efetivamente, essa e-personalidade funciona com um "terceiro braço".

Com isso em mente, fica clara a razão pela qual uma parcela expressiva dos internautas prefere viver na internet à vida real. Lá, eles "conseguem" ser alguém, além de terem uma autoeficácia até então não encontrada em sua vida concreta.

Imaginemos então no caso dos jovens que naturalmente vivem períodos de insegurança (característica da própria idade, diga-se de passagem), o que a e-personalidade poderia fazer com cada um? Em tempos de internet e de conexão virtual, a vida digital pode ser libertadora, claro, mas igualmente aniquiladora, pois muito facilmente pode se transformar em uma muleta eletrônica, engessando as deficiências de cada um.

Portanto, sempre haverá um custo desta reinvenção biográfica virtual.

Assim, se a dependência da internet veio ou não para ficar, os acessos à *web* e à tecnologia ainda cobrarão um alto preço por sua influência e interferência na vida privada.

REFERÊNCIAS BIBLIOGRÁFICAS

1. Mihajlov M, Vejmelka L. Internet addiction: a review of the first twenty years. Psychiatria Danubina. 2017;29(3):260-72.
2. We Are Social, Hootsuit Digital 2019: global internet use accelerates; 2019. Disponível em: http:// https://wearesocial.com/blog/2019/01/digital-2019-global-internet-use-accelerates
3. Block J. Issues for DSM-5: Internet addiction. Am J Psychiatry. 2008;165:306-7.
4. American Psychiatric Association. Manual diagnóstico e estatístico de transtornos mentais: DSM-5. 5.ed. Porto Alegre: Artmed, 2014.
5. World Health Organization (WHO). ICD-11 for Mental, behavioural or neurodevelopmental disorders (ICD-11 MMS); 2018. Disponível em: https://icd.who.int/browse11/l-m/en#/http%3a%2f%2fid.who.int%2ficd%2fentity%2f1448597234
6. Abreu CN, Karam RG, Góes DS, Spritzer DT. Dependência de internet e jogos eletrônicos: uma revisão. Rev Bras Psiquiatria. 2008;30(2):156-67.
7. Odgers CL, Jensen M. R. Annual research review: Adolescent mental health in the digital age: facts, fears, and future directions. J Child Psychology and Psychiatry. 2020;61(3),336-48.
8. Cao H, Sun Y, Wan Y, Hao J, Tao F. Problematic internet use in Chinese adolescents and its relation to psychosomatic symptoms and life satisfaction. BMC Public Health. 2011;11:802.
9. Kuss DJ, Griffiths MD, Karila L, Billieux J. Internet addiction: a systematic review of epidemiological research for the last decade. Current Pharmaceutical Design. 2014;20(3):1-26
10. van den Eijnden RJ, Spijkerman R, Vermulst AA, van Rooij AJ, Engels RCME. Compulsive internet use among adolescents: bidirectional parent-child relationships. J Abnorm Child Psychol. 2010;38:77-89.

11. Young K, Yue XD, Ying L. Prevalence estimates and etilogic models of internet addiction. In: Young K, Abreu CN. Internet addiction: a handbook and guide to evaluation and treatment. New York: John Wiley; 2011. p.3-17.

12. Tao R, Ying L, Yue XD, Hao X. Internet addiction: Exploration and intervention. Shanghai, China: Shanhai Peolple's Press; 2007.

13. Wallis D. The New Yorker: the talk of the town, "just click no". January 13, 1997. p. 28.

14. Young KS. Internet addiction: the emergence of a new clinical disorder. Cyberpsychol Behav. 1998;1(3):237-44.

15. Beard KW, Wolf EM. Modification in the proposed diagnostic criteria for Internet addiction. CiberpsycholBehav. 2001;4:377-83.

16. Shapira NA, Lessig MC, Goldsmith TD, Szabo ST, Lazoritz M, Gold MS, Stein DJ. Problematic Internet use: proposed classification and diagnostic criteria. Depression and Anxiety. 2003;17(4):207-16

17. King DL, Delfabbro PH, Griffiths MD, Gradisar M. Cognitive-behavioral approaches to outpatient treatment of internet addiction in children and adolescents. J Clin Psychology: In Session. 2012;68:1185-95.

18. Király O, Griffiths MD, Urbán R, Farkas J, Kökönyei G, Elekes Z, Tamás D, Demetrovics Z. Problematic internet use and problematic online gaming are not the same: findings from a large nationally representative adolescent sample. Cyberpsychology, Behav Soc Netw. 2014;17:749-54.

19. Kuss DJ, Lopez-Fernandez O. Internet addiction and problematic Internet use: a systematic review of clinical research. World J Psychiatry. 2016;6(1):143-76.

20. Andreassen CS, Pallesen S, Griffiths MD. The relationship between addictive use of social media, narcissism, and self-esteem: findings from a large national survey. Addictive Behaviors. 2017;64,287-93.

21. Echeburúa E, Corral P. Adicción a las nuevas tecnologías y a las redes sociales en jóvenes: un nuevo reto. Adicciones. 2010;22(2):91-6.

22. Monacis L, de Palo V, Griffiths, MD (2017) Exploring individual differences in online addictions: the role of identity and attachment. Int J Ment Health Addiction. 2017;15(4):853-68.

23. Spensieri V, Cerutti R, Presaghi F, Amendola S, Crozier WR. Italian validation of the Children's Shyness Questionnaire: exploring associations between shyness and psychosocial functioning. PLoS One. 2019;4;14(6):e0217722.

24. Servidio R, Gentile A, Boca S. The mediational role of coping strategies in the relationship between self-esteem and risk of internet addiction. Eur J Psychol. 2018;14(1):176-87.

25. Kuss DJ, Griffiths MD, Binder JF. Internet addiction in students: prevalence and risk factors. Comp Human Behav. 2013;29:959-66.

26. Ho RC, Zhang MW, Tsang TY, Toh AH, Pan F, Lu Y, et al. The association between Internet addiction and psychiatric comorbidity: a meta-analysis. BMC Psychiatry. 2014;14:183.

27. An J, Sun Y, Wan Y, Chen J, Wang X, Tao F. Associations between problematic Internet use and adolescents' physical and psychological symptoms: possible role of sleep quality. J Addict Med. 2014;8(4):282-7.

28. Morrison CM, Gore H. The relationship between excessive Internet use and depression: a questionnaire-based study of 1,319 young people and adults. Psychopathol. 2010;43:121-6.
29. Liu TC, Desai RA, Krishnan-Sarin S, Cavallo DA, Potenza MN. Problematic Internet use and health in adolescents: Data from a high school survey in Connecticut. J Clin Psychiat. 2011;72:836-45.
30. Goes DS, Meira SE, Abreu CN. Dependência de internet. In: Tavares H, Abreu CN, Seger L, Mariani MMC, Filomensky TZ. (orgs). Psiquiatria, saúde mental e a clínica da impulsividade, 1.ed. Barueri: Manole; 2015.
31. Davis RA. A cognitive-behavioral model of pathological internet use. Computers in Human Behavior. 2001;17(2):187-95.
32. Dell'Osso B, Allen A, Altamura AC, Buoli M, Hollander E. Impulsive-compulsive buying disorder: clinical overview. Aust N Z J Psychiatry. 2008;42(4):259-66.
33. Dell'Osso B, Altamura AC, Allen A, Marazziti D, Hollander E. Epidemiologic and clinical updates on impulse control disorders: a critical review. Eur Arch Psychiatry Clin Neurosci. 2006;256(8):464-75.
34. Mueller A, de Zwaan M. Treatment of compulsive buying. Fortschr Neurol Psychiatr. 2008;76(8):478-83.
35. Shaw M, Black DW. Internet addiction: definition, assessment, epidemiology and clinical management. CNS Drugs. 2008;22(5):353-65
36. Caplan SE. Problematic internet use and psychosocial well-being: development of a theory-based cognitive-behavioral measurement instrument. Computers in Human Behavior. 2002;18(5):553-75.
37. Hollander E, Stein DJ. Clinical manual of impulse-control disorders. Arlington: American Psychiatric Publication; 2005.
38. Hay PJ, Bacaltchuk J, Stefano S, Kashyap P. Psychological treatments for bulimia nervosa and binging. Cochrane Database of Systematic Reviews. 2009;4.
39. Munsch S, Biedert E, Meyer A, Michael T, Schlup B, Tuch A, Margraf J. A randomized comparison of cognitive behavioral therapy and behavioral weight loss treatment for overweight individuals with binge eating disorder. Int J Eat Disord. 2007;40(2):102-13.
40. Young KS. Internet addiction: symptoms, evaluation, and treatment; 1999. Disponível em: http://www.netaddiction.com/articles/symptoms.pdf, acessado em 20/12/2020
41. Young KS. Treatment outcomes using CBT-IA with Internet addicted patients. J Behav Addict. 2013;2(4),209-15.
42. Rodrigues LJS, Carmona FJ, Marin D. Tratamiento Psicológico de la Adicción aInternet:a proposito de um caso clinico. Rev Psiquiátrica Fac Med Barna. 2004;31(2):76-85.
43. Ge L, Ge X, Xu Y, Zhang K, Zhao J, Kong X. P300 change and cognitive behavioral therapy in subjects with Internet addiction disorder: a 3-month follow-up study. Neural Regen Res. 2011;6(26):2037-41.
44. Lemos IL, Abreu CN e Sougey EB. Internet and video game addictions: a cognitive behavioral approach. Rev Psiq Clín. 2014;41(3):82-8
45. Liu QX, Fang XY, Yan N, Zhou ZK, Yuan XJ, Lan J, et al. Multi-family group therapy for adolescent internet addiction: Exploring the underlying mechanisms. Addictive Behaviors. 2015;42:1-8.

46. Abreu CN, Góes DS. Psychoterapy for internet addiction. In: Young K, Abreu CN. Internet addiction: a handbook and guide to evaluation and treatment. New Jersey: Wiley; 2011. p.155-71.

47. Barossi O, van Enck S, Góes DS, Abreu CN. Internet Addicted Adolescents' Parents Guidance Program (PROPADI). Rev Bras Psiquiatria. 2009;31(4):387-95.

48. Shaffer, HJ, Hall, MN, Bilt, JV. Computer addiction: a critical consideration. Am J Orthopsychiatry. 2000;(70):162-8.

49. Ko CH, Yen JY, Chen CC, Chen SH, Wu K, Yen CF. Tridimensional personality of adolescents with Internet addiction and substance use experience. Can J Psychiatry. 2006;51(14):887-94.

50. Chak K, Leung L. Shyness and locus of control as predictors of Internet addiction and Internet use. Cyberpsychol Behav. 2004;7(5):559-70

51. Gonçalves, OF. Psicoterapia cognitiva narrativa: manual de terapia breve. Campinas: Psy;1998.

52. Macedo RMS. A família do ponto de vista psicológico: lugar seguro para crescer? Cadernos de Pesquisa. São Paulo: Cortez; 1994. p. 62-8.

53. Choi DW, Chun SY, Lee SA, Han KT, Park EC. The association between parental depression and adolescent's Internet addiction in South Korea. Ann Gen Psychiatry. 2018;17(4):15.

54. Ching GS, Li D, Liau AK, Khoo A. Moderating effects of the family environment for parental mediation and pathological internet use in youths. Cyberpsychol Behav Soc Netw. 2015;18(1):30-6.

55. Kammerl R, WartbergL. Interrelations between adolescent problematic internet use and parental internet mediation. PraxKinderpsychol Kinderpsychiatr. 2018;67(2):134-53.

56. Góes DS. Dependência de celular. In: Abreu CN, Góes DS, Lemos IL (orgs). O que é dependência de internet? In Como lidar com a dependência tecnológica: guia prático para pacientes, familiares e educadores. São Paulo: Hogrefe; 2020.

15
Compras compulsivas

Tatiana Zambrano Filomensky
Ana Maria Carlstron Vasconcelos
Andreia Fernanda da Silva Castro
Cleide Maria Bartholi Guimarães
Cristiana Nicoli de Mattos

Marcelo Peixoto Gonçalves
Marinalva Gonçalves Requião
Renata Fernandes Maransaldi
Sonia Maria Estácio Ferreira
Tânia Mara Mariano Couto

INTRODUÇÃO

O transtorno das compras compulsivas (CC), ou oniomania, foi descrito pela primeira vez no início do século XX por Kraepelin[1], que o denominou oniomania ou "impulso patológico". Alguns anos depois Bleuler[2] reforçou o caráter impulsivo da oniomania comparando-a às insanidades do impulso, como a piromania e a cleptomania[3]:

> "O elemento particular [na oniomania] é a impulsividade; eles não podem evitá-la, o que algumas vezes se expressa inclusive no fato de que, a despeito de ter uma boa formação acadêmica, os pacientes são absolutamente incapazes de pensar diferentemente e de conceberem as consequências sem sentido de seu ato e as possibilidades de não realizá-lo. Não chegam nem a sentir o impulso, mas agem de acordo a sua natureza, como a lagarta que devora a folha".

Apesar destas descrições do início do século passado, foi somente na década de 1990 que investigações mais detalhadas começaram a delinear as características clínicas e epidemiológicas das CC, e a sua importância ganhou espaço nas publicações científicas[3].

EPIDEMIOLOGIA

A prevalência das CC é estimada em 4,9% entre adultos, sendo que as taxas maiores são encontradas entre estudantes universitários (8,3%) e entre pessoas que eram entrevistadas em lojas e *shoppings* (16,2%)[4].

O papel do gênero nas CC é uma questão controversa: enquanto a maior parte dos estudos aponta que de 80 a 94%[5,6] dos compradores compulsivos são mulheres, alguns autores acreditam de que esta diferença possa ser artefactual[7,8] já que as mulheres reconhecem com mais facilidade que gostam de fazer compras, diferentemente do que acontece com os homens, que tendem a considerar seu comportamento como "colecionismo"[8]. A maior metanálise realizada até o momento, envolvendo 40 estudos realizados em 16 países diferentes, observou que, em média, as mulheres eram maioria, representando 55,5% dos indivíduos em amostras representativas de adultos[4].

Uma das primeiras explicações para a maior prevalência do gênero feminino na CC foi sugerida por Kraepelin[1], em que a mulher compradora compulsiva busca viver situações excitantes e arriscadas, da mesma forma como o homem busca viver o risco no jogo patológico, transtorno em que predomina o gênero masculino. Estudos atuais apontam que as diferenças de papel social e padrão de socialização são a razão[9]. Além disso, o comportamento de comprar é visto pela sociedade como uma forma aceitável de lidar com emoções negativas e se sentir melhor[10,11]. Mattos et al., comparando homens e mulheres com CC, mostraram que apesar de haver uma predominância de mulheres em busca de tratamento, não se observaram diferenças na gravidade do problema entre os gêneros. Entretanto, os homens apresentavam maiores taxas de comorbidade com compulsão sexual e transtorno explosivo intermitente[12].

O início da CC ocorre no final da adolescência, por volta dos 18 anos, período em que o indivíduo passa a ter maior autonomia e emancipação do núcleo familiar, ou porque é a partir dessa faixa etária que podem adquirir crédito pela primeira vez[13]. É importante ressaltar que o reconhecimento do comportamento de comprar como um problema só ocorre mais tarde, em torno dos 30 anos, e a busca por tratamento por volta dos 31 aos 39[6].

ETIOLOGIA

Como a etiologia da CC ainda não foi determinada pode-se pensar em fatores que contribuem para um maior risco de perda de controle em relação às compras. Esses fatores podem ser divididos em três grupos: familiar e genética, que são relacionados à origem do indivíduo; afetividade e cognição, relacionados ao estado subjetivo do indivíduo, e, por último, sociedade e cultura, relacionados ao ambiente.

Origem do indivíduo: familiar e genética

Os poucos estudos divulgados com famílias de compradores compulsivos relatam maior concentração de transtornos psiquiátricos, incluindo compras compulsivas, entre seus membros como história de abuso sexual e eventos traumáticos. Faber e O'Guinn[14] propõem que sejam realizados estudos sistemáticos da dinâmica familiar dos compradores compulsivos, pois, assim, pode-se buscar esclarecer como o fator família contribui ou não para o surgimento da CC no indivíduo.

Evidências iniciais apontam que as CC podem compartilhar mecanismos neurobiológicos com as dependências de substâncias psicoativas, havendo um papel da transmissão dopaminérgica no sistema de recompensa cerebral (SRC) na gênese e perpetuação do comportamento[15].

Corroborando essa ideia, em um estudo de neuroimagem com 23 mulheres com CC, comparado com controles normais, foi observada a existência de atividade aumentada na região do estriado ventral quando imagens de objetos passíveis de serem comprados eram mostradas; ativação reduzida na ínsula e córtex cingulado anterior durante a apresentação do preço; e aumento da ativação destes durante a fase de decisão em comprar[16]. Estes resultados são semelhantes às alterações encontradas em indivíduos com dependência química, quando expostos a imagens da droga preferencial de consumo[17].

O papel da neurotransmissão dopaminérgica na CC é reforçado pela observação de indivíduos que desenvolveram o problema após iniciarem o tratamento para Parkinson com medicações antiparkinsonianas, conhecidas por modular a atividade dopaminérgica[18].

Estado subjetivo do indivíduo: afetividade e cognição

No campo da subjetividade, existem propostas de que identidade frágil e baixa autoestima contribuam para que os compradores compulsivos se tornem mais suscetíveis à opinião alheia e à influência das propagandas.

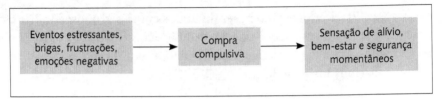

Figura 1 Mecanismo de retroalimentação da compra compulsiva.

Além disso, o comprador compulsivo também pode estabelecer a associação entre aquisição de objetos e recompensa ou neutralização das emoções negativas, desenvolvendo apego emocional e segurança por meio da compra[19].

Portanto, brigas, conflitos ou discussões servem como gatilhos das emoções negativas que levam o indivíduo a episódios de CC, o que nos induz a pensar em um mecanismo básico de retroalimentação das compras compulsivas, conforme exposto na Figura 1.

As distorções cognitivas em relação às compras também estão presentes e podem ser identificadas por meio de pensamentos: comprar como estratégia para lidar com as emoções negativas; comprar como uma maneira de construção de identidade; comprar por medo de se arrepender; para presentear; comprar como forma de angariar afeto ou evitar constrangimento; e até mesmo pensamentos do tipo "tudo ou nada" relacionados a dinheiro[20].

Ambiente: sociedade e cultura

Em relação ao ambiente, é essencial reconhecermos como as estratégias de facilitação ao crédito e os estímulos ao consumo interferem, determinam, instigam e induzem o desejo de comprar nas pessoas de maneira geral. No comprador compulsivo, isso é ainda mais eficaz, pois cede com muita facilidade aos apelos de consumo. A forma com que o comprador compulsivo lida e valoriza seu dinheiro são reflexos de como ele percebe a finalidade do dinheiro.

Em relação à cultura, reconhecemos a hipervalorização da aquisição como forma de construção de identidade. Black[21] indica que alguns mecanismos culturais sustentam a ocorrência da CC, como a economia capitalista, que baseia sua economia no consumo; a exposição a uma infinita variedade de produtos; o fácil acesso ao crédito; e tempo significativamente livre para o lazer.

Na sociedade atual, destaca-se o papel do cartão de crédito. Mais do que dinheiro plástico, ele se tornou um ícone cultural de poder e prestígio. No comprador compulsivo tem um importante efeito, o de acelerar o processo da compra, mascarar o pagamento ao adiá-lo e promover a perda de controle, pois uma vez que a ação (comprar) e seu custo se tornam separados por um intervalo de tempo, gera uma sensação de eventos aparentemente independentes[22].

CRITÉRIOS DIAGNÓSTICOS E AVALIAÇÃO

No momento, o diagnóstico ainda não está formalmente incluído no *Manual diagnóstico e estatístico de transtornos mentais* – 5a edição (DSM-5), mas a sua inclusão vem sendo defendida por principais pesquisadores da CC[23] conforme aparece na abertura do capítulo de transtornos aditivos como possível dependência comportamental, à semelhança do transtorno do jogo. Na Classificação Estatística Internacional de Doenças e Problemas Relacionados com a Saúde (CID-11) pode ser incluído sobre o código 6C5Y (outros transtornos específicos decorrentes de comportamento aditivo) ou 6C7Y (outros transtornos do controle dos impulsos específicos), categorias utilizadas para comportamentos mal adaptativos persistentes e repetitivos.

Os critérios diagnósticos operacionais mais utilizados para o diagnóstico de CC foram propostos por McElroy et al.[24] e enfatizam a incapacidade de resistir ao impulso de comprar:

A. Preocupação, impulsos ou comportamento mal adaptativos envolvendo compras, como indicado por, ao menos, um dos seguintes critérios:

- Preocupação frequente com compras ou impulso de comprar irresistível, intrusivo, ou sem sentido.
- Comprar mais do que pode, comprar itens desnecessários, ou por mais tempo que o pretendido.

B. A preocupação com compras, os impulsos ou o ato de comprar causam sofrimento marcante, consomem tempo significativo e interferem no funcionamento social e ocupacional, ou resultam em problemas financeiros.

C. A CC não ocorre exclusivamente durante episódios de hipomania ou mania.

Entretanto, ainda há necessidade de estudos que confirmem a validade e confiabilidade destes critérios, o que contribui para que as CC permaneçam relegadas a uma categoria diagnóstica residual.

Para diferenciar uma compra normal de uma compulsiva, não podemos nos basear na quantia de dinheiro gasto ou na renda, mas sim na extensão da preocupação, no grau de angústia e nas consequências adversas e negativas. A avaliação médica é muito importante para a verificação de comorbidades, pois a associação da CC com outros transtornos psiquiátricos é mais a regra do que a exceção. Os transtornos mais frequentemente associados são transtornos de humor e de ansiedade[6,25]. Transtornos alimentares e de acumulação também são frequentemente associados[26].

CLÍNICA E PSICOPATOLOGIA

A CC é caracterizada por excesso de preocupações e desejos relacionados com a aquisição de objetos, marcado por um comportamento incapaz de controlar suas compras e gastos financeiros[27].

Os portadores de CC descrevem seu comportamento como repetitivo, com constantes pensamentos intrusivos sobre comprar e diversas tentativas frustradas ao tentar se controlar, reduzir ou evitar os episódios impulsivos[28].

Black[21] propôs quatro fases que caracterizam um episódio de CC:

- Antecipação: o comprador compulsivo tem pensamentos, anseios ou preocupações com a aquisição de um determinado objeto ou com a necessidade de se realizar uma compra em si.
- Preparação: para ir às compras, ou seja, pesquisar o objeto desejado, definir a roupa que irá vestir, a tomada de decisão de quando ir, escolher o local e como será feito o pagamento (cartão de crédito, cheque, dinheiro).
- A compra: momento em que os compradores compulsivos relatam a experiência emocional do ato de comprar, a fissura e o êxtase.
- A compra é consumada: muitas vezes, depois que tudo passou a sensação de decepção consigo mesmo e de sentimentos negativos como culpa e arrependimento são percebidos pelos compradores compulsivos.

É muito comum que os compradores compulsivos concretizem os episódios compulsivos sozinhos e estes podem ocorrer de maneira constante ou em forma de "acessos". Nem sempre compram para si mesmos, podem comprar "presentes" para seu(sua) parceiro(a), filho(s), familiares e/ou amigos. Normalmente, quando compram para si mesmos, os compradores compulsivos têm a tendência de esconder o objeto em armários, gavetas, bolsas e futuramente podem vir a usar ou não o que comprou, mas isso não é uma regra. As pessoas têm seus locais preferidos de compras, lojas físicas e/ou virtuais, e o mesmo acontece com os compradores compulsivos, por isso é importante identificá-los, pois são os locais de risco.

A aquisição de objetos é uma forma de recompensa ou de neutralização de sentimentos negativos vividos pelo comprador compulsivo, o que contribui para o desenvolvimento de apego emocional e segurança mesmo que momentâneos[27].

Os principais objetos preferidos dos compradores compulsivos são: vestuário, sapatos, joias, maquiagem e objetos tecnológicos. Os principais argumentos para a aquisição de determinado objeto são: porque são atraentes, porque estavam em oferta, porque de alguma forma compõem a identidade pessoal e social ou porque têm um significado emocional[22].

Um aspecto relevante das características clínicas da CC é o endividamento, pois apesar de não fazer parte dos critérios diagnósticos, ele pode agravar o quadro psicopatológico e comorbidades[21,27]. Um estudo apontou que 58,3% dos compradores compulsivos entrevistados possuíam dívidas acima de sua capacidade de quitá-las, 41,7% não conseguiam pagar suas dívidas em dia e 8,3% tiveram problemas legais[29].

DIAGNÓSTICO DIFERENCIAL

No diagnóstico diferencial, é importante considerar que as CC muitas vezes podem ser interpretadas como parte de algum outro transtorno e não como um transtorno em si. Por exemplo, indivíduos com alterações de humor relacionadas aos quadros de mania, hipomania ou episódios mistos do transtorno bipolar, ou indivíduos com transtorno de acumulação, podem apresentar episódios de compras descontroladas. Nestas situações, é importante observar se estes episódios seguem um curso paralelo ao transtorno mental associado ou se estes têm um curso independente, sem uma relação temporal ou períodos de melhora e piora relacionados.

No que diz respeito à nosologia das CC, este ainda é um tema muito discutido na literatura. Alguns autores a consideram um transtorno do controle do impulso[30] ou uma dependência[31], enquanto outros a consideram um transtorno do espectro obsessivo compulsivo[32]. Várias características fenomenológicas são compartilhadas com as dependências, entre elas: dificuldade em resistir ao desejo, comportamento repetitivo e incontrolável, experiência hedônica, culpa e disfuncionalidade em outras esferas da vida[27,33]. Fenômenos de tolerância e abstinência também podem ser observados em alguns indivíduos[29].

Reforçando esta ideia, um estudo das diferentes dimensões psicopatológicas de indivíduos com CC observou características psicopatológicas próprias e independentes dos transtornos bipolar e obsessivo-compulsivo. Filomensky et al.[27] relataram que as duas principais características identificadas nos compradores compulsivos foram a necessidade de aquisição excessiva e a dificuldade de planejamento, indicando uma proximidade psicopatológica da CC com outros transtornos do impulso e dependências comportamentais.

TRATAMENTO

Nos últimos anos, o tratamento da CC vem ganhando espaço entre os artigos publicados, mas mesmo assim ainda são escassos os estudos controlados que avaliam a eficácia destes. As formas de tratamento propostas até o momento englobam medicação, psicoeducação, entrevista motivacional, psicoterapia individual ou grupo, orientação financeira, orientação familiar e de casal.

Tratamento medicamentoso

McElroy et al. foram os primeiros a relatar um tratamento farmacológico para CC, em 1991. Eles descreveram uma melhora das CC em três pacientes tratados com antidepressivos (fluoxetina, bupropiona e nortriptilina)[34]. Seis anos depois, Black et al.[35] conduziram um estudo aberto com fluvoxamina com 10 pacientes, demonstrando melhora e uma tendência ao retorno dos sintomas quando a medicação era retirada ao fim do estudo, que durou 9 semanas. Após este resultado, dois estudos duplo-cegos controlados foram conduzidos com ambos e não encontraram nenhuma diferença estatisticamente significante entre os grupos[36,37]. Citalopram se mostrou efetivo, mas apenas em um estudo aberto e com número limitado de participantes, no qual a melhora estava diretamente relacionada com a redução de sintomas depressivos, não havendo melhora em indivíduos sem depressão[38]. Por outro lado, o escitalopram (o isômero ativo da mistura racêmica do citalopram) não demonstrou eficácia[39].

Por fim, Aboujaoude et al.[40] conduziu o um estudo de acompanhamento prolongado em pacientes com CC, que consistia de uma fase *open-label* inicial com citalopram por 3 meses, seguido por uma fase de coorte de 1 ano, no qual o paciente poderia ou não receber medicação em um acompanhamento psiquiátrico não relacionado ao estudo. Foi observado que os pacientes que receberam a medicação tendiam a se manter em remissão.

Um estudo duplo-cego com topiramato em uma amostra de 50 pacientes demonstrou um resultado promissor, com redução de sintomas medidos por algumas escalas de avaliação de CC, entretanto, não foi observada melhora em todas as escalas analisadas e estudos maiores são necessários para delinear uma conclusão definitiva[41].

O efeito do antagonista opioide naltrexona foi avaliado em dois relatos de caso, com resultados positivos[42,43]. O uso de quetiapina foi relatado em apenas um relato de caso, no qual o paciente apresentava CC e TAB comórbidos[44]. Memantina, um antagonista glutamatérgico que age em receptores NMDA, foi avaliado em um estudo clínico aberto[45] demonstrando diminuição das CC e melhora no aspecto cognitivo da impulsividade.

Com as evidências acumuladas até o momento, não há nenhum tratamento farmacológico específico que tenha efeito inquestionável no tratamento das CC. Desta forma, é essencial que os pacientes recebam tratamento psicoterapêutico e que a escolha do fármaco utilizado leve em conta as comorbidades do paciente.

Tratamento psicoterapêutico e intervenções complementares

O tratamento psicoterapêutico para compradores compulsivos em nosso ambulatório no Instituto de Psiquiatria do Hospital das Clínicas da Faculdade de Medicina da Universidade de São Paulo (IPq-HCFMUSP) é realizado com Entrevista Motivacional, Terapia Cognitivo-Comportamental em grupo, Acompanhamento Financeiro com profissionais de finanças e Grupo de Orientação para Familiares.

Entrevista Motivacional

A eficácia da Entrevista Motivacional (EM) vem sendo estudada em diversos transtornos de saúde mental, inclusive nos transtornos do controle dos impulsos. A atitude principal que devemos destacar é a do terapeuta em relação à empatia e o entendimento de que o cliente detém o conhecimento de si mesmo.

Em relação à CC, já existem algumas publicações que também revelaram bons resultados. Benson et al.[46] fizeram um estudo controlado e randomizado com 11 compradores compulsivos e compararam com lista de espera para testar a eficácia de um modelo de tratamento em grupo: *Stopping Overshopping*. Os resultados mostraram melhora significativa na compulsividade, no número de episódios de compras compulsivas, na quantia de dinheiro e no tempo gasto. Todos os pacientes foram acompanhados durante 6 meses após o término do tratamento e mantiveram os resultados obtidos.

Donahue et al.[47] relataram o caso de uma paciente tratada com sucesso usando EM, dessensibilização imaginária e naltrexona. Foram seis sessões de psicoterapia com uma hora de duração. Após as seis sessões, a paciente relatou sentir-se no controle de seu comportamento de comprar compulsivamente e manteve sua melhora por seis meses após o tratamento.

Em nosso ambulatório no IPq aplicamos a Entrevista Motivacional desde 2014. São quatro sessões antes da Terapia Cognitivo-Comportamental (TCC) e observamos uma melhora significativa na adesão ao tratamento. Os pacientes chegam, na maioria, em pré-contemplação ou contemplação (estágios de mudança) e continuam o tratamento, iniciando a TCC, no estágio de preparação para a ação, alguns já realizando ações para enfrentar as compras compulsivas.

O conteúdo trabalhado nas quatro sessões compreende a psicoeducação em relação ao próprio transtorno, o trabalho com a balança decisória em relação à ambivalência, valores, discrepância e planejamento. O objetivo de estimular a motivação intrínseca para a mudança, explorando e resolvendo a ambivalência diante do prazer que as compras compulsivas proporcionam, é atingido, e a vontade de se libertar da compulsão de comprar fica em evidência, o que auxilia a permanecer no tratamento e, a partir de então, realizar mudanças significativas no comportamento em questão. As pequenas metas atingidas na EM dão força para que reconquistem a confiança perdida e se motivem a conquistar metas maiores.

Terapia Cognitivo-comportamental

Revisões sistemáticas realizadas sobre intervenções psicoterápicas para compras compulsivas apontam resultados promissores[48,49]. Estas revisões avaliaram resultados de propostas de diversas orientações e em diferentes formatos, sendo que a terapia cognitivo-comportamental, em especial o modelo em grupo apresentou os melhores resultados. Porém, a literatura aponta que ainda são necessários mais estudos controlados e com maior número de participantes para que se possa ter certeza de quais são os elementos terapêuticos mais eficazes para o tratamento de CC[49].

Em nosso ambulatório no IPq, alinhada com as melhores referências da literatura[48,49], a TCC para compradores compulsivos acontece durante 16 sessões em grupo e tem como objetivo:

- Psicoeducar os participantes sobre as características, a evolução, a etiologia e os mecanismos da CC.
- Identificar e mudar padrões de pensamentos distorcidos (cognição) que influenciam o desejo e a percepção de controle sobre o comportamento de comprar.
- Reconhecer as emoções e os sentimentos que ocorrem antes, durante e depois do episódio compulsivo.
- Controle de estímulos, para provocar a mudança no comportamento ao evitar e lidar com as situações de risco que despertam o descontrole nas compras.
- Desenvolvimento de estratégias de enfrentamento para prevenção de recaídas
- Orientação financeira para desenvolvimento de habilidades de manejo financeiro

Dois estudos relevantes sobre tratamento foram realizados por Mitchell[50] e outro por Mueller[51], ambos no modelo cognitivo-comportamental em grupo. Os pacientes dos grupos apresentaram resultados positivos em relação ao grupo-controle e concluíram que é importante abordar sentimentos negativos relacionados às compras, reestruturação dos pensamentos, controle do comportamento de comprar e desenvolvimento de habilidades de enfrentamento.

Kellett e Bolton[52] propuseram também uma intervenção no modelo cognitivo-comportamental e abordaram nos grupos terapêuticos o comportamento compulsivo, pensamentos e sensações relacionados ao ato de comprar compulsivamente. Seu programa de tratamento foi baseado em um modelo cognitivo das compras compulsivas dividido em quatro fases: antecedentes, gatilhos interno-externo, o ato de comprar e pós-compra. Este modelo descreve a retroalimentação do comportamento da CC, sendo que o estágio final negativo de pós-compra gera gatilhos emocionais para a repetição de todo o ciclo, o que permite que o comportamento de CC se torne autorreforçador e regulador ao longo do tempo.

Estudo realizado por Granero et al.[53] avaliou a eficácia a curto prazo da TCC no tratamento da CC em um programa de 12 sessões, semanais e individuais com duração aproximada de 45 minutos cada, com base em intervenções como: psicoeducação, controle de estímulos, aquisição de novos comportamentos saudáveis para substituir a CC, reestruturação cognitiva, treinamento de habilidades e técnicas de prevenção a recaída. Adicionalmente, foi utilizada a técnica de exposição com prevenção de resposta em sessões determinadas. Essas sessões consistiam em confrontar pacientes *in vivo* com estímulos ou situações que desencadeiam o desejo de comprar (exposição) e impedir a realização do comportamento de compra (prevenção de respostas). Ao término do tratamento 52,6% dos pacientes não apresentavam mais nenhum episódio de CC.

No Brasil, ainda faltam estudos controlados e randomizados que avaliem a eficácia do tratamento dos compradores compulsivos, porém, estudos pontuais têm apresentado resultados positivos do tratamento[20].

Orientação financeira

Ao longo do trabalho com compradores compulsivos notou-se que os problemas financeiros estão presentes na maioria dos casos, indicando que muitos deles sofrem de fobia financeira, termo cunhado pela Universidade de Cambridge no Estudo Investment Phobia[54].

A fobia financeira pode ser iniciada ou alimentada pela falta de confiança em lidar com informações financeiras, frustração originada por algum trauma, evento inesperado no campo financeiro, procrastinação gerada pelo medo de olhar as próprias contas, sentimento de culpa ou pelas dívidas adquiridas. Diante disso, o tratamento consiste em dar suporte aos participantes para que entendam como as compras impactam suas finanças e como não olhar as finanças pode impactar no comportamento compulsivo.

O trabalho de orientação é desenvolvido e aplicado por especialistas financeiros que, com ferramentas de organização e avaliação comportamental-financeira, buscam melhorar a relação do participante com o dinheiro, reduzir o sentimento de culpa gerado pelos problemas financeiros e direcionar caminhos que ajudem a solucionar os problemas ocasionados pelo comportamento compulsivo.

Destaca-se que ainda faltam estudos controlados e randomizados que avaliem a eficácia da orientação financeira, mas resultados prévios indicam que grupos que passaram por orientação tiveram melhores resultados no tratamento do que aqueles que não passaram pela orientação[48,49].

Orientação familiar

Estudos sobre as famílias dos compradores compulsivos apontam que as dificuldades na comunicação entre os membros, tanto nas famílias de origem como nas famílias constituídas (casal)[55] estão envolvidas com o surgimento e/ou manutenção do transtorno[56]. Foi observado que na maioria das vezes os comportamentos de brigas, xingamentos, ameaças, desqualificações e desconfirmações mútuas, presentes nos modelos parentais, repetem-se nos casais em que um deles apresenta o problema das compras compulsivas.

Além disso, comportamentos e valores atribuídos ao dinheiro também passaram de geração em geração para ambos do par, mas especialmente no portador do transtorno por não conseguir ter controle sobre compras. Certas experiências negativas vividas pelo comprador compulsivo no passado se relacionam com o transtorno, como situações de falências, mortes, mudanças de padrão de vida, depressões, perdas financeiras e afetivas importantes e abusos. Outras formas de descontrole do impulso também foram notadas nas famílias, como o álcool e comportamentos impulsivos comunicacionais e punitivos[57].

Portanto, é notória a presença de membros na família de origem com dificuldade de controle dos impulsos e que se tornaram referências como padrão de relacionamento a ser seguido pelos compradores compulsivos. De modo geral, tais resultados confirmam que há ligação entre o comportamento e as dificuldades familiares de expressão de suas necessidades emocionais aprendidos nas famílias de origem assim como o de controle da reatividade.

Essas experiências dolorosas podem ter um efeito modelador e determinante nas ações impulsivas observadas no comprador compulsivo e oferecem indícios de vivências negativas de toda sorte, como humilhações, vergonha, presença de rigidez, opressão, autoestima rebaixada, abusos, pressões e cobranças. É importante destacar que as relações maritais afetadas

262 Psiquiatria, saúde mental e a clínica da impulsividade

Quadro 1 Perguntas que não podem faltar na investigação do transtorno

Estas são algumas perguntas que podem ajudar na investigação sobre a compra compulsiva
▪ Você percebe se tem uma preocupação excessiva com compras?
▪ É comum você perder o controle e comprar mais do que o planejado?
▪ Você tem esforços repetidos e fracassados para tentar controlar, reduzir ou cessar as compras?
▪ Você percebe que comprar é uma forma de aliviar a angústia, tristeza ou outra emoção negativa?
▪ Você mente para encobrir a extensão dos prejuízos causados pelas compras, quanto gastou ou o que comprou?
▪ Você tem dívidas ou problemas financeiros em função das compras compulsivas?

pelos problemas e as crises que emergem do comportamento em questão são capazes de gerar as mesmas e/ou outras reações em geral, reforçando formas negativas de comunicações e de comportamento.

Em nosso ambulatório, a proposta de trabalhar em grupo com as famílias dos pacientes oferece a chance de abordar temas específicos relacionados à maneira de lidar com o problema das compras entre si e a comunicação. No grupo de familiares é possível emergir a autopercepção das próprias ações e reações, reconhecimento de defesas e de padrões comunicacionais usados em relação ao portador do diagnóstico. Ao concluir o grupo de familiares, os participantes amplificam suas compreensões em relação ao problema, em que muitos se beneficiam do apoio e da colaboração entre uns e outros e despertam para a necessidade de gerar menos tensões a partir de suas próprias mudanças comportamentais e comunicacionais.

Os familiares envolvidos no tratamento dos compradores compulsivos precisam ser acolhidos e valorizados, ao mesmo tempo em que revisitam as suas histórias e condutas. É comum que concluam que parar de pagar as dívidas das compras é um bom caminho. Muitos se chocam ao perceber que a generosidade financeira não é a melhor forma de ajudar o comprador compulsivo e se tornam mais responsáveis pelos seus atos. Quando pensam em se "livrarem das dívidas", não imaginam como isso não permite a vivência do desconforto dos pacientes em relação à necessidade de limpar seu nome e pagar a fatura e que acabam facilitando novas compras e dívidas. É preciso sublinhar que a ajuda financeira é bem-vinda sim, mas com critérios. Ao partir para essa nova conduta é comum surgir sentimento de culpa entre os familiares, pois essa atitude parece não ser congruente com seus valores e crenças, ou seja, o que outrora era concebido como forma de cuidar e amar as pessoas queridas que portam o transtorno agora precisa ser ressignificado. Consequentemente, os pacientes em atendimento no ambulatório reagem a isso negativamente. O papel das equipes integradas é fator importante para ajudar todos a passarem por esse processo.

Os familiares entendem que é preciso aprender novas formas de conversar e abordar o transtorno do comprar compulsivo assim como ser firme ao apoiar a pessoa, ajudando a planejar os compromissos financeiros e os pagamentos das contas, inclusive das dívidas. Isso tudo tende a impactar de maneira ativa no comportamento de comprar compulsivamente e nas famílias. O profissional que se ocupa dessa função precisa estar atento à sua forma de se comunicar e ao modo de construir um ambiente seguro, acolhedor, sem julgamentos para os participantes do grupo de familiares que também sofrem muito com o transtorno.

Caso clínico

T, 46 anos, sexo feminino, natural de São Paulo, administradora de empresas, casada, mãe de uma filha. Vaidosa desde pequena, ao começar a trabalhar, gastava em excesso com roupas, acessórios, viagens e com compras pela internet além do necessário.

Como no seu emprego atual as viagens são muito constantes, justificava que as compras realizadas eram decorrentes da necessidade de se manter bem apresentada. Durante as viagens de lazer com a família, não aproveitava os momentos juntos. Tinha comportamento compulsivo em busca de *outlets* e liquidações, o que frequentemente ocasionava discussões familiares.

Em certo momento chegou a enganar o seu marido quando fez uma viagem para o exterior exclusivamente para fazer compras, havia informado que seria a trabalho. No regresso desta viagem, como em outras vezes, foi conversar com o seu gerente do banco para negociar uma taxa de crédito pessoal no valor de R$ 30.000,00 para pagar o seu cartão de crédito, assumindo uma nova dívida. Foi quando decidiu procurar ajuda.

Ao iniciar no grupo de Terapia Cognitiva Comportamental (TCC) para o tratamento de oniomania, questionou-se quanto a cura. Pensou que em algum momento tudo estaria resolvido, as suas pendências financeiras, suas angústias, suas feridas emocionais, como uma varinha mágica que a transformaria em uma nova pessoa.

T. está em tratamento há 1 ano e 6 meses. Durante a psicoterapia em grupo percebeu que o ato de comprar tem o mesmo efeito de um remédio para tratar angústia, depressão, ansiedade e cansaço. Para T. "... entrar em contato com as feridas emocionais, fazer descobertas, ver que existem outros vazios que não eram preenchidos, lidar com nossas diferenças, escutar o outro, entender o que está por trás de tudo aquilo, entender melhor nossas emoções, sentimentos, enfim, um mundo de novos olhares significou sair deste ciclo renovada".

Desde que acabou a psicoterapia em grupo para o tratamento da oniomania, conseguiu abrir uma conta de investimentos e fazer aplicações consideráveis com parte do seu salário. Durante a sua participação no grupo, relatou um lapso com compras compulsivas apenas em uma viagem e pela primeira vez em muito tempo não foi necessário recorrer a um empréstimo para cobrir seus gastos, justamente por ter planejado e construído uma reserva financeira.

CONSIDERAÇÕES FINAIS

A CC é uma condição que apesar da prevalência elevada, permanece sem classificação nosológica específica que reconheça sua semelhança com transtornos aditivos, pois tem como principais características elevada impulsividade, associada a uma necessidade de aquisição excessiva e que provoca um sofrimento psicológico real; muitas vezes desencadeando outros problemas psiquiátricos.

Sabemos que seu início ocorre no começo da vida adulta, porém a busca por ajuda ou tratamento vem após um longo período. Apresenta curso crônico, repetitivo e com sérios prejuízos familiares, sociais, profissionais e econômicos.

Os estudos sobre tratamento sugerem que a CC é uma condição tratável e de bom prognóstico. Os estudos de acompanhamento apresentam resultados positivos por mais de 1 ano, mesmo após a finalização da psicoterapia e tratamento medicamentoso.

Portanto, é de suma importância o reconhecimento como um transtorno específico e a definição de critérios diagnósticos que levem em consideração as características de perda de controle, falta de planejamento e necessidade de aquisição excessiva.

REFERÊNCIAS BIBLIOGRÁFICAS

1. Kraepelin E. Psychiatrie. 8. ed. Leipzig: Verlag Von Johann Ambrosius; 1915. p. 409
2. Bleuler E. Textbook of psychiatry. New York: McMillan; 1924.
3. Tavares H, Lobo DS, Fuentes D, Black DW. Compulsive buying disorder: a review and a Case Vignette. Rev Bras Psiquiatr. 2008;30(1):16-23.
4. Maraz A, Griffiths MD, Demetrovics Z. The prevalence of compulsive buying: a meta-analysis. Addiction. 2016;111(3):408-19
5. Schlosser S, Black DW, Repertinger S, Freet D. Compulsive buying. Demography, phenomenology, and comorbidity in 46 subjects. Gen Hosp Psychiatry. 1994;16(3):205-12.
6. Christenson GA, Faber RJ, de Zwaan M, Raymond NC, Specker SM, Ekern MD, et al. Compulsive buying: descriptive characteristics and Psychiatric comorbidity. J Clin Psychiatry. 1994;55(1):5-11.
7. Mueller A, Mitchell JE, Crosby RD, Gefeller O, Faber RJ, Martin A, et al. Estimated prevalence of compulsive buying in Germany and its association with sociodemographic characteristics and depressive symptoms. Psychiatry Res. 2010;180(2-3):137-42.
8. Koran LM, Faber RJ, Aboujoude E, Large MD, Serpe RT. Estimated prevalence of compulsive buying behavior in the United States. Am J Psychiatry. 2006;163:1806-12.
9. Reisch LA, Neuner M. Women and addictive buying: the gender question revisited. In: García I, Olábarri E (eds.). El consumo y la adicción a las compras. Diferentes perspectivas. Bilbao: Universidad del País Vasco; 2001:169-95.
10. Dittmar H, Long K, Meek R. Buying on the Internet: Gender differences in on-line and conventional buying motivations. Sex Roles. 2004;50(5/6):423-44.
11. Benson AL. To buy or not to buy. Boston: Trumpeter; 2008.
12. de Mattos CN, Kim HS, Requião MG, Marasaldi RF, Filomensky TZ, Hodgins DC, et al. Gender differences in compulsive buying disorder: assessment of demographic and psychiatric co-morbidities. PLoS ONE. 2016;11(12):e0167365.
13. Black DW. Compulsive buying disorder: definition, assessment, epidemiology and clinical management. CNS Drugs. 2001;15(1):17-27.
14. Faber RJ, O'Guinn TC. A clinical screener for compulsive buying. J Consum Res. 1992;19:459-69.
15. Hartston H. The case for compulsive shopping as an addiction. J Psychoactive Drugs; 2012;44(1):64-7.
16. Raab G, Elger C, Neuner M, Weber B. A neurological study of compulsive buying behaviour. J Consum Policy. 2011,34:401-13.
17. Leeman RF, Potenza MN. A targeted review of the neurobiology and genetics of behavioural addictions: an emerging area of research. Can J Psychiatry. 2013,58:260-73.

18. Raja M, Bentivoglio AR. Impulsive and compulsive behaviors during dopamine replacement treatment in Parkinson's Disease and other disorders. Curr Drug Saf. 2012;7(1):63-75.

19. Kyrios M, Frost RO, Steketee G. Cognitions in compulsive buying and acquisition. Cogn Therapy Res. 2004;28(2):241-58.

20. Filomensky TZ, Tavares H. Cognitive restructuring for compulsive buying. Rev Bras Psiquiatr. 2009;31(1):77-8.

21. Black DW. A review of compulsive buying disorder. World Psychiatry. 2007;6:14-8.

22. Dittmar H, Drury J. Self-image: is it in the bag? A qualitative comparison between "ordinary" and "excessive" consumers. J Econ Psychol. 2000;21(2):109-42.

23. Muller A et al. Buying-shopping disorder: is there enough evidence to support its inclusion in ICD-11. CNS Spectrums. 2019;24:374-79.

24. McElroy SL, Keck PE Jr, Pope HG Jr, Smith JM, Strakowski SM. Compulsive buying: a report of 20 cases. J Clin Psychiatry. 1994;55(6):242-8.

25. Black DW, Repertinger S, Gaffney GR, Gabel J. Family history and psychiatric comorbidity in persons with compulsive buying: preliminary findings. Am J Psychiatry. 1998;155(7):960-3

26. de Mattos CN, Kim HS, Lacroix E, Requião M, Filomensky TZ, Hodgins DC, et al. The need to consume: hoarding as a shared psychological feature of compulsive buying and binge eating. Compr Psychiatry. 2018;85:67-71.

27. Filomensky TZ, Almeida KM, Nogueira MCC, Diniz JB, Lafer B, Borcato S, et al. Neither bipolar nor obsessive-compulsive disorder: compulsive buyers are impulsive acquirers. Compr Psychiatry. 2012;53(5):554-61.

28. O'Guinn TC, Faber RJ. Compulsive buying: a phenomenological exploration. J Consum Res. 1989;16:147-57.

29. Christenson GA, Faber RJ, de Zwaan M, Raymond NC, Specker SM, et al. Compulsive buying: descriptive characteristics and psychiatric comorbidity. J Clin Psychiatry. 1994;55:5-11

30. McElroy SL, Keck PE Jr, Phillips KA. Kleptomania, compulsive buying, and binge-eating disorder. J Clin Psychiatry. 1995;56(Suppl 4):14-26.

31. Glatt MM, Cook CC. Pathological spending as a form of psychological dependence. Br J Addict. 1987;82(11):1257-8.

32. Black DW, Shaw M, Blum N. Pathological gambling and compulsive buying: do they fall within an obsessive-compulsive spectrum? Dialog Clin Neurosci. 2010;12(2):175-85.

33. Leeman RF, Potenza MN. A targeted review of the neurobiology and genetics of behavioural addictions: an emerging area of research. Can J Psychiatry. 2013;58:260-73.

34. McElroy SL, Satlin A, Pope HG, Keck PE, Hudson JI. Treatment of compulsive shopping with antidepressants: a report of three cases. Ann Clin Psychiatry. 1991;3(3):199-204

35. Black DW, Monahan P, Gabel J. Fluvoxamine in the treatment of compulsive buying. J Clin Psychiatry. 1997;58(4):159-63

36. Black DW, Gabel J, Hansen J, Schlosser S. A double-blind comparison of fluvoxamine versus placebo in the treatment of compulsive buying disorder. Ann Clin Psychiatry. 2000;12(4):205-11

37. Ninan PT, McElroy SL, Kane CP, Knight BT, Casuto LS, Rose SE, et al. Placebo-controlled study of fluvoxamine in the treatment of patients with compulsive buying. J Clin Psychopharmacol. 2000;20(3):362-6.

38. Koran LM, Bullock KD, Hartston HJ, Elliott MA, D'Andrea V. Citalopram treatment of compulsive shopping: an open-label study. J Clin Psychiatry. 2002;63(8):704-8.

39. Koran LM, Aboujaoude EN, Solvason B, Gamel NN, Smith EH. Escitalopram for compulsive buying disorder: a double-blind discontinuation study. J Clin Psychopharmacol. 2007;27(2):225-7.

40. Aboujaoude E, Gamel N, Koran LM. A 1-year naturalistic following of patients with compulsive shopping disorder. J Clin Psychiatry. 2003;64(8):946-50.

41. de Mattos CN. Ensaio clínico duplo-cego, randomizado, controlado com placebo, de duração de 12 semanas, para avaliar eficácia, tolerabilidade e segurança do topiramato na oniomania. 2019. Tese (Doutorado em Psiquiatria) - Faculdade de Medicina, Universidade de São Paulo, São Paulo, 2019.

42. Kim SW. Opioid antagonists in the treatment of impulse-control disorders. J Clin Psychiatry. 1998;59:159-64.

43. Grant JE. Three cases of compulsive buying treated with naltrexone. Int J Psychiatry Clin Pract. 2003;7:223-5.

44. Di Nicola M, Martinotti G, Mazza M, Tedeschi D, Pozzi G, Janiri L. Quetiapine as add-on treatment for bipolar I disorder with comorbid compulsive buying and physical exercise addiction. Prog Neuropsychopharmacol Biol Psychiatry. 2010;34(4):713-4.

45. Grant JE, Odlaug BL, Mooney M, O'Brien R, Kim SW. Open- label pilot study of memantine in the treatment of compulsive buying. Ann Clin Psychiatry. 2012;24(2):119-26.

46. Benson AL, Eisenach DA, Abrams L, van Stolk-Cooke K. Stopping overshopping: a preliminary randomized controlled trial of group therapy for compulsive buying disorder. J Groups Addict Rec. 2014;9(2):97-125.

47. Donahue CB, Odlaug BL, Grant JE. Compulsive buying treated with motivational interviewing and imaginal desensitization. Ann Clin Psychiatry. 2011;23(3):226-7.

48. Leite PL, Pereira VM, Nardi AE, Silca AC. Psychotherapy for compulsive buying disorder: a systematic review. Psychiatry Research. 2014;219(3):411-9.

49. Hague, B; Hall, J, Kellett, S. Treatments for compulsive buying: A systematic review of the quality, effectiveness and progression of the outcome evidence. J Behavioral Addictions. 2016;5(3):379-94.

50. Mitchell JE, Burgard M, Faber R, Crosby RD, de Zwaan M. Cognitive behavioral therapy for compulsive buying disorder. Behav Res Ther. 2006;44:1859-65.

51. Mueller A, Mueller U, Silbermann A, Reinecker H, Bleich S, Mitchell JE, et al. A randomized, controlled trial of group cognitive behavioral therapy for compulsive buying disorder: post-treatment and 6-month follow-up results. J Clin Psychiatry. 2008;67:1131-8.

52. Kellett S, Bolton JV. Compulsive buying: a cognitive: behavioural model. ClinPsychol Psychother. 2009;16:83-99.

53. Granero R, Fernández-Aranda F, Mestre-Bach G, Stewerd T, Baño M, Aguera Z, et al. Cognitive behavioral therapy for compulsive buying behavior: Predictors of treatment outcome. Eur Psychiatry. 2017;39:57-65.

54. Mosca A. Finanças comportamentais: gerencie suas emoções e alcance sucesso nos investimentos; org Gustavo Cerbasi. Rio de Janeiro: Elsevier, 2009.
55. McGoldrick M, Gerson R, Petry S. Genogramas: avaliação e intervenção familiar, 3ª ed. Porto Alegre: Artmed; 2012.
56. Park T, Cho S, Seo JH. A compulsive buying case: a qualitative analysis by the grounded theory method. Contemporary Family Therapy. 2006;28:239-49.
57. Guimarães CMB, Kublikowski I, Tavares H, Filomensky TZ. Um minuto para comprar e uma vida para pagar. São Paulo: CRV; 2018.

16

Amor patológico

Cintia Cristina Sanches
Marina da Costa Manso Vasconcellos
Andrea Lorena Stravogiannis
Fabiana Komai Unruh Monicci
Francisco Paulo Moraes Junior
Arthur Kaufman

INTRODUÇÃO

O amor romântico normalmente é direcionado a uma única pessoa e é considerado um sentimento complexo que inclui elementos cognitivos, emocionais, comportamentais e eróticos[1].

Esse sentimento é discutido desde a época de Platão (428-27 a 347 a.C.). Em sua obra intitulada *O banquete*, o filósofo apresentava discussões que elucidavam e declamavam as diversas formas de amor: amor sobre objetos, tipos de relacionamentos amorosos, amantes e a essência do amor[2].

Durante uma discussão, o filósofo Aristófanes apresentou um conto que dizia que, num tempo distante, existiam seres esféricos com duas cabeças, quatro pernas, quatro braços e duas genitálias. Algumas dessas criaturas tinham as genitálias do mesmo sexo, outras com sexos opostos. Para se reproduzir, eles faziam como plantas: enterravam-se no chão e, assim, surgiam novos seres. Quando estes seres se perceberam como um grupo forte, decidiram atacar o Olimpo. Zeus ordenou que Apolo cortasse esses seres ao meio para que, desse modo, se tornassem humanoides. Logo, separados de suas metades, esses seres ficaram sem vontade de viver e de se reproduzir; o único objetivo de suas vidas era encontrar sua outra metade. Quando acontecia esse encontro, se abraçavam e ficavam nesse abraço até o momento de sua morte e, aos poucos, a espécie foi se extinguindo[2].

Essa história contada por Aristófanes deu origem aos estudos referentes às patologias do amor[3]. No livro *O banquete*, Platão definiu o amor romântico em duas categorias:

- Amor autêntico (verdadeiro): é libertador, não aprisiona o(a) outro(a), é sem sofrimento e visa a direcionar o outro ao banquete divino.
- Amor possessivo (complementar): aprisiona e persegue o outro como um predador atrás de sua caça[2].

Pessoas no início de uma relação de amor romântico apresentam sintomas e/ou comportamentos iguais aos de dependentes de substâncias, como euforia, fissura, recaídas, dependência emocional e física. Alguns estudos de neuroimagem demonstraram que o amor romântico ativa áreas no cérebro ricas em dopamina, bem como o sistema de recompensa e a área tegmental ventral, as quais são ativadas em pacientes com dependência química e/ou dependência de comportamento[4]. Fisher et al.[4] afirmam que o amor romântico é um vício, tanto positivo quanto negativo. Positivo quando a relação amorosa é correspondida, adequada e não tóxica, e negativo quando é inadequado, não correspondido, tóxico e explicitamente rejeitado.

Dentro de uma relação amorosa, é comum cuidar do(a) parceiro(a), dedicar atenção e afeto, mas não é tão adequado deixar de cuidar de si para cuidar do outro, deixar de fazer coisas importantes para si para dar atenção exclusiva à pessoa amada ou, ainda, abandonar outros relacionamentos para viver somente a relação amorosa. No Programa Ambulatorial Integrado dos Transtornos do Impulso do Instituto de Psiquiatria do Hospital das Clínicas da Universidade de São Paulo (PRO-AMITI/IPq-HCFMUSP), denomina-se amor patológico (AP) o comportamento repetitivo e sem controle de cuidados e atenção em demasia ao(à) parceiro(a)[5]. Apesar de não ser um diagnóstico formalizado pelo *Manual diagnóstico e estatístico de transtornos mentais* (DSM), pessoas que apresentam AP, quando comparadas a um grupo de pessoas saudáveis, demonstram: impulsividade elevada, sintomas depressivos e ansiosos, maior autotranscendência e risco de suicídio[6].

Nesse capítulo, serão abordados os seguintes aspectos referentes ao quadro de AP: epidemiologia, etiologia, critérios diagnósticos, curso clínico e prognóstico, diagnósticos diferenciais, tratamento e exemplos de casos clínicos.

EPIDEMIOLOGIA

Nenhum estudo populacional foi realizado no Brasil e no restante do mundo[7]. Mulheres buscam mais tratamento para AP no PRO-AMITI do que homens. Segundo Norwood[8], entre os transtornos de impulso, homens apresentam mais dificuldades em controlar o comportamento de jogo, prática excessiva de esporte e de trabalho, enquanto as mulheres são mais propensas à dificuldade em controlar os cuidados dentro da relação amorosa.

Um estudo realizado no PRO-AMITI no ano de 2008 teve como objetivo comparar dois grupos de pessoas: pessoas saudáveis (n = 39) *versus* pessoas com AP (n = 50). No total, foram avaliadas 89 pessoas de ambos os sexos, maiores de 18 anos, com escolaridade igual ou acima do ensino médio, sem comorbidades psiquiátricas graves e problemas cognitivos que pudessem atrapalhar a compreensão do indivíduo em responder as escalas e os inventários. Dos 50 indivíduos com AP, 74% eram mulheres, 84% declararam-se católicos, 78% não estavam envolvidos(as) fisicamente com o(a) parceiro(a), 48% ocupavam cargos executivos ou eram profissionais liberais, a média de idade foi de 40,6 anos e de tempo de educação formal era de 15,5 anos[3,6].

ETIOLOGIA

Uma das hipóteses para o desenvolvimento do quadro de AP na vida adulta está relacionada ao desenvolvimento emocional e familiar. Há correlações entre desenvolvimento de AP e criação por pais/mães com algum tipo de dependência/abuso de drogas, distanciamento emocional, negligência de um ou dos dois cuidadores e ambivalência na relação afetiva[8].

Em uma pesquisa realizada em 2008[3], foi constatado que pessoas com AP têm maior incidência de baixa autoestima e apresentam o apego ansioso ambivalente quando comparado com indivíduos saudáveis. Dos 39 indivíduos com AP avaliados, 11 não apresentaram nenhum transtorno psiquiátrico associado.

Nem toda relação amorosa é patológica, porém, na teoria da análise psicodramática, Dias[9] elucida tipos de vínculos que são pilares de qualquer relação amorosa: amoroso, conveniência e compensatório. O vínculo compensatório é o pilar da relação do paciente. Esse vínculo, também chamado de simbiótico ou dependência, acontece quando os parceiros atribuem e recebem (trocam) funções ao outro que eles próprios deveriam exercer.

Essas funções são cuidado, orientação e avaliação. Segundo Dias[10], o vínculo simbiótico se estabelece até os 3 anos de idade. Nessa fase, a criança sente falta emocional de alguma vivência ou relação importante e delega essa função para outras pessoas ou para objetos intermediários (chupeta, pano, brinquedos, professoras, cuidadores etc.). Na fase adulta, quando inicia uma vida amorosa, a pessoa com AP transfere essa simbiose para a relação amorosa e delega ao(à) parceiro(a) a função emocional que não consegue exercer, repetindo o comportamento que desenvolveu na infância[9].

CRITÉRIOS PARA IDENTIFICAÇÃO

Os critérios diagnósticos de AP são baseados numa adaptação dos critérios de Dependência Química do *Diagnostic and statistical manual of mental disorders* (DSM-IV)[5,11]. No total, foram estruturados 6 critérios para avaliar o AP:

- Sintomas e sinais de abstinência: se o(a) parceiro(a) estiver distante fisicamente ou emocionalmente, podem ocorrer náuseas, letargia, insônia, dores musculares e cefaleia.
- Cuidado excessivo e descontrolado do(a) parceiro(a), mais do que o necessário ou do que pretendia no início da relação.
- Tentativas de reduzir o comportamento de controle e cuidado são malsucedidos.
- Controle excessivo das atividades do parceiro, gastando a maior parte do seu dia e trazendo prejuízo nos âmbitos familiar, social, educacional, dentre outros.
- Abandono de suas atividades pessoais importantes com o objetivo de permanecer fisicamente ou emocionalmente na vida do(a) parceiro(a).
- Apesar de haver crítica dos problemas pessoais, emocionais e familiares, o indivíduo tenta manter-se no relacionamento.

Além dos critérios diagnósticos, o grupo desenvolveu um inventário cujo objetivo é identificar se a pessoa apresenta sintomas de AP. O inventário contém 22 itens de autopreenchimento que avaliam os seguintes fatores: controle (10 itens), insatisfação (5 itens), abnegação (5 itens) e idealização (2 itens). Para ser validado, o inventário foi aplicado em três grupos: paciente com AP (n = 20); pacientes sem AP (n = 28) e pessoas da população geral, ou seja, podendo ser positivos ou negativos para AP (n = 272). A escala demonstrou boa consistência interna (α = 0,88; IC = 0,86-0,89 p $\leq$ 0,001) e poder discriminativo alto avaliado pela curva ROC (AUC = 0,989; DP 0,12; p < 0,001); a sensibilidade do instrumento é de 100, especificidade de 96 e acurácia de 98[12].

Para a avaliação do AP, as seguintes questões são relevantes:

- Você gasta tempo excessivo tentando controlar o(a) seu(sua) parceiro(a), como perguntar a ele(a) aonde vai, com quem está ou quando volta?
- Quando você e seu(sua) parceiro(a) brigam ou ficam sem comunicação, você costuma sentir insônia, taquicardia ou sudorese?
- Você consegue diminuir ou controlar a atenção e o cuidado que presta ao(à) seu(sua) parceiro(a)?
- Já deixou de fazer coisas ou estar com pessoas que eram importantes para você antes do relacionamento para priorizar os interesses ou as atividades escolhidas pelo seu(sua) parceiro(a)?
- Você mantém o seu relacionamento mesmo se trouxer problemas para sua vida pessoal ou familiar?
- Apesar de estar insatisfeito(a) com o seu relacionamento, você o mantém?
- Você costuma esperar ou acreditar que seu(sua) parceiro(a) possa mudar para melhor ou se tornar alguém próximo ao par ideal para você?

CURSO CLÍNICO E PROGNÓSTICO

Um estudo brasileiro[13] revelou que pessoas com AP apresentam as seguintes características de personalidade: elevada esquiva ao dano (pessimismo, medo de sofrer fisicamente ou emocionalmente e falta de cuidado consigo mesmo), baixo autodirecionamento (capacidade de conseguir estabelecer planos e estratégia de curto, médio e longo prazos e ter a convicção de que conseguirá cumpri-los), maior cooperatividade (empatia, tolerância, capacidade de se colocar no lugar do outro), maior autotranscendência (capacidade de expandir limites de valores, enxergar-se como integrante ou parte do universo, grau elevado de espiritualidade), impulsividade elevada, baixa autoestima, prevalência dos estilos de amor mania (amor obsessivo), apego ansioso/ambivalente e estão mais insatisfeitos com o relacionamento amoroso. Quantos às diferenças de gênero, mulheres apresentam mais persistência em comportamentos repetitivos do que homens. As comorbidades psiquiátricas mais comuns nos pacientes com AP são: episódio depressivo maior (48%), transtorno de ansiedade generalizada (42%), risco de suicídio (28%) e agorafobia (22%).

O padrão de relacionamento do AP em seus estágios iniciais traz o alívio da angústia provocada por uma falta e/ou carência afetiva na infância. À medida que o relacionamento vai se firmando e a percepção (real ou imaginária) de que o parceiro se distancia, o indivíduo com AP vai se tornando mais ansioso e angustiado, podendo desesperar-se no caso do rompimento da relação e experimentar todos os sintomas de abstinência típicos de dependência química[4,5].

A pessoa com AP normalmente busca ajuda no ambulatório PRO-A-MITI quando o(a) parceiro(a) rompe a relação. A dificuldade em se adaptar com o término ou a vontade de mudar o padrão de se relacionar são as principais demandas da procura por tratamento.

Durante as sessões de psicoterapia em grupo, os pacientes identificam que a origem do problema (AP) é, na maioria das vezes, uma repetição de padrão da relação que viveram ou assistiram dos pais/cuidadores durante a infância. Depois que o paciente toma a consciência dessa repetição, o grupo trabalha essas relações por meio de dramatizações e técnicas do psicodrama; o paciente toma consciência dos padrões e dos sentimentos que emergem das lembranças. Por meio do psicodrama, ativam-se a criatividade e a espontaneidade do paciente, dando a ele a oportunidade de dar respostas diferentes e mais saudáveis ao modo como se relaciona.

DIAGNÓSTICO DIFERENCIAL

Transtorno de personalidade *borderline* (TPB)

É caracterizado por um padrão difuso das instabilidades das relações sociais em geral. É marcado pela instabilidade afetiva decorrente de variação abrupta de humor, raiva intensa, descontrolada e inapropriada, impulsividade elevada em pelo menos dois tipos de comportamento (comer, comprar, uso de substância, sexo etc.) que normalmente levam à autodestruição[11]. A diferença entre o quadro de TPB e AP é que a pessoa com AP só demonstra instabilidade emocional com o(a) parceiro(a) amoroso(a), enquanto pessoas com TPB apresentam dificuldades em todas as relações afetivas. A impulsividade elevada do paciente com AP é direcionada para a relação amorosa; já pessoas TPB apresentam pelo menos dois tipos de comportamentos impulsivos, por exemplo, comer e gastar demais[13].

Codependência

Esse tipo de relação acontece quando uma pessoa (pai, mãe, parceiro(a), filho) estabelece um comportamento de cuidado excessivo e doentio com uma pessoa que apresenta alguma dependência, química ou não[14]. Indivíduos com AP são semelhantes no sentido de controlar atividades triviais e o comportamento de dependência que o outro apresenta, acreditando que é o responsável pela melhora pessoal ou da dependência química do(a) parceiro(a), "ganhando", assim, o lugar de libertador, herói ou salvador na vida do(a) parceiro(a). Quanto às diferenças, no comportamento de codependência, é necessário que o(a) parceiro(a) tenha alguma dependência; já em pacientes com AP, o(a) parceiro(a) pode ou não apresentar uma dependência. O AP acontece em relações amorosas de cunho sexual, e a codependência acontece em qualquer tipo de relação.

Erotomania (síndrome de Clérambault)

É um subtipo do transtorno delirante, cujo delírio é a crença de estar sendo amado por outra pessoa.[11] A pessoa amada normalmente tem um *status* social elevado ou um grau de importância na sociedade (artista, jogador de futebol, médico, apresentador de televisão etc.). Pacientes com AP não apresentam sintomas delirantes, mas eles idealizam que o(a) parceiro(a) pode completar o seu vazio interno. Também vivem a ambivalência de ser amado e ser abandonado e têm plena consciência de que a relação pode acabar a qualquer momento. Nos pacientes com erotomania, há a convicção (delírio) de que o outro o ama incondicionalmente.

TRATAMENTO

Tratamento medicamentoso

Na literatura, não existe nenhuma descrição de uma medicação psicofarmacológica que trate AP. No PRO-AMITI, os pacientes passam por uma anamnese psiquiátrica e, a partir dela, são avaliados possíveis sintomas de abstinência, dificuldade em controlar os impulsos e outras comorbidades psiquiátricas. Em pacientes com AP, é mais comum a presença de sintomas depressivos e ansiosos, como foi descrito no item "Curso clínico". Normalmente são prescritos antidepressivos para depressão e ansiedade e estabilizadores de humor para impulsividade, dependência e sintomas abstinentes (naltrexona e topiramato).

Fisher et al.[4] afirmam que uma maneira de tratar pacientes com dependência é ajudá-los a trocar os hábitos negativos por hábitos mais saudáveis, como *hobbies*, esportes, atividades em grupo etc. A prática de atividade física é recomendável porque aumenta betaendorfina, diminuindo a dor e aumentando a sensação de calma e bem-estar.

Tratamento psicoterápico

Na revisão de literatura, encontra-se somente um artigo[15] que recomenda o uso da psicoterapia psicodinâmica em caráter individual. Segundo o autor, é por meio dessa modalidade de psicoterapia que o terapeuta busca a interpretação da fala do paciente (transferência e contratransferência) e ajuda-o a ter reflexões a respeito de si, seus sintomas e sentimentos. A terapia vai se norteando pelos sentimentos dolorosos, como raiva, medo e abandono. O contato com outras pessoas (amigos), pode ajudar o paciente a substituir o desejo de estar com o(a) parceiro(a). Um estudo[4] demonstrou que, quando se apresenta a foto de um amigo para uma pessoa, é ativado o núcleo *accumbens*, relacionado ao sistema de recompensa. O ducto periaquedutal cinzento, associado a receptores de ocitocina, também é ativado ao se olhar para fotos de entes queridos. Isso sugere que terapias em modalidade de grupo podem ser benéficas para pacientes com dependência, pois dinâmicas de grupo envolvem o mesmo sistema de recompensa ativado por pacientes com quadros de dependências.

A modalidade de terapia utilizada para AP no PRO-AMITI é a de grupo na abordagem psicodramática. O psicodrama parte do princípio de que o homem é um ser em relação com o outro e, portanto, sempre age e pensa em função de relações afetivas que lhe provoca reações emocionais. No psicodrama, procura-se entender a psique humana e suas dinâmicas de funcionamento por meio da ação dramática, jogos ou exercícios propostos que acontecem no momento presente, já que há situações em que a vivência de um problema vem acompanhada de uma intensidade tal que apenas falar sobre ela não é o suficiente. O psicodrama, com seu método de ação, permite que a situação seja vivenciada ali, no "como se", onde pode acontecer uma ressignificação e elaboração do ocorrido com a ajuda de todos. Na psicoterapia de grupo, todos os presentes funcionam como coterapeutas, na medida em que dividem os problemas entre si e apoiam-se mutuamente. A sensação de "não ser o único" com aquele tipo de problema e conhecer outros que sofrem com isso é altamente apaziguadora para a grande maioria das pessoas[16].

O grupo de terapia para AP é composto, em média, por 8 pacientes de ambos os gêneros e 2 terapeutas que atuam como unidade funcional. A sessão de psicoterapia tem duração de 1:30 h e é dividida em quatro etapas: aquecimento inespecífico, aquecimento específico, dramatização e compartilhamento. Um estudo realizado por Lorena et al.[13] demonstrou que essa modalidade de terapia diminuição é eficaz na redução dos sintomas de AP.

Caso clínico 1

M.A.: 38 anos, casada há 24 anos, duas filhas adultas. Trabalha meio período na empresa do marido em cargo burocrático. Marido bruto, nunca a elogia, fala constantemente que não sabe por que ainda está com ela, pois não é mulher para ele, a considera feia e a desqualifica o tempo todo. M.A. considera-se culpada pelo comportamento do marido, por não conseguir ser uma boa mãe, boa esposa ou mulher o suficiente para ele, por mais que se esforce para isso: prepara o prato do jantar quando o esposo chega em casa após o trabalho e leva no sofá para que ele coma assistindo à TV; limpa a casa e cuida das filhas com esmero, embora sempre ouça alguma crítica a respeito, entre outras situações semelhantes. Sofre calada, sozinha e considera-se um fracasso. Sua autoestima é inexistente. M.A. inicia tratamento para AP e, ao final do grupo, está visivelmente mais feliz, arrumando-se toda para estar ali e posicionando-se perante os abusos verbais do marido. Não tem mais necessidade de controlar as atividades triviais do marido, apresenta redução dos sintomas de abstinência e retoma as atividades profissionais. O marido não suporta o novo comportamento da mulher e sai de casa. Ela segue firme na decisão e parte em busca de sua felicidade: faz curso profissionalizante e inicia um trabalho independente, saindo da empresa do marido. Muda-se com uma das filhas para um apartamento (a outra estuda no exterior), faz novas amizades, resgata sua autoestima, com auxílio do grupo. Por fim, começa a namorar um homem carinhoso, que a trata com respeito e amorosidade – algo totalmente inédito em sua vida.

Caso clínico 2

P.P.: 53 anos, separado há 1 ano e inconformado com sua perda. Mora com dois filhos (18 e 25 anos), dos quais se aproximou após a separação. A ex-mulher frequenta a casa diariamente para cuidar dos filhos, fazendo todo o serviço de casa: lava, passa, limpa e cozinha. P.P. queixa-se de que ela dorme muitas vezes em sua cama, mas como "amiga", negando qualquer aproximação sexual. Ele sofre terrivelmente por ainda amá-la incondicionalmente, mesmo sabendo que ela tem saído com outros homens e não o quer mais. Pensa nela o dia todo em detrimento de si, não se concentra no trabalho, não tem vontade de se cuidar, sente-se deprimido e mal por não conseguir dizer "não" a ela e colocar um fim na situação. Diz que quando voltar a se amar voltará a viver, pois considera sua vida um fracasso atualmente. Após frequentar o grupo, onde pôde trabalhar questões profundas e marcantes de sua história com um pai autoritário e agressivo, recobrou parte de sua autoestima, conseguiu pedir para a mulher não dormir mais lá e apenas frequentar a casa enquanto ele não estivesse presente (não queria tirar o convívio e os cuidados dela para com os filhos). Encerrou o processo terapêutico visivelmente mais calmo e feliz.

CONSIDERAÇÕES FINAIS

O AP traz sofrimento biopsicossocial para a pessoa que o apresenta. Apesar de não ser um transtorno incluso no DSM-5, os estudos realizados pela equipe do PRO-AMITI e os artigos encontrados na literatura demonstram que esses pacientes apresentam dificuldades significativas nas atividades triviais e na forma de se relacionar amorosamente. Além disso, em 48% dos pacientes, observam-se sintomas depressivos; 42% apresentam sintomas ansiosos e há maior risco de suicídio em 28% dos casos.

A psicoterapia em abordagem psicodramática em modalidade grupal, tratamento ofertado no ambulatório para AP, vem demonstrando resultados significativos de melhora por meio de diferenças entre escalas aplicadas no início e no término do tratamento[13], como a Love Health Scale. Observa-se melhora também no fim do processo de terapia e na reavaliação feita pelos profissionais da equipe.

REFERÊNCIAS BIBLIOGRÁFICAS

1. Bartels A, Zeki S. The neural basis of romantic love. Neuroreport. 2000;11(17):3829-34.
2. Platão. O banquete. Pará de Minas: Virtualbooks; 2003.
3. Sophia EC. Amor patológico: características clínicas e de personalidade. (Dissertação). São Paulo: Faculdade de Medicina da Universidade de São Paulo; 2008
4. Fisher HE, Xiaomeng X, Aron A, Brown LL. Intense, passionate, romantic love: a natural addiction? How the fields that investigate romance and substance abuse can inform each other. Front Psychol. 2016;7:687.
5. Sophia EC, Tavares H, Zilberman ML. Pathological love: is it a new psychiatric disorder? Rev Bras Psiq. 2007;29(1):55-62.
6. Sophia E, Tavares H, Bert MP, Pereira AP, Costa AL, Mello C, et al. Pathological love: impulsivity, personality, and romantic relationship. CNS Spectrums. 2000;14:268-274.
7. Reynaud M, Karila L, Blecha L, Benyamina A. Is love passion an addictive disorder? Am J Drug Alcohol Abuse. 2010;36(5):261-7.
8. Norwood R. Women who love too much. Los Angeles: Jeremy P. Tarcher Inc/St. Martin's Press; 1985.
9. Dias VRCS. Vínculo conjugal na análise psicodramática: diagnóstico estrutural dos casamentos. São Paulo: Ágora; 2000.
10. Dias VRCS. Compulsões e dependências. In: Sonhos e psicodrama interno na análise psicodramática. São Paulo: Ágora; 1996. p.65-73.
11. American Psychiatric Association (APA). Diagnostic and statistical manual of mental disorders – DSM-I. 4. ed. Washington: APA; 1994.
12. Berti MP, Zilberman ML, Sophia EC, Gorenstein C, Pereira AP, Lorena A, et al. Validação de escalas para avaliação do amor patológico. Revista de Psiquiatria Clínica. 2011;38:135-8.
13. Lorena A, Sophia EC, Mello C, Tavares H, Zilberman ML. Group therapy for pathological love. Rev Bras Psiquiatr. 2008;30(3):290-301.
14. Lawson T. Alcoolismo: uma orientação para as famílias. Campinas: Raboni; 1999.
15. Timmreck TC. Overcoming the loss of a love: preventing love addiction and promoting emotional health. Psychol Rep. 1990;66(2):515-28.
16. Gonçalves CS, Wolff JR, de Almeida WC. Lições de psicodrama: introdução ao pensamento de J.L. Moreno. São Paulo: Ágora; 1988.

17

Ciúme excessivo

Andrea Lorena Stravogiannis
Cristiane Maluhy Gebara
Fabiana Komai Unruh Monicci
Francisco Paulo Moraes Junior

INTRODUÇÃO

O ciúme é um complexo emocional selecionado evolutivamente e integrado ao sistema afetivo humano para resolver um problema característico das relações sociais: a perda da relação diádica para uma terceira pessoa[1]. Dessa forma, o ciúme suscita uma mistura de reações fisiológicas inerentes a raiva, ansiedade e dor, preparando o indivíduo para reagir à ameaça da perda de um parceiro social/sexual/romântico para um terceiro, o qual a literatura tem chamado de "rival". Logo, os comportamentos de ciúme têm a função de impedir o avanço do rival ou retirar as possibilidades do parceiro ter contato com ele.

Este sentimento tão complexo tem sido mais bem explicado por uma visão multidimensional. Buunk[2], por exemplo, dividiu o ciúme em três fatores:

- Reativo: quando o parceiro se envolve com outra pessoa.
- Ansioso: ocorre diante da possibilidade do envolvimento sexual ou emocional.
- Preventivo: tenta prevenir que o parceiro se envolva com uma terceira pessoa.

Mais recentemente, Marazziti et al.[3] dividiram o ciúme em cinco dimensões:

- Ciúme obsessivo: caracterizado por sentimentos e pensamentos involuntários.
- Sensibilidade interpessoal: caracterizado pelo constante monitoramento do parceiro.
- Autoestima/ciúme depressivo: marcado por baixa autoestima e sentimentos de inferioridade.
- Medo do abandono/ansiedade de separação: dificuldade em lidar com a perda do parceiro, relação de dependência.
- Paranoia/ciúme paranoide: indivíduo duvida constantemente do comportamento do parceiro[4].

Com relação às diferenças entre gêneros, a teoria evolucionista afirma que as mulheres sentem mais ciúme diante da infidelidade emocional do parceiro, isto é, quando este se envolve afetivamente com uma terceira pessoa. Os homens, por sua vez, sentem mais ciúme diante da infidelidade sexual, caracterizada pelo envolvimento sexual do parceiro[5].

Também é difícil definir o que é normal ou patológico, já que existem diferentes níveis de intensidade, persistência e *insight*[3]. Define-se o ciúme romântico (CR) como um complexo de emoções, pensamentos e comportamentos perante a ameaça ou a perda do relacionamento amoroso valorizado[6]. O ciúme excessivo (CE) aparece como uma preocupação constante sobre a infidelidade do parceiro, incluindo a percepção ou a ameaça da perda desse parceiro e/ou relacionamento para um rival – real ou imaginário –, gerando comportamentos de verificação e checagem, além da evitação de situações que possam provocar ciúme[3].

EPIDEMIOLOGIA

Apesar de psiquiatras e psicólogos identificarem o CE como uma queixa frequente nos consultórios e de este ser um tema bastante pesquisado, muitos casos podem não ter sido diagnosticados, em virtude da associação com outros transtornos psiquiátricos. Assim, não existem dados confiáveis sobre sua frequência na população[7].

Em estudo realizado com amostra clínica no Programa Ambulatorial Integrado dos Transtornos do Impulso do Instituto de Psiquiatria do Hospital das Clínicas da Universidade de São Paulo (PRO-AMITI/IPq-HCFMUSP), foram comparados 32 indivíduos com CE e 31 indivíduos sem transtorno psiquiátrico; concluiu-se que a maior parte dos indivíduos que procuraram tratamento eram mulheres (75%), com média de idade de 40 anos, caucasianos (84%), católicos (84%) e moravam com seu parceiro romântico (59%)[8]. Na comparação entre homens e mulheres, elas apresentaram maior ocorrência de transtornos de humor (72,2%) e ansiedade do que os homens (36,1%)[9].

ETIOLOGIA

As possíveis etiologias do CE variam de acordo com o ponto de vista adotado. Para a psicanálise, o ciúme tem sua origem no complexo de Édipo, alimentado pela ferida narcísica e por sentimentos de competitividade direcionados ao rival – no qual se identificam mais qualidades positivas e invejáveis indicativas de um atribuível sucesso[10]. Sob o ponto de vista da psicologia evolucionista, o ciúme surge como resposta adaptativa da espécie diante do problema de sobrevivência ou da reprodução e, ainda, como uma tentativa de defender as relações amorosas e de marcar compromisso[11].

Fatores como baixa autoestima, sentimentos de insatisfação, ansiedade, depressão e rejeição podem contribuir para o surgimento do CE[3,12]. Ter sido abandonado ou traído em relacionamentos anteriores ou ter tido experiência de traição na família aumenta a vulnerabilidade à angústia de ciúme.

Quanto à neurobiologia, estudos mostram que alterações no sistema dopaminérgico no córtex pré-frontal e na ínsula relacionados ao sistema de recompensa se associam a sentimentos de ciúme tanto obsessivos (CE) quanto delirantes (forma mais grave de ciúme)[13]. Graff-Radford et al.[14] também associaram a ocorrência de ciúme delirante com disfunções no lobo frontal.

CRITÉRIOS PARA IDENTIFICAÇÃO

Os sintomas característicos do CE são[3,8]:

- Gasto de tempo excessivo com as preocupações relacionadas ao ciúme e à infidelidade do parceiro.

Quadro 1 Perguntas que não podem faltar na investigação do ciúme excessivo

Você pensa frequentemente que seu(sua) parceiro(a) pode ser ou é infiel?
Você tem o costume de mexer nos pertences do seu(sua) parceiro(a) sem autorização para buscar informações sobre as suspeitas de infidelidade?
Você já agrediu ou foi agredido(a) fisicamente e/ou verbalmente pela(o) sua(seu) parceira(o) por causa de ciúme?
Você evita situações nas quais seu(sua) parceiro(a) possa conhecer ou encontrar alguma pessoa que represente uma ameaça ao relacionamento?
Você espiona ou segue seu(sua) parceiro(a)?
Você tem prejuízos em outras áreas da sua vida por conta do ciúme?
Você tem dificuldade em interromper o comportamento de controle?

- Dificuldade em controlar e/ou interromper essas preocupações.
- Sentimentos intensos de raiva, medo, tristeza e culpa.
- Prejuízo em outras áreas de funcionamento por conta do ciúme no relacionamento amoroso.
- Tentativas constantes de limitação da liberdade e controle sobre o parceiro.
- Verificação, observação e checagem dos comportamentos e atividades do parceiro.
- Comportamentos agressivos (verbais ou físicos) direcionados ao parceiro ou ao suposto rival.

As escalas para mensurar a intensidade do ciúme, como *Questionnaire of Affective Relationships*, *Interpersonal Jealousy Scales*, *Self-Report Jealousy Scale* e Questionário de Ciúme Multidimensional[4], também são utilizadas na identificação do CE[15].

CURSO CLÍNICO E PROGNÓSTICO

Os pacientes com CE demoram certo período para perceberem que estão exagerando nas reações diante do ciúme, já que, num primeiro momento, o CE pode ser confundido com sinal de amor e devoção. Alguns pacientes atribuem a culpa do seu ciúme ao parceiro, já que "ele não sabe se comportar adequadamente" [*sic*]. Grande parte dos pacientes que buscaram tratamento no ambulatório relatou ter tido comportamentos de impulsividade e agressão verbal e/ou física direcionados aos parceiros e/ou ao rival. Muitas vezes, é o parceiro quem sugere a procura por tratamento como condição para permanecer no relacionamento.

Com relação às comorbidades, o CE pode ocorrer associado a casos de alcoolismo ou uso/abuso de substâncias e transtornos ansiosos, particularmente o transtorno obsessivo-compulsivo (TOC)[8,13,16]. Em estudo recente comparando homens e mulheres com CE, os resultados mostraram alto risco de suicídio para ambos os gêneros[9].

Ciumentos excessivos normalmente apresentam pensamentos obsessivos e imagens sobre a infidelidade do parceiro, por exemplo, onde o parceiro está (ou esteve) e com quem estava acompanhado[16]. Estes pensamentos são frequentes e acabam trazendo prejuízo para a vida diária do ciumento[3].

Geralmente, indivíduos com CE tendem a interrogar o parceiro, ligar repetidas vezes, tentar dar flagrantes no trabalho, perseguir virtualmente (nas redes sociais) e/ou na vida real. Podem ainda mexer nos pertences (roupas, cartão de crédito, carteira) na tentativa de encontrar pistas sobre a infidelidade do parceiro[7]. Mesmo diante da reafirmação, continuam vasculhando em busca das possíveis provas. Tal insegurança poderia ser atribuída ao tipo de apego que está envolvido nestes indivíduos, como o apego ansioso-ambivalente e o rejeitador. Indivíduos com CE também são caracterizados pela presença do estilo de amor mania, o qual é atrelado a comportamentos mais obsessivos e ciumentos com relação ao parceiro. Se não tratados, esses fatores, juntos, podem levar a pior ajustamento social e maior ocorrência de transtornos psiquiátricos[17].

Com relação ao curso do ciúme em homens e mulheres, algumas diferenças no estilo de apego também foram observadas. Embora ambos os sexos apresentem apego ansioso-ambivalente, marcado pela ansiedade de separação e medo excessivo de ser abandonado(a) pelo parceiro(a)[17], as mulheres apresentaram maior ocorrência do tipo de apego rejeitador e maior esquiva ao dano (traço de personalidade). Na história de vida, é frequente as mulheres apresentarem mais histórico de abuso sexual do que os homens. Quanto ao tipo de ciúme, elas também apresentaram maior associação com o ciúme emocional, enquanto os homens apresentaram maior ciúme diante da infidelidade sexual[9].

DIAGNÓSTICO DIFERENCIAL

Transtorno obsessivo-compulsivo

Alguns autores veem o ciúme como um tipo de TOC, em que as ruminações de ciúme seriam os pensamentos obsessivos e as buscas constantes por provas da infidelidade do parceiro corresponderiam aos rituais compulsivos, como o de verificação e checagem dos comportamentos do parceiro[16,18]. Marazziti et al.[3] encontraram a ocorrência de TOC em 10% dos estudantes universitários (n = 400 sem diagnóstico de CE) e, no estudo realizado em nosso ambulatório com 32 indivíduos com CE, constatou-se que apenas 6,3% da amostra apresentava TOC como comorbidade[8]. Clinicamente, CE e TOC mostraram sutis diferenças. No CE, precisa-se de um triângulo para acontecer: parceiro, parceiro alvo do ciúme e rival – real ou imaginário; já no TOC, os pensamentos obsessivos e os comportamentos compulsivos ocorrem independentemente da existência de uma terceira pessoa.

Transtorno psicótico

Caracteriza-se por crenças rígidas que não são discutidas nem reformuladas diante de evidências conflitantes[19]. A pessoa está convencida sobre a infidelidade do parceiro, apresenta crenças irremovíveis pela argumentação lógica, começa a acusar o parceiro e a procurar por provas dessa infidelidade constantemente[8,12]. A principal diferença entre o CE e o ciúme delirante é que, no primeiro caso, o indivíduo mantém o contato com a realidade, isto é, ainda que reaja exageradamente diante das situações provocadoras de ciúme, quando questionado sobre seus ataques de ciúme, sente culpa e arrependimento[6]. Por outro lado, no ciúme delirante, a pessoa perde o contato com a realidade, não sente culpa, pois tem certeza de que seu sentimento é motivado (isto é, está mesmo sendo traído) e, consequentemente, não é capaz de mudar sua atitude diante de argumentos e evidências factuais[13].

Amor patológico (AP)

Ainda não existem dados definitivos que afirmem as diferenças entre os quadros. Contudo, algumas diferenças são percebidas: aparentemente, os indivíduos com CE conseguem manter o parceiro romântico com mais eficiência do que os indivíduos com AP – mesmo que, nos dois casos, o relacionamento seja bastante prejudicado –; eles também demonstram maior capacidade de planejamento (o que revela melhor controle da impulsividade em comparação aos indivíduos com AP) e maior impaciência. Com relação às características do relacionamento amoroso, indivíduos com CE são marcados pelo apego rejeitador (dificuldade de se vincular emocionalmente e confiar no parceiro) e estilo de amor *ludus* (encara o amor como um jogo, tendendo a perder o interesse no objeto amoroso após sua conquista). Por outro lado, os indivíduos com AP apresentam maior incidência de sintomas depressivos caracterizados pela melancolia, frequência mais elevada do apego ansioso/ambivalente (medo constante do abandono) e estilo de amor ágape (amor altruísta)[8]. Clinicamente, os indivíduos com CE apresentam queixas relacionadas ao medo da traição, enquanto os indivíduos com AP relatam medo do abandono definitivo pelo parceiro. Neste último aspecto, o paciente com CE se diferencia marcadamente do paciente com AP que, em sua maioria (78%), não mora com o parceiro. Esse dado sugere que o comportamento do CE seja mais "eficaz" em manter o parceiro no relacionamento do que o comportamento do AP[8].

TRATAMENTO

Tratamento medicamentoso

No tratamento medicamentoso do CE, o uso de pimozida, clomipramina e inibidores seletivos da recaptação da serotonina (ISRS) tem se mostrado eficiente[18,20,21]. Há ainda estudos que mostram resultados promissores da administração de ocitocina por meio de *spray* nasal; este hormônio influenciaria a melhora da confiança e do vínculo nos relacionamentos amorosos[22]. Em nosso ambulatório, também tem sido desenvolvido um estudo piloto com o objetivo de demonstrar a diminuição da intensidade do ciúme pelo uso de ocitocina intranasal.

Tratamento psicoterápico

Na literatura, há estudos com diferentes abordagens, como a terapia cognitivo-comportamental (TCC) e o psicodrama. Num ensaio clínico utilizando o psicodrama, os resultados de um grupo piloto com 8 mulheres mostraram que elas apresentaram melhora significativa nos comportamentos relativos ao CE após 19 sessões[23].

A TCC também tem sido utilizada como abordagem no tratamento do CE. As principais técnicas utilizadas são: psicoeducação, reestruturação cognitiva, regulação emocional e *mindfulness*[24-27]. O objetivo principal é fazer o ciumento identificar a engrenagem disfuncional (pensamentos, emoções e comportamentos), bem como as crenças disfuncionais. Há, portanto, o aprendizado para modificar essas crenças centrais disfuncionais relacionadas ao medo de ser abandonado, traído e de não ser amado.

No PRO-AMITI, já vem sendo utilizado um protocolo de TCC em grupos de homens e mulheres para o CE. O protocolo é constituído por 13 sessões de 1:30 h, conduzidas por um terapeuta e coterapeuta. As técnicas utilizadas são: psicoeducação da abordagem TCC e do CE, reestruturação cognitiva, treino de habilidades sociais (ensaios comportamentais), respiração diafragmática, *mindfulness*, plano de ação e prevenção à recaída.

Após o tratamento, tem-se observado que os comportamentos coercitivos, agressivos e investigativos, típicos do quadro de CE, tiveram a frequência diminuída, assim como houve melhora dos pensamentos disfuncionais relacionados à possibilidade de ser trocado e traído. Concomitantemente, houve melhora dos sintomas de ansiedade, depressão e também aumento da autoestima. Averiguou-se mudança positiva no tipo de apego, o qual passou a apresentar características mais próximas ao seguro.

Caso clínico

J. B. C., 40 anos, enfermeira, um filho, casada. Trouxe a queixa de sentir muito ciúme nos relacionamentos, tanto em relação ao primeiro marido quanto com o atual, com o qual mantém um relacionamento de 10 anos. Disse ter agredido o atual marido em várias situações por acreditar que ele era infiel. Nessas situações, apresentava sintomas físicos, como diarreia, dores no corpo, dor de barriga, além de ansiedade, pensamentos de ser gorda, feia, burra e que também estava sendo traída, como sua mãe foi.

Na abordagem terapêutica, identificou-se o circuito disfuncional (Figura 1) e a crença de desvalor para, assim, modificá-lo para um circuito mais funcional (Figura 2), por meio do exame das evidências. A crença funcional de ter valor é ativada e, consequentemente, há a mudança comportamental, que, por sua vez, acaba por reforçar positivamente a nova crença positiva. Os ensaios comportamentais têm a finalidade de desenvolver os comportamentos que mantêm a crença funcional. As técnicas de relaxamento e de *mindfulness* são estratégias que compõem o tratamento para que esse circuito e essa crença funcional se instalem cada vez mais.

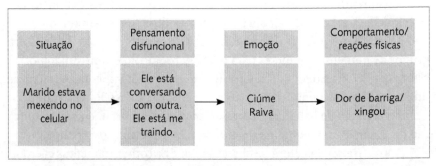

Figura 1 Exemplo de modelo cognitivo disfuncional.

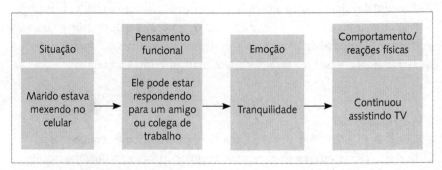

Figura 2 Circuito funcional.

CONSIDERAÇÕES FINAIS

O ciúme excessivo é um quadro psicopatológico importante, embora não tenha critérios diagnósticos no DSM-5. Estudos epidemiológicos são necessários para monitoramento de suas causas e prognóstico, uma vez que a taxa de risco de suicídio é extremamente alta entre aqueles que sofrem de ciúme excessivo. Ainda, apresenta comorbidades importantes com transtorno de ansiedade e humor.

O programa de tratamento desenvolvido no PRO-AMITI mostrou resultados promissores, possibilitando trabalhar de forma grupal as dificuldades de relacionamento interpessoais e as patologias relacionadas ao ciúme. As diferenças encontradas entre os gêneros no ciúme excessivo devem ser levadas em consideração para melhor prognóstico.

REFERÊNCIAS BIBLIOGRÁFICAS

1. DeSteno D, Valdesolo P, Bartlett MY. Jealousy and the threatened self: getting to the heart of the green-eyed monster. Journal of Personality and Social Psychology. 2006;91(4):626-41.
2. Buunk BP. Personality, birth order and attachment styles as related to various types of jealousy. Personality and Individual Differences. 1997; 23(6):997-1006.
3. Marazziti D, Di Nasso E, Masala I, Baroni S, Abelli M, Mengali F. Normal and obsessional jealousy: a study of a population adults. Eur Psychiat. 2003;18:106-11.
4. Lima AB, Köhler CA, Stubbs B, Quevedo J, Hyphantis TN, Koyanagi A, et al. An exploratory study of the heterogeneity of the jealousy phenomenon and its associations with affective temperaments and psychopathological dimensions in a large Brazilian sample. J Affect Disord. 2017;212:10-6.
5. Buss DM. Sexual and emotional infidelity: evolved gender differences in jealousy prove robust and replicable. Perspectives on Psychological Science. 2018;13(2):155-60.
6. White GL, Mullen PE. Jealousy: theory, research, and clinical strategies. New York: Guildford; 1989.
7. Kingham M, Gordon H. Aspects of morbid jealousy. Adv Psychiatr Treat. 2004;10:207-15.
8. Costa AL. Contribuições para o estudo do ciúme excessivo. Dissertação. São Paulo: Faculdade de Medicina da Universidade de São Paulo; 2010.
9. Stravogiannis ALC. Contribuição do gênero, apego e estilos de amor nos tipos de ciúme. Tese. São Paulo: Faculdade de Medicina da Universidade de São Paulo; 2019.
10. Freud S. Alguns mecanismos neuróticos no ciúme, na paranoia e no homossexualismo. In: Edição Standard Brasileira das Obras Psicológicas Completas de Sigmund Freud. v. 18. Rio de Janeiro: Imago; 1989.
11. Buss DM, Larsen R, Westen D, Semmelroth J. Sex differences in jealousy: evolution, physiology, and psychology. Psychol Sci. 1992;3:251-5.
12. Muzinic L, Goreta M, Jukic V, Dordevic V, Koic E, Herceg M. Forensic importance of jealousy. Coll Antropol. 2003;27(1):293-300.
13. Marazziti D, Poletti M, Dell'Osso L, Baroni S, Bonuccelli U. Prefrontal cortex, dopamine and jealousy endophenotype. CNS Spectrums. 2012;18(1):6-14.
14. Graff-Radford J, Whitwell JL, Geda YE, Josephs KA. Clinical and imaging features of Othello's syndrome. Eur J Neurol. 2012;19(1):38-46.

15. Costa AL, Pereira AP, Sanches C, Vendrame T, Sophia EC, Zilberman ML. Tradução para o português de escalas para avaliação do ciúme. Rev Psiq Clin. 2012;42(2)83-4.
16. Tarrier N, Beckett R, Harwood S, Bishay N. Morbid jealousy: a review and cognitive-behavioural for-mulation. Br J Psychiatry. 1990;157:319-26.
17. Costa AL, Sophia EC, Sanches C, Tavares H, Zilberman ML. Pathological jealousy: Romantic relationship characteristics, emotional and personality aspects, and social adjustment. J Affect Dis. 2015;174:38-44.
18. Stein DJ, Hollander E, Josephson SC. Serotonin reuptake blockers for the treatment of obsessional jealousy. J Clin Psychitr. 1994;55(1):30-4.
19. American Psychiatric Association (APA). Diagnostic and statistical manual of mental disorders (DSM-IV). 4.ed. Washington: APA; 1994.
20. Lawrie SM, Phil M. Attacks of jealousy that responded to clomipramine. J Clin Psychiatr. 1998;59(6)317-18.
21. Lane RD. Successful fluoxetine treatment of pathological jealousy. J Clin Psychiatr. 1990;51(8):345-46.
22. Wudarczky OA, Earp BD, Guastella A, Savulescu J. Could intranasal oxytocin be used to enhance relationships? Research imperatives, clinical policy, and ethical consider-ations. Curr Opin Psychiatry. 2013;26(5):474-84.
23. Gulassa DC, Costa AL, Sophia EC, Sacnhes CC, Vendrame T, Zilberman ML. Group therapy for morbid jealousy. Rev Psiquiatr Rio Gd Sul. 2011;33(2):128.
24. Leahy RL, Tirch DD. Cognitive behavioral therapy for jealousy. Int J Cognitive Ther. 2008;1(1):18-32.
25. Dolan M, Bishay N. The effectiveness of cognitive therapy in the treatment of non-psychotic morbid jealousy. Br J Psych. 1996;168:588-93.
26. Scheinkman M, Werneck D. Disarming jealousy in couples relationships: a multidi-mensional approach. Fam Process. 2010;49:486-502.
27. Kellett S, Totterdell P. Taming the green-eyed monster: temporal responsivity to cogni-tive behavioural and cognitive analytic therapy for morbid jealousy. Psychol Psycho-ther. 2013;86:52-69.

18

Cleptomania

Aparecida Rangon Christianini
Daniela Bertoni
Maria do Carmo Medeiros de Oliveira
Antonio Marcelo Cabrita de Brito

INTRODUÇÃO

A cleptomania consiste em uma habilidade reduzida de resistir aos impulsos recorrentes de furtar objetos que não são necessários pela sua utilização monetária ou pessoal.

Um dos primeiros casos descritos de cleptomania ocorreu no sistema legal britânico, no final do século XVIII, quando em 1799 uma mulher rica, sra. Jane Leigh-Perrot, foi presa por roubar renda (tecido) repetidamente[1]. A literatura médica, no início do século XIX, referiu-se à existência de um subgrupo de ladrões de lojas, como o do caso de Jane Leigh-Perrot, que furtava objetos que até poderia comprar. O ato do furto compulsivo de itens sem valor e/ou desnecessários foi designado por Matthey, em 1816, como "klopemanie", sendo que em 1838 o termo mudou para "kleptomanie" (do grego, "loucura de roubar"), por Marc e Esquirol[2].

Em 1980, a cleptomania foi designada oficialmente como um distúrbio psiquiátrico, e em 1986, no DSM-III-R[3], foi agrupada na categoria de "distúrbios de controle de impulso não classificados em nenhum outro lugar". Em 2000, no DSM-IV-TR[4], foi classificada como um transtorno de controle de impulso, juntamente com jogo patológico, piromania, transtorno explosivo intermitente e tricotilomania.

No DSM-5[5], foi descrita na divisão de transtornos disruptivos, do controle do impulso e de conduta, que incluem condições relacionadas às dificuldades no autocontrole das emoções e dos comportamentos que violam o direito alheio, gerando nos portadores desse transtorno conflitos significativos com as normas sociais e figuras de autoridade. Nessa categoria, encontra-se cleptomania, transtorno desafiador opositivo, transtorno explosivo intermitente, de conduta, de personalidade antissocial e piromania.

QUADRO CLÍNICO

Ainda que a cleptomania tenha sido descrita há quase 200 anos, somente nas duas últimas duas décadas intensificaram-se os estudos científicos que confirmam seu *status* como um transtorno psiquiátrico. Os dados obtidos definem um perfil específico e peculiar, quanto ao *modus operandi* do comportamento cleptomaníaco. Muitos relatos detalham a qualidade e a natureza dos itens furtados, enfatizam o baixo valor dos objetos (geralmente pequenos) e, dessa forma, a futilidade do furto. Porém, isto nem sempre é verdadeiro. O furto em si permanece fútil, pois não é movido por necessidade de sobrevivência ou obtenção de vantagens pessoais palpáveis, mas à medida que o transtorno evolui o paciente sente necessidade de furtar objetos maiores ou mais valiosos para obter a mesma excitação que experimentavam nos primeiros furtos, um fenômeno que sugere aquisição de tolerância aos efeitos estimulantes do roubo[6].

A tentativa frustrada de resistir ao impulso persistente de furtar é experimentada como incapacitante, uma vez que o cleptomaníaco tem consciência do seu ato como moralmente falho e sem sentido[7]. O indivíduo diagnosticado com esse transtorno acredita que conseguiria superar o problema, o que o conduz a escondê-lo dos familiares, amigos e do seu médico, adiando por longo tempo a busca de ajuda, aproximadamente de 10 a 20 anos[8], o que pode ocasionar cronicidade[6,9]. A presença de sentimento de culpa, vergonha e embaraço é frequente, gerando um distanciamento familiar. Sessenta porcento dos cleptomaníacos omitem do cônjuge o seu comportamento furtivo[10].

Existem relatos da presença de pensamentos intrusivos e de impulsos relacionados ao comportamento furtivo que interferem na capacidade de concentração em casa e no trabalho, havendo descrições de ausências após os furtos[7], com piora da qualidade de vida[6]. Os prejuízos encontrados no âmbito familiar, trabalho e lazer, ocorrem independentes das consequências legais[11]. O sofrimento causado pela incapacidade recorrente de não conseguir parar os furtos, apontou que 23% de cleptomaníacos[8] consideraram o ato de suicídio como alternativa para interromper a prática do furto[12,13].

Os itens furtados podem ser usados ou consumidos, mas em sua maioria são descartados, devolvidos, doados, acumulados, podendo caracterizar um colecionismo[4,7,8,13]. Os furtos podem ocorrer em casa de amigos e de familiares, lojas de roupas, de utensílios domésticos, de eletrônicos, supermercados, farmácias, local de trabalho e escola[10].

Os objetos mais comumente furtados são: chocolates, bolachas, roupas, joias, bijuterias, cremes, shampoos, esmaltes, canetas, livros, revistas, brinquedos[9,10]. Entre diferenças de gênero, as mulheres são mais propensas a furtarem em lojas de artigos para o lar e os homens costumam agir em lojas de itens eletrônicos, com valor mais elevado e com maior segurança[12].

Na evolução do ciclo do impulso apresentado pelos pacientes cleptomaníacos, identificam-se situações motivadoras que podem ser denominadas de gatilhos emocionais, tais como a ansiedade ou o estresse, estado depressivo, sentimento de tristeza, solidão e baixa autoestima, e gatilhos comportamentais, como a visão do objeto[12].

A diferenciação entre o furto comum e a cleptomania é difícil e, por vezes, causa polêmica, o que dificulta o diagnóstico. A cleptomania é caracterizada por uma impulsividade latente, e o cleptomaníaco não furta para ganho pessoal, mas sim para o alívio sintomático[9]. Já o roubo comum tem fins lucrativos, com a falta do conflito moral, podendo ter a participação de terceiros. Na prática de roubo na adolescência, a motivação para o furto pode se relacionar ao desejo de impressionar os pares ou como um rito de passagem[5]. Existem indivíduos com demência precoce que furtam, mas sem a presença da impulsividade[14]. O furto também pode estar associado a um episódio maníaco, transtorno de conduta e transtorno de personalidade antissocial, distinguindo-se da cleptomania pela existência de um padrão geral de comportamento antissocial[4].

A cleptomania é um dos transtornos que podem ocasionar consequências legais e também estar associada a déficits generalizados no controle inibitório do impulso, independentemente da gravidade dos sintomas de cleptomania[15].

Os cleptomaníacos são responsáveis por 4 a 24% dos furtos em lojas[5], gerando impacto econômico e perdas significativas ao comércio[13,16]. Uma amostragem[16] com 101 cleptomaníacos apontou que 68% foram presos pelo menos uma vez por causa dos furtos, e 47% deles foram condenados.

Na cleptomania, parece ser bastante comum a coexistência com outras condições psiquiátricas, principalmente com transtornos de humor, ansiedade, transtorno alimentar, abuso de álcool e substâncias psicoativas. Estudos apontam as seguintes percentagens:

- Transtornos afetivos: 59[10] a 100%[9,10].
- Transtorno bipolar tipos I e II: 9,1[7] a 60%[10].
- Transtornos de ansiedade: 60 a 80%[7].
- Transtornos do controle dos impulsos: 20 a 46%[17].
- Transtornos decorrentes do uso de substâncias psicoativas: 23 a 50%[6,7].
- Transtornos alimentares: 60%[10].

Aizer et al.[18] descreveram dois casos de pacientes que após trauma na região do lobo frontal decorrente de um acidente desenvolveram comportamento cleptomaníaco.

A cleptomania pode estar relacionada a transtornos do espectro impulsivo-compulsivo, como jogo patológico, comprar compulsivo, piromania, roer as unhas e tricotilomania[19]. O DSM-5[5] menciona associação com compras compulsivas, depressão, transtorno bipolar, transtornos ansiosos, transtorno alimentar (especialmente bulimia nervosa), de personalidade, abuso de substância (especialmente álcool), além de outros transtornos disruptivos, do controle do impulso e de conduta.

A visão de que a cleptomania poderia ser classificada como um vício comportamental torna-se mais expressiva[15]. Mesmo que compartilhe muitas semelhanças com o uso de substâncias[26], conceitualmente sugeriram-se correlações mais próximas aos vícios comportamentais. Na avaliação da associação entre cleptomania e transtornos aditivos, incluindo vício comportamental numa amostra com 53 indivíduos cleptomaníacos, 20% atendiam critérios diagnósticos para transtorno viciante, com correlação significativa entre cleptomania e comportamentos compulsivos: compras e trabalho[27].

EPIDEMIOLOGIA

A prevalência da cleptomania na população geral é rara, com estimava entre 0,3 e 0,6%[5,13]. Um único estudo de Odlaug e Grant[20] avaliou as taxas numa amostra da população geral, utilizando para tanto os critérios do DSM-IV. Ao examinar (n = 791) estudantes universitários, constatou-se que embora 28,9% relatassem o roubo de pelo menos um item durante a vida, apenas 0,38% preencheram os critérios para cleptomania.

As taxas da cleptomania, em amostragem com adultos no tratamento psiquiátrico (n = 204), revelou que 7,8% (n = 16) apresentavam sintomas compatíveis com o diagnóstico de cleptomania[21]. Com 102 pacientes psiquiátricos adolescentes internados, as taxas atingiram 8,8% (n = 9)[22].

Uma característica constante em vários ensaios clínicos refere-se à predominância na diferença de gênero dos indivíduos diagnosticados com cleptomania, com a equivalência 3:1 para o gênero feminino[5,13]. Alguns autores atribuem a maior incidência feminina ao fato de as mulheres procurarem tratamento com maior regularidade, e os homens terem maior probabilidade de serem enviados à prisão se pegos furtando[7].

A manifestação clínica varia, podendo ocorrer em diferentes faixas etárias. Geralmente, verifica-se uma maior incidência na adolescência[5], embora possa se iniciar na infância ou idade adulta, e mais raramente em idades mais avançadas[5,23].

ETIOPATOGENIA

A cleptomania é considerada como multifatorial ao envolver fatores de risco genéticos, fisiológicos[5] e ambientais[24]. Os baixos cuidados parentais podem ser considerados como um fator desencadeante, embora não seja evidente como isso ocorre[24].

O modelo biopsicossocial da etiologia da cleptomania sugeriu que o abuso na infância pode ser fator precipitante no desenvolvimento tardio da cleptomania[13]. Os dados sobre o histórico familiar e elementos genéticos da cleptomania são limitados, entretanto sugerem uma possível contribuição comum na genética para uso de álcool e cleptomania[5,25,26] e para o transtorno de humor por uso de álcool[25].

Os níveis relativamente elevados de desinibição comportamental diferenciam os filhos de alcoólatras de não alcoólatras, e essa desinibição comportamental familiar poderia explicar as altas taxas de alcoolismo em parentes de primeiro grau, assim como uma desinibição geral pode ter origem no meio familiar e contribuir para o desenvolvimento da cleptomania, podendo o indivíduo ser afetado por essa característica. No entanto, a exata influência da genética e dos fatores ambientais para o risco da cleptomania ainda não está clara[25].

Quadro 1 Perguntas que não podem faltar na anamnese

Em que idade ocorreu o primeiro furto?
Que tipo de objetos você pegava e o que fazia com eles?
Onde ocorriam os furtos? Qual a frequência?
Como se sentia antes do furto? E depois?
Quando foi o último episódio? Qual a idade?
Alguma vez furtou na companhia de alguém?
Já cometeu alguma atividade ilegal?
Como você se sente se não conseguir furtar?
Você já tentou parar de furtar?
Já foi pego? Teve alguma consequência legal?

O DSM-5[5] apontou a possibilidade de parentes de primeiro grau de indivíduos com cleptomania apresentarem maiores taxas de transtorno obsessivo-compulsivo do que a população em geral.

Fatores familiares e hereditários envolvidos na fisiopatologia dos comportamentos motivados estão associados ao abuso de substâncias, dependências comportamentais e também na cleptomania. O *striatum* ventral está envolvido em todos estes comportamentos motivados, especialmente sua porção mais anterior – o *nucleus accumbens*, que se integra ao circuito córtico-talâmico-estriatal. Embora uma grande variedade de neurotransmissores coordene o processamento de informação, os principais neurotransmissores envolvidos neste sistema são a serotonina, a dopamina e os opioides endógenos[26,28].

DIAGNÓSTICO

O diagnóstico de cleptomania se baseia na natureza recorrente dos furtos que não são praticados como forma de obtenção de vantagens pessoais, nem como expressão de vingança. O indivíduo acometido é impelido por um desejo de furtar que não consegue controlar, mesmo fazendo uso do seu melhor juízo. O DSM-5 propõe cinco critérios para sua formulação diagnóstica[5]:

- Falha recorrente em resistir a impulsos de furtar objetos desnecessários para o uso pessoal ou destituído de valor monetário.

- Sentimento de tensão aumentada imediatamente antes da realização do furto.
- Prazer, satisfação ou alívio no momento de cometer o furto.
- O furto não é cometido para expressar raiva ou vingança, nem ocorre em resposta a um delírio ou a uma alucinação.
- O furto não é melhor explicado por um transtorno de conduta, um episódio maníaco ou um transtorno de personalidade antissocial.

INSTRUMENTOS DE AVALIAÇÃO

Existem duas escalas específicas para avaliação da cleptomania derivada dos transtornos do controle do impulso: a Escala Obsessivo-Compulsiva Yale-Brown – Modificada para Cleptomania (K-YBOCS)[29,31] e a Escala de Avaliação dos Sintomas de Cleptomania (K-SAS)[29,32]. Foi realizada a tradução e adaptação transcultural do K-SAS para língua portuguesa, passando a denominar-se P-K-SAS Escala de Avaliação de Cleptomania em Português[33] (Quadro 2).

Quadro 2 P-K-SAS – Escala de Avaliação dos Sintomas de Cleptomania em Português – *Kleptomania Symptom Assessment Scale* (K-SAS)

As questões seguintes têm o objetivo de avaliar os sintomas de cleptomania. Por favor, leia as questões cuidadosamente antes de responder.
1. Se você teve desejos de furtar durante a última semana, na média, qual foi a intensidade desses desejos? Por favor, faça um círculo no número mais apropriado. Nenhuma   Mínima   Moderada   Intensa   Muito intensa |_____|_____|_____|_____| 0   1   2   3   4
2. Durante a última semana, quantas vezes você teve desejo de furtar? Por favor, faça um círculo no número mais apropriado. 0) Nenhuma 1) Uma 2) Duas ou três vezes 3) De várias a muitas vezes 4) Constante ou quase o tempo todo

(continua)

Quadro 2 P-K-SAS – Escala de Avaliação dos Sintomas de Cleptomania em Português – *Kleptomania Symptom Assessment Scale* (K-SAS) *(continuação)*

3. Durante a última semana, por quantas horas (some as horas) você se preocupou com seus desejos de furtar? Por favor, faça um círculo no número mais apropriado
    Nenhuma   1 h ou menos   1 a 4 h   4 a 10 h   mais de 10 h
       0   1   2   3   4

4. Durante a última semana, o quanto você conseguiu controlar seus desejos de furtar? Por favor, faça um círculo no número mais apropriado.
    Sempre   Quase sempre   Às vezes   Poucas vezes   Sem controle
       0   1   2   3   4

5. Durante a última semana, quantas vezes surgiram os pensamentos de furtar? Por favor, faça um círculo no número mais apropriado. 0) Nenhuma 1) Uma 2) Duas a quatro vezes 3) Várias vezes 4) Constantemente ou quase constante

6. Durante a última semana, por aproximadamente quantas horas (some as horas) você ficou pensando em furtar? Por favor, faça um círculo no número mais apropriado.
    Nenhuma   1 h ou menos   1 a 4h   4 a 10 h   mais de 10 h
       0   1   2   3   4

7. Durante a última semana, quanto você conseguiu controlar os seus pensamentos de furtar? Por favor, faça um círculo no número mais apropriado.
    Quase o tempo todo   Muito   Moderado   Mínimo   Nada
       0   1   2   3   4

8. Durante a última semana, na média, quanta tensão ou excitação você teve imediatamente antes de cometer o furto? Se você não furtou nada, estime quanta tensão ou excitação você acha que teria sentido antes de cometer um furto. Por favor, faça um círculo no número mais apropriado.
    Nada   Mínimo   Moderado   Muito   Excessivo
       0   1   2   3   4

9. Durante a última semana, na média, quanta excitação e prazer você sentiu quando cometeu um furto com sucesso? Se você não furtou nada, estime quanta excitação e prazer você acha que teria sentido, se você tivesse cometido um furto. Por favor, faça um círculo no número mais apropriado.
    Nada   Mínimo   Moderado   Muito   Excessivo
       0   1   2   3   4

(continua)

Quadro 2 P-K-SAS – Escala de Avaliação dos Sintomas de Cleptomania em Português – *Kleptomania Symptom Assessment Scale* (K-SAS) *(continuação)*

10. Durante a última semana, quanto estresse emocional (dor emocional: angústia, vergonha, culpa, ou embaraço) os furtos causaram a você? Por favor, faça um círculo no número mais apropriado. Nada Mínimo Moderado Muito Excessivo |_____|_____|_____|_____| 0   1   2   3   4
11. Durante a última semana, quantos problemas pessoais (relacionamentos, problemas financeiros, legais, profissionais, médicos ou de saúde) os furtos causaram em você? Por favor, faça um círculo no número mais apropriado. Nada Mínimo Moderado Muito Excessivo |_____|_____|_____|_____| 0   1   2   3   4

O K-SAS[32] é composto por 11 questões autoaplicáveis que mensuram a média dos sintomas exibidos nos últimos 7 dias. A pontuação para cada um dos onze itens varia de 0 a 4 pontos, com uma pontuação total máxima de 44 pontos. Escores menores ou iguais a 11 significam remissão dos sintomas.

TRATAMENTO

Na observação clínica dos pacientes atendidos com cleptomania constata-se que, de modo geral, tendem a se apresentar para tratamento após alguns anos da evolução do comportamento de furto, uma vez que percebem o seu ato como falha moral, tendo dificuldade de aceitar que é uma doença. Alguns omitem o seu comportamento dos familiares e amigos. Na sua maioria procuram ajuda após serem pegos em flagrante, embora só alguns poucos sofram algum tipo de consequência legal. Têm receio da exposição junto a outros pacientes do ambulatório. No trabalho em grupo se faz necessário o reforço quanto a importância do sigilo considerando-se que para alguns é a primeira vez que abordam o assunto com terceiros. O acolhimento sem julgamento e sem crítica estabelecida entre os profissionais e os pacientes permite uma relação de confiança, proporcionando melhor aceitação e motivação para o tratamento

Ao longo do tempo, algumas intervenções foram sugeridas como tratamento para cleptomania. Só mais recentemente a literatura mencionou alguns poucos estudos controlados para o uso medicamentoso. Mesmo limitados, eles possibilitam uma evolução no conhecimento do trato para essa patologia. No que se refere à intervenção psicoterápica no passado, descreveu-se o uso de algumas abordagens e técnicas direcionadas mais a estudo de caso, com alguma efetividade. Há um consenso sobre a importância de o tratamento ser em conjunto, com a associação da farmacologia e a psicoterapia, proporcionando assim melhor evolução do quadro.

Tratamento medicamentoso

Até o momento, nenhuma medicação foi aprovada para tratamento da cleptomania. Na literatura, encontram-se relatos de uma variedade de fármacos utilizados, porém a maioria dos relatos se resume a caso único ou séries pequenas de pacientes tratados sem comparação com condição controle. Enquadram-se nestas condições relatos de resposta à imipramina, nortriptilina, trazodona, tolcapona, buspirona, clonazepam, alprazolam, valproato, topiramato, lítio, inibidores seletivos de recaptação de serotonina (fluvoxamina, paroxetina e fluoxetina)[9,23,35,40].

O único fármaco testado até o momento em um modelo randomizado, duplo-cego, controlado por grupo placebo foi a naltrexona. Os indivíduos tratados com fármaco ativo tiveram uma redução significativamente superior do desejo de furtar e objetivamente do comportamento de furto também. Interessantemente, naltrexona foi sintetizada para bloquear os efeitos hedônicos de derivados opioides e nos anos 1990 foi aprovada para o tratamento da dependência de álcool. A dose média efetiva na cleptomania foi em torno de 100 mg/dia, o dobro do preconizado para tratamento da dependência de álcool, semelhante ao observado para o tratamento do jogo patológico e outras dependências comportamentais[29].

Tratamento psicoterápico

Não existem estudos controlados que relatem tratamentos psicoterápicos para a cleptomania, havendo somente descrições de casos. No entanto, com base na literatura a abordagem mais promissora é a Terapia Cognitivo-Comportamental[9,18,29].

A psicoterapia psicanalítica e psicoterapia psicodinâmica foram tratamentos de escolha por várias décadas. Estudos de casos revelaram que alguns pacientes responderam bem a esse tipo de terapia, por vezes associado à medicação[41]. Outros não obtiveram melhora, apesar de anos de terapia[9].

A psicoterapia orientada para o *insight* não teve resposta satisfatória em onze casos publicados[10].

Modelo de abordagem psicoterápica do Programa Ambulatorial Integrado dos Transtornos do Impulso (PRO-AMITI-IPq-HC-FMUSP)

A abordagem dos pacientes de cleptomania no PRO-AMITI é pautada na terapia cognitivo-comportamental (TCC). O programa estruturado em TCC foi elaborado em 20 sessões, com aplicação semanal, em grupo ou sessões individuais, com duração de respectivamente 90 minutos ou de 50 minutos.

A estrutura dos temas desenvolvidos objetiva esclarecer e estimular o reconhecimento e a aceitação dos sintomas cleptomaníacos, com a identificação da evolução do ciclo do impulso. O relaxamento rápido é introduzido na etapa inicial e aperfeiçoado durante o programa, com o intuito de habilitar o paciente numa técnica de bloqueio da resposta impulsiva, dando oportunidade à ponderação. A identificação dos graus de motivação é uma etapa importante, uma vez que proporciona a reflexão das expectativas e prontidão em relação ao tratamento e à importância da busca de ajuda. A técnica cognitivo-comportamental permite o treino e a identificação de pensamentos, emoções, situações e gatilhos do comportamento impulsivo. O entendimento das distorções cognitivas presentes no funcionamento da cleptomania facilita a reestruturação cognitiva de cada indivíduo. A técnica da linha da vida e da cleptomania é utilizada para verificar os fatos significativos da história do paciente relacionados ao comportamento de furto e observar as associações entre fatores desencadeadores, mantenedores e automatismos dos sintomas-alvo. A resolução de problemas visa estabelecer um plano de ação, com estratégias de enfrentamento do comportamento impulsivo e da sensação de vazio descrita, após a parada do ato furtivo. Durante o tratamento é preenchido o inventário semanal de automonitoramento do desejo, do comportamento e frequência de furto, com anotação dos locais e itens furtados para, assim, conscientizar-se do seu padrão impulsivo.

Os inventários aplicados durante o tratamento (início, meio e fim) são o P-KSAS[33], *Beck Depression Inventory* (BDI)[42] e *Beck Ansiety Inventory* (BAI)[43].

Ao final das primeiras 20 sessões, inicia-se a manutenção de duração variável, estabelecida de acordo com a necessidade do paciente, inicialmente quinzenais e depois mensais, visando auxiliar o paciente na compreensão, resolução de possíveis dificuldades no estabelecimento de novos padrões de comportamento, prevenção de recaída e consolidação das técnicas apreendidas.

Este programa foi incialmente testado em 18 pacientes. Observou-se que os pacientes que receberam mais tempo de tratamento apresentaram maior redução no escore do P-KSAS, reforçando a natureza prolongada do tratamento da cleptomania[33]. O Quadro 3 detalha o conteúdo do programa sessão a sessão.

Quadro 3 Estrutura do Programa de atendimento para cleptomania em terapia cognitivo-comportamental

	Método	Objetivo
Sessões 1 a 3	Psicoeducativo	Esclarecer os sintomas e estimular a aceitação da doença. Introdução da técnica de relaxamento
Sessão 4	Entrevista motivacional	Identificar o estágio de prontidão para a mudança de comportamento e incentivar compromisso com a terapia
Sessões 5 a 7	Avaliação do comportamento: de furto/desejo/e das emoções	Relacionar componentes mantenedores do comportamento, e distinguir os gatilhos (emocionais e comportamentais)
Sessões 8 a 10	Modelo cognitivo	Verificar os pensamentos/emoções/situações desencadeantes do comportamento impulsivo e promover a substituição das distorções cognitivas
Sessões 11 a 12	Estratégias/ habilidades	Aprofundar o modelo cognitivo. Clarear a compreensão sobre: sensação física/emoções/ gatilhos do mecanismo impulsivo. Discussão das estratégias de enfrentamento, com foco na assertividade e resolução de problemas
Sessões 13 a15	Técnica: linha da vida e da cleptomania	Estabelecer paralelo: entre a história de vida do indivíduo e dos sintomas da cleptomania. Identificar o padrão evolutivo da sintomatologia ao longo da vida

(continua)

Quadro 3 Estrutura do Programa de atendimento para cleptomania em terapia cognitivo-comportamental (*continuação*)

	Método	Objetivo
Sessão 16	Consequências do comportamento impulsivo	Reflexão das consequências da cleptomania no âmbito familiar, profissional e social
Sessão 17	Prevenção de recaída e Resolução de problemas	Identificar as situações de risco e estabelecer plano de ação, com estratégias preventivas de enfrentamento do comportamento impulsivo e da sensação de vazio deixada pela parada do ato furtivo
Sessões 18 a 20	Avaliação do processo terapêutico e proposta de manutenção	Avaliar os aspectos positivos e negativos; estabelecer metas e estimular a adesão à fase de manutenção

Caso clínico – 40 anos de furto

MS, mulher casada de 61 anos, primeiro grau completo, três filhos. Vem de uma família de uma prole de 11 irmãos, sendo a segunda filha. Seu pai faleceu quando tinha 4 anos de idade, para ajudar em casa começou a trabalhar lavando roupa aos sete. No início da adolescência mudou de estado passando a viver com parentes e continuou a trabalhar. Aos 10 anos, ao pegar dois sabonetes no mercado, foi castigada pela mãe. Iniciou o comportamento de furto aos 18 anos, permanecendo até os 30 anos de forma esporádica. Após essa idade a frequência passou a ser alta e sem controle. Os locais eram variados, assim como os itens. Só não furtava na casa de amigos, parentes e na igreja. O objeto furtado geralmente consumia ou doava. Relata que sentia extrema ansiedade, agitação antes do furto, depois uma sensação de alívio e prazer seguido de culpa. Somente após ter sofrido consequências legais e com o apoio dos familiares resolveu buscar ajuda profissional. Na avaliação inicial foi diagnosticada com ansiedade generalizada, depressão e cleptomania. Já fazia uso de sertralina 50 mg e foi encaminhada para o grupo de terapia TCC para cleptomania. Em decorrência do alto grau de ansiedade apresentada por ela, houve a necessidade de participar novamente do grupo de tratamento, e mais 20 sessões individuais. A paciente demonstrou melhora significativa da ansiedade e depressão e do comportamento de furto. Ficou mais assertiva com os familiares e amigos,

> retomou sua vida social, sentindo mais prazer e disposição. Após 3 anos de acompanhamento ambulatorial a paciente não relatou mais nenhum episódio de furto. Atualmente faz uso das seguintes medicações: sertralina 50 mg (3 comp./dia) e depakene 250 mg (2 comp./dia)

CURSO CLÍNICO E PROGNÓSTICO

A cleptomania traz consequências negativas de uma forma geral, no âmbito familiar, social, profissional e legal. Causa no indivíduo sentimentos de vergonha, medo de possíveis consequências legais, julgamento e discriminação. Esses fatores contribuem para um isolamento e dificuldade de buscar ajuda.

Um aspecto importante quanto ao funcionamento do ciclo do impulso refere-se à identificação da distorção cognitiva do tipo imperativa apresentada pelos pacientes. Há tipos de pensamentos que estão associados a um padrão de regras compensatórias mantenedoras do comportamento de furto. Essas regras são formadas de crenças e as mais frequentes são as de abandono e de rejeição que possivelmente estão relacionadas ao histórico familiar. Esta conceituação cognitiva é relevante na caracterização do perfil do paciente e nas estratégias e manejo de tratamento.

Outro fator negativo consiste na falta de centros específicos e profissionais especializados no tratamento da cleptomania, assim como na dificuldade de diagnóstico e, por vezes, do próprio pré-julgamento existente entre os profissionais da saúde.

A presença de comorbidade é frequente entre os portadores da cleptomania. Dessa forma, pode se constituir em um aspecto comprometedor do tratamento.

O bom prognóstico depende da frequência e adesão do paciente, do uso adequado da medicação, quando necessária, do relacionamento entre paciente e profissional, bem como da prontidão para mudança.

CONSIDERAÇÕES FINAIS

A cleptomania é uma doença pouco conhecida, que necessita de mais estudos controlados para uma compreensão mais ampla de um diagnóstico diferencial cuidadoso. Recebe pouca atenção dos pesquisadores, principalmente devido ao número reduzido de pacientes que se apresentam para o tratamento. Ela atinge diferentes tipos de perfis socioeconômicos e culturais, causando grande sofrimento pessoal, em perdas significativas e em constrangimentos. Embora tenha uma prevalência baixa, ocasiona grande impacto social negativo e propensão a consequências legais. Apesar de sua natureza crônica, se tratada em sua especificidade com técnicas efetivas é possível obter-se um prognóstico positivo.

REFERÊNCIAS BIBLIOGRÁFICAS

1. James P. A case of shoplifting in the eighteenth century. Med Sci Law. 1977;17:200-2.
2. Grant JE. Kleptomania. In: Hollander E, Stein DJ. Clinical manual of impulse-control disorders. Washington: American Psychiatric Publishing; 2006. p. 175.
2b. Esquirol E. Des maladies mentales. Paris: Bailliére, 1838.
3. American Psychiatric Association. DSM-III- R: Diagnostic and statistical manual of mental disorders, 3.ed. Washington: American Psychiatric Association; 1987.
4. American Psychiatric Association. DSM-IV-TR: Diagnostic and statistical manual of mental disorders, 4.ed. Washington: American Psychiatric Association; 2000.
5. American Psychiatric Association. DSM-5: Diagnostic and statistical manual of mental disorders, 5.ed. Arlington: American Psychiatric Association; 2013.
6. Grant J, Odlaug B. Cleptomania: características clínicas e tratamento. Rev Bras Psiquiatr. 2008; 30(1):11-5.
7. Grant JE, Kim SW. Clinical characteristics and associated psychopathology in 22 patients with kleptomania. Comprehensive Psychiatry. 2002;43(5):378-84.
8. Grant JE, Odlaug BL, Medeiros G, Christianine AR, Tavares H. Cross-cultural comparison of compulsive stealing (kleptomania). Ann Clin Psychiatry. 2015;27(1):11-12.
9. Grant J. Understanding and treating kleptomania: new models and new treatments. Isr J Psychiatry Relat Sci. 2006;43(2):81-7.
10. McElroy SL, Pope HG, Hudson JI, Keck PE, White KL. Kleptomania: a report of 20 cases. Am J Psychiatry. 1991;148(5):652-7.
11. Kim H, Christianini AR, Hodgins DC, Tavares H. Impairments of kleptomania: what are they? Revista Psiquiatrica. 2017;39(3):279-280.
12. Grant JE, Potenza MN. Gender-related differences in individuals seeking treatment for kleptomania CNS Spectr. 2008;13(3):235-45.
13. Goldman MJ. Kleptomania: making sense of the nonsensical. Am J Psychiatry. 1991; 148(8): 986-96.
14. Koran LM. Obsessive-compulsive and related disorders in adults: a comprehensive Clinical Guide. New York: Cambridge University Press; 1999.
15. Blum AW, Odlaugb BL, Redden SA, Grant JE. Stealing behavior and impulsivity in individuals with kleptomania who have been arrested for shoplifting. Comprehensive Psychiatry. 2018;80: 186-91.
16. Grant J, Odlaug BL, Davis AA, Kim SW. Legal consequences of kleptomania. Psychiatric Quarterly. 2009;80(4):251-9.

17. Grant JE, Kim SW. Comorbidity of impulse control disorders among pathological gamblers. Acta Psychiatr Scand. 2003;108:207-13.
18. Aizer A, Lowengrub K, Dannon PN. Kleptomania after head trauma: two case reports and combination treatment strategies. Clin Neuropharmacol. 2004;27(5):211-5.
19. Hollander E, Wong CM. Obsessive-compulsive spectrum disorders. Clin Psychiatry. 1995; 56(4):3-6.
20. Odalug BL, Grant JE. Impulse control disorders in a college sample. Prim Care Comp J Clin Psychiatry. 2010;12(2).
21. Grant JE, Levine L, Kim D, Potenza MN. Impulse control disorders in adult psychiatric inpatients. Am J Psychiatry. 2005;162(11):2184-8.
22. Williams KA, Grant JE. Prevalence of impulse control disorders in adolescent psychiatric inpatitents. Scientific Abstrats. American College of Neuropsychopharmacology 45th Annual Meeting. 2006;3-7. Hollywood, Florida.
23. Grant JE. Kleptomania treated with tolcapone a catechol-O-methyl-transferase (COMT) inhibitor: case report. Prog Neuropsychopharmacol Biol Psychiatry. 2011;(35):295-6.
24. Grant JE, Kim SW. Temperament and early environmental influences in kleptomania. Comprehensive Psychiatry. 2002;43(3):223-8.
25. Grant JE. Family history and psychiatric comorbidity in persons with kleptomania. Comprehensive Psychiatry. 2003;44(6):437-41.
26. Grant JE, Odlaug BL, Kim WK. Kleptomania: clinical characteristics and relationship to substance use disorders. Am J Drug Alcohol Abuse. 2010;36:291-5.
27. Kim HS, Christianini AR, Bertoni B, Oliveira MCM, Hodgins DC, Tavares H. Kleptomania end Comorbid addictive disorders. Psychiatry Research. 2017;250:35-37.
28. Grant JE, Brewer JA, Potenza MN. The neurobiology of substance and behavioral addictions. CNS Spectr. 2006;11(12):924-30.
29. Grant J, Kim SW, Odlaug B. A double-blind, placebo-controlled study of the opiate antagonist, naltroxene, in the treatment of kleptomania. Bio Psychiatry. 2009;65:600-6.
30. Koran LM, Aboujaoude EN, GAMEL N. Escitalopram treatment of kleptomania: an open-label trial followed by double-blind discontinuation. J Clin Psychiatry. 2007;68(3):422-27.
31. Goodman WK, Price LH, Rasmussen AS, Mazure C, Delgado P, Heninger GR, et al. The Yale-Brown Obsessive Compulsive Scale, 2: validity. Arch Gen Psychiatry. 1989;46:1012-16.
32. Grant JE, Kim SW. An open-label study of naltrexone in the treatment of kleptomania. J Clin Psychiatry. 2002;63:4.
33. Christianini AR, Conti MA, Hearst N, Cordás TA, Abreu CN, Tavares H. Treating kleptomania: cross-cultural adaptation of the Kleptomania Symptom Assessment Scale and assessment of an outpatient program. Compreensive Psychiatry. 2015;56:289-94.
34. Lepkifker E, Dannon PN, Ziv R, Iancu I, Horesh N, Kotler M. The treatment of kleptomania with serotonin reuptake inhibitors. Clinical Neuropharmacol. 1999;22(1):40-3.
35. McElroy SL, Keck PE, Pope HG, Hudson JI. Pharmacological treatment of kleptomania and bulimia nervosa. J Clin Psychopharmacol. 1989;9(5):358-60.
36. Chong SA, Low BL. Treatment of kleptomania with fluvoxamine. Acta Psychiatrica Scandinavia. 1996;93(4);314-5.
37. Kraus JE. Treatment of kleptomania with paroxetine. J Clin Psychiatry. 1999;60:793.
38. Burstein A. Fluoxetine-lithium treatment for kleptomania. J Clin Psychiatry. 1992;53:28-9.

18 • Cleptomania **307**

39. Durst R, Katz G, Knobler HY. Buspirone augmentation of fluvoxamine in the treatment of kleptomania. J Nerv Mental Dis. 1997;185(9):586-8.
40. Dannon PN. Topiramate for the treatment of kleptomania: a case series and review of the literature. Clin Neuropharmacol. 2003;26(1):1-4.
41. Fishbain DA. Kleptomanic behavior response to perphenazine-amitriptyline HCI combination. Can J Psychiatry. 1988;33:241-42.
42. Gorenstein C, Andrade L. Inventário de depressão de Beck: propriedades psicométricas da versão em português. In: Gorenstein C, Andrade LHSG, Zuardi A. Escala de avaliação em psiquiatria e psicofarmacologia. São Paulo: Lemos, 2000.
43. Cunha JA. Manual da versão em português das escalas de Beck. São Paulo: Casa do Psicólogo, 2001.

19

Compulsão sexual

Marco de Tubino Scanavino
Bruna Messina
Carmita Helena Najjar Abdo

INTRODUÇÃO

A compulsão sexual tem sido um tema de crescente interesse no meio científico e na literatura médica. Em estudos publicados sobre o assunto, são encontrados, além do termo compulsão sexual, diversos outros que denominam o mesmo padrão de comportamento fora do controle, como dependência de sexo, impulso sexual excessivo, compulsividade sexual, comportamento sexual compulsivo ou comportamento hipersexual. Apesar dos diferentes termos, a apresentação sintomática e outras características clínicas e psicopatológicas dos sujeitos descritos nesses estudos são muito semelhantes[1].

A manifestação da compulsão sexual geralmente ocorre por meio de comportamentos, como busca excessiva por novos parceiros sexuais (múltiplos parceiros); masturbação compulsiva; consumo exacerbado de literatura erótica, vídeos e uso compulsivo da internet (*sites* ou *chats* de sexo virtual), imprimindo graves consequências negativas na vida do indivíduo, pois não só compromete a vida social e familiar, como também acarreta problemas ocupacionais, bem como à saúde, por exemplo, aumentando a chance de exposição ao HIV[2].

EPIDEMIOLOGIA

Estima-se que cerca de 5% da população norte-americana apresente comportamento sexual exacerbado e que 80% destes sejam do sexo masculino, ocorrendo em uma proporção de oito homens para cada mulher que busca tratamento. Estudos revelam que aproximadamente 27% de homo e bissexuais apresentam sintomatologia de compulsão sexual. Contudo, não se pode deixar de considerar a possibilidade de subnotificação de casos do gênero feminino, pois as mulheres podem se sentir desencorajadas a buscar tratamento por conta dos valores sociais negativos atribuídos ao comportamento sexual exacerbado quando manifesto por mulheres. Os dados epidemiológicos acerca da compulsão sexual são muito limitados na América Latina, incluindo o Brasil. Apesar dessa escassez, recentemente, foi desenvolvido em São Paulo (Brasil) um estudo com 86 homens compulsivos sexuais, em que a distribuição referente à orientação sexual foi de 22 (25,6%) homossexuais, 15 (17,5%) bissexuais e 49 (56%) heterossexuais[2].

O Estudo da Vida Sexual do Brasileiro (EVSB) pesquisou a variedade de práticas sexuais[3]. Indivíduos com comportamento sexual exacerbado referiram as seguintes práticas sexuais e respectivas frequências: bissexualidade (4,2%); experiência homossexual ao menos uma vez (23,5%); sexo a três (38,7%); sexo grupal (29,3%); sexo com profissionais (62,5%); sexo por dinheiro (14,4%); sexo sob a influência de álcool (61,2%); sexo sob a influência de drogas (18,4%); comportamento sadomasoquista (24,5%); comportamento exibicionista (28,0%); penetração anal e vaginal desprotegidas (32,7%)[4].

ETIOLOGIA

Relacionamentos familiares disfuncionais ocorridos na primeira infância são descritos como potenciais facilitadores para o desenvolvimento da compulsão sexual. Apresentam-se especialmente de três formas: primeiro, mães que se relacionam com os filhos como objetos de projeção de suas próprias necessidades emocionais e narcísicas, não favorecendo o desenvolvimento de autonomia e autoconfiança nessas crianças; segundo, os pais apresentam atitude sedutora ou se relacionam com os filhos de modo erotizado, levando à ausência de limites precisos na relação, gerando dúvidas e incertezas no contato com a realidade por parte dessas crianças; terceiro, traumas originados de negligência parental ou decorrentes de abuso sexual de fato, podem resultar em sequelas emocionais, trazendo sensação de vergonha, menos valia, inadequação ou mesmo culpa. Nesse sentido, o desenvolvimento da compulsão sexual pode ser entendido como tentativa de reparar alguma experiência sexual traumática da infância ou associada à dificuldade de lidar com a intimidade sexual[5].

Sobre os aspectos biopsicológicos, existem indícios de que a compulsão sexual resulte da interação deficiente de três sistemas funcionais: motivação e recompensa, regulação do afeto e inibição comportamental. Quando o sistema de motivação e recompensa se encontra deficitário, este favorece a experiência de insatisfação, humor irritável, tensão, sentimento de vazio, anedonia e inquietude, nos indivíduos predispostos à compulsão. Nesse contexto, a ativação do sistema de recompensa é mais fortemente reforçada. Além disso, quando a capacidade de regulação é afetada, há favorecimento de comportamentos de dependência, repetitivos, somados a estados emocionais instáveis e vulneráveis. Comportamentos associados ao sistema de esquiva ao dano/fuga são mais fortemente reforçados. Finalmente, a inibição comportamental prejudicada se associa à busca por alguma forma de reforço (negativo, positivo ou ambos), substituindo, em curto prazo, as considerações acerca das consequências, incorrendo novamente na busca pelo comportamento[5].

Quanto às regiões cerebrais envolvidas, a amígdala é a responsável pelo significado emocional que imprimimos aos estímulos, bem como é ela também que atribui relevância a um determinado comportamento e às associações aprendidas. Isso resulta em aumento da motivação do indivíduo para a perpetuação de um determinado comportamento, o que pode explicar o reinvestimento constante nesse mesmo padrão. As conexões anatômicas estabelecidas entre o córtex orbitofrontal e a amígdala basolateral sugerem que esse acesso pode facilitar a aprendizagem associativa na amígdala e no córtex cingulado anterior, o que tem sido implicado na aprendizagem discriminativa e no controle cognitivo. Sendo assim, é possível compreender a sintomatologia dos pacientes, nos quais predominam sintomas cognitivos repetitivos.

O hipocampo está envolvido com a memória contextual (referente aos estímulos motivacionais), a qual está relacionada à capacidade de percepção de recompensa, assim como os núcleos hipotalâmico e septal, sendo eles responsáveis por estabelecerem associações entre desejos primitivos e comportamentos motivacionais atuais. Essas estruturas parecem envolvidas na sustentação do envolvimento e do engajamento no comportamento. Tais hipóteses têm recebido apoio, a partir de recentes estudos de neuroimagem que confirmam a presença de alterações em parte dos circuitos dos transtornos de dependências[6,7].

Dados acerca dos aspectos genéticos da compulsão sexual são limitados ou quase inexistentes. Porém, tem sido constatado que indivíduos com compulsão sexual tendem a referir familiares com altos índices de comportamentos compulsivos similares, como o abuso de substâncias[5].

CRITÉRIOS DIAGNÓSTICOS E AVALIAÇÃO

Na 10ª edição da Classificação Internacional de Doenças (CID-10), o comportamento referente à compulsão sexual é denominado impulso sexual excessivo (F 52.7). Nessa definição, consta que esse comportamento ocorre com homens e mulheres, podendo se manifestar como um problema por si só. A idade de início geralmente se dá ao final da adolescência ou início da vida adulta. Também são conhecidos como ninfomania (no caso das mulheres) e satiríase (para os homens). Quando o impulso sexual é secundário a um transtorno afetivo ou quando ocorre em estágios iniciais de demência, o transtorno subjacente deve ser codificado[7,8].

Os critérios de Goodman para compulsão sexual foram adaptados a partir dos critérios diagnósticos descritos no *Manual diagnóstico e estatístico de transtornos mentais* (DSM) sobre dependência de substâncias, sendo definida como um padrão mal adaptado de comportamento sexual muito frequente e repetitivo, que persiste por um período de 12 meses, sendo caracterizado por três ou mais dos seguintes subcritérios[5]:

- Desenvolvimento de tolerância do comportamento sexual compulsivo (são necessárias práticas sexuais mais frequentes e intensas para obter a satisfação inicial).
- Tentativas malsucedidas do controle do comportamento.
- Mais tempo e energia gastos com o comportamento sexual.
- Sintomas de abstinência ao tentar diminuir ou parar o comportamento sexual.
- Muito tempo e energia gastos na preparação e busca do comportamento.
- Interferência no exercício de atividades sociais ou profissionais.

- Manutenção do comportamento sexual, apesar das consequências negativas.

Na prática, os critérios diagnósticos de Goodman têm sido considerados mais operacionais do que os descritos na CID-10 para diagnosticar impulso sexual excessivo[8].

Recentemente, foram considerados para inclusão no DSM-5 os critérios para transtorno hipersexual, caracterizado por:

A. Fantasias, impulsos e comportamentos intensos e repetitivos presentes a pelo menos 6 meses, bem como quatro dos seguintes subcritérios:
- O tempo despendido com esses comportamentos interfere nos objetivos não sexuais.
- Engajamento em tais comportamentos em resposta a ansiedade, depressão, irritabilidade e tédio.
- Engajamento repetido em tais comportamentos em resposta a fatores estressantes.
- Fracasso ao tentar controlar tais comportamentos.
- Engajamento nesses comportamentos, apesar do risco de prejuízo físico ou emocional para si e para o outro.

B. Sofrimento clínico ou prejuízo em outras áreas importantes do funcionamento.

C. Tais fantasias, impulsos ou comportamentos sexuais não são decorrentes do efeito direto de uma substância[1].

Apesar do transtorno hipersexual não ter sido incluído na versão final do DSM-5, tem sido utilizado como critério diagnóstico em pesquisas recentes[9].

Em 2018, a Classificação Internacional de Doenças lançou uma prévia de sua décima primeira versão (CID-11), a qual propõe que os indivíduos que se queixam de um padrão persistente na falha do controle de impulsos ou desejos sexuais intensos, repetitivos resultantes em comportamento sexual repetitivo, manifesto por um período de tempo prolongado (p. ex., 6 meses ou mais) e que relatam sofrimento acentuado ou prejuízo significativo nas áreas pessoal, familiar, social, profissional, ocupacional ou outras áreas importantes do funcionamento, serão considerados para o diagnóstico de transtorno do comportamento sexual compulsivo. Essas atividades sexuais repetitivas passam a se tornar o foco central da vida, em detrimento de saúde, cuidados pessoais ou outros interesses, atividades e responsabilidades. Tentativas sem sucesso de reduzir o comportamento sexual repetitivo; comportamento sexual repetitivo contínuo apesar das consequências adversas ou quando este traz pouca ou nenhuma satisfação compõem o quadro.

Finalmente, para fins de avaliação clínica, escalas autorresponsivas têm sido utilizadas, pois identificam prováveis casos de compulsão sexual e mensuram a gravidade, intensidade e frequência. Recentemente, foram traduzidas, adaptadas e validadas para uso em nosso meio a Escala de Compulsividade Sexual, o Inventário do Comportamento Sexual Compulsivo e o Inventário de Triagem do Transtorno Hipersexual[10].

CURSO CLÍNICO E PROGNÓSTICO

A compulsão sexual geralmente apresenta-se de maneira crônica e progressiva, podendo eventualmente se manifestar de forma episódica ou multifásica. O tempo médio para busca de tratamento é de 7 anos desde o início dos sintomas. Em estudo com 207 pacientes, 54% dos participantes passaram a experimentar fantasias sexuais excessivas antes da idade adulta, e 30% relataram o desenvolvimento de sintomas compulsivos sexuais durante a faculdade. A maioria desses pacientes (82%) relataram uma progressão gradual dos sintomas ao longo do período de meses a anos[9].

Quanto ao resultado do tratamento, a maior parte dos dados advém de relatos de casos e séries de casos, sugerindo que indivíduos que se engajam no tratamento evoluem favoravelmente. Por exemplo, um estudo com cinco homens adultos compulsivos sexuais com comorbidades com transtorno do controle dos impulsos e/ou dependência de droga/álcool foram submetidos a tratamento medicamentoso e psicoterapia psicodinâmica em grupo de tempo limitado (16 sessões). Antes do tratamento, os cinco pacientes pontuaram acima do ponto de corte (= 24) da escala de compulsividade sexual, e ao término apresentaram pontuação abaixo do ponto de corte, sugerindo melhora do quadro[11].

DIAGNÓSTICO DIFERENCIAL

Manifestações parafílicas de compulsivos sexuais têm sido descritas em meio a diversas outras práticas sexuais como reflexo da inibição deficiente do comportamento. Entretanto, não preenchem os critérios diagnósticos para transtorno parafílico, caracterizado pela formação sintomática de um ou mais comportamentos sexuais não convencionais predominantes e necessários à satisfação[5].

Outro importante diagnóstico diferencial é feito com a fase maníaca do transtorno afetivo bipolar que, frequentemente, cursa com desinibição psicossexual, resultando em comportamentos sexuais exacerbados, mas apenas enquanto persiste a exacerbação do humor. Quando esses comportamentos persistem mesmo após o término da fase maníaca, ambos os diagnósticos devem ser descritos[5].

Indivíduos compulsivos sexuais frequentemente apresentam comorbidades com distimia e depressão (39 a 66%), transtorno afetivo bipolar (8%), transtornos da ansiedade (38%), abuso de substâncias (63%), transtornos do controle dos impulsos (7 a 17%), transtorno obsessivo-compulsivo (8 a 14%), transtorno do déficit de atenção e hiperatividade (17 a 19%). Nesse sentido, é importante a investigação abrangente da psicopatologia e a verificação de que os sintomas de compulsão sexual são a queixa principal, antes de iniciar o tratamento[5,12].

TRATAMENTO

Os tratamentos mais recomendados envolvem o medicamentoso (para alguns casos) e a psicoterapia[5,12].

Tratamento medicamentoso

Os medicamentos preconizados são os antidepressivos inibidores seletivos da recaptação da serotonina (ISRS) (fluoxetina, sertralina, paroxetina) e os estabilizadores do humor (topiramato, lamotrigina, ácido valproico e oxcarbazepina)[13].

Os esquemas medicamentosos mais utilizados são: ISRS em monoterapia; estabilizadores de humor em monoterapia; ISRS e estabilizador de humor associados; ISRS e naltrexona[13].

O uso dos ISRS apresenta índices de melhora que oscilam entre 50 e 90%, observando-se efeito seletivo sobre o comportamento sexual compulsivo e não sobre o comportamento sexual saudável. A fluoxetina é a droga de primeira escolha no tratamento da compulsão sexual (20-80 mg/dia). A sertralina pode ser utilizada (100-200 mg/dia), particularmente em pacientes com sintomas físicos e que façam uso de outros medicamentos, em razão da menor interação medicamentosa. A paroxetina (20-60 mg/dia) está indicada na presença de sintomas de ansiedade importantes. Os estabilizadores de humor são recomendados diante da presença de disforia associada ao quadro compulsivo. A ausência da resposta esperada ao ISRS ou a presença de sintomas afetivos importantes (como disforia ou irritabilidade) é o que determina a associação entre ISRS e estabilizadores de humor. A naltrexona é útil em casos refratários[13].

A medicação deve ser oferecida desde o início do tratamento com o objetivo de alívio e controle sintomatológico, porém a dose deve ser tateada, iniciando com dose baixa, para diminuir a chance de má adesão O propósito do tratamento é o aumento do controle sobre o comportamento sexual e não a abstinência.

Tratamento psicoterapêutico

A psicoterapia deve explorar especificamente questões relacionadas à família de origem, traumas, entre outras situações que podem ter colaborado ou influenciado no desencadeamento do comportamento sexual compulsivo. Além disso, aconselha-se investigar transtorno de personalidade, observar autoestima, identidade e questões interpessoais. Deve-se ainda investigar o significado do sexo em cada caso, assim como de que maneira o paciente estabelece e lida com suas relações íntimas e seus vínculos afetivos[5,12].

Quadro 1 Perguntas que não podem faltar na investigação da compulsão sexual

- Quais são as atividades envolvidas no seu perfil de comportamento sexual compulsivo (p. ex., masturbação, consumo de literatura erótica, *sites* pornográficos, filmes de sexo explícito, busca por parcerias, encontros sexuais, entre outros); e a frequência, diária e semanal, de tais atividades?
- O exercício das atividades descritas anteriormente interfere de forma negativa em sua vida familiar, social e ocupacional?
- Essas atividades ocupam um tempo cada vez maior do seu cotidiano?
- Você tenta conter ou controlar o exercício dessas atividades? Consegue ou não?
- Persevera no exercício de tais atividades, apesar dos riscos e das consequências adversas?

Entre as práticas psicoterápicas, cita-se a psicodinâmica e a terapia cognitivo-comportamental[5,12,13].

Outra abordagem bastante utilizada é a psicoterapia psicodinâmica, cuja orientação conceitual é baseada na hipótese de que os conflitos psíquicos recorrentes e inconscientes estão conectados aos sintomas do comportamento sexual fora de controle. Essa técnica também pode ser aplicada em grupo, e o objetivo principal do terapeuta é buscar identificar os pensamentos e conflitos inconscientes do paciente (possivelmente relacionados ao sintoma), tentando trazê-los cautelosamente ao nível da consciência. Essas interpretações promovem *insights* que podem levar a mudanças psíquicas e ao autorreconhecimento dos mecanismos de defesa pelo paciente[5,12].

A terapia da prevenção de recaída, baseada na terapia cognitivo-comportamental, estimula o indivíduo à percepção de seu comportamento e ao gerenciamento de estratégias que envolvem a percepção dos "gatilhos", bem como das situações, emoções ou pensamentos preditores e desencadeantes do comportamento sexual disfuncional[5,12,13].

Outras terapias descritas

Doze passos

Trata-se de um grupo no qual indivíduos em remissão recebem novos participantes para um programa que visa auxiliá-los a controlar o comportamento sexual disfuncional e estimulá-los a desenvolver novas estratégias de enfrentamento, em doze etapas. Em geral, esse perfil de programa é indicado como adjuvante ao tratamento[5,12].

Terapia de casal e atendimento de parceiros

As consequências da compulsão sexual sobre os parceiros ou parceiras desses pacientes podem ser graves e incluir desconfiança, traição, vergonha e baixa autoestima. Nesse processo, parceiros e parceiras poderão compartilhar com o terapeuta: sentimentos de raiva, ressentimento, ambivalência, culpa, elaboração de luto referente ao descompasso entre o esperado e a experiência vivida[14].

> ### Caso clínico (adaptado de Amaral e Scanavino[14])
>
> C. tem 31 anos, é do sexo masculino e possui orientação homossexual. O paciente refere trabalhar como datilógrafo e possui um relacionamento fixo há 3 anos. C. diz que é HIV negativo, porém relata a ocorrência de comportamento sexual compulsivo desde o ano 2000. Os principais aspectos do comportamento que envolve a compulsão sexual incluíam: bate-papos por telefone ou internet e visitas a cinemas e saunas em busca de sexo. C. relatou 30 a 40 parceiros casuais nos últimos 6 meses, apesar de seu relacionamento estável, no qual ele raramente usa preservativo. C. vinha utilizando outras estratégias para reduzir o risco de transmissão do HIV, como fazer o parceiro retirar o pênis antes da ejaculação. Estratégia desenvolvida a fim de diminuir a chance de exposição à transmissão do HIV, entre os homens que fazem sexo com homens.
>
> Ao final do tratamento, C. aumentou o uso de preservativos com seu parceiro, parou de frequentar saunas e cinemas e diminuiu o uso da internet e a prática de sexo casual, baixando para quatro parceiros casuais num período de 6 meses, com 50% de frequência de uso de preservativo[13].

CONSIDERAÇÕES FINAIS

Observa-se uma crescente conscientização da população a respeito dos quadros de compulsão sexual. Consequentemente, muito mais indivíduos estão buscando ajuda e tratamento adequado. Apesar disso, estudos controlados continuam sendo necessários. Independentemente das diferentes terminologias, a atividade sexual disfuncional e compulsiva tem características de um transtorno, necessitando de devidos cuidados e assistência.

REFERÊNCIAS BIBLIOGRÁFICAS

1. Kafka M. Hypersexual disorder: a proposed diagnosis for DSM-V. Arch Sex Behav. 2010; 39(2):377-400.
2. Scanavino MdT, Ventuneac A, Abdo CHN, Tavares H, Amaral MLS, Messina B, et al. Compulsive sexual behavior and psychopathology among treatment-seeking men in São Paulo, Brazil. Psych Res. 2013;209(3):518-24.
3. Abdo CHN. Descobrimento sexual do Brasil. São Paulo: Summus; 2004.
4. Scanavino MdT. Comportamento sexual de sujeitos com Aids referida: um estudo baseado numa amostra da população brasileira [dissertação]. São Paulo: Universidade de São Paulo; 2007.

5. Goodman A. Sexual addiction: nosology, diagnosis, etiology and treatment. In: Lowison JH, Ruiz P, Millman RB, Langrod JG. Substance Abuse. Philadelphia: Lippincott Williams & Wilkins; 2005. p. 505-39.

6. Politis M, Loane C, Wu K, O'Sullivan SS, Woodhead Z, Kiferle L, et al. Neural response to visual sexual cues in dopamine treatment-linked hypersexuality in Parkinson's disease. Brain [Internet]. 2013;136(2):400-11.

7. Voon V, Mole TB, Banca P, Porter L, Morris L, Mitchell S, et al. Neural correlates of sexual cue reactivity in individuals with and without compulsive sexual behaviours. PLoS One [Internet]. 2014;9(7):e102419.

8. Reid RC, Carpenter BN, Joshua NH, Garos S, Manning JC, Gilliland R, et al. Report of findings in a DSM-5 field trial for hypersexual disorder. J Sexual Med. 2012;9(11):2868-2877.

9. Scanavino MdT, Ventuneac A, Rendina HJ, Abdo CHN, Tavares H, Amaral MLS, et al. Sexual Compulsivity Scale, Compulsive Sexual Behavior Inventory, and Hypersexual Disorder Screening Inventory: translation, adaptation, and validation for use in Brazil. Arch Sex Behav. 2014. Disponível em: http://dx.doi.org/10.1007/s10508-014-0356-5.

10. Scanavino MdT, Kimura CMS, Messina B, Abdo CHN, Tavares H. Five cases of sexual addiction under Short-term Psychodynamic Group Psychotherapy. Rev Psiq Clín. 2013;40(5):208-209.

11. Kaplan MS, Krueger RB. Diagnosis, assessment, and treatment of hypersexuality. J Sex Res. 2010;47(2):181-98.

12. Henckel M, Tanganelli C, Scanavino MdT. Proposing an instrument to investigate psychologial difficulties of partners of sexually compulsive individuals. Unmoderated poster. São Paulo World Meeting on Sexual Medicine. 2014.

13. Leppink EW, Grant JE. Behavioral and pharmacological treatment of compulsive sexual behavior/Problematic hypersexuality. Curr Addict Rep. 2016 Dec 1;3(4):406-13.

14. Amaral ML, Scanavino MdT. Severe compulsive sexual behaviors: a report on two cases under treatment. Rev Bras Psiquiatr. 2012;34(2):213-4.

20

Piromania

Hermano Tavares
Mirella Martins de Castro Mariani

INTRODUÇÃO

O termo piromania não é recente em Psiquiatria. Foi usado pela primeira vez pelo psiquiatra francês Charles Chrétian Henry Marc. Kraepelin definiu piromania como uma insanidade impulsiva e Freud como o resultado de um desenvolvimento psicossexual aberrante. O diagnóstico de piromania tem sido alvo de contestação, controvérsia e estigma. Desde sempre, o comportamento deliberado de destruição pelo ateamento de fogo causa forte reação social, legal e moral em virtude dos riscos que implica à vida e à propriedade. O mito de Prometeu é um exemplo do fascínio que os seres humanos nutrem pelo fogo, o seu controle e uso como ferramenta foi instrumental para o desenvolvimento da sociedade. Todavia, para alguns indivíduos, este fascínio progride para um impulso incontrolável que só pode ser aliviado por meio de incêndios deliberados. Por isso, estes pacientes em geral são furtivos, raramente buscam tratamento e se o fazem em geral é porque foram forçados por imposição judicial. Assim, a piromania é mais lembrada em contexto forense do que nos consultórios, quando se impõe a necessidade de diferenciá-la de fraude securitária, vingança ou destruição de evidência[1].

O comportamento piromaníaco autêntico não é movido por nenhum desses fatores. O paciente típico se caracteriza por um arrebatamento pelo fogo e por tudo que se relaciona a ele. Não raro, estes pacientes se envolvem, incógnitos, em brigadas de incêndio ou se oferecem como voluntários regulares do corpo de bombeiros, auxiliando no controle de incêndios que eles mesmos iniciaram[2]. Porém, esta apresentação clássica é rara e a maioria dos relatos em literatura científica tem se concentrado na análise do comportamento incendiário deliberado enquanto expressão parcial da síndrome, indicação de psicopatologia ou sintoma de outras síndromes comportamentais que cursam com dificuldade pronunciada de ajustamento psicossocial.

EPIDEMIOLOGIA

Os estudos em amostras nacionais representativas são limitados à América do Norte. A piromania é considerada uma síndrome rara e de prevalência desconhecida, porém manifestações parciais marcadas pela presença do comportamento incendiário danoso ou repetitivo (geralmente referido em inglês pelos termos *arson*, *arsonism* ou *firesetting*) são consideravelmente frequentes, sendo a frequência desse comportamento estimada em 1% da população geral. Em adultos, o perfil típico foi descrito como masculino, branco, com idade entre 18 e 35 anos[3]. O comportamento incendiário foi descrito como habitualmente relacionado a um espectro amplo de comportamentos externalizantes com manifestação precoce na infância[4] e na vida adulta com transtorno de personalidade, abuso de álcool e de cannabis[5].

Entre os adolescentes, o comportamento incendiário parece ser ainda mais comum, variando entre 4,5 e 27% nos estudos epidemiológicos, sendo que metade referiu episódios esporádicos (uma ou duas vezes) e a outra metade um comportamento de repetição. Mesmo o comportamento incendiário esporádico foi relacionado com parentalidade deficiente, dificuldades de atenção, desempenho escolar falho e um perfil psicológico problemático com maior frequência de transtornos internalizantes e externalizantes. Mais especificamente, o comportamento incendiário em adolescentes foi significativamente associado ao transtorno de conduta, sintomas psicóticos, síndromes mentais orgânicas e abuso de substâncias, sendo que a intoxicação aguda por álcool e maconha foram relacionadas com aumento do risco de expressão do comportamento[6,7].

A proporção entre gêneros para comportamento incendiário é de 4 homens para 1 mulher, porém nestas últimas a ocorrência deste comportamento está associada a um cenário ainda mais grave com maior risco de abuso de substância, particularmente álcool, transtorno de personalidade antissocial e transtorno de personalidade esquizoide[3]. Diferenças adicionais foram descritas para populações encarceradas, com mulheres com comportamento incendiário apresentando mais depressão, dependência de álcool e mais fascínio pelo fogo quando comparadas aos homens com o mesmo problema. Por outro lado, elas se mostraram menos impulsivas ao apresentarem mais locus de controle interno e controle mais efetivo da expressão de raiva[8].

ETIOLOGIA

Não há estudos específicos sobre as origens da piromania e sua causa é desconhecida. Novamente, alguns raros estudos sobre a psicobiologia do comportamento incendiário sugere impulsividade, deficiências de desenvolvimento, parentalidade inadequada e perda de controle como fatores associados à sua expressão. Um estudo identificou redução de metabólitos da serotonina no liquor de pacientes dependentes de álcool, agressivos que apresentavam comportamento incendiário recidivante[9]. Um estudo de caso de paciente epiléptico com comportamento incendiário repetitivo mostrou ao exame de tomografia de emissão de fóton único (SPECT) hipoperfusão do giro do cíngulo, gânglios da base e córtex frontal. Uma bateria de testes neuropsicológicos complementar identificou um desempenho deficiente em funções executivas consistente com disfunção frontal. Ou seja, um quadro compatível com impulsividade, deficiência de controle e de tomada de decisão, como observado na maioria dos transtornos do impulso[10].

QUADRO CLÍNICO

Um estudo em amostra comunitária de pacientes com piromania identificou que a maioria iniciou o comportamento incendiário durante a adolescência e este foi aumentado ao longo dos anos. Em mais da metade dos casos, o incêndio era premeditado, porém sem uma finalidade específica[11]. Esta premeditação parece estar em contradição com a natureza impulsiva da síndrome. Porém, este planejamento está a serviço de um anseio imperioso de atear fogo a alguma coisa, a impulsividade reside na impossibilidade de reprimi-lo, semelhante ao comportamento de dependentes químicos. Se garantido acesso livre, dependentes químicos consumirão a substância sem autorrestrição, porém se barreiras forem levantadas ao acesso, por exemplo uma internação compulsória, frequentemente esses pacientes se engajarão em planos para vencê-las. No caso da piromania, o rigoroso controle social sobre o comportamento incendiário impõe a necessidade de ser furtivo e de planejar a ação para satisfação do impulso, porém em ambos os casos esse planejamento, mesmo que razoavelmente elaborado, traz no seu cerne um elemento de impulsividade cognitiva que é o foco na satisfação imediata em detrimento das consequências negativas a médio e longo prazo[12]. Os gatilhos mais comuns para desencadeamento do comportamento foram estresse, tédio, sentimentos de inadequação e conflitos interpessoais. Todos experimentavam uma inquietação antes de provocarem incêndio, mas não houve relato de associação com excitação sexual. A comorbidade psiquiátrica foi particularmente pronunciada com transtornos do humor, outros transtornos do impulso e abuso de substâncias, porém em geral o comportamento incendiário precedeu estes outros sintomas. A quase totalidade dos pacientes relatou sofrimento importante depois que o incêndio foi iniciado e cerca de um terço já tinha considerado o suicídio como forma extrema de tentar controlar o impulso incendiário[11].

Em comparação com outros pacientes psiquiátricos, os pacientes em tratamento específico por comportamento incendiário apresentaram mais tendência ao confronto interpessoal premeditado, hostilidade, impulsividade e abuso de substâncias. Nas mulheres, o risco de apresentar comportamento incendiário foi adicionalmente associado à desregulação emocional e ao isolamento social. Além disso, quanto mais repetitivo e grave o comportamento incendiário, maior o risco de associação com transtorno de personalidade[13].

Cinco subtipos de comportamento incendiário foram propostos, de acordo com um modelo de trajetória e desenvolvimento do comportamento, sendo que um paciente poderia apresentar características de um ou mais subtipos: I) o antissocial, conduzido exclusivamente por seus interesses e com deficiência de empatia relevante; II) o querelante que tem no comportamento incendiário uma forma de protesto e autoafirmação; III) o fascinado pelo fogo e suas circunstâncias; IV) o expressivo que se comunica e pede ajuda por meio do comportamento incendiário; e V) o multifacetado com inúmeros problemas envolvendo principalmente dificuldades de desenvolvimento e aprendizado. Uma revisão empírica desse modelo por análise de grupamentos encontrou também cinco conjuntos de indivíduos incendiários, classificados por motivações diferentes. Três deles compatíveis com o diagnóstico de piromania:

- Os que buscam recompensa no comportamento incendiário lembrando os subtipos II e III.
- Os que buscam comunicar um pedido de ajuda têm maior proporção de mulheres, mais problemas de desenvolvimento e relatam incêndios mais perigosos com mais potencial para ferir outras pessoas, compatíveis com os subtipos II, IV e V.
- Os que buscam vingança e retribuição frente a conflitos interpessoais, congruentes com os subtipos II e IV.

Além disso, dois outros grupos foram descritos, que não se encaixam na descrição de piromania: os instrumentais, com baixa incidência de psicopatologia, parecem se encaixar nas descrições de criminosos que se utilizaram do comportamento incendiário com fins objetivos e específicos, parcialmente compatível com subtipo I; e os desorganizados, associados a síndromes psicóticas e outras comorbidades que em geral antecederam o comportamento incendiário, também compatíveis com o subtipo V. Em todos os grupos, o relato de relacionamentos abusivos com pais, tutores e responsáveis foi recorrente[14].

É importante notar que muitos dos fatores de risco associados ao comportamento incendiário são fatores de exclusão do diagnóstico de piromania, principalmente o abuso de substân cias (vide Quadro 1). Isso ocorre por causa da exigência de que na piromania o comportamento incendiário deve ser um impulso primário que não é melhor explicado por outra síndrome psiquiátrica ou condição de afecção do sistema nervoso central (lesão, intoxicação, etc.). Isso levanta duas possibilidades excludentes: ou estamos lidando na verdade com um comportamento indicativo de sérias dificuldades de adaptação encontrado em diferentes diagnósticos e não uma síndrome em si, ou os limites desta síndrome necessitam de revisão e delimitação mais precisa. O DSM-5 define a piromania de acordo com os critérios apresentados no Quadro 1[2].

O curso da piromania foi pouco estudado; nos relatos predominam dificuldades com a lei, dificuldades de ajuste social, abuso de substância e saúde precária em geral. Um estudo acompanhou por 10 anos adolescentes

Quadro 1   Critério diagnóstico para piromania, segundo o DSM-5[9]

A. Comportamento incendiário deliberado e proposital em mais de uma ocasião.
B. Tensão ou excitação afetiva antes do ato.
C. Fascinação, interesse, curiosidade ou atração pelo fogo e seus contextos situacionais (p. ex., parafernália, usos, consequências).
D. Prazer, gratificação ou alívio ao provocar incêndios, ou quando os testemunha ou participa de seus resultados.
E. O comportamento incendiário não ocorre visando a obter ganhos monetários, expressar uma ideologia sociopolítica, encobrir uma atividade criminosa, expressar raiva ou vingança, melhorar as próprias condições de vida, assim como não ocorre em resposta a um delírio ou alucinação, consequência de um prejuízo no julgamento (p. ex., na demência, no retardo mental ou na intoxicação com substância).
F. O comportamento incendiário não é melhor explicado por um transtorno da conduta, um episódio maníaco ou um transtorno da personalidade antissocial.

conduzidos a instituições correcionais por diferentes motivos e, interessantemente, o índice de reincidência do comportamento incendiário foi baixo, apenas 2%, mesmo assim o comportamento incendiário e o histórico de abuso foram os principais preditores de reencarceramento durante o período de acompanhamento[15].

Outro estudo longitudinal de 10 anos de acompanhamento com adultos encontrou que indivíduos encaminhados a um centro de psiquiatria forense por comportamento incendiário recorrente comparados a controles da população geral tinham uma taxa de mortalidade 2,5 vezes maior (48% morreram no curso de 10 anos), 24% morreu de causas naturais e 21% teve morte acidental, ou violenta, excedendo em quase 7 vezes dessas ocorrências nos controles. As comorbidades psiquiátricas foram o principal fator de risco para morte durante o período de acompanhamento, incluindo risco aumentado para mortes relacionadas ao abuso de álcool e ao suicídio[16].

Alguns autores têm questionado a validade da piromania enquanto diagnóstico, argumentando que o cerne da síndrome seria apenas a ausência de motivação racional ou objetiva para provocação do incêndio e que isso não seria suficiente para excluir a hipótese de que se estes indivíduos apresentam esse comportamento, isso poderia ser tanto por dificuldade de controlá-lo, quanto uma decisão pessoal de não o controlar, o que excluiria a hipótese da doença mental[17]. Porém, é importante notar que, se verdadeiro, esse argumento seria extensível a todos os transtornos do impulso. Por outro lado, as evidências reiteradas de associação com outros comportamentos desadaptativos, a persistência do comportamento, mesmo em face às óbvias desvantagens e os efeitos positivos da combinação entre abordagem terapêutica e medidas legais, em comparação com tentativas exclusivas de controle social[18], são argumentos poderosos em favor da veracidade diagnóstica da piromania e também dos transtornos do impulso em geral.

DIAGNÓSTICO DIFERENCIAL

O principal diagnóstico diferencial se dá com transtorno de personalidade antissocial e transtorno de conduta. Enquanto nestas condições o comportamento incendiário é um em uma lista variada de condutas antissociais, na piromania ele é central e determinante das dificuldades de ajustamento do paciente[1]. Outras situações a serem descartadas são indivíduos psicóticos que induzidos por um delírio provocam incêndio deliberado (por exemplo, um paciente foi trazido para avaliação por tentar atear fogo na própria casa, na entrevista ele relatou que acreditava que sua mente estava aprisionada em seu quarto e que era preciso queimá-lo para libertar seus pensamentos), ou indivíduos que abusam de substâncias e que provocaram incêndios somente quando intoxicados na vigência de agitação psicomotora, intencionalmente ou por acidente.

TRATAMENTO

Um estudo recente relatou que entre indivíduos com comportamento incendiário que tiveram sua pena mitigada por insanidade mental e conduzidos a tratamento compulsório, 88% nunca tinham recebido qualquer forma de atenção psiquiátrica prévia e que este atraso no tratamento seria o fator mais provável por trás desse desfecho. O estigma cercando o comportamento incendiário, as possíveis complicações legais e o desconhecimento da síndrome, mesmo por profissionais de saúde, estão entre os fatores mais prováveis para explicar o atraso e a negligência terapêutica[19].

Os modelos de tratamento do comportamento incendiário ainda são incipientes e testados principalmente em população carcerária e amostras forenses, porém, é promissor. O programa de intervenção do comportamento incendiário (FIP – *firesetting intervention program*) foi o mais estudado atualmente. O FIP é uma intervenção multimodal baseada no modelo habitual da terapia cognitiva comportamental (TCC), porém com um número de sessões maior que o habitual, 28 no total, provavelmente em virtude da gravidade dos pacientes em questão. O objetivo central do programa é tornar os pacientes mais conscientes do processo que os conduz ao comportamento incendiário e apoiar o desenvolvimento de respostas alternativas. Durante o tratamento, os pacientes são estimulados a realizar exercícios entre as sessões e a documentar suas experiências passadas e recentes com fogo, incluindo suas emoções e as estratégias comportamentais para lidar com elas. O programa se baseia em quatro componentes principais:

- Fatores relacionados ao comportamento incendiário: o FIP busca identificar interesses problemáticos associados ao fogo, oferece psicoeducação sobre segurança e prevenção de incêndios e auxilia os pacientes a desenvolverem habilidades para compreender e prevenir recaídas no comportamento incendiário.
- Distorções cognitivas facilitadoras das transgressões: o programa propõe identificação e restruturação das cognições e atitudes facilitadoras do comportamento violento, autolegitimação e conduta antissocial.
- Regulação emocional: os pacientes são encorajados a examinarem o papel das crises de raiva, das cognições associadas às emoções negativas e a desenvolverem estratégias para aumentar a tolerância a provocações.
- Habilidade social: o FIP providencia treino de habilidades sociais para favorecer assertividade e uma comunicação mais positiva, relacionamentos mais construtivos e melhora da autoestima.

O FIP foi inicialmente validado em duas amostras, uma de indivíduos encarcerados e outra de pacientes internados em serviços de psiquiatria forense e comparados a indivíduos de instituições correspondentes, mas que não possuíam intervenção específica para o comportamento incendiário. Os resultados mostraram que os pacientes que concluíram o FIP apresentaram melhora significativa do interesse problemático por fogo, redução de atitudes violentas, do endosso a condutas antissociais e da expressão da raiva em comparação com os indivíduos que não receberam intervenção específica. Os ganhos terapêuticos foram aparentemente sustentados 3 meses depois do fim da intervenção, porém não há dados sobre a redução efetiva do comportamento incendiário, ou ocorrência de reencarceramento após a intervenção. Outras limitações relevantes são amostras relativamente limitadas, falta de grupos controles específicos e randomização[18,20].

A abordagem farmacológica da piromania não foi estabelecida ainda e se baseia principalmente no tratamento farmacológico das comorbidades psiquiátricas, havendo até o momento apenas relatos de casos não controlados. Em um deles, os autores relatam um caso de piromania associado a déficit de perfusão frontal inferior esquerdo na tomografia computadorizada por emissão de fóton único. Após 3 semanas de TCC, combinada com o uso de 1 semana de topiramato (75 mg por dia), relatou remissão completa de sua necessidade de atear fogo[21].

A piromania tem um curso crônico, tende a se agravar se não for tratada, ou deriva em outro transtorno do impulso. Inibidores seletivos da recaptação de serotonina, anticonvulsivantes e estabilizadores do humor são os fármacos mais prescritos, porém não há dados seguros provenientes de estudos controlados que comprovem a sua eficácia.

Quadro 2 Perguntas que não podem faltar na avaliação da piromania

Verifique se o comportamento incendiário é primário ou secundário:
- Você provoca incêndios com frequência? Quando você o faz, em geral está sob efeito de álcool ou de alguma substância?
- Existe alguma razão clara em sua cabeça para provocar incêndios?
- Você costuma sentir um desejo incontrolável de cometer incêndios?
- O fogo o fascina?

Conheça as razões que trouxeram o paciente para tratamento:
- Foi você quem procurou tratamento para o comportamento incendiário ou alguém sugeriu, ou impôs, que você viesse?
- Provocar incêndios lhe trouxe alguma consequência negativa na vida? Já se queimou seriamente? Já machucou alguém ou destruiu propriedade causando incêndio? Foi preso ou processado por causa disso?

Investigue outros comemorativos comportamentais mais comumente associados, principalmente conduta antissocial e abuso de substâncias:
- Na adolescência você foi expulso de escola ou detido pela polícia por ter agredido alguém ou por ter cometido algum ato ilegal? Matava aula com frequência? Passava muitas noites fora de casa?
- Na infância era cruel com as pessoas ou com os animais? Pode dar um exemplo?
- Você às vezes perde o controle sobre o seu consumo de álcool ou outra substância? Já sentiu necessidade de reduzir o consumo de álcool ou de outra substância?
- Quando você ateia fogo aos objetos, normalmente você está sóbrio ou sob efeito de álcool ou outra substância?

CONSIDERAÇÕES FINAIS

Piromania aparenta ser uma síndrome rara, que suscita forte rejeição da parte da sociedade, o que contribui ainda mais para a dificuldade de acesso a estes pacientes. As dúvidas acerca da caracterização desse transtorno superam as certezas e os estudos até o momento são limitados pelas amostras relativamente pequenas e a ausência de discriminação entre comportamento incendiário (síndromes parciais) e o transtorno piromaníaco pleno. Todavia, a relevância de se estudar e conhecer melhor o comportamento incendiário se verifica na sua frequente associação com déficits de desenvolvimento na infância e adolescência e as dificuldades de ajustamento social no adulto. Um relato de incêndios provocados repetidamente também é um indicativo de impulsividade relevante, dificuldade de gerenciamento da agressividade, das relações interpessoais e risco aumentado para abuso de substância. Indivíduos com estas características precisam ser identificados tão cedo quanto possível, pois o tratamento precoce tem melhor prognóstico, além de prevenir danos potenciais a terceiros e a toda sociedade.

Caso clínico

Marcos, 42 anos, economista, acaba de concluir sua pós-graduação, solteiro, está namorando atualmente faz poucos meses. Compareceu ao ambulatório com queixas relativas a uma irritação frequente acompanhada de ataques de fúria, que acontecem desde a infância. Refere prazer intenso no ato de atear fogo, comportamento frequente em sua vida, como a montagem de fogueiras em locais inusitados.

Filho único, seus pais se separaram quando ele era ainda um garoto, devido ao uso abusivo de álcool por seu pai, que em decorrência das bebedeiras ficava muito agressivo com ele e com sua mãe. Desde garoto relatou apresentar certo fascínio pelas chamas, que podiam ser as do fogão de sua mãe, das fogueiras de festas ou de incêndio na mata. Durante a adolescência muitas vezes envolveu-se em situações de alto risco ou em brigas com agressões físicas, porém não acredita que seus comportamentos o tenham prejudicado no passado, já que conseguia realizar tarefas no prazo determinado, na vida social, acadêmica e profissional. Nas situações em que se sentia provocado frequentemente buscava alívio ateando fogo em papéis

---

ou objetos, o que em geral lhe causava uma intensa sensação de poder. Em determinada situação, seus pais o deixaram na casa de uma tia para passar o final de semana e ao vê-la dormir, Marcos ateou fogo acidentalmente no cobertor com o qual ela se cobria, ao tentar corrigir com um isqueiro o tamanho irregular das franjas da borda da manta. Ele se manteve estático observando o coberto queimar, até que seu primo entrou no quarto para apagar o fogo.

Atualmente, seu comportamento disrruptivo e sua intolerância interpessoal o levam a repetidos acessos de raiva que ele busca aliviar ateando fogo a pequenos objetos. Recentemente quase destruiu o andar do prédio em que trabalha, ao atear fogo em um livro. O ato lhe trouxe grande satisfação e excitação, mais uma vez ele permaneceu em contemplação estática enquanto o incêndio se alastrava a sua volta. Além dos prejuízos legais e físicos como as queimaduras, o paciente apresentou dificuldades para identificar outras implicações, mas enfatizou o intenso prazer experimentado ao observar as chamas.

REFERÊNCIAS BIBLIOGRÁFICAS

1. Burton PR, McNiel DE, Binder RL. Firesetting, arson, pyromania, and the forensic mental health expert. J Am Acad Psychiatry Law. 2012;40(3):355-65.
2. American Psychiatric Association. Diagnostic and statistical of mental disorders, 5th ed. Arlington: American Psychiatric Publishing; 2013.
3. Hoertel N, Le Strat Y, Schuster JP, Limosin F. Gender differences in firesetting: results from the national epidemiologic survey on alcohol and related conditions (NESARC). Psychiatry Res. 2011;190(2-3):352-8.
4. Blanco C, Alegría AA, Petry NM, Grant JE, Simpson HB, Liu SM, et al. Prevalence and correlates of fire-setting in the United States: results from the National Epidemiologic Survey on Alcohol and Related Conditions (NESARC). J Clin Psychiatry. 2010;71(9):1218-25.
5. Vaughn MG, Fu Q, DeLisi M, Wright JP, Beaver KM, Perron BE, et al. Prevalence and correlates of fire-setting in the United States: results from the National Epidemiological Survey on Alcohol and Related Conditions. Compr Psychiatry. 2010;51(3):217-23.
6. MacKay S, Paglia-Boak A, Henderson J, Marton P, Adlaf E. Epidemiology of firesetting in adolescents: mental health and substance use correlates. J Child Psychol Psychiatry. 2009;50(10):1282-90.
7. Bowling CH, Merrick J, Omar HA. Self-reported juvenile firesetting: results from two national survey datasets. Front Public Health. 2013;1:60.

8. Alleyne E, Gannon TA, Mozova K, Page TE, Ciardha CO. female fire-setters: gender--associated psychological and psychopathological features. Psychiatry. 2016;79(4):364-78.

9. Virkkunen M, Eggert M, Rawlings R, Linnoila M. A prospective follow-up study of alcoholic violent offenders and fire setters. Arch Gen Psychiatry. 1996;53(6):523-9.

10. Kanehisa M, Morinaga K, Kohno H, Maruyama Y, Ninomiya T, Ishitobi Y, et al. An uncommon case of random fire-setting behavior associated with Todd paralysis: a case report. BMC Psychiatry. 2012;12:132.

11. Grant JE, Kim SW. Clinical characteristics and psychiatric comorbidity of pyromania. J Clin Psychiatry. 2007;68:1717-22.

12. Ainslie G. Specious reward: a behavioral theory of impulsiveness and impulse control. Psychological bulletin. 1975;82(4):463-96.

13. Wyatt B, Gannon TA, McEwan TE, Lockerbie L, O'Connor A. Mentally disordered firesetters: an examination of risk factors. Psychiatry. 2019;82(1):27-41.

14. Dalhuisen L, Koenraadt F, Liem M. Subtypes of firesetters. Criminal behaviour and mental health. CBMH. 2017;27(1):59-75.

15. Lambie I, Ioane J, Randell I, Seymour F. Offending behaviours of child and adolescent firesetters over a 10-year follow-up. J Child Psychology and Psychiatry. 2013;54(12):1295-307.

16. Thomson A, Tiihonen J, Miettunen J, Virkkunen M, Lindberg N. Mortality of firesetters: a follow-up study of Finnish male firesetters who underwent a pretrial forensic examination in 1973-1998. Psychiatry Res. 2015;225(3):638-42.

17. Amoretti MC, Lalumera E. A Potential tension in DSM-5: the general definition of mental disorder versus some specific diagnostic criteria. J Med Philosophy. 2019;44(1):85-108.

18. Tyler N, Gannon TA, Lockerbie L, Ciardha CO. An evaluation of a specialist firesetting treatment programme for male and female mentally disordered offenders (the FIP-MO). Clin Psychology & Psychotherapy. 2018;25(3):388-400.

19. Leong GB, Mueller C, Feldsher M. Insane arsonists: an early 21st century sample. J Forensic Sci. 2019;64(2):454-9.

20. Gannon TA, Alleyne E, Butler H, Danby H, Kapoor A, Lovell T, et al. Specialist group therapy for psychological factors associated with firesetting: Evidence of a treatment effect from a non-randomized trial with male prisoners. Behav Res Ther. 2015;73:42-51.

21. Grant JE. SPECT imaging and treatment of pyromania. J Clin Psychiatry. 2006;67(6):998.

21

Aspectos impulsivos da obesidade

Arthur Kaufman
Hermano Tavares
Cristiane Ruiz Durante

INTRODUÇÃO

A impulsividade é uma característica de comportamentos descritos como reações rápidas e não planejadas, em que a avaliação das consequências é parcial ou inexistente[1]. Na impulsividade, há uma tendência a agir por capricho, exibindo um comportamento caracterizado por pouca ou nenhuma premeditação, reflexão ou consideração das consequências. Ações impulsivas são concebidas tipicamente de forma pobre, são prematuramente expressas, indevidamente arriscadas, ou inapropriadas para a situação e, muitas vezes, resultam em consequências indesejáveis, que põem em risco as metas e estratégias para o sucesso em longo prazo. No entanto, é interessante notar que quando essas ações têm resultados positivos, elas não tendem a ser vistas como sinais de impulsividade, mas como indicadoras de ousadia, rapidez, espontaneidade, coragem ou não convencionalidade. Assim, a construção da impulsividade tem que incluir pelo menos dois componentes independentes: primeiro, a atuação sem a adequada deliberação; e, segundo, a preferência pelos ganhos de curto prazo sobre os de longo prazo[1].

A impulsividade em relação à comida é reconhecida como um fator potencial que leva ao aumento do consumo alimentar e à obesidade. Entre os transtornos do impulso, pode-se considerar que o vínculo entre impulsividade e obesidade cabe em "transtorno disruptivos do controle dos impulsos e da conduta", segundo o DSM-5.

Os traços de personalidade refletem características individuais de pensamento, sentimento e comportamento, e podem estar associados com peso anormal e com ganho de peso. Por exemplo, aspectos da impulsividade e falta de autodisciplina têm sido associados com ganho de peso na vida adulta. O peso corporal é, em parte, uma manifestação física de um estilo de vida e pode ser uma fonte de informação a respeito da personalidade do indivíduo. Segundo Meule[2], alterações do peso, particularmente o ganho de peso, podem estimular a mudança de personalidade. O peso, em si, pode não promover mudanças na personalidade, porém o processo de ganho de uma quantidade significativa de peso poderia levar indivíduos a se verem a si próprios de modo diferente, e pensar, sentir e comportar-se de forma diferente ao longo do tempo. O ganho de peso pode ser um grande "lembrador físico" da incapacidade de controlar os próprios impulsos, e aqueles que ganham peso podem chegar a perceberem-se como mais impulsivos e menos disciplinados. Além disso, o estigma associado com ganho de peso pode também influenciar a forma como os indivíduos percebem ou descrevem a si próprios[2].

A obesidade tem assumido proporções epidêmicas em vários países do mundo, sendo considerada como importante problema de saúde pública. Na etiologia da obesidade, encontram-se fatores cujas origens podem estar vinculadas a características genéticas, neuroendócrinas, psiquiátricas, psicológicas, nutricionais, farmacológicas, ambientais e comportamentais, que se inter-relacionam e se potencializam mutuamente.

A obesidade é, em parte, um resultado de balanço energético positivo ou ingestão de energia que excede as necessidades fisiológicas. A ingestão excessiva de energia é determinada por uma série de escolhas alimentares através do tempo. Essas escolhas envolvem processos de funcionamento motivacionais e executivos. Os problemas aparecem quando há uma motivação excessiva para comer e baixo controle de impulso, uma situação que Carr et al.[3] chamam de "patologia do reforço" (*reinforcement pathology*). Segundo esses autores, as escolhas alimentares que enfatizam a gratificação imediata resultam frequentemente em balanço energético positivo, enquanto a manutenção ou a perda de peso são resultados de escolhas focadas em gratificações postergadas, como a obtenção de resultados saudáveis em longo prazo. O "reforço alimentar" (*food reinforcement)* foi implicado na motivação para comer, ao passo que a impulsividade foi associada tanto com a tomada de decisão quanto com a capacidade de inibir a resposta. Os desequilíbrios na interação desses dois sistemas podem levar a uma tendência a envolvimento em comportamentos não saudáveis que causam ganho de peso com o passar do tempo. Esses desequilíbrios podem levar a "patologia do reforço" (ou seja, motivação anormal para comer), combinada com um aumento de impulsividade.

Os autores acentuam, ainda, que a facilidade de acesso aos alimentos e também os alimentos que já vêm prontos para serem consumidos podem enfatizar o impacto da impulsividade na alimentação; e que as decisões a respeito de refeições oscilam frequentemente entre comida palatável e de fácil preparo instantâneo, ou uma refeição saudável que só estará disponível após ser preparada. Tanto o reforço alimentar quanto a impulsividade serão preditores da preferência por alimentos de alta densidade energética de obtenção imediata sobre as escolhas saudáveis, amplificando os efeitos da patologia do reforço. Atacar a impulsividade e o "reforço alimentar" poderia ser um aspecto importante no tratamento comportamental da obesidade, no sentido de evitar *binges* ou recaídas para comportamentos não saudáveis.

Uma conceituação que tem ganhado atenção da mídia e das pesquisas é que os alimentos particularmente hiperpalatáveis (p. ex., *high-fat, high sugar*) podem possuir qualidades aditivas[4]. Parece haver uma relação potencialmente circular entre ingestão de comida palatável, hiperfagia e obesidade. Quando incontrolável, o estresse pode alterar os padrões alimentares, aumentando a atratividade e o consumo de alimentos hiperpalatáveis (HP); com o tempo, poderiam ocorrer mudanças na carga alostática* e assim desencadear adaptações neurobiológicas que promovem crescentes comportamentos compulsivos. O estresse crônico pode afetar o sistema mesolímbico dopaminérgico e outras regiões cerebrais envolvidas nos cir-

---

* Diante de uma situação física ou psicossocial adversa, o indivíduo é forçado a se adaptar para manter sua sobrevivência. Alostase é o termo utilizado para se referir aos processos de adaptação utilizados para manter a estabilidade de um organismo (sua homeostase) por meio de processos ativos que, quando acionados, implicam um preço a ser pago pelo organismo. Quando a resposta alostática é excessiva ou ineficaz, o organismo desenvolve uma "carga alostática", que consiste na carga de estressores ou de agressões que o organismo tem que equilibrar[22].

cuitos estresse/motivação. Juntos, eles podem sinergicamente potencializar a sensibilidade à recompensa, a preferência alimentar e o desejo e procura por alimentos HP, assim como induzir mudanças metabólicas que promovam peso e massa gorda corporal[4].

De acordo com Sinha e Jastreboff[5], o estresse está associado com a obesidade, e é um fator de risco no desenvolvimento da adição e na recaída à adição. Altos níveis de estresse alteram os padrões alimentares e aumentam o consumo de alimentos HP, o que aumenta a atratividade das comidas HP e eleva a carga alostática. Sinha e Jastreboff[5] propõem um modelo integrativo, no qual altos níveis repetidos de estresse alteram a biologia do estresse e a regulação apetite/energia, o que vai afetar diretamente os mecanismos neurais que contribuem para a motivação da ingestão induzida pelo estresse e para a motivação e *overeating* de comida HP, levando ao aumento do risco de ganho de peso e obesidade.

A ingestão excessiva (*overeating*) de *high-fat foods* é um fato comum em pessoas obesas. Alimentos *high-fat* interferem no sinal de saciedade e levam o comportamento alimentar à perda de controle. Ao mesmo tempo, eles induzem resistência à insulina, o que, do ponto de vista da regulação do apetite, significa saciedade suprimida. Alimentos *high-fat* aumentaram a expressão da leptina e do peso corporal, em comparação com uma dieta *standard*. Esse fato sugeriu que a leptina estava envolvida no controle de *feedback* de ingestão alimentar, e os alimentos *high-fat* levaram a uma incapacidade de resposta à leptina[6].

Avena et al.[7] examinaram as relações entre comida hiperpalatável e uso de drogas. A prevalência de obesidade nos Estados Unidos e em outras partes do mundo levou os autores a cunhar uma nova palavra, "globesidade", para descrever o problema. Uma teoria que ganhou popularidade, segundo esses autores, é baseada na ideia de que uma ingestão excessiva de comidas altamente palatáveis compartilha similaridades com os efeitos no cérebro e no comportamento, observados com algumas drogas de abuso. Embora essa teoria não seja nova, a pesquisa translacional** baseada no empirismo só recentemente forneceu forte suporte a essa hipótese.

** Conceitua-se *pesquisa translacional* como sendo toda pesquisa que tem seu início na ciência básica e sua conclusão na aplicação prática do conhecimento apreendido.

De acordo com Volkow et al.[8], adição a drogas e obesidade parecem compartilhar diversas propriedades; ambas podendo ser definidas como transtornos nos quais a importância de um tipo específico de recompensa (comida ou droga) torna-se exagerada relativamente a expensas de outras recompensas. Entretanto, drogas e comida têm poderosos efeitos de reforço, os quais são em parte mediados por aumentos abruptos de dopamina nos centros de recompensa cerebrais; o abrupto crescimento da dopamina, em indivíduos vulneráveis, pode substituir os mecanismos homeostáticos de controle do cérebro. Segundo os autores, tanto os indivíduos obesos como os viciados em drogas sofrem de prejuízos nas vias dopaminérgicas que regulam os sistemas neuronais associados não tanto com sensibilidade à recompensa e motivação incentivada, mas quanto a condicionamento, autocontrole, reatividade ao estresse e consciência interoceptiva.

Existem trabalhos mostrando que o consumo alimentar excessivo mostra similaridades com a dependência de substâncias. A adição à comida (*food addiction*) deve, sem dúvida, contribuir para a epidemia de obesidade, e a prevalência do diagnóstico de adição à comida é marcantemente aumentada em pessoas obesas[2].

Além do hiperconsumo de alimentos altamente calóricos e/ou disfunção endócrina, *food addiction* tem sido considerada uma grande culpada para ganho de peso. Essa adição resulta de fissura (*craving*) por certos alimentos ou componentes de alimentos que levam à obtenção de um estado de prazer, energia ou excitação elevados. Indivíduos com sobrepeso e obesidade têm grande dificuldade em resistir a *cravings*[6].

A adição à comida foi implicada como um fator causal em *overeating* crônico, *binge eating* e obesidade. Para Corsica & Pelchat[9], o conceito de *food addiction* é controverso por causa das dificuldades conceituais e da uma falta de dados científicos rigorosos. Eles consideram que o suporte para a hipótese de *food addiction* provém de alterações na neuroquímica (dopamina, opioides endógenos), neuroanatomia (sistema límbico) e comportamentos de automedicação. Alimentos identificados como tendo propriedades aditivas potenciais incluem doces, carboidratos, gorduras, combinações *sweet/fat*, e alimentos possivelmente processados e/ou com alto teor de sal.

Há muitos paralelos entre obesidade/*overeating*/*binge eating* e adição a álcool e drogas. Gearhardt et al.[10] dizem que a *binge eating disorder* (BED) compartilha muitas características com os comportamentos aditivos (*addic-*

tive behaviors), como o controle diminuído e o uso contínuo de certos alimentos, a despeito das consequências negativas.

Segundo Schag et al.[11], pacientes que sofrem de *binge eating disorder* (BED) formam um subgrupo específico de pessoas obesas que devem ser caracterizadas por impulsividade exacerbada. Esses autores fazem uma revisão para avaliar as evidências para impulsividade relacionada à comida em pessoas obesas com e sem BED e examinam possíveis diferenças entre ambas as populações. Eles analisaram separadamente dois componentes da impulsividade: a sensibilidade à recompensa (especificamente, a urgência por estímulos apetitivos) e o comportamento impetuoso espontâneo (tal como agir de forma desinibida sem olhar para as consequências). Verificaram ênfase acentuada no aumento da sensibilidade à recompensa em pessoas obesas, que pareceu ser mais pronunciado em pessoas com BED. Contudo, havia pouca evidência de aumento do comportamento impetuoso espontâneo em obesos sem BED, mas evidência consistente de um aumento desse comportamento em obesos com BED. De modo geral, a evidência do trabalho de Schag et al. sustenta a visão de que a BED representa um fenótipo específico da obesidade, com aumento da impulsividade relacionada à alimentação. Os autores concluem afirmando que levar em conta esses déficits específicos pode aumentar o efeito de programas de redução do peso e psicoterapia.

Transtornos do impulso são caracterizados por impulsos repetitivos que levam a comportamentos impulsivos que não têm uma clara motivação racional, não podem ser controlados e são potencialmente prejudiciais para a própria pessoa e/ou para os outros[12]. Esses autores estudaram a prevalência de transtornos do impulso numa amostra de pacientes obesos mórbidos pré-bariátricos (74 mulheres e 16 homens com idade entre 18 e 66 anos e com IMC ≥ 35). Os transtornos do impulso mais frequentemente observados foram de *skin picking* patológico, transtorno das compras compulsivas e transtorno explosivo intermitente. Esse resultado apoiaria a suposição que reconhece a ligação entre alta impulsividade, *binge eating* e obesidade. Os resultados indicaram uma alta prevalência de transtornos do impulso relacionados com *binge eating* regular entre indivíduos obesos mórbidos.

Whiteside & Lynam[13] propuseram dividir a impulsividade em quatro dimensões separadas: "urgência", "falta de premeditação", "falta de perseverança" e "procura de sensação".

A primeira faceta, urgência, refere-se à tendência a experienciar impulsos fortes, frequentemente sob condições de afeto negativo. O comportamento impulsivo se destinaria a aliviar emoções negativas a despeito das consequências negativas dessas ações em longo prazo. As ações impulsivas associadas com esse traço de personalidade são associadas com a intolerância à frustração e/ou à dificuldade para adiar a gratificação.

A segunda faceta é a falta de premeditação ou de deliberação. Premeditação refere-se à tendência de pensar e refletir sobre as consequências de um ato antes do envolvimento nesse ato. Baixos escores são ligados a reflexão e deliberação, enquanto altos escores são ligados a agir no calor do momento, de forma impensada e sem olhar as consequências.

A terceira faceta é a falta de perseverança. Perseverança refere-se a uma habilidade da pessoa de permanecer focada em uma tarefa que pode ser tediosa ou difícil. Indivíduos que não mostram falta de perseverança são capazes de completar projetos e de trabalhar sob condições que requerem resistência a estímulos que distraem. Pessoas com altos escores não conseguem se forçar a fazer o que elas próprias desejam fazer.

A quarta faceta é a procura de sensações (*sensation seeking*). Essa conceituação incorpora dois aspectos: a) uma tendência a desfrutar e procurar atividades que sejam excitantes; b) uma abertura para a tentativa de novas experiências que podem ou não ser perigosas. Pessoas com altos escores apreciam correr riscos e envolver-se em atividades perigosas, enquanto as com baixos escores evitam riscos e perigos.

O objetivo de Mobbs et al.[14] é examinar como a obesidade e os sintomas de transtorno alimentar podem estar relacionados com as quatro facetas da impulsividade. Os autores utilizaram quatro questionários para explorar a associação entre as facetas cognitiva e motivacional da impulsividade e a obesidade em 47 pacientes com sobrepeso ou obesidade e com transtorno alimentar e 47 controles de peso normal. Os resultados sugeriram que pessoas com sobrepeso e obesidade têm níveis mais altos de urgência, falta de perseverança e sensibilidade à recompensa. Eles concluem com a ideia de que pessoas obesas e com sobrepeso têm dificuldade para inibir o comportamento automático ou dominante e pensamentos intrusivos e mais alta sensibilidade à recompensa.

Casos clínicos

Deise, 42 anos, advogada, obesa

"Durante os jogos da Copa, ia com minhas amigas ao boteco, e a gente não queria nem saber. Todas gordinhas. As que bebem já iam logo pedindo cerveja. Eu nem bebo, mas pedi uma caipirinha. E depois refrigerante. Refrigerante normal, que sei que não devo, mas peço, eu não gosto de nenhum refrigerante *diet*. E vinham bandejas só com frituras: mandioca, batata, salgadinhos... Eu nem pensava em dieta, afinal, era jogo da Copa, a gente queria se liberar, comer para ter prazer. E mesmo assim, acabou a Copa e eu não engordei nada. Deve ser por causa do chá que comprei na China (Pu Erh). Na China, a comida é muito gordurosa, mas todas as mulheres são magérrimas e deve ser porque elas tomam muito chá. Eu fico tomando esse chá várias vezes por dia e parei de engordar.

Quero emagrecer, mas sem fazer sacrifícios. Eu adoro comer, e adoro comer esse tipo de coisa. É como se houvesse na minha frente um monte de balõezinhos; quando vejo eu não penso que posso engordar."

Deise reconhece, também, que os alimentos que ela considera hiperpalatáveis a levam facilmente a episódios compulsivos: batata frita, por exemplo, quando começa a comer é muito difícil conseguir parar.

Rita, 41 anos, jornalista, peso normal

Excitement seeking em várias áreas, "para sair do morno". Quando não é em outras coisas, acaba sendo em comida. Normalmente, é pessoa muito disciplinada em relação a dieta e atividade física. Quando procura novidades, sai completamente da dieta e come "o que tem vontade": frituras, pão com manteiga, toicinho no café da manhã, e outras coisas que não ingere no cotidiano. Nessa hora, não pensa em dieta nem em consequências. Desde criança já tinha essa característica, de ir atrás de tudo pelo que se interessava. No seu trabalho, como produtora de programas de TV, é a mesma coisa.

Lívia, 49 anos, técnica do judiciário, sobrepeso

Queixa-se de que nunca para, nunca fica em paz. Não coloca limites nos filhos (videogame no de 12 anos, novela na de 9 anos), o marido não ajuda nessa tarefa. Ela *precisa* ter tudo em ordem e então começa a gritar (perde a razão). Tem certeza de que seu grito tem a ver com "decepção, frustração". Como o grito não funciona, acaba se enchendo de comida engordativa, calórica. Nessa hora, só quer ter alívio, não pensa no regime, não pensa nas consequências do que está ingerindo. E também para de fazer atividade física. Aí vem, depois, a culpa, o ganho de peso.

Sílvia, 50 anos, dona de casa, sobrepeso

"Ontem, sem razão nenhuma, acabei com o regime. Entrei na doceira e comi rissole com café e minibombinha de chocolate. Fiquei bem, nem senti culpa. Depois pensei: minha filha, você está uma hipopótama. Foram aqueles 5 minutos uma sessão de descarrego (no rissole) de encosto."

Quer lidar com o problema de sua canalização para a comida: pretende não comer os problemas, a ansiedade. Diz que emocionalmente não está bem, tem "absurda" necessidade de comer. "É uma bola de neve: engorda e fica infeliz".

Afirma não ter compulsão, mas "come até explodir, come que nem uma louca", só que isso ocorre na refeição. Vem a culpa, "pois tem até que abrir a calça".

Mariana, 20 anos, estudante, sobrepeso

"Desde os 14 anos de idade, vivo uma luta constante contra a balança. Meu grande tormento não é emagrecer, já que quando inicio minhas dietas atinjo os resultados a que me propus sem grandes dificuldades, sem tormentos. Meu problema é que poucos meses após o final da dieta, inicio uma caminhada inversa autodestrutiva. Vivo, pois, no efeito sanfona. E essa condição me é realmente dolorosa, extremamente desconfortável e inaceitável. Tanto é que há dois anos iniciei um tratamento psicológico para tentar entender as causas desse problema e assim poder solucioná-lo. Durante o tempo em que faço terapia, emagreci e engordei três vezes, mas em nenhum momento pensei em desistir, pois cada vez tenho mais certeza que é pelo caminho do autoconhecimento que conseguirei preencher as lacunas que me fazem comer de uma maneira destrutiva. O prazer de comer não é tão grande como o prazer de me sentir desejada, de me vestir bem, de cuidar do meu corpo, mas ainda assim eu volto a engordar – parece que propositalmente. Realmente, atingi o meu limite, não suporto mais conviver com a minha autodestruição desnecessária."

Roberta, 50 anos, comerciante, sobrepeso

Casada, quatro filhos do sexo masculino.

Diz ter "comportamento bipolar". Já se tratou com vários psiquiatras, tendo já tomado várias medicações, como sertralina, citalopram, ácido valproico e bromazepam. Passou por cirurgia bariátrica; na época, pesava 87 kg, conseguiu chegar a 58, e agora varia entre 60-61 kg.

"Se eu me cuidasse um pouquinho, estaria mais magra. Quando começam a me elogiar, parece que custa aceitar esses elogios. O problema é doce, é adição mesmo, com a cirurgia dava *dumping*, agora não dá mais, e voltou a necessidade de doce. Se como um pouco, a necessidade vai aumentando. Quando como doce, começo a desanimar, não quero fazer mais nada. Acho que é boicote."

No supermercado, não compra verduras, saladas, só "porcaria". Na hora da compra, não escolhe o *light*, "alguma coisa não deixa", tem que ser uma "perdedora", "não pode ficar no time dos que escolhem". "Tenta" comer alimentos saudáveis, às vezes consegue renunciar a um sorvete, um doce etc., mas outras vezes come "porcaria". Diz que compra as "coisas gostosas" para as crianças. Pensa em não comer mais carboidrato após as 17-18 horas, mas não consegue. Sente que se agride quando come muito. Ao mesmo tempo, descreve-se como "sincera, doce, simpática, simples, conversadora, carinhosa".

Acaba entrando nas doceiras, e na porta da doceira enxerga escrito "Gostoso!". Prefere bolos cheios de creme, chocolate, doce de leite, coisas enjoativas para os outros.

"A comida vem junto com tudo (viagem, festa), o prazer da comida impulsiona tudo. A comida preenche."

Também cancelou a ginástica: "já que vai pro fundo vai com tudo". E começa a sentir coceiras no corpo. Muita tristeza e angústia. Tem sentimento de fracasso e culpa.

Acha que é melhor não comer nada do que comer um pouquinho. Em festas, não aguenta "pouquinho". Na ginástica também é assim: ou 3 horas ou nada.

Amiúde se pergunta: "será que tenho medo de ser magra e atrativa?". Acha que precisa ter mais prazer fora da comida. Por exemplo, trabalhar também pode dar prazer. Percebe que toda vez que emagrece é como se precisasse estragar, comendo.

Seu jeito de falar e de se comportar é como se tivesse dentro de si uma filha adolescente "rebelde, que não aceita limites, que só pensa em si mesma e nos seus desejos". Nunca quis ter uma filha, pois achava que a filha poderia ser igual a ela, e seria difícil educá-la. E pensa como é difícil colocar limite nos seus filhos se ela própria não os tem.

Na infância e adolescência, a mãe fazia de tudo para emagrecer, e não permitia que a filha engordasse. A mãe a proibia de comer doces, para que ela não engordasse. O pai, em compensação, dava-lhe doces e, no restaurante, às vezes, ele pedia sobremesa só para que ela pudesse pedir também. A mãe fazia algumas ameaças, do tipo "se engordar vai ficar muito feia", era uma mãe que mais castigava do que premiava, ou mais acenava com o negativo do que com o positivo. Mas depois que Roberta se casou, a mãe tentava agradá-la com comida. A mãe, que era magra, começou a engordar depois que teve um derrame.

Mesmo assim, hoje em dia pensa com mais carinho na mãe, sonha mais com a mãe. O pai era o "tudo de bom", não dava limite. Quando ela tirava nota 10, ele assinava a prova. Mas se tirasse zero, ele a mandava mostrar à mãe (para ser castigada), só que a mãe não ligava nada para sua vida escolar, só era preocupada com sua aparência.

Mas o que deseja evitar? Acha que tem a ver com a parte sexual. Seria um castigo por não ter desejo sexual. Por isso, acha que tem obsessão pela comida, está sempre pensando no que vai comer. O primeiro pensamento é sempre na comida; sempre está pensando no que vai poder comer, mesmo em vigência de dieta. E considera isso um "atentado contra sua vaidade", embora não se considere vaidosa.

Quando alguém diz que está bonita e interessante, costuma interromper a dieta. "E se gostar do elogio de um homem? O que poderá fazer? Transar com ele?"

Queixa-se de que "sabe tudo, mas não consegue pôr em prática aquilo que sabe". Acha que tem uma "partezinha" (erva daninha) que a impede de se entregar totalmente ao programa de emagrecimento.

Menciono o mito da sereia, cujo canto é muito bonito, mas pode levá-la para o fundo do mar. Na sessão de psicodrama, ela reconhece na sereia sua própria mãe, que nos últimos anos fumava sem limites e só lhe dizia para "aproveitar a vida". E esta mãe acabou tendo um derrame. Roberta diz que

> nos últimos dias tem pensado muito na mãe e nesse aspecto dela. O pai era passivo, deixava a esposa fazer o que lhe aprouvesse, mas às vezes brigava com ela. E esse casal permanece dentro de Roberta, discutindo. Ela chora e tem um insight. Olha para a cadeira onde "vê" a sereia-mãe e diz "Vai embora, mãe!"

TRATAMENTO MEDICAMENTOSO

Em relação a drogas, não existe medicação específica visando à impulsividade ligada à obesidade. São utilizadas as drogas prescritas para os transtornos do impulso, de forma geral, como os antidepressivos inibidores seletivos da recaptação da serotonina.

Por sua vez, o tratamento farmacológico da obesidade em si segue como um dos maiores desafios da terapêutica médica moderna. Quase todas as tentativas nessa área foram marcadas por um entusiasmo inicial seguido pelo arrefecimento das expectativas em virtude de resultados modestos e efeitos adversos não previstos inicialmente. Um exemplo ilustrativo foi a fenfluramina, uma droga com ação no sistema nervoso central (SNC) cujo efeito principal seria produzir a sensação de saciedade por meio do aumento da atividade serotoninérgica, através de ambos, aumento de liberação e bloqueio da recaptação. A prescrição de fenfluramina foi proibida na maioria dos países pelo aumento do risco de complicações cardiopulmonares potencialmente fatais. Dificuldades semelhantes ocorreram com a sibutramina, proibida na maioria dos países europeus e nos Estados Unidos; ela bloqueia seletivamente a recaptação central de serotonina e norepinefrina induzindo saciedade. Os resultados significativos, porém modestos, na redução de peso em contraste com o risco aumentado de intercorrências cardiovasculares colocam em xeque a sua utilidade clínica[15].

Genericamente, a estratégia tem sido tentar interferir no balanço entre fome e saciedade, obviamente em favor desta última. As abordagens podem ainda ser divididas em dois subgrupos, aquelas com ação direta no SNC e as intervenções no sistema periférico do metabolismo de carboidratos com repercussão secundária no SNC. As estratégias de ação direta seguem ainda a mesma estratégia de inibir a fome, aumentando a atividade central da serotonina e/ou norepinefrina. A lorcaserina é um agonista do receptor de serotonina 5HT2CR, desenvolvida para mimetizar as ações da fenfluramina sem os seus efeitos adversos. Uma metanálise recente sugere resultados superiores ao placebo, porém discretos com redução média de 1,2 kg/m² no índice de massa corpórea (IMC) após 12 meses. Períodos de seguimento superiores a um ano sugerem tolerância aos efeitos terapêuticos, havendo indicação de descontinuação se não houver perda superior a 5% do peso original após um ano de uso da medicação[16]. A lorcaserina ainda não está disponível para prescrição no Brasil.

Um derivado anfetamínico, a fentermina, em associação com o topiramato tem sido estudado como uma alternativa. Nesse caso, a estratégia é explorar o sinergismo entre duas substâncias comprovadamente redutoras de peso, mas cujo uso isolado é limitado por efeitos colaterais dose-dependentes. A fentermina atua primordialmente como uma agonista da norepinefrina central. O topiramato, por sua vez, modularia a atividade dopaminérgica na via córtico-límbica-estriatal, o chamado sistema de gratificação cerebral, atuando como agonista do ácido gama-aminobutírico (GABA) e antagonista do glutamato, promovendo a saciedade[17]. Prescrito isoladamente, o topiramato já se mostrou útil no tratamento do transtorno compulsivo alimentar periódico[18]. Em uma variação da mesma estratégia, estudos incipientes têm explorado o potencial de um outro modulador do sistema de gratificação cerebral, a naltrexona, e um antidepressivo, a bupropiona. A naltrexona é um bloqueador do receptor μ-opioide, aprovado para o tratamento do alcoolismo e da dependência de ópio e derivados. A bupropiona apresenta um perfil peculiar de ação com bloqueio de recaptação da norepinefrina e dopamina[19].

Finalmente, do grupo das estratégias com ação periférica, destaca-se atualmente a liraglutida. Trata-se de um fármaco agonista do receptor do hormônio intestinal, o peptídeo glucagon-símile (GLP-1). O GLP-1 é um hormônio produzido na porção final do intestino delgado e liberado quando nutrientes são absorvidos pelo íleo. O GLP-1 atua no pâncreas aumentando a secreção de insulina e reduzindo a secreção de glucagon, além de inibir a secreção de ácido gástrico e retardar o esvaziamento estomacal. Acredita-se que estas ações auxiliam na redução da ingesta alimentar e produzem sensação de saciedade[20].

Embora promissoras, todas as estratégias farmacológicas mencionadas acima exibiram resultados modestos entre 3 e 9% de redução do IMC, com resultados intermediários para a liraglutida (6%) e mais promissores para a combinação fentermina/topiramato[19]. Depreende-se dessa constatação, que a farmacologia ainda detém um papel coadjuvante no tratamento da obesi-

344 Psiquiatria, saúde mental e a clínica da impulsividade

dade e que estratégias preventivas, pautadas em psicoeducação, orientação nutricional e métodos psicoterápicos para engajamento do paciente na reformulação dos padrões alimentares ainda são os fatores decisivos para o controle da obesidade e de suas consequências.

TRATAMENTO PSICOTERÁPICO

Entender as associações e interações entre estresse, adaptações neurobiológicas e obesidade é importante no desenvolvimento de prevenção efetiva e estratégias de tratamento para a obesidade e doenças metabólicas relacionadas[4].

Na opinião de Sutin et al.[21], intervenções focadas no componente emocional do controle de impulso podem ser muito efetivas porque mesmo pessoas conscientes a respeito das consequências de suas ações podem ter pouco sucesso na inibição de seus comportamentos. As psicoterapias psicodinâmicas sempre têm seu lugar no elenco de tratamentos adequados, pois permitem ao paciente uma visão mais abrangente de seu problema, podendo ele visualizar onde entram seus sintomas impulsivos, quais são seus benefícios secundários e que instrumentos ele pode utilizar no combate à doença.

Um fator que chama muito a atenção na psicoterapia desses pacientes é a ambivalência, a divisão interna que aparece entre a parte que deseja cumprir uma dieta racional e saudável e a outra parte que incita a levar uma vida hedônica, onde se pode comer de tudo livremente e onde não há necessidade de praticar exercícios físicos.

Priscila, 42 anos, refere que quando está em dieta segue esta dieta "como uma santa", só que "de repente uma enxurrada a leva" (ataque compulsivo). Na sessão de psicoterapia é pedido que ela feche os olhos, se concentre e "se divida" entre os dois personagens. Ela concorda e inicia apresentando-se como uma "santa" chamada Imaculada, de 42 anos. Esta personagem informa que acorda e "segue a regra corretamente": bom café da manhã, constituído de "uma jarrona de chá" de uma empresa de produtos dietéticos. Imaculada considera-se boa mãe, embora às vezes fique irritada, e também boa esposa, com boa conversa, o casal vive em harmonia. À noite, porém, fica mais nervosa porque "o vampiro a tenta". Quem é o vampiro? O vampiro chama-se Púrpuro; ele deseja que ela ceda e coma "o que não deve", para provocar culpa nela. Quando isto ocorre decide ir para o chuveiro relaxar e dizer para si própria que não deve comer. Prefere tomar água, pois a água serve para "purificação e condução de energia". A seguir, entra a segunda personagem, chamada de "puta": é Suellen, e tem 38 anos. Suellen informa que leva a vida sem muitas regras, "quando aperta, trabalha mais"; acha que sua profissão passa certo glamour, sensualidade, brilho. Mas o lado triste é "se vender, pois não tem querer, não tem hora". Afirma que Púrpuro não é seu inimigo, ele não incomoda, não domina, uma força anula a outra. Suellen não faz dieta, ela come o que lhe dá prazer. Sabe "maneirar", mas "sem neurose", afinal precisa do corpo, tem que ter regra para comer.

Priscila diz que estas duas personagens nunca conversam entre si. E esta é á questão importante a mostrar aos pacientes. Muitos outros, como Priscila, apresentam nitidamente esta divisão interna, nas sessões de psicoterapia. De um lado o "dieteiro" compulsivo, que pode assumir um viés de "santo" ou de "militar", onde se pode observar a postura rígida de um convento ou de um quartel: "nada é permitido fora da lei". De outro lado o desejo de uma vida "só de prazeres", onde tudo é permitido. No caso dos "obrigados" a fazer dieta, é frequente um "esquecimento das regras", ou uma indulgência do tipo "como meu dia hoje foi tão cansativo... mereço comer este doce e vou me dispensar da ginástica".

Sem dúvida, do ponto de vista do equilíbrio psicológico, o desejável é que haja diálogo entre a "santa" e a "puta", de modo a estabelecer um estilo de vida mais apropriado e equilibrado (nem santa nem puta), à pessoa. E é a possibilidade de ocorrer este diálogo que se procura na psicoterapia.

TRATAMENTO NUTRICIONAL

Uma das possibilidades para se conquistar um plano nutricional adequado e nutricionalmente balanceado é a de conscientizar o paciente sobre a importância da preservação da saúde, criando *a posteriori* um cronograma alimentar diário pautado nas preferências e possibilidades pessoais e direcionando mente e corpo em busca de um objetivo único.

Orientações para controle da impulsividade em relação à alimentação

O equilíbrio nutricional contribui para a manutenção do peso adequado, reduz o risco de doenças como desnutrição, anemia, obesidade, diabete, hipertensão, entre outras.

Comer em intervalos regulares acelera o metabolismo, pois, no momento em que o alimento é ingerido, o organismo terá que gastar energia para digeri-lo. Portanto, nesse processo, inicia-se a queima calórica. O procedimento de intervalos regulares evitará que o organismo desencadeie o "mecanismo de sobrevivência", que provocará armazenamento de gordura. Comer com frequência faz com que diminua a quantidade de calorias que se consome em cada uma das principais refeições. O organismo precisa constantemente receber aminoácidos provenientes da alimentação ou dos músculos. Quando o intervalo entre as refeições é regular, o organismo recebe nutrientes corretos e fornece para os músculos matéria-prima para a reestruturação corpórea; caso contrário, se a dieta for de privação, o organismo buscará nos músculos os aminoácidos e assim vai gerar uma situação tóxica ao organismo, que é o catabolismo.

Mastigar devagar proporciona uma comunicação efetiva entre estômago e cérebro, fazendo com que haja maior liberação de hormônios de saciedade e também o aumento da percepção de quando se está realmente satisfeito. Portanto, haverá controle na ingesta, juízo consciencioso na escolha alimentar e reconhecimento de sabores do que é ingerido. Quanto maior o número de mastigações, maior será a apreciação do alimento e o estímulo das papilas gustativas e com isso a percepção da saciedade. A digestão inicia-se pela boca, a produção de saliva é mais eficiente quanto mais se mastiga o alimento, o que ajuda a formar um bolo alimentar mais macio e fácil de ser deglutido.

O alimento não triturado pelos dentes pode ocasionar a ingestão de pedaços grandes, que chegarão dessa forma ao estômago, o que dificultará o processo digestivo, podendo ocasionar pirose (azia), empachamento, dor e desconforto abdominal, fermentação, gases e até mesmo favorecer o aparecimento de gastrite. Continuando o processo digestivo, partículas grandes de alimentos podem chegar até o intestino, o que poderá causar um desequilíbrio na microbiota intestinal, que está relacionado ao aparecimento de algumas doenças.

Outras armas no combate à impulsividade são: a atenção alimentar, a disponibilidade e acesso aos alimentos adequados, a calma alimentar, a percepção do que é escolhido e colocado no prato, que podem se constituir em aspectos para enfrentamento da impulsividade na busca alimentar inadequada.

Vale ressaltar a importância de consolidar alguns hábitos cotidianos que também podem influir positivamente na busca de restrições ao impulso desenfreado aos alimentos:

- Descansar os talheres no prato a cada mastigação.
- Colocar pouca comida no garfo.
- Escolher um local calmo e tranquilo para fazer as refeições.
- Evitar realizar outras atividades durante as refeições (como assistir TV, ler jornal, acessar internet).
- Iniciar a refeição com uma porção de salada. Enquanto mastiga lentamente as verduras e legumes, a pessoa ganha tempo para que a mensagem de saciedade chegue ao cérebro e, assim, amplia a chance de reduzir a repetição, por gula, do prato quente.
- Restringir a ingestão de líquido como acompanhamento da refeição a um copo de 100 mL.
- Procurar fazer as refeições em ambientes adequados, por exemplo, evitar comer com prato no colo.

REFERÊNCIAS BIBLIOGRÁFICAS

1. Jasinska AG, Yasuda M, Burant CF, Gregor N,,Khatri S, Sweet M, Falk EB. Impulsivity and inhibitory control deficits are associated with unhealthy eating in young adults. Appetite. 2012;59:738-47.
2. Meule A. Food addiction and body-mass-index: a non-linear relationship. Med Hypotheses. 2012;79(4):508-11.
3. Carr KA, Daniel TO, Lin H, Epstein LH. Reinforcement pathology and obesity. Curr Drug Abuse Rev. 2011;4(3):190-6.
4. Yau YH, Potenza MN. Stress and eating behaviors. Minerva Endocrinol. 2013;38(3):255-67.
5. Sinha R, Jastreboff AM. Stress as a common risk factor for obesity and addiction. Biol Psychiatry. 2013;73(9):827-35.
6. von Deneen KM, Liu Y. Obesity as an addiction: Why do the obese eat more? Maturitas. 2011;68(4):342-5.
7. Avena NM, Gold JA, Kroll C, Gold MS. Further developments in the neurobiology of food and addiction: uptake on the state of the science. Nutrition. 2012;28(4):341-3.
8. Volkow ND, Wang GJ, Tomasi D, Baler RD. Obesity and addiction: neurobiological overlaps. Obes Rev. 2013;14(1):2-18.
9. Corsica JA, Pelchat ML. Food addiction: true or false? Curr Opin Gastroenterol. 2010; 26(2):165-9.

10. Gearhardt AN, White MA, Potenza MN. Binge eating disorder and food addiction. Curr Drug Abuse Rev. 2011;4(3):201-7.
11. Schag K, Schänleber J, Teufel M, Zipfel S, Giel KE. Food-related impulsivity in obesity and binge eating disorder - a systematic review. Obes Rev. 2013;14(6):477-95.
12. Schmidt F, Körber S, de Zwaan M, Müller A. Impulse control disorders in obese patients. Eur Eat Disorders Rev. 2012;20:e144-e147.
13. Whiteside SP, Lynam DR. The five factor model and impulsivity: using a structural model of personality to understand impulsivity. Personality and individual differences. 2001;30:669-89.
14. Mobbs O, Crépin C, Thiary C, Golay A, Van der Linden M. Obesity and the four facets of impulsivity. Patient Educ Couns. 2010;79(3):372-7.
15. Comerma-Steffensen S, Grann M, Andersen CU, Rungby J, Simonsen U. Cardiovascular effects of current and future anti-obesity drugs. Curr Vasc Pharmacol. 2014;12(3):493-504.
16. Chan EW, He Y, Chui CS, Wong AY, Lau WC, Wong IC. Efficacy and safety of lorcaserin in obese adults: a meta-analysis of 1-year randomized controlled trials (RCTs) and narrative review on short-term RCTs. Obes Rev. 2013;14(5):383-92.
17. Johnson BA, Ait-Daoud N, Bowden CL, DiClemente CC, Roache JD, Lawson K, et al. Oral topiramate for treatment of alcohol dependence: a randomised controlled trial. Lancet. 2003;361(9370):1677-85.
18. Claudino AM, de Oliveira IR, Appolinario JC, Cordás TA, Duchesne M, Sichieri R, et al. Double-blind, randomized, placebo-controlled trial of topiramate plus cognitive--behavior therapy inbinge-eating disorder. J Clin Psychiatry. 2007;68(9):1324-32.
19. Pucci A, Finer N. New medications for treatment of obesity: metabolic and cardiovascular effects. Can J Cardiol. 2015;31(2):142-52.
20. van Bloemendaal L, Ten Kulve JS, la Fleur SE, Ijzerman RG, Diamant M. Effects of glucagon-like peptide 1 on appetite and body weight: focus on the CNS. J Endocrinol. 2014;221(1):T1-16.
21. Sutin AR, Costa PT Jr, Chan W, Milaneschi Y, Eaton WW, Zonderman AB, Ferrucci L, Terracciano A. I know not to, but I can't help it: weight gain and changes in impulsivity-related personality traits. Psychol Sci. 2013;24(7):1323-8.
22. Mc Ewen BS. Plasticity of the hippocampus: adaptation to chronic stress and allostatic load. Ann N Y Acad Sci. 2001;933:265-77.

22

Dependência de comida

Edgar de Oliveira
Fátima Vasques
Janice Rico Cabral
Daniela Souza Pereira
Cristiane Ruiz Durante
Paula Sanches Bernstein

INTRODUÇÃO

São crescentes as evidências de similaridades neuroquímicas e comportamentais entre o consumo excessivo de alguns alimentos e transtornos relacionados a substâncias psicoativas[1]. Considera-se que alguns alimentos ou ingredientes adicionados podem provocar processos aditivos em pessoas suscetíveis, especialmente alimentos processados com alta concentração de gorduras e/ou açúcares[2].

Foi Theron Randolph, em 1956, quem primeiro usou o termo food addiction (dependência de comida) e este tema tem ganhado a atenção da comunidade científica particularmente desde 2009, com o aumento do número de publicações[3].

ESTUDOS EM ANIMAIS E HUMANOS

Estudos em animais têm revelado que a exposição a alimentos ricos em açúcares e gorduras aumenta a ativação do sistema dopaminérgico e opioide no estriado dorsal e núcleo *accumbens* (sistema de recompensa), contribuindo para o surgimento de sinais de fissura, abstinência e tolerância. Os achados são compatíveis com o padrão de ativação em animais dependentes de substâncias psicoativas[4].

Em uma pesquisa de neuroimagem com adolescentes expostas a *milkshake*, aquelas que apresentaram mais sintomas de dependência de comida (DC) demonstraram maior ativação de áreas cerebrais ligadas ao sistema de recompensa como a amígdala, o córtex cingulado anterior, córtex orbitofrontal medial e córtex pré-frontal dorsolateral, durante antecipação à ingesta do alimento e a menor ativação do córtex orbitofrontal lateral durante a ingesta. Os achados são compatíveis com o padrão de ativação de pessoas com transtorno por uso de substância e sugerem que indivíduos com mais sintomas de DC, expostos a alimentos prazerosos, tendem a apresentar maior impulso em busca do alimento, mais fissura e, durante a ingesta, menor controle sobre o consumo e menor saciedade[5].

CRITÉRIOS DIAGNÓSTICOS PROPOSTOS

Foram propostos os critérios diagnósticos para DC[3] apresentados no Quadro 1, com base nos critérios para transtorno relacionado a substâncias do *Manual diagnóstico e estatístico de transtornos mentais*, 5ª edição.

Utilizando esta proposta de critérios e visando criar uma ferramenta para identificação de pessoas que os preencham, pesquisadores da Universidade de Yale desenvolveram a *Yale Food Addiction Scale* (YFAS), atualmente na 2ª edição, que consiste em questionário que investiga o comportamento alimentar no último ano[6]. A YFAS 2.0 revelou adequada confiabilidade interna e validade, facilitando as pesquisas sobre dependência de comida. No Brasil, a versão reduzida da YFAS 2.0 (YFAS2m) foi validada por Nunes-Neto et al.[7], e a adaptação transcultural da versão para crianças (YFAS-C) foi realizada por Filgueiras et al.[8].

Chamamos atenção para o fato de que DC não é ainda um diagnóstico reconhecido pelos principais sistemas classificatórios de transtornos mentais.

Meule e Gearhardt[3] compararam os critérios diagnósticos de DC com os critérios de transtorno do jogo e, apesar de muitas similaridades, identificaram que DC assemelha-se mais aos transtornos por uso de substância do que a dependências comportamentais, em decorrência da necessidade do consumo de uma substância (comida). Os alimentos mais ligados a DC são aqueles com maiores níveis de processamento, com alto índice glicêmico e contendo maiores adições de gordura e açúcar[2].

Quadro 1 Critérios diagnósticos para dependência de comida

A. Um padrão problemático de consumo de alimentos, levando a comprometimento ou sofrimento clinicamente significativos, conforme indicado pela apresentação de dois (ou mais) dos seguintes critérios em um período de 12 meses:
Consumir alimentos em maior quantidade ou por períodos mais longos do que pretendido.
Existência de um desejo persistente ou de esforços malsucedidos no sentido de reduzir ou controlar o consumo de alimentos.
Muito tempo é gasto em atividades necessárias para obtenção de alimentos, para consumi-los exageradamente ou na recuperação de seus efeitos.
Fissura ou forte desejo ou necessidade de consumir alimentos específicos.
Consumo recorrente de alimentos em excesso, resultando no fracasso em desempenhar papéis importantes no trabalho, escola ou em casa.
Continuar consumindo alimentos em excesso, apesar de problemas sociais ou interpessoais persistentes ou recorrentes causados ou exacerbados por efeitos de alimentos específicos.
Importantes atividades sociais, profissionais ou recreacionais são abandonadas ou reduzidas em virtude do consumo excessivo de alimentos.
Recorrente consumo excessivo de alimentos em situações nas quais isso representa perigo para a integridade física.
O consumo excessivo de alimentos é mantido apesar da consciência de ter um problema físico ou psicológico persistente ou recorrente que tende a ser causado ou exacerbado pelo excesso alimentar.
Tolerância, definida por qualquer um dos seguintes aspectos: a. Necessidade de quantidades progressivamente maiores de alimentos para atingir o efeito desejado. b. Efeito acentuadamente menor com o consumo continuado da mesma quantidade de alimentos.
Abstinência, manifestada por qualquer um dos seguintes aspectos: a. Síndrome de abstinência quando privado de alimentos específicos. b. Alimentos específicos são consumidos para aliviar ou evitar sintomas de abstinência.

Fonte: Meule e Gearhardt, 2014[3].

CARACTERÍSTICAS EPIDEMIOLÓGICAS E CLÍNICAS

A prevalência de DC pode variar de 4,3 até 20% nas amostras pesquisadas. A maioria das pessoas identificadas com DC apresentam sobrepeso ou obesidade, são mulheres e maiores de 35 anos. O sintoma da YFAS mais comumente relatado é o desejo persistente ou esforços malsucedidos no sentido de reduzir ou controlar o consumo de alimentos. Quanto mais sintomas relatados maior o índice encontrado na cintura/quadril, porcentagem de gordura corporal e na gordura corporal central[7,9].

Por outro lado, só aproximadamente 24,9% de pessoas com sobrepeso/obesidade demonstram sintomas clínicos significativos de DC e 11,1% de indivíduos com peso normal têm DC[4].

RELAÇÕES COM TRANSTORNOS ALIMENTARES

Indivíduos com transtorno de compulsão alimentar (TCA), bulimia nervosa e síndrome do comer noturno mostram maior prevalência de DC. Apesar de muitos pacientes com TCA preencherem critérios para DC, nem todos receberam este diagnóstico, sugerindo que DC pode ser distinguível de TCA[10].

- Similaridades entre DC, TCA e bulimia nervosa, a saber:
- Redução do controle sobre a ingesta alimentar.
- Permanecer consumindo, apesar das consequências negativas.
- Consumir quantidades de alimento maiores do que o planejado.
- Níveis elevados de impulsividade.
- Alta desregulação emocional.
- Baixa autoestima.
- Aumento de estados de afeto negativo.
- Fissura intensa.

Diferenças entre DC, TCA e bulimia nervosa:

- Os critérios para DC não mencionam presença ou duração de episódios de compulsão alimentar. É possível que pessoas com DC tenham mais padrão de *grazing* (beliscar) do que de compulsão.
- Bulimia nervosa é caracterizada, inclusive, por distorção da imagem corporal, que pode estar ou não presente em sujeitos com DC.
- Fissura, abstinência e tolerância são características específicas de adição, portanto portadores de DC hipoteticamente descreveriam maior presença destes sintomas.

- Pessoas com DC podem procurar alimentos específicos pelos quais sentem fissura, enquanto pessoas com TCA/bulimia nervosa podem procurar ingerir alimentos em grande quantidade, mas sem muito critério de especificidade.

Comparando indivíduos somente com DC e indivíduos somente com transtornos alimentares[4], observaram que aqueles somente com DC apresentavam maior índice de massa corpórea (IMC) atual e previamente do que participantes somente com TCA/bulimia nervosa ou controles, sugerindo que DC está associada a maior consumo de alimentos hipercalóricos e maior risco para obesidade. Além disso, o grupo somente com DC reportou maiores níveis de preocupação com peso e forma e mais atitudes alimentares patológicas do que o grupo somente com TCA/bulimia nervosa. Isto sugere que DC talvez esteja relacionada a patologia mais grave[4].

Portadores de DC tendem a exibir episódios de compulsão alimentar mais frequentemente (comórbidos com TCA), experimentar fissura mais intensa por comida, apresentar níveis mais elevados de impulsividade e de sintomas depressivos do que aqueles apenas com TCA, ter maiores escores de desregulação emocional, e menor qualidade de vida, quando comparados com pacientes obesos ou com transtornos alimentares[4,7].

PROPOSTAS PARA TRATAMENTO

As propostas envolveriam intervenções:

- Dietéticas.
- Comportamentais: mudanças no estilo de vida, como adesão a atividade física aeróbica regular.
- Medicamentosas: espera-se que reduzam a fissura, o impulso da fome, aumentem a saciedade e ofereçam ganho de controle sobre o comportamento alimentar. Entre as medicações que podem ser consideradas para o tratamento de DC, estão:
  - Combinação de naltrexona com bupropiona: bupropiona é um antidepressivo inibidor da recaptação de noradrenalina e dopamina, com doses mais eficazes de 300 mg/dia até 450 mg/dia. Naltrexona é um antagonista opioide que hipoteticamente reduz fissura modulando a liberação de dopamina no núcleo accumbens e área tegumentar

ventral e bloqueando o efeito de opioides endógenos. Sugere-se a dose média de naltrexona 50 mg/dia e máxima 100 mg/dia. Bupropiona é liberada para o tratamento de dependência de nicotina e naltrexona para dependência de álcool e opioides.

◻ Topiramato: da classe dos anticonvulsivantes, atua inibindo canais de sódio voltagem-dependentes, a liberação do glutamato e a anidrase carbônica; aumenta níveis cerebrais do GABA. Hipoteticamente modularia a atividade dopaminérgica no sistema de gratificação cerebral. Sugere-se a dose média de 100-200 mg/dia e máxima de 300 mg/dia. Topiramato tem sido extensivamente testado para tratamento de TCA, dependências comportamentais e até de cocaína e álcool, apesar de ainda não ser liberado para esses transtornos. Nos Estados Unidos, associado a fentermina, foi liberado para o tratamento da obesidade em 2012.

◻ Lisdexanfetamina: é um pró-fármaco, convertido em dextroanfetamina e L-lisina após a primeira passagem intestinal e metabolismo hepático. Bloqueia a recaptação pré-sináptica, aumentando liberação de dopamina e noradrenalina. Comparado com outros estimulantes, tem absorção cerebral mais lenta, age de forma prolongada e tende a ter menor risco de abuso. Lisdexanfetamina foi liberada para o tratamento de TCA, sendo mais eficaz nas doses de 50-70 mg/dia.

- Inclusão da técnica de *mindfullness*, que tem sido considerada promissora na redução da fissura e redução do peso em obesos.

- Aplicação de técnicas cognitivo-comportamentais, como: (a) monitoramento do consumo de alimentos-gatilho objetivando a abstinência deles; (b) desenvolvimento de habilidades de prevenção de recaída; (c) identificação de pensamentos automáticos, especialmente sobre antecipação ao consumo e fissura; (d) desenvolvimento de comportamentos alternativos ao consumo excessivo de alimentos; e, finalmente, (e) desenvolvimento de habilidades sociais e de regulação emocional.

- Cirurgia bariátrica: não está claro por quais mecanismos exatos ocorre a redução da ingesta calórica, porém considera-se que as mudanças promovidas pela cirurgia alteram a fisiologia de hormônios intestinais e sistemas cerebrais implicados na alimentação, resultando em redução da fome e de preferências por alimentos calóricos. Pepino et al.[11] descreveram melhora de 93% do quadro de DC após intervenção cirúrgica em 44 obesos (32% dos quais apresentavam DC), depois de perderem cerca de 20% do peso. Compreender as mudanças promovidas pela cirurgia poderia contribuir para o desenvolvimento de intervenções não cirúrgicas.

- Promoção de políticas públicas: desenvolvimento e propaganda de alimentos saudáveis, etiquetá-los e subsidiá-los; aumentando os impostos sobre alimentos com alta concentração calórica, regulagem de suas vendas, inserção de advertências nas embalagens e proibição de propaganda[12].

Grupo de tratamento para dependência de comida

O Ambulatório Integrado dos Transtornos do Impulso (AMITI) do Hospital das Clínicas da Universidade de São Paulo tem grupo específico de tratamento para DC. O programa de tratamento é composto por 21 sessões de 90 minutos de duração. O grupo tem início com duas sessões de Entrevista Motivacional (EM), seguidas por seis sessões de nutrição comportamental (NC), paralelamente a 13 sessões de Terapia do Esquema (TE) de Jeffrey Young. O grupo de NC é coordenado por duas nutricionistas com formação em transtornos do impulso e o grupo de TE é coordenado por duas psicólogas com formação em TE.

A Entrevista Motivacional, como uma conversa colaborativa que visa resolver a ambivalência, tem contribuído para a promoção e manutenção de mudanças de comportamento em diversas situações como na redução e cessação do uso de substâncias e na adesão a dietas saudáveis e prática de atividades físicas[13].

Nas sessões de nutrição comportamental inicialmente é realizada coleta dos hábitos alimentares dos pacientes e histórico alimentar, por meio do diário alimentar e de questionário de frequência alimentar. São analisadas crenças nutricionais e a relação com os alimentos. A fase inicial tem como foco a educação nutricional, sendo o diferencial no tratamento, no qual o nutricionista precisa trabalhar desmistificando os hábitos alimentares que geralmente causam desconforto e sofrimento. São abordados conceitos de alimentação saudável, tipos, funções e fontes dos nutrientes, recomendações nutricionais, consequências do impulso alimentar e a relação com a fisiologia corporal. Em seguida foca-se nas mudanças do comportamento, priorizando maior planejamento alimentar e promoção de novos comportamentos mais funcionais, auxiliando na interação e melhor compreensão do alimento *versus* emoção.

A Terapia do Esquema (TE) foi desenvolvida para o tratamento de transtornos crônicos e arraigados, geralmente considerados difíceis de tratar. Os precursores Young, Klosko e Weishaar consideram-na um avanço da terapia cognitiva comportamental, combinando aspectos desta com os do modelo psicodinâmico, de vínculo e da Gestalt. Além dos componentes cognitivos e comportamentais, a TE dá igual importância para a mudança emocional, para técnicas vivenciais e para a relação terapêutica[14].

Em decorrência da ampliação do modelo da TE para o tratamento de transtornos psiquiátricos diversos, como o transtorno de personalidade *borderline*, transtornos alimentares e o abuso de substâncias, e pela sua crescente evidência de eficácia, a TE tem se destacado nos últimos anos entre as novas propostas de tratamento psicoterapêutico[15].

Nesta abordagem, identificam-se esquemas iniciais desadaptativos (EID) específicos, estilos de enfrentamento e modos e, posteriormente, são elaboradas estratégias sobre como realizar a reparação parental limitada para cada paciente ou grupo, promovendo mudança de modos mais vulneráveis de funcionamento para o modo mais saudável[15]. Os EID são estruturas cognitivas profundas, estáveis e duradouras que se desenvolvem e se cristalizam na personalidade ao longo da vida, configurando-se como padrões amplos, formados por memórias, emoções e sensações corporais, relacionadas à própria pessoa ou à maneira como se relaciona com os outros. Para Young et al.[14], os EID geralmente se desenvolvem a partir das primeiras experiências com as figuras parentais e, na maioria das vezes, são causados pela vivência de experiências traumáticas que se reforçam no decorrer da vida e que impossibilitam a satisfação de necessidades emocionais essenciais do ser humano, como o vínculo seguro com outras pessoas, incluindo proteção, estabilidade e segurança; autonomia, competência e senso de identidade; liberdade para expressar necessidades e emoções; espontaneidade e diversão; limites precisos e autocontrole. Desta forma, os esquemas encontram-se vinculados a diversos transtornos mentais.

Nas sessões de TE é importante que os participantes consigam identificar seus esquemas e seus principais estilos de enfrentamento, bem como a origem de seus esquemas e seus modos. Os esquemas resultam das necessidades emocionais não satisfeitas na infância, no que tange à relação de apego e vinculação com os cuidadores. Para isso, utilizamos técnicas cognitivas, a exemplo do registro de pensamento disfuncional. Os modos são utilizados quanto mais grave for o transtorno do paciente.

A partir do momento em que o paciente reconhece os esquemas e como eles foram formados, utilizam-se técnicas vivenciais que têm como objetivo ativar emoções conectadas aos esquemas desadaptativos remotos e realizar a reparação parental limitada, a fim de curar essas emoções e satisfazer principalmente as necessidades emocionais não atendidas na infância e que hoje, inadvertidamente, seriam projetadas na ingesta. Passamos, então, ao rompimento dos padrões comportamentais, que são os comportamentos e/ou estilos de enfrentamento que são o foco da mudança, utilizando para isso técnicas comportamentais e vivenciais, a exemplo de dramatizações.

CONSIDERAÇÕES FINAIS

Talvez seja possível traçar um paralelo entre a história do tabagismo e a relação de dependência que algumas pessoas podem desenvolver na relação com a comida[16]. Reforçamos que nem todos os alimentos têm potencial aditivo, mas sim aqueles altamente processados, ricos em sal, açúcar e gordura. Também consideramos que não são todas as pessoas que fazem uso desses alimentos hiperpalatáveis que se relacionam de forma problemática com eles, mas existem indivíduos com maior vulnerabilidade genética e fisiológica que podem passar a ter dificuldades de controle ao consumi-los.

Décadas atrás havia um grande debate se o tabaco deveria ser considerado uma substância aditiva ou não[16]. Aqueles contrários argumentavam que os usuários de tabaco não se apresentavam com graves sintomas físicos, não tinham prejuízo social e funcional e nem se envolviam com atos ilícitos como usuários de outras substâncias (por exemplo, heroína). Outros argumentos eram que o tabaco não leva a intoxicação notável, tem moderados sintomas físicos de abstinência, é legal, facilmente disponível e provoca pouco prejuízo imediato (assim como alimentos). Porém, com o tempo ficou demonstrado que o uso crônico de tabaco está associado a mu itas doenças pulmonares e diversos tipos de câncer, tornou-se um dos principais problemas de saúde pública e é uma das principais causas de morte preveníveis. Os gastos com saúde pública para tratar as doenças provocadas pelo tabagismo cresceram tanto que a indústria do tabaco fez um acordo com 46 estados americanos, em 1998, prometendo pagar 246 bilhões de dólares em 35 anos.

Da mesma forma, empresas do ramo de alimentos têm sido acusadas de continuamente desenvolver processamentos industriais refinados visando tornar os alimentos cada vez mais "irresistíveis" (e hipercalóricos) para os consumidores, ignorando o impacto que podem ter na saúde[17]. O consumo excessivo de alimentos hiperpalatáveis pode não levar a overdose, abstinência com risco de morte ou a comportamentos ilegais, mas pode contribuir com o aumento do número de casos de obesidade e diabetes, levando a mortes prematuras.

Portanto, minimizar o potencial aditivo de alguns alimentos pode levar à omissão na criação de políticas públicas que venham a intervir sobre os prejuízos de uma substância legal, barata, disponível e potencialmente aditiva[16].

REFERÊNCIAS BIBLIOGRÁFICAS

1. Yarnell SC, Murray S, Avena N, Gold MS. The association between binge eating, obesity and addiction. In: El-Guebaly N, Carrá G, Galanter M. (eds.) Textbook of addiction treatment: international perspectives. Italia: Springer; 2015. p. 1557-69.
2. Schulte E, Avena N, Gearhardt A. Which foods may be addictive? The roles of processing, fat content, and glycemic load. PLoS ONE. 2015;10(2):10-8.
3. Meule A, Gearhardt A. Food addiction in the light of DSM-5. Nutrients. 2014;6:3653-71.
4. Gordon EL, Ariel-Donges AH, Bauman V, Merlo L. What is the evidence for "food addiction?" A systematic review. Nutrients. 2018;10:1-30.
5. Gearhardt AN, Yokum S, Orr PT, Stice E, Corbin WR, Brownell KD. The neural correlates of food addiction. Arch Gen Psychiatry. 2011;68(8):808-16.
6. Gearhardt AN, Corbin WR, Brownell KD. Development of the Yale Food Addiction Scale version 2.0. Psychology of Addictive Behaviors. 2016;30(1):113-21.
7. Nunes-Neto, PR, Köhler CA, Sbrunch FB, Quevedo J, Solmi M, Murru A, et al. Psychometric properties of the modified Yale Food Addiction Scale 2.0 in a large Brazilian sample. Brazil J Psychiatry. 2018;40(4):444-8.
8. Filgueiras AR, Almeida VBP, Nogueira PCK, Domene SMA, Silva CE, Sesso R, et al. Exploring the consumption of ultra-processed foods and its association with food addiction in overweight children. Appetite. 2019;135(1):137-45.
9. Pursey KM, Stanwell P, Gearhardt AN, Collins, Burrows T. the prevalence of food addiction as assessed by the Yale Food Addiction Scale: a systematic review. Nutrients. 2014;6:4552-90.
10. Gearhardt AN, Boswell RG, White MA. The association of "food addiction" with disordered eating and body mass index. Eating Behaviors. 2014;15:427-33.
11. Pepino MY, Stein RI, Eagon JC, Klein S. Bariatric surgery-induced weight loss causes remission of food addiction in extreme obesity. Obesity. 2014;22(8):1792-8.
12. Lee NM, Carter A, Owen N, Hall WD. The neurobiology of overeating. EMBO Rep. 2012;13(9):785-90.
13. Heckman CJ, Egleston BL. Efficacy of motivational interviewing for smoking cessation: a systematic review and meta-analysis. Tob Control. 2010;19(5):410-6.

14. Young JE, Klosko, JS, Weishaar ME. Terapia do esquema. Porto Alegre: Artmed; 2008. p. 13-15.
15. Simpson S, Morrow E, Vreeswijk MV, Reid C. Group schema therapy for eating disorders: a pilot study. Front Psychology. 2010;1:1-10.
16. Schulte EM, Joyner MA, Potenza MN, Grilo CM, Gearhardt NA. Current considerations regarding food addiction. Curr Psychiatry Rep. 2015;17(4):1-8.
17. Moss M. Sal, açúcar, gordura: como a indústria alimentícia nos fisgou. Rio de Janeiro: Intrínseca; 2015. p. 379-96.

SEÇÃO V

COMPORTAMENTOS REPETITIVOS COM FOCO NO CORPO

23

Introdução ao conceito de comportamentos repetitivos focados no corpo

Elen Cristina Batista de Oliveira

A expressão comportamento repetitivos focados no corpo é um conceito novo, desenvolvido nas últimas duas décadas, empregado nos estudos mais recentes e sedimentado com a publicação da quinta edição do DSM. Essa expressão é usada para designar comportamentos repetitivos que provocam dano ou prejuízo para o próprio indivíduo e/ou para sua aparência, como beliscar, cutucar, coçar ou escoriar a pele, arrancar pelos, cílios e cabelos, roer unhas, morder lábios e mastigar bochechas[1].

A presença desses comportamentos em menor intensidade e de forma não patológica é comum em animais e humanos, com importância evolutiva relevante. Denominado em inglês de *grooming* (que significa "enfeitar", "arrumar" e "preparar"), esse hábito tem como objetivo principal a promoção do cuidado e da higiene da superfície corporal. Além disso, existem outras funções, como a estimulação da pele, a termorregulação, a produção de reações químicas, a interação social, a excitação e a redução de estresse[2].

Quando praticado individualmente (*self grooming*), esse comportamento possibilita cuidados pessoais, limpeza e higiene, como por exemplo a prática de lavar e pentear os cabelos ou de barbear-se. Quando praticado em grupo, por animais ou humanos (*social ou mutual grooming*), além de garantir a higiene e o cuidado com a superfície corporal, este hábito também adquire um caráter de atividade social, que promove a interação do grupo, contato íntimo e excitação, com alívio de tensões e sensações desagradáveis,

23 • Introdução ao conceito de comportamentos repetitivos focados no corpo **363**

possibilitando reafirmação da estrutura social, construção de relações, reconciliação e confiança mútua[3].

A doença surge quando o comportamento se torna excessivo, sem controle, com tentativas repetidas malogradas de redução ou interrupção do comportamento, acompanhado de sofrimento clinicamente significativo e prejuízos em diversos âmbitos (social, laboral, acadêmico, entre outros)[1,3].

Os quadros de *groomings* patológicos, ou comportamentos repetitivos focados no corpo (CRFC), mais frequentes e mais estudados são: tricotilomania (TTM), transtorno de escoriação (TE), o roer compulsivo de unhas e o mastigar e morder de bochechas[3]. Estes quadros compartilham os mesmos aspectos fenomenológicos, com apresentação de episódios automáticos (sem a percepção do tempo gasto no comportamento) e regulação de sentimentos desagradáveis, como tédio, solidão, estresse, raiva, entre outros. Apresentam também características epidemiológicas semelhantes, como início na adolescência, maior frequência em mulheres e maior incidência em indivíduos com familiares acometidos por outros CRFC[4]. Estudos genéticos também encontraram polimorfismos genéticos semelhantes em familiares com CRFC e um fator genético comum para TE e TTM entre gêmeos[5-6].

Há evidências na literatura de que esse comportamento patológico esteja relacionado a transtornos obsessivo-compulsivos (TOC), em decorrência da semelhança fenomenológica de sua apresentação de atividade motora repetitiva. Outro fator que contribui para essa relação é o achado frequente nos estudos mais recentes de sua coexistência simultânea, especialmente TTM e TE, com o TOC. No entanto, nem todos os indivíduos com TOC apresentam CRFC[7-9]. Além disso, os estudos genéticos não encontraram fatores comuns entre os CRFC e o TOC[5-6].

Entre os CRFC, o DSM-5 contempla, como patologias distintas e com critérios diagnósticos estabelecidos, apenas a TTM e a TE. Os demais CRFC são agrupados na categoria "Outro transtorno obsessivo-compulsivo e transtorno relacionado especificado" no subitem "Transtorno de comportamento repetitivo focado no corpo". Este subitem inclui apenas roer unhas, mordedura de lábios e mastigar de bochechas, sem critérios diagnósticos definidos[1].

A literatura que abrange esses quadros é escassa. A maioria dos estudos se limita à descrição dermatológica das lesões, sem abranger os aspectos psicopatológicos e o tratamento psicofarmacológico[10].

364 Psiquiatria, saúde mental e a clínica da impulsividade

Um estudo com 339 universitários poloneses encontrou uma prevalência na vida inteira de 0,9% de cutucar de unhas e de 46,9% de roer de unhas, sendo que 19,2% apresentavam comportamento no momento e destes, 1,5% relatou sofrimento frequente e significativo decorrente do hábito[11]. Ainda não existem estudos epidemiológicos consistentes sobre mordedura de lábios e bochechas.

Os capítulos seguintes irão abordar os dois quadros de CRFC mais estudados: o transtorno de escoriação e a tricotilomania.

REFERÊNCIAS BIBLIOGRÁFICAS

1. American Psychiatric Association. Manual diagnóstico estatístico de transtornos mentais: DSM-5. Tradução: Maria Inês Corrêa Nascimento et al. 5.ed. Porto Alegre: Artmed; 2014. p.254-7.
2. Gould TD (ed.). Mood and anxiety related phenotypes in mice. New York: Humana Press, 2009.
3. Mcgrew WC, Tutin CEG. Evidence for a social custom in wild chimpanzees? Source: Man, New Series. 1978;13(2):234-51.
4. Flessner, CA, Franklin ME, Stein DJ, Woods, DW. Skin picking disorder is associated with other body-focused repetitive behaviors: findings from an internet study. Annals of Clinical Psychiatry. 2012;24(4):292-9.
5. Bienvenu OJ, Samuels JF, Wuyek LA, Liang KY, Wang Y, Grados MA, et al. Is obsessive-compulsive disorder an anxiety disorder, and what, if any, are spectrum con-ditions? A family study perspective. Psychol Med. 2012;42(1):1-13.
6. Monzani B, Rijskijk F, Harris J, Mataix D. The structure of genetic and environ-mental risk factors for dimensional representations of DSM-5 obsessive-compulsive spectrum disorders. JAMA Psychiatry. 2014;71(2):182-189.
7. Lochner C, Seedat S, du Toit PL, Nel DG, Niehaus DJH, Sandler R, et al. Obsessive-compulsive disorder and trichotillomania: a phenomenological comparison. BMC Psychiatry. 2005;5:2.
8. Grant JE, Williams KA, Potenza MN. Impulse-control disorders in adolescent psychiatric inpatients: co-occurring disorders and sex differences. J Clin Psychiatry. 2007;68:1584-92.
9. Arnold LM, McElroy SL, Mutasim DF, Dwight MM, Lamerson CL, Morris EM. Characteristics of 34 adults with psychogenic excoriation. J Clin Psychiatry. 1998;59:509-14.
10. Snorrason I, Woods DW. Nail picking disorder (onychotillomania): a case report. Journal of Anxiety Disorders. 2014;28:211-4.
11. Pacan P, Grzesiak M, Kantorka-Janiec RA, Szepietowski J. Onychophagia and onychotillomania: prevalence, clinical picture and comorbidities. Acta Dermatologica Venereologica. 2013. Disponível em: http://dx.doi.org/10.2340/00015555-1616

24

Transtorno de escoriação

Daniel Carr Ribeiro Gulassa
Elen Cristina Batista de Oliveira

DEFINIÇÃO E NOMENCLATURA

O transtorno de escoriação é caracterizado pelo comportamento repetitivo e excessivo de provocar lesões sobre a pele saudável, levando ao desenvolvimento de feridas, úlceras e cicatrizes[1].

Desde a sua primeira descrição em 1875, o transtorno de escoriação já recebeu diversas nomenclaturas: *neurotic excoriation, acné excoriée*, escoriação psicogênica, *pathological skin picking* e *skin picking disorder. A 5ª edição do Manual diagnóstico e estatístico de transtornos mentais (DSM-5) trouxe uma nova nomenclatura: excoriation disorder ou transtorno de escoriação (TE)*[1,2].

Apesar de existirem descrições datadas de 1875, apenas em 1970 surgiram novas publicações, ganhando maior destaque científico apenas após a década de 1990[2].

EPIDEMIOLOGIA

A prevalência exata do TE é desconhecida, pois não existe ainda nenhum estudo populacional de larga escala. O primeiro estudo epidemiológico brasileiro investigou 7.639 participantes por meio de questionário anônimo em plataforma eletrônica e encontrou uma prevalência de 3,4%[3]. Este resultado está próximo aos estudos internacionais mais relevantes, que encontraram prevalência de 1,4% em uma amostra populacional de 2.513 americanos adultos entrevistados por telefone e uma prevalência de 5,4% em uma amostra clínica de 354 americanos adultos entrevistados presencialmente[2].

O pico de incidência do TE ocorre na adolescência, especialmente entre 13 e 15 anos, com uma evidente predominância no sexo feminino[2].

ETIOLOGIA

Até o momento não existe causa definida para o TE. Existem algumas linhas de pesquisa que investigam sua provável etiologia, que podem ser consideradas complementares e não excludentes[2].

Estudos psicopatológicos

Um estudo que utilizou a escala de impulsividade UPPS (*Urgency, Premeditation, Perseverance, Sensation-seeking Impulsive Behavior Scale*) encontrou um nível de impulsividade significativamente maior no indivíduos com TE em comparação com controles saudáveis, especificamente nas subescalas de urgência/desejo incontrolável[2].

Estudos de funções cognitivas

Um estudo que utilizou um teste neurocognitivo (*CANTAB Stop Signal Test*) evidenciou maior prejuízo no controle de respostas motoras inibitórias em indivíduos com TE em comparação com controles saudáveis e com indivíduos com tricotilomania[2].

Estudos de neuroimagem

Foram encontrados os seguintes achados de neuroimagem:

- Desorganização de vias neurais e danos em tratos de substância branca em regiões envolvidas na geração e supressão de respostas (tratos do córtex cingulado anterior bilaterais, córtex orbitofrontal direito e córtex frontal inferior direito) em exames de ressonância magnética com tensão de difusão[2].

- Subativação funcional significativa em regiões cerebrais relacionadas a geração de hábito, monitoramento de ações e processos de controle inibitório (região dorsal do núcleo caudado direito do estriato, giro do cíngulo anterior bilateral e região frontal medial direita, em exame de ressonância nuclear magnética funcional cerebral durante atividades de planejamento – Torre de Londres)[2].
- Redução das medidas de espessura cortical nos giros supramarginais bilaterais, relacionados à gravidade dos sintomas de escoriação[2].

Estudos genéticos

- **Estudos com camundongos *knockout*** (com mutações específicas induzidas): camundongos com mutações em dois genes (*Hoxb8* e gene da SAPAP3) apresentaram maior intensidade do comportamento de autocuidado (*grooming*) com produção de lesões cutâneas por escoriação com características semelhantes ao TE. O gene *Hoxb8* é expresso no giro do círculo anterior, no estriato e no sistema límbico, enquanto a SAPAP3 é uma proteína amplamente encontrada nas sinapses excitatórias glutamatérgicas no estriato[2].
- **Estudo de polimorfismos familiares** (presença de alelos idênticos na mesma família): foram encontradas combinações de um grupo de alelos com polimorfismos do gene da SAPAP3 associados aos comportamentos repetitivos focados no corpo (CRFC) de roer de unhas, TE e tricotilomania. Essa hipótese de etiologia genética do TE é reforçada pelo achado de maior frequência da patologia em indivíduos com familiares de primeiro grau acometidos com algum CRFC. Além disso, um estudo com gêmeos monozigóticos (idênticos) e dizigóticos (não idênticos) encontrou um fator genético comum para TE e tricotilomania[2].

CLASSIFICAÇÃO

O TE era anteriormente classificado como um transtorno do impulso não classificado em outros locais e sem critérios diagnósticos estabelecidos. Recentemente, o TE foi incluído pelo DSM-5 na categoria de "transtorno obsessivo-compulsivo e correlatos"[2].

Os estudos demonstram uma associação frequente de TE com o transtorno obsessivo-compulsivo (TOC), com prevalência que pode variar de

368 Psiquiatria, saúde mental e a clínica da impulsividade

15-52%[1,2]. O TE também se aproximaria do TOC pela presença de comportamento repetitivo e compulsivo, assim como os demais transtornos correlatos ao TOC[1].

No entanto, existem diferenças entre o TE e o TOC que devem ser consideradas. O perfil demográfico do TE se diverge do TOC por acometer mais mulheres jovens, enquanto o TOC acomete ambos os gêneros em igual proporção, com pico de incidência em torno dos 20 anos e início mais tardio em mulheres[1-4].

Do ponto de vista genético, não foi encontrada nenhuma correlação das variantes gênicas da SAPAP3, descritas previamente, entre os CRFC e o TOC. O estudo com gêmeos, relatado previamente, não encontrou um fator genético em comum entre TOC e os CRFC[2].

Em relação ao tratamento, no TE há uma pobre resposta aos antidepressivos inibidores seletivos da recaptação da serotonina (ISRS) e uma melhor resposta à N-acetilcisteína. Ao contrário do que se observa no tratamento para TOC, com uma resposta um pouco mais vigorosa aos ISRS[1,2].

Muitas dúvidas ainda restam a respeito da classificação de TE. Uma análise categorial entre TE e dois paradigmas de obsessividade-compulsividade e impulsividade-aditividade, ou seja, TOC e transtorno de jogo,

Quadro 1 Perguntas que não podem faltar na investigação do transtorno

Você tem o costume de cutucar sua pele resultando em feridas, de forma a fazer parte da sua rotina? Quanto tempo esse comportamento ocupa sua rotina? Descreva isso (locais do corpo, gatilhos, momentos do dia em que o comportamento ocorre, objetos/mãos/unhas utilizados para cutucar).
Você possui alguma outra doença psiquiátrica e/ou dermatológica que te fazem cutucar a pele? Por exemplo, você cutuca sua pele para remover algum microrganismo que esteja infestando sua pele? Você sente que tem algum defeito em alguma parte do seu corpo (como nariz) e por isso cutuca apenas essa área do corpo?
Você se cutuca apenas quando faz uso de alguma substância (como anfetaminas, álcool, cocaína etc.)?
O ato de cutucar provoca algum resultado estético desagradável na pele, chegando a atrapalhar sua vida social ou pessoal?
Você já tentou parar de se cutucar ou reduzir o comportamento e não conseguiu? Ou nem tentou, mesmo sabendo dos malefícios estéticos ou sofrimento que te causam?
Você acredita que o hábito de se cutucar é incontrolável?
Há quanto tempo você cutuca a pele? Você associa a algum acontecimento da sua vida?

comparou a ocorrência simultânea destes transtornos e encontrou maior aproximação maior entre TE e TOC do que entre TE e transtorno de jogo. Quando foi realizada a comparação do perfil de comorbidades dos três transtornos foi encontrada uma maior correlação de TE com comportamentos aditivos, como uso abusivo ou dependência de álcool e drogas, tabagismo, compras compulsivas, transtorno de impulso sexual excessivo e dependência de internet e de videogame (razão de chances – RC = 11,82)[3]. Outro estudo também encontrou uma associação positiva de TE com dependência alimentar (RC = 2,02), tabagismo (RC = 2,06) e dependência de álcool (RC = 1,57)[4]. Os achados sugerem que TE possa apresentar características híbridas, tanto obsessivo-compulsivas, quanto impulsivas e aditivas.

CRITÉRIOS DIAGNÓSTICOS

Além da nova nomenclatura, a 5ª edição do Manual diagnóstico e estatístico de transtornos mentais (DSM-5) trouxe pela primeira vez os critérios diagnósticos do TE. Os critérios são[1]:

- Beliscar a pele de forma recorrente, resultando em lesões.
- Tentativas repetidas de reduzir ou parar o comportamento de beliscar a pele.
- O ato de beliscar a pele causa sofrimento clinicamente significativo ou prejuízo no funcionamento social, profissional ou em outras áreas da vida do indivíduo.
- O ato de beliscar a pele não se deve aos efeitos fisiológicos de uma substância (p. ex., cocaína) ou a outra condição médica (p. ex., escabiose).
- O ato de beliscar a pele, não mais bem explicado pelos sintomas de outro transtorno mental (p. ex., delírios ou alucinações táteis em um transtorno psicótico, tentativas de melhorar um defeito ou falha percebida na aparência no transtorno dismórfico corporal, estereotipias no transtorno do movimento estereotipado ou intenção de lesar a si mesmo na autolesão não suicida).

CURSO CLÍNICO

Assim como os demais indivíduos que apresentam algum transtorno do impulso, aqueles com TE referem, com frequência, impulso e desejo incontrolável de provocar escoriações na pele, com recorrentes tentativas frustradas de redução e/ou parada desses comportamentos repetitivos e inapropriados[1,2].

Em geral, o indivíduo acometido experimenta prazer, gratificação ou alívio de sensações desagradáveis (como ansiedade, tensão ou tédio) durante e imediatamente após a realização do comportamento. No entanto, algum tempo depois surgem sentimentos de culpa, arrependimento, constrangimento e autocensura por ter provocado essas lesões[2].

Alguns indivíduos experimentam um estado de "transe", iniciando o comportamento quase de forma automática, sem perceber a quantidade de horas que dedicam ao comportamento. Também é comum que o mesmo indivíduo apresente as duas formas de episódios de escoriação: a focada, na qual inicia o processo de forma consciente e desencadeada por uma sensação desagradável, e a automática, sem perceber o início do comportamento[2,3].

Em geral, o gatilho que desencadeia o episódio de escoriação pode ser a percepção visual ou tátil de irregularidades na pele (como nódulos, crostas, cravos ou espinhas) ou a presença de sentimentos desagradáveis, como tédio, ansiedade, tensão, entre outros[2,3].

As partes do corpo mais lesionadas são cabeça e face. A maioria dos indivíduos utiliza-se das próprias unhas ou os dentes, mas também podem ser utilizados objetos como pinças, tesouras, alicates e agulhas para coçar, comprimir, escavar, friccionar ou morder a pele, com a intenção de tentar remover suas irregularidades. Esse comportamento repetitivo leva à formação de lesões, que evoluem com escaras, úlceras e infecções. Com o passar do tempo, formam-se cicatrizes, sequelas e desfigurações, que acarretam grande sofrimento e desadaptação social[1-3].

O início do quadro de TE pode ocorrer tanto na infância, na adolescência quanto na idade adulta e pode se tornar crônico caso não seja tratado. Neste cenário, é de se esperar a presença de altas taxas de comorbidades com outros transtornos psiquiátricos. Mais da metade dos indivíduos apresentam pelo menos uma comorbidade ao longo da vida e cerca da metade apresenta pelo menos um transtorno no momento atual. A distribuição dos transtornos difere de acordo com o tipo da amostra utilizada. Em amostras clínicas, o transtorno comórbido mais encontrado foi o TOC (15-52%), seguido pelo transtorno depressivo maior (15-26%), distimia (23%), transtorno bipolar (7-10%), abuso ou dependência de álcool (39%) e de outras substâncias (26%), transtorno dismórfico corporal (5-32%), cleptomania (16%), transtorno de ansiedade generalizada (3-16%), transtorno do pânico (13%), transtorno do estresse pós-traumático (13%), fobia social (3-7%), transtorno de déficit de atenção (6-7%), esquizofrenia (6%) e os transtornos alimentares (2%). Já em amostras não clínicas universitárias, preponderou um perfil de transtornos comórbidos impulsivos e aditivos, como o abuso de álcool (25,76%,) e de outras substâncias (5%), transtorno de ansiedade generalizada (3%), transtorno alimentar (3%), dependência de compras (3%), transtorno do interesse sexual excessivo (3%), transtorno depressivo maior (1%) e cleptomania (1%)[2].

No Brasil, em amostra não clínica comunitária de levantamento eletrônico, o transtorno depressivo maior foi a principal comorbidade (28,8%), seguida por transtorno bipolar (8%), dependência de álcool (23%) e tabagismo (6%)[4].

Os transtornos de personalidade são encontrados na maioria dos indivíduos com TE (71%), sendo o mais encontrado o transtorno de personalidade obsessivo-compulsivo (48%), seguido por *borderline* (26%) e evitativo (23-26%)[2].

Em relação aos demais CRFC, a presença de um comportamento aumenta a chance de um segundo, em comparação a um indivíduo saudável. Dentre os indivíduos com TE, cerca de um terço apresenta tricotilomania ou mastigar de bochecha e cerca de metade apresenta roer de unha[2].

Quase 10% das pessoas com TE tentaram suicídio ao menos uma vez e quase um terço relataram vivência de ideação suicida relacionada às consequências do comportamento de escoriar a pele[2].

TRATAMENTO

Tratamento medicamentoso

Existem poucos estudos de ensaio clínico (abertos e duplo-cegos) e não há estudos de tratamento com grandes amostras. Além disso, existe uma baixa procura por tratamento pelos indivíduos acometidos que, provavelmente por não saberem que se trata de uma patologia mental com tratamento específico, quando buscam ajuda o fazem recorrendo ao dermatologista. Esse profissional, por sua vez, quando consegue fazer o diagnóstico correto, também não sabe para onde encaminhar o paciente. Em um estudo com 31 pacientes, apenas 14 (45%) já haviam procurado tratamento[2].

372 Psiquiatria, saúde mental e a clínica da impulsividade

Relatos de casos

A clomipramina é um antidepressivo tricíclico, com eficácia compro-vada para tricotilomania, mas sem estudos de alto nível de evidência para DTM. Um relato de caso descreve administração de 50 mg durante 18 se-manas a uma paciente de 61 anos, com DTM e comorbidade com transtorno depressivo maior. Após 18 semanas, a paciente evoluiu com re-missão dos sintomas tanto da DTM quanto do quadro depressivo[5].

Ensaios abertos

Foram encontrados dois estudos de ensaios abertos com uso de fluvo-xamina e escitalopram. Os dois estudos utilizaram uma amostra reduzida de 14 e 29 sujeitos, respectivamente. O desfecho encontrado foi de melhora dos sintomas, no entanto, sem remissão completa (Quadro 2).

Quadro 2 Ensaios abertos

Medicamento	Dose	Duração	Amostra	Desfecho
Fluvoxamina[6]	112,5 mg (25-200 mg)	12 semanas	14	Melhora de 30% em 50% dos indivíduos
Escitalopram[7]	Dose média 25 mg	18 semanas	29	Redução de sintomas

Ensaios duplo-cegos randomizados placebo-controlado

Foram encontrados quatro estudos duplo-cego randomizados contro-lados com placebo. A fluoxetina é um antidepressivo ISRS, bastante eficaz para o tratamento de quadros ansiosos e depressivos, com evidência de melhora parcial dos sintomas do TE, especialmente na presença de comorbidades, como transtorno depressivo e transtorno ansioso[8]. A N-ace-tilcisteína é um antioxidante hepatoprotetor, convertido no organismo em cistina, um substrato para o transportador de membrana celular glutamato/cistina que permite a absorção de cistina e liberação de glutamato. A restau-ração da concentração extracelular de glutamato no núcleo *accumbens* parece inibir a ocorrência de comportamentos compulsivos e de fissura ou desejos incontroláveis (*craving*), presentes em patologias como o TE[9]. Duas metanálises evidenciaram ausência de evidência superior ao uso de place-

Quadro 3 Duplo-cego controlado com placebo

Medicamento	Dose	Duração	Amostra	Desfecho
Fluoxetina[8] Fase 1: aberto Fase 2: duplo-cego placebo-controlado com respondedores	55 mg (20-60 mg)	Fase 1: 6 semanas Fase 2: 6 semanas	Fase 1: 15 Fase 2: 3 (placebo) X 3 (tratamento)	Melhora global de 60% no grupo de tratamento
N-acetilcisteína[9]	1.200-3.000 mg	12 semanas	35 (tratamento) X 31 (placebo)	Redução significativa (47%) do desejo incontrolável de cutucar a pele

bo[10-11]. Os detalhes de cada estudo duplo-cedo placebo controlado encontram-se a seguir (Quadro 3).

Tratamento psicoterapêutico

A maioria dos tratamentos psicoterapêuticos documentados para TE utiliza a abordagem cognitivo-comportamental ou estratégias associadas a ela, como terapia de reversão de hábitos ou terapia comportamental de aceitação reforçada[1].

As duas metanálises existentes sobre o assunto indicam resultados positivos para os tratamentos psicoterapêuticos comparados com grupos controles, mas sem grandes diferenças em relação ao tipo de psicoterapia utilizada[11-12].

A literatura existente de maneira geral valoriza excessivamente o comportamento repetitivo manifesto do indivíduo que produz lesões na sua pele, e não se preocupa em focar nos fatores psicopatológicos que estão subjacentes ao quadro. Os tratamentos poderiam ser mais eficazes caso valorizassem a importância da relação direta que existe entre a gravidade e a frequência do comportamento patológico com os problemas de regulação emocional e de dissociação afetiva característicos nesses indivíduos[12-13].

A abordagem psicoterapêutica psicodramática foca o "aqui/agora" nas relações e a "presentificação" da experiência que a torna emocionalmente mais intensa e integrada com compreensão cognitiva da experiência vivida.

Técnicas específicas auxiliam o indivíduo a identificar e ampliar sua percepção de como pensa, como se sente e como se comporta, inclusive a partir da perspectiva do outro. O paciente tem a oportunidade então de readaptação e reintegração do seu universo psicodinâmico ao meio sociocultural em que se insere[14].

A psicoterapia grupal, tematizada e por tempo limitado, tem características e vantagens específicas de atendimento. A continência formada por seus grupos homogêneos reforça um sentimento de segurança entre seus integrantes. O companheirismo diminui sentimentos como solidão, medo ou vergonha, favorecendo o enfrentamento do problema e a identificação de seus recursos pessoais para modificá-lo. O limite temporal do tratamento pode repercutir em efeito terapêutico importante no sujeito, com um efeito catalizador para as mudanças desejadas e desenvolvimento de um senso de responsabilidade pessoal[14]. Em estudo randomizado e controlado de atendimento psicoterapêutico em grupo comparando psicoterapia psicodramática e psicoterapia de apoio, dez grupos foram submetidos a uma ou outra abordagem de tratamento. Como resultado, ambas as intervenções foram eficazes em termos estatísticos tanto na redução da escoriação, no impacto da escoriação na vida dos pacientes, na ansiedade, na regulação emocional e melhora clínica global para os pacientes com DTM. Este estudo mostra que o tratamento em grupo pode ser tão eficaz quanto o individual, o que encoraja a realização de novos estudos neste sentido[14].

Caso clínico

C., sexo feminino, 31 anos, solteira, secretária, sem filhos, mora com os pais. Durante sua adolescência, tinha um ritual quando chegava a sua casa no final da tarde: enquanto assistia à televisão, percorria suas mãos em sua pele saudável, até sentir alguma saliência "que não deveria estar ali" [sic]. Essas imperfeições da pele geravam uma leve tensão e um forte desejo de removê-las. Logo, eram escoriadas até serem retiradas, resultando em um machucado. Em seguida, sentia um prazer imediato e satisfação com a escoriação. Esse momento, relata, "é como se não existisse futuro" [sic]. O comportamento permanecia até ser removida cada crosta de pele ou caroço, até senti-la lisa ou perceber o sangramento.

C. mal percebia o que estava fazendo, mas seus familiares começaram a reclamar desse comportamento. Hoje, para não ser importunada, C. se tranca no banheiro ou quarto para ficar sozinha, e antes de tomar banho percorre seu corpo com as mãos inspecionando todos os machucados que tem. Os machucados que formaram casquinhas, ela as arranca imediatamente ao custo de um pouco de dor, utilizando as próprias unhas. "Esses não saram há muito tempo".

Sem perceber, C. se dedica a isso horas a fio, chegando até a adiar compromissos e perder horas de sono. Veste calça e blusas de manga comprida mesmo quando está calor para esconder seus machucados, mas é impossível esconder alguns que estão em seu rosto. Ela mal se lembra da última vez que usou saia ou pegou sol na praia ou piscina, já que sente vergonha de expor seus inúmeros ferimentos e cicatrizes. Em épocas de estresse ou de muito trabalho, ela se pega provocando as escoriações também em público, o que a faz sentir-se envergonhada.

C. hoje se sente culpada toda vez que se escoria, mas se sente incapaz de evitar por muito tempo. Quando é impedida ou alguém a repreende, sente-se irritada e ansiosa. Ela diz: "É como se o comportamento tivesse se tornado maior do que eu mesma" [sic].

CONSIDERAÇÕES FINAIS

O volume total das pesquisas sobre o TE é ainda muito pequeno. Muitos dados carecem de atenção específica e volume de sujeitos significativos para obter informações mais consistentes, como etiologia, epidemiologia, tratamentos e prognóstico. Sabe-se, no entanto, que este é um quadro que se não tratado pode assumir característica crônica, consumir tempo do indivíduo, gerar angústia e levar a consequências médicas severas.

REFERÊNCIAS BIBLIOGRÁFICAS

1. American Psychiatric Association. Manual diagnóstico estatístico de transtornos mentais, 5.ed. (DSM-5). Porto Alegre: Artmed; 2014;254-7.
2. Grant JE, Odlaug BL, Chamberlain SR, Keuthen NJ, Lochner C, Stein DJ. Skin picking disorder. Am J Psychiatry. 2012;169(11):1143-9.
3. Oliveira ECB, Fitzpatrick CL, Kim HS, Gulassa DCR, Amaral RS, Mattos NC, Hayashiuchi AY, McGrath DS, Tavares H. Obsessive-compulsive or addiction? Categorical diagnostic analysis of excoriation disorder compared to obsessive-compulsive disorder and gambling disorder. Psychiatry Res. 2019;281; 112518.

4. Machado MO, Kohler CA, Stubbs B, Nunes-Neto PR, Koyanagi A, Quevedo J, et al. Skin picking disorder: prevalence, correlates, nad associations with quality of life in a large sample. CSN Spectr. 2018;23:311-20.

5. Penzel F. Inositol and trichotillomania. Disponível em <http://http://www.trich.org/treatment/article-inositol-penzel.html>.

6. Arnold LM, Lesley M, Mutasim DF, Dwight MM, Lamerson CL, Morris EM, et al. An open clinical trial of fluvoxamine treatment of psychogenic excoriation. J Clin Psychopharmacology. 1999;19(1):15-8.

7. Keuthen NJ, Jameson M, Loh R, Deckersbach T, Wilhelm S, Dougherty DD. Open-label escitalopram treatment for pathological skin picking. Int Clin Psychopharmacol. 2007; 22(5):268-74.

8. Simeon D, Stein DJ, Gross S, Islam N, Schmeidler J, Hollander E. A double-blind trial of fluoxetine in pathologic skin picking. J Clin Psychiatry. 1997;58(8):341-7.

9. Grant JE, Chamberlain SR, Redden SA, Leppink EW, Odlaug BL, Kim SW. N-acetylcysteine in the treatment of excoriation disorder: a randomized clinical trial. JAMA Psychiatry. 2016;73(5):490-6.

10. Madhulika AG. Emotional regulation, dissociation, and the self-induced dermatoses: Clinical features and implications for treatment with mood stabilizers. Clinics in Dermatology. 2013;31:110-7.

11. Schumer MC, Bartley CA, Bloch MH. Systematic review of pharmacological and behavioral treatments for skin picking disorder. J Clin Psychopharmacol. 2016;36(2):147-52.

12. Selles RR, McGuire JF, Small BJ, Storch EA. A systematic review and meta-analysis of psychiatric treatments for excoriation (skin-picking) disorder. Gen Hosp Psychiatry. 2016;41:29-37.

13. Snorrason I, Smári J, Olafsson RP. Emotion regulation in pathological skin picking: findings from a non-treatment seeking sample. J Behav Ther & Exp Psychiat. 2010;41:238-45.

14. Gulassa DCR. Estudo randomizado controlado do uso de técnicas psicodramáticas para tratamento ambulatorial de pacientes com transtorno de escoriação. Dissertação apresentada à Faculdade de Medicina da Universidade de São Paulo para a obtenção do título de Mestre em Ciências. São Paulo: FMUSP; 2019.

25

Tricotilomania (transtorno de arrancar cabelo)

Edson Luiz Toledo
Enilde De Togni Muniz
Ana Yaemi Hayashiuchi
Hermano Tavares

INTRODUÇÃO

Descritas há centenas de anos, como por exemplo nas citações de Hipócrates (460-377 AC), as manifestações cutâneas pelo hábito de arrancar cabelo e/ou pelos corporais para alívio emocional, as chamadas psicodermatoses, foram por muito tempo negligenciadas pela medicina. Uma das psicodermatoses, a tricotilomania (TTM) é um transtorno que pode ser descrito como tendo um passado longo, mas uma curta história[1]. No último século, diversos estudos foram apresentados na literatura clínica, embora a grande maioria das pesquisas date a partir da década de 1990, em que a TTM se tornou o foco de um substancial e crescente interesse por parte de pesquisadores e clínicos. Nesse sentido, tem havido um crescimento encorajador para a compreensão de sua natureza, e as características clínicas desse transtorno. Observa-se também a existência de uma crescente consciência do impacto da TTM, em termos de número de portadores, bem como o grau de perturbação pessoal associado com esse transtorno. Embora ainda existam muitas perguntas sem resposta, pode-se estabelecer uma visão mais ampla e detalhada da TTM. Assim, neste capítulo, descreveremos o estado atual de nosso conhecimento e entendimento no que se refere principalmente a epidemiologia, características clínicas e tratamento da TTM, incluindo também um breve tópico sobre as psicodermatoses.

No contexto médico, foi em 1889 que o dermatologista francês Francis H. Hallopeau identificou o comportamento de arrancar cabelo e pelos corporais em um jovem com comportamento anormal por não resistir o impulso mórbido por algum motivo específico, caracterizando assim como um transtorno mental e sugerindo o nome de tricotilomania, nome de origem grega que significa *thrix* (cabelo), *tillein* (arrancar) e *mania* (loucura)[1].

Posteriormente, Hallopeau publicou em 1894 um caso adicional mais detalhado da desordem, caracterizando a TTM como:

- Pruridos que se estendiam por todas as partes do couro cabeludo.
- Um tipo de loucura que levava o paciente a buscar alívio do prurido por meio do comportamento de arrancar cabelos.
- Constatou que a pele e o cabelo reapareciam normalmente depois de um período.
- Que era de longa duração e sem prognóstico de cura.

Em relação aos pruridos descritos no item 1 acima, cabe dizer que ao longo dos anos este item foi descartado por não ser observado na maioria dos casos.

ETIOLOGIA

Assim como na quase totalidade dos transtornos psiquiátricos, a TTM não tem etiologia definida. Porém, vários modelos etiológicos pautados em diferentes perspectivas teóricas, psicanalíticas, biológicas e comportamentais foram propostos. Discute-se que fatores genéticos podem influenciar o desenvolvimento da TTM; em um estudo os autores observaram que 8% de 161 pacientes tratados em suas clínicas informaram conhecer um parente de primeiro grau que tivesse arrancado cabelo[2]. Em outro estudo com familiares, entre 4 e 5% dos parentes informaram que no presente ou passado apresentaram comportamento significativo de arrancar cabelo[3].

O modelo psicanalítico

A teoria psicanalítica propõe que o arrancar cabelo é uma expressão simbólica de conflitos inconscientes e que resulta de uma relação objetal pobre. Nesta abordagem, arrancar cabelo seria um meio de lidar com a realidade, particularmente com a ameaça de perda do objeto[4]. Alguns teóricos psicanalíticos associam o ato a uma infância traumática e especificamente ao abuso sexual. Porém, as pesquisas existentes não apontam o abuso sexual como um fator etiológico relevante na TTM[5].

O modelo etológico

A perspectiva biológica tem se apoiado principalmente em modelos etológicos e na genética[6]. Há interessantes paralelos entre este comportamento de arrancar cabelos em humanos e o comportamento de outros vertebrados superiores, notadamente outros mamíferos e algumas espécies de aves. Nestes animais observam-se comportamentos repetitivos, porém funcionais, com foco no corpo que tem uma função de autocuidado, que em inglês são denominados *grooming behaviors*. São comportamentos como lamber, inspecionar e arrancar a pelagem (ou plumagem) envelhecida ou irregular, roer, ou arranhar uma superfície dura para controlar o tamanho das presas ou das garras, etc. A abordagem etológica propõe que a TTM seria um comportamento resquicial, sobre o qual incidiria um processo não inteiramente elucidado que leva a um descontrole do comportamento.

Em outras palavras, TTM seria um transtorno de "*grooming* excessivo". Esta teoria foi inicialmente baseada em um transtorno encontrado em determinadas raças de cães e conhecida pelos veterinários como "*Acral Lick Dermatitis*" ou "*Acral Lick*". Cães que são afetados por este transtorno são vistos repetidamente lambendo suas patas dianteiras, removendo sua pelagem, causando grande irritação e danos à pele. Em modelos animais, quando o animal exibe um comportamento inadequado ou irrelevante que é executado em resposta a ansiedade ou confusão, é conhecido como comportamento de deslocamento. Um exemplo de tal comportamento seria se um animal se encontrasse em uma situação de risco, não podendo decidir se luta ou foge e acaba em vez disso recorrendo ao comportamento de *grooming* como estratégia. Se um comportamento de deslocamento se torna habitual e depois se espalha para outros tipos de situações estressantes, é conhecido como uma estereotipia. O comportamento estereotípico não tem finalidade específica, a não ser lidar com o estresse, porém ao se tornar repetitiva pode causar lesão corporal.

O modelo neurológico

Swedo e Leonard[6] propõem que na TTM existe um limiar reduzido ao estresse ou predisposição genética que quando ativada desencadearia uma cascata bioquímica autoimune. Os portadores dessa condição teriam o seu limiar de resposta ao estresse recorrentemente ultrapassado, mesmo por ocorrências ambientais corriqueiras. A especulação sobre o envolvimento de mecanismos autoimunes se baseia na observação de crianças com febre reumática, nas quais a infecção estreptocócica com subsequente produção de anticorpos e lesões dos gânglios da base no cérebro está associada a manifestações motoras e sintomas de coreia de Sydenham, transtorno obsessivo compulsivo (TOC) e síndrome de Tourette. A esta síndrome foi dado o nome de *pediatric autoimmune neuropsychiatric disorders associated with streptococcal infection* (PANDAS). Contudo, ainda não há evidências de uma associação entre a PANDAS e a TTM. Mesmo assim, alguns autores apontam que TTM compartilha fenômenos clínicos e especulam sobre uma base neurológica comum com a síndrome de Tourette, por exemplo: arrancar cabelo e tiques são comportamentos repetitivos que são incitados por sugestões sensoriais e desejos[7].

Algumas investigações neuropsicológicas e neurológicas sobre a estrutura e imagem funcional do cérebro de pacientes com TTM estão disponíveis. Os primeiros trabalhos sugerem que a TTM possa estar associada com a diminuição do volume do estriado, particularmente do putâmen esquerdo[8], assim como redução do volume do córtex frontal esquerdo[9]. No entanto, outros trabalhos ou não encontraram diferença no estriado entre pacientes com TTM e indivíduos-controle saudáveis[10], ou apontaram redução do volume de outras regiões como o cerebelo[11].

Em outro estudo recente usando morfometria concluiu-se que pacientes com TTM tiveram aumento da densidade da massa cinzenta à esquerda no estriado, na formação amídala-hipocampo e bilateralmente em múltiplas regiões corticais como giro do cíngulo, área motora suplementar e córtex frontal. Os autores apontam que estas regiões afetam os hábitos motores e cognição[12]. Um estudo de imagem de difusão de tensão indicou também alteração na substância branca nos pacientes com TTM. Com redução significativa da fração de anisotropia na região do cíngulo anterior e córtex temporal[13].

Um recente estudo multicentro teve como objetivo confirmar ou refutar anormalidades nas estruturas cerebrais de pacientes com TTM onde foram comparadas por ressonância magnética a espessura cortical e o volume subcortical com grupo controle. Os resultados apontaram que os pacientes com TTM apresentaram um excesso de espessura cortical e um aglomerado no giro frontal inferior direito, sem relação com a gravidade dos sintomas, sugerindo que mudanças morfométricas no giro frontal inferior direito parecem desempenhar um papel central na fisiopatologia da TTM. O que chama a atenção é que os achados são distintos de outros transtornos impulsivos-compulsivos, que tipicamente têm sido associados à espessura reduzida, em vez de aumentada[14].

Estudos com análise funcional com tomografia por emissão de pósitron (PET) e tomografia computadorizada por emissão simples de fóton (SPECT) sugeriram anormalidades localizadas no cerebelo e córtex parietal em pacientes com TTM[15] e no córtex temporal[16]. Um estudo de ressonância magnética funcional, no entanto, não encontrou nenhuma prova de ativação anormal do cérebro durante a aprendizagem implícita em pacientes com TTM, consistente com a função estriatal normal[17], entretanto tratamento com inibidores seletivos de recaptação de serotonina (ISRS) promoveu uma atividade reduzida nas regiões corticais frontais, no putâmen esquerdo e no lobo temporal anterior direito ao SPECT[18]. Estes achados são parcialmente consistentes com os achados estruturais que têm enfatizado o papel do circuito fronto-estriatal na TTM.

Utilizando-se ressonância magnética, realizou-se um estudo multicentro cujo objetivo era elucidar anormalidades morfométricas subcorticais, incluindo alterações localizadas na curvatura em pacientes com TTM. O estudo foi realizado com 68 indivíduos com diagnóstico para TTM e 41 controles saudáveis. Na comparação, redução volumétrica significativa na amídala direita e putâmen esquerdo ativas. Deformidades de forma localizada foram encontradas no núcleo *accumbens* bilateral, no caudato e putâmen direitos. Por fim, o estudo apontou que anormalidades estruturais nas regiões subcorticais estão envolvidas na regulação, no controle inibitório e na geração de hábitos que desempenham um papel fundamental na fisiopatologia da TTM e conclui que a TTM pode constituir um modelo útil por meio do qual possamos entender melhor outros sintomas compulsivos e que os achados podem explicar por que certos medicamentos sugerem ser eficazes para a TTM, ou seja, aqueles que modulam dopamina subcortical e função glutamatérgica[19].

Observamos estudos que avaliam anormalidades na matéria cinzenta e na integridade da matéria branca em adultos com TTM, entretanto, um estudo conduzido por Bahn et al.[20] investigaram a relação entre índices de ressonância magnética e medições clínicas em crianças e adolescentes com TTM e compararam com grupo controle de pacientes saudáveis com idade entre 9 e 17 anos. A análise mostrou alterações no volume do tecido cerebral e na integridade da matéria branca que foram associadas à gravidade dos sintomas, especialmente nas regiões pré-cuneos, cingulado anterior, córtex temporal e córtex frontal. Os valores da anisotropia fracionada (i. e., análise quantitativa usada para demonstrar a densidade e mielinização das fibras que compõem a substância branca do cérebro) em pacientes com TTM foram significativamente maiores que os observados nos indivíduos do grupo controle, particularmente nas regiões do cerebelo e cuneos. Alterações nos volumes de tecido cerebral e alterações microestruturais estão associadas à gravidade dos sintomas clínicos em crianças e adolescentes com TTM. Os autores do estudo sugerem que a anisotropia fracionada seria o método mais sensível para distinguir pacientes pediátricos com TTM de crianças saudáveis e concluem que os achados do estudo podem facilitar o uso de índices de ressonância magnética para acompanhar a transição da TTM pediátrica para a TTM adulta[20].

No entanto, os estudos de neuroimagem ainda são limitados pelas amostras pequenas e falta de replicação independente dos seus principais achados. Tendo em conta os avanços da espectroscopia de ressonância magnética, imagem de tensor de difusão e imagem molecular, esperamos que seja apenas uma questão de tempo para que tais metodologias sejam mais amplamente utilizadas em pacientes com TTM. Seria útil usar as imagens da ressonância magnética, para avaliar a resposta ao estresse e que afetam a regulação, formulação do hábito, recompensa do processamento, função executiva e os processos cognitivo-afetivos na TTM.

O modelo genético

Variações genéticas na codificação de duas proteínas foram associadas com comportamento intenso semelhante à TTM em roedores. Nestes modelos animais, a cobaia é fruto de uma manipulação genética, onde o gene regulador da produção de uma proteína específica é anulado (*knock-out mice*).

Greer e Capecchi[21] relataram que camundongos cujo gene da proteína Homeobox B8 (Hoxb8) foi suprimido manifestaram *autogrooming* excessivo (remoção de pelos e lesão na pele). Foi observado também que o gene *Hoxb8* se expressa em diferentes áreas do sistema nervoso central associado ao *grooming* excessivo como núcleo caudado, o córtex órbito-frontal e o giro do cíngulo anterior, estruturas cerebrais comumente envolvidas na regulação de comportamento motivado e voluntário.

Mais recentemente, Chen et al.[22] descobriram que estes animais apresentavam uma micróglia anormal derivada da medula óssea. Quando um transplante de medula de doador sem manipulação genética era realizado nestes animais o comportamento de *grooming* excessivo era revertido. Estes achados reforçam a percepção de uma relação íntima entre o sistema imunológico e o cérebro na gênese da TTM. Porém, não há ainda estudos que tenham investigado a associação entre mutações da Hoxb8 e a tricotilomania em seres humanos.

Em outro modelo animal, foram estudadas cobaias cujo gene da proteína SAPAP3 foi suprimido. Estes animais também apresentaram comportamento de *grooming* excessivo causando dermatites e rarefação localizada da pelagem. Estes sintomas foram reduzidos com a administração de fluoxetina[23]. Dois estudos investigaram a presença de polimorfismos genéticos para SAPAP3 em seres humanos. Züchner et al.[24] encontraram uma frequência significativa de variações alélicas raras em portadores de TOC e TTM. Porém, Bienvenu et al.[25] encontraram associação significativa com variações alélicas do SAPAP3 apenas para portadores de TTM e outros sintomas de transtornos de autocuidado, como dermatotilexomania (*skin picking*) e onicofagia grave. Estas variantes genéticas estavam presentes nos portadores de TOC apenas quando eles expressam sintomas de *grooming*.

Após uma investigação com 44 famílias nas quais um ou mais membros tinham TTM, os pesquisadores descobriram duas mutações em um gene chamado *SLITKR1*. Com base na análise dos dados estimou-se que as mudanças estruturais do *SLITRK1* estejam presentes em aproximadamente 5% dos investigados. Como o gene desempenha um papel na ponte entre as células cerebrais, sugere-se que ele pode na fração de segundo antes de uma conexão ser feita, ou quando uma conexão está tentando ser feita, essa interrupção elétrica cause uma vontade de puxar cabelo ou pelo corporal. A hipótese é que provavelmente uma combinação de genes e talvez variações estruturais de genes contribuam para a condição na maioria dos tricotilomaníacos[26].

O modelo comportamental

Pesquisas do comportamento em TTM focalizam os fatores mantenedores da tricotilomania, mas esses fatores também podem esclarecer sua etiologia. Essencialmente três teorias do comportamento avançaram e nenhuma é exclusiva: redução de tensão, covariação de resposta e modelação.

Azrin e Nunn[27] propuseram que a TTM é guiada por um processo semelhante a outros hábitos. O comportamento de arrancar cabelo seria reforçado pelo alívio de tensão que o mesmo propicia (i. e., reforço negativo), além de um reforçamento adicional propiciado por mecanismos de condicionamento clássico através da associação com as sensações físicas causadas pelo ato. Além da hipótese de tensão-redução (reforço-negativo), foi oferecida covariação de resposta como outro fator etiológico possivelmente relacionado. Por exemplo, chupar o dedo polegar fora observado como covariação ao arrancar cabelo em crianças, portanto o tratamento para chupar o dedo polegar eliminou a covariação arrancar o cabelo[28]. Este modelo parece útil para descrever a etiologia de muitos casos de curso precoce da TTM.

Ainda tomando como referencial a abordagem comportamental e baseados em estudos de casos, Christenson et al.[2] sugerem que a covariação pode ter facilitado o processo de aprender arrancar cabelo por observação. Os autores informam que várias mães que se apresentaram para tratamento resistiram ao arrancar cabelo na presença de seus filhos, devido à preocupação sobre a probabilidade de imitarem tal comportamento. Porém, nenhum dado sistemático foi fornecido para sustentar a hipótese de modelação. Mansueto et al.[29] apresentaram um modelo de comportamento da TTM que esboçou a relação afetiva do comportamento e variáveis cognitivas em uma análise funcional da TTM.

Modelos integrativos: a perspectiva biopsicossocial

A etiologia da TTM pode ser uma interação complexa de fatores biológicos, psicológicos e sociais. A elaboração continuada e integrativa de diversos modelos etiológicos tem sugerido teorias que apontam perspectivas múltiplas com novas possibilidades para avançar a compreensão científica da TTM. Por exemplo, enquanto teorias e pesquisas biológicas tentam isolar os mecanismos fisiopatológicos associados com o arrancar do cabelo crônico, teorias comportamentais provêm um contexto pelo qual possa investigar a operação e expressão desses mecanismos. Estes dois níveis (biológico e comportamental) de análise não são conflituosos, eles são complementares, até mesmo necessários, para uma análise funcional da TTM.

Uma compreensão empírica da TTM foi sugerida por Foa & Kozak[30] baseada no modelo biopsicossocial que postula três pressupostos básicos:

- Todos os comportamentos, não importa quão estranhos, têm uma explicação lógica e são produtos das pressões e contingências experimentadas pelo indivíduo, assim a TTM é vista como uma resposta lógica (embora patológica) de forças internas e externas.
- Forças internas e externas têm maior poder explicativo do que acontecimentos históricos. As experiências da aprendizagem podem desempenhar um papel na etiologia da TTM, no entanto, esses eventos não podem explicar como e por que o comportamento de arrancar cabelo começou. Assim, as experiências iniciais podem representar apenas uma pequena porção da variação no desenvolvimento da TTM. Muitas vezes é tentador atribuir comportamentos problemas aos eventos históricos como abuso infantil ou outros traumas. A maioria das pessoas que sofreram traumas não desenvolveram TTM.
- As raízes da TTM podem ser encontradas em mecanismos fisiológicos da pessoa, nas sensações internas, cognições e as consequências do comportamento propriamente dito e esses fatores interagem uns com os outros.

Portanto, nenhum fator deve ser investigado isoladamente e é pouco provável que se identifique uma causa única da TTM. Para entender por que uma pessoa encontra gratificação em arrancar cabelo deve-se procurar entender as pressões internas e externas que desencadearam o comportamento em primeiro lugar, bem como as peculiaridades fisiológicas que permitem ao indivíduo encontrar gratificação neste comportamento específico.

FENOMENOLOGIA E CLÍNICA

Os aspectos fenomenológicos da TTM podem ser variáveis, e arrancar cabelo/pelo pode acontecer em qualquer local do corpo e frequentemente em locais múltiplos. Em 1995, Christenson conduziu um estudo em que apontou uma prevalência para arrancar cabelo e/ou pelos em pacientes diagnosticados com TTM de: couro cabeludo (80,6%), cílios (47%), sobrancelhas (43,5%), região púbica (23,7%), extremidades (15,1%) e axila (5,4%)[31]. Woods et al.[32] mais recentemente realizaram uma pesquisa feita pela internet com 1.697 indivíduos com TTM que revelou porcentagens semelhantes aos descritos por Christenson; couro cabeludo (72,8%) é o local mais comum para arrancar, seguido de sobrancelhas (56,4%), cílios (51,6%), região púbica (50,7%), pernas (21,8%), braços (12,4%), axilas (12,4%). Retirar da região pubiana, de extremidades e de outro local do corpo é menos comum.

Frequentemente, estados afetivos negativos e atividades sedentárias ou contemplativas são referidos como desencadeadores iniciais ou exacerbadores do comportamento tricotilomaníaco. A literatura é farta de sintomas que também podem ser intensificadores da TTM: antes da menstruação, doença na infância, dificuldades acadêmicas ou tensões na escola, morte, doença ou dano de um familiar, nascimento ou rivalidade de irmãos, mudança de residência, alienação ou separação de amigos, início da menarca, divórcio dos pais, breve separação dos pais, imobilidade forçada, dano no couro cabeludo (queimadura do sol) ou no cabelo (permanente mal feito). Assim sendo, uma variedade de fatores pode servir como precipitadores do arrancar o cabelo em pacientes que praticam a TTM[33].

Uma condição frequentemente observada em pacientes que arrancam cabelo é a presença de outros "hábitos nervosos" como: onicofagia, arrancar cutícula, contrair a face, morder a junta do dedo, chupar o dedo polegar, bater no rosto, mastigar ou morder a língua, bruxismo, bater a cabeça, masturbação, beliscar, morder ou torcer os lábios e balançar o corpo.

As principais descrições de situações associadas com a TTM incluem: leitura, assistir televisão, falar ao telefone, dirigir ou se deitar na cama. Episódios de arrancar o cabelo podem ocorrer em qualquer lugar e de alguns minutos a algumas horas[34]. Pacientes ainda relatam que o arrancar parece ser "inconsciente" e outros relatam uma combinação de "foco" e "automatismo" do comportamento de arrancar cabelo[35].

Um aspecto a ser considerado na TTM é que aproximadamente 75% dos pacientes adultos com TTM relatam que o comportamento de arrancar cabelo ocorre "automaticamente", por exemplo, quando estão dormindo, assim não têm consciência do ato, enquanto os outros 25% descrevem que se concentram no comportamento de arrancar cabelo, ou seja, eles focam no ato de arrancar e até usam uma pinça para arrancar cabelo. Alguns pesquisadores postularam que pacientes com TTM, que se dedicam principalmente no tipo focado de arrancar cabelo, assemelham-se ao TOC[35]. Entretanto, a distinção entre tricotilomaníacos focados e automáticos é dúbia pelo fato de que pelo menos alguns pacientes se envolvem nos dois tipos de comportamento de arrancar. Clinicamente, observamos que pacientes que se dedicam a ambos os tipos de puxar muitas vezes iniciam o comportamento de forma automática de alguns fios, fortalecendo a vontade de arrancar, e acabam migrando para a forma focada. Mesmo assim, a avaliação de ambos os tipos de comportamentos de arrancar é imperativa antes de começar um programa de tratamento, porque as estratégias de intervenção clínica serão diferentes dependendo do foco primário, se do tipo focado ou automático.

Pacientes com TTM informam frequentemente uma predileção por fios com texturas ou qualidades diferentes e alguns o tiram de maneira ritualística. Depois de arrancarem, Christenson et al.[36] relatam que aproximadamente 48% dos pacientes com TTM se ocuparão de comportamentos orais, como correr o cabelo entre os lábios, morder, arrancar a raiz pode causar erosão dental; outra condição que merece atenção é quando o paciente come o cabelo ou parte dele, comportamento esse que é chamado de tricofagia. A ingestão completa de cabelo pode conduzir a consequências mais sérias, como o desenvolvimento do tricobezoar gástrico intestinal[37]. Essa massa tende a ser grande e ocupar o lúmen gástrico e em alguns casos estender-se até a válvula ileocecal, condição conhecida como "síndrome de Rapunzel" e sua remoção necessariamente deverá ser feita cirurgicamente ou por via endoscópica[38-40]. Fraqueza, anorexia, perda de peso, náusea, vômitos, hematêmese, dor abdominal, constipação e diarreia são sintomas associados ao tricobezoar, podendo complicar com: anemia ferropriva e megaloblástica, obstrução intestinal, ulceração, perfuração gástrica ou intestinal, peritonite, síndrome da artéria mesentérica superior, icterícia obstrutiva, pancreatite, polipose gástrica e gastroenteropatia por perda de proteína[1,37,41-44] e em casos mais graves pode levar a perfuraão gástrica[40], infecções de pele e síndrome do túnel do carpo, associada ao comportamento de levar repetidamente a mão ao cabelo causando a lesão de esforço repetitivo (LER) são condições médicas adicionais que podem estar associadas com a TTM[41].

Uma das observações mais notáveis sobre a fenomenologia da TTM é a alienação social que frequentemente acompanha esse transtorno. Pacientes ocasionalmente relatam fortes sentimentos de vergonha e embaraço e muitos tentam disfarçar a perda de cabelo usando perucas, fazendo penteados especiais, maquiagem, usando bonés/chapéus ou lenços. Apresentar comportamento de evitação por causa da perda de cabelo também é comum; o que tem contribuído em muito para retardar a procura por tratamento.

Falkenstein e Háaga[45] conduziram um robusto estudo sobre o funcionamento interpessoal com 760 adultos com diagnóstico para TTM. Os achados revelaram que aproximadamente um quarto dos entrevistados da pesquisa não havia contado ao seu melhor amigo sobre a TTM e um quinto não contou ao seu cônjuge ou parceiro; TTM por procuração foi relatado por 54% dos participantes e 37% dos participantes relataram ter arrancado cabelo de outra pessoa. Dos que arrancaram por procuração, 13% foram dos pais, 8% os amigos, 8% irmãos, 7% filhos e 5% animais de estimação. Ainda, 7% relataram ter pedido para outras pessoas arrancarem os seus cabelos, sendo que destes 78% tiveram seu pedido atendido, sendo 20% as mães, 11% os irmãos, 9% os filhos e 9% os amigos. Resumindo, mais de um terço dos entrevistados tiraram cabelo de outra pessoa, 7% pediram a outras pessoas que arrancassem seu cabelo e uma minoria considerável mantiveram o segredo da TTM.

Os níveis clínicos da ansiedade gerada pela interação social foram endossados por 51% da amostra, assim, entender essas experiências interpessoais de forma mais ampla poderia melhorar nossa compreensão do funcionamento do relacionamento destes pacientes com TTM e orientar esforços para individualizar o tratamento para a população adulta com TTM[45].

Muitos pacientes relatam um forte senso de isolamento social que surge da convicção de que são os únicos a arrancarem seus cabelos. Não são comuns para estes pacientes evitarem natação, dançar, exercitar, fazer esportes ou situações nas quais a perda de cabelo pode ser exposta. Alguns podem evitar lugares públicos e utilizarem desculpas como "meu permanente não ficou bom" para justificar a alopecia.

A TTM é caracterizada por um sofrimento psíquico significativo como mencionado, seja de início infantil ou em adultos com certos déficits cognitivos, como o controle inibitório. Um estudo teve como objetivo abordar esta perspectiva e comparou 17 jovens com diagnóstico de TTM com problemas de atenção que apresentaram melhor desempenho no tempo de reação em uma tarefa neurocognitiva automatizada em comparação com 28 controles[46].

Flessner et al.[47] por meio do exame do funcionamento executivo em uma amostra composta por 16 jovens com diagnóstico para TTM e 23 jovens como controle, com idades entre 9 e 17 anos, completaram um subconjunto de testes da Bateria de Avaliação de Testes Neurocognitivos Automáticos de Cambridge (CANTAB, sigla em inglês) que avaliou a flexibilidade cognitiva/aprendizagem reversa intradimensional/extradimensional (IED), memória de trabalho (extensão espacial) e planejamento e organização (*Stocking of Cambridge* – SoC). O *status* diagnóstico previu desempenho prejudicado tanto no IED (apenas na reversão) quanto no SoC (planejamento e organização). Análises de correlações revelaram que a gravidade de puxar cabelo/pelos corporais estava fortemente relacionada à capacidade de memória de trabalho, enquanto relações díspares entre estilos de puxar (automático e focado) eram evidentes em relação à memória de trabalho, planejamento e organização. Assim, conclui que jovens com TTM tiveram pior desempenho em tarefas de funcionamento executivo em comparação com os do grupo controle[47].

CLASSIFICAÇÃO, DIAGNÓSTICO E AVALIAÇÃO

No DSM-IV-TR, a TTM estava classificada na seção dos transtorno do controle do impulso; os transtornos incluídos nesta seção se caracterizavam por um fracasso em resistir a um impulso ou tentação de executar um ato perigoso para a própria pessoa, ou para outros, em geral precedido por uma tensão crescente que é aliviada após a realização do ato. Todavia, evidências acumuladas sugerem que a maioria dos pacientes com TTM não apresentavam esta tensão antecipatória, especialmente verdadeira para os indivíduos em quem predomina o comportamento mais automático de arrancar cabelos[36]. Além disso, o ato em si, apesar de causar um prejuízo involuntário da cobertura capilar, não está associado a um risco direto à integridade física ou moral do indivíduo, ou de pessoas relacionadas a ele. Então, na quinta edição do DSM[48], além de uma nova nomenclatura – transtorno de arrancar cabelo, foram removidos os critérios diagnósticos de TTM que faziam menção à tensão antecipatória, alívio e gratificação após arrancar cabelos e a TTM passou a ser classificada entre os transtornos relacionados ao TOC[49], em virtude da sua natureza compulsória e repetitiva, participando assim do espectro impulsivo compulsivo, caracterizado por uma falha em resistir e controlar pensamentos intrusivos associados a comportamentos repetitivos que parecem ser incontroláveis ou requerem esforços consideráveis para suprimir sua execução[50]. O Quadro 1 exibe os critérios diagnósticos do DSM-5.

Quadro 1 Critérios diagnósticos segundo o DSM-5 para tricotilomania (transtorno de arrancar cabelo) – 312.39

Critério	Descrição
A	Arrancar o próprio cabelo de forma recorrente, resultando em perda de cabelo.
B	Tentativas repetidas de reduzir ou parar o comportamento de arrancar cabelo.
C	O ato de arrancar cabelo causa sofrimento clinicamente significativo ou prejuízo no funcionamento social, pro-fissional ou em outras áreas importantes da vida do indivíduo.
D	O ato de arrancar cabelo ou a pera de cabelo não se deve a outra condição médica, p.ex., uma condição dermatológica.
E	O ato de arrancar cabelo não é mais bem explicado pelos sintomas de outro transtorno mental (p. ex., tentativas de melhorar um defeito ou falha percebidos na aparência, no transtorno dismórfico corporal).

Fonte: American Psychiatric Association, 2013[48].

Porém, há argumentos contrários à classificação da TTM como transtorno do espectro do TOC. O principal é que a TTM, ao contrário do TOC, não apresenta fenômenos cognitivos intrusivos e recorrentes como as obsessões e, em geral, o ato de arrancar cabelos é experimentado como egossintônico no momento da sua realização[51]. A natureza do comportamento repetitivo na TTM é, geralmente, limitada ao ato de arrancar cabelo, já às compulsões do TOC são respostas repetitivas e/ou estereotipadas emitidas para prevenir ou eliminar obsessões e/ou a ansiedade, assim, deste ponto de vista, as compulsões ocorrem sob controle de reforçamento negativo, à medida que eliminam/aliviam as obsessões e a ansiedade[52]. A TTM, por sua vez, é mais suscetível de ser mantida por reforço positivo, pois, habitualmente, seus portadores relatam experimentar prazer quando envolvidos em atividade lúdica ou relaxante (ver TV, leitura, etc.) enquanto, simultaneamente, arrancam cabelos[51,53].

Finalmente, os dados de comorbidade entre TTM e TOC não são conclusivos. TOC não parece ser particularmente frequente entre portadores de TTM (10 a 15%) e a ocorrência de TTM em portadores de TOC parece estar associada a um subgrupo específico de indivíduos do espectro em que sobressaem sintomas motores[32,54]. As evidências de compartilhamento genético como vimos acima são igualmente dúbias e o achado de que ISRS revertem comportamento de *grooming* patológico em cobaias não tem paralelo em humanos, uma vez que estes medicamentos são sabidamente ineficazes no tratamento da TTM[55]. Estes achados sugerem uma terceira possibilidade para a classificação da TTM, ou seja, uma possível configuração de uma categoria específica de transtornos do autocuidado (*grooming*), ou ainda de transtornos marcados por movimentos estereotipados com foco no corpo, englobando TTM, dermatotilexomania (*skin picking*) e onicofagia grave. Por ocasião da reformulação das classificações diagnósticas em psiquiatria, Stein et al.[56] especularam sobre a continuidade entre transtornos do autocuidado e o transtorno estereotípico do movimento na infância. Outra proposta apresentada é a de que a TTM passaria a ser também denominada de *hair-pulling disorder* sob o argumento de que a nova denominação reduziria a confusão sobre essa condição, indo diretamente ao ponto (arrancar cabelo) e contribuiria para reduzir o estigma com a retirada do sufixo "mania" do seu nome.

Avaliação

Uma grande variedade de métodos de avaliação para TTM está disponível e cada uma com vantagens e desvantagens. Existe uma clara necessidade de pesquisas psicométricas relacionadas a métodos de avaliação para TTM, porém o que vemos é o pequeno tamanho das amostras, comorbidades, estresse subjetivo e o ajuste social dificultando o progresso para medir o comportamento de arrancar cabelo. Não há nenhum instrumento universalmente aceito. Porém, diferentes métodos para avaliação do arrancar cabelo estão disponíveis: automonitoramento, autorrelato, entrevistas, escalas clínicas de classificação, medidas subjetivas e objetivas da perda de cabelo.

No Quadro 2, estão descritos os principais instrumentos utilizados em estudos ou na clínica e suas principais características.

392 Psiquiatria, saúde mental e a clínica da impulsividade

Quadro 2 Escalas para avaliação da tricotilomania

Autor	Nome da escala	Característica
Swedo et al., 1989[6]	*National Institute of Mental Health Trichotillomania Symptom Severity Scale* (TSSS)	Avalia o tempo gasto arrancando cabelo, quais os pensamentos ou sentimentos precederam o comportamento, tentativa para resistir ao desejo de arrancá-los, o quanto essa compulsão/hábito aborrece o paciente e o quanto arrancar cabelo interfere em sua vida diária
Swedo et al., 1989[6]	*National Institute of Mental Health Trichotillomania Impairment Scale* (TIS)	Avalia a gravidade, quantidade de dinheiro e tempo gastos arrancando ou escondendo o cabelo e no senso de controle do paciente sobre o comportamento
Stanley et al.,1992[57]	*Yale-Brown Obsessive-Compulsive Scale* – TTM (YBOCS-TTM)	Avaliação da gravidade dos sintomas
Winchel et al., 1992[58]	*Psychiatric Institute Trichotillomania Scale*	Avalia o local de onde foi arrancado, duração do tempo gasto, frequência em resistir ao impulso de executar o ato, a angústia associada e a gravidade de perda de cabelo
Christenson et al., 1991[59]	*Minnesota Trichotillomania Evaluation Inventory*	O inventário gera dados sobre os sintomas do comportamento de arrancar cabelo
Stanley et al., 1993[60]	*Yale-Brown Obsessive-Compulsive Scale* (TTM)	Avaliação da gravidade dos sintomas
Rothbaum e Ninan, 1994[61]	*The Trichotillomania Diagnostic Interiew* (TDI)	Estabelece diagnóstico, segundo o DSM-IV-TR
Stanley et al., 1993[60]	*Hair-Pulling Scale*	Aplicação em população não clínica
Keuthen et al. 1995[62], Toledo et al., 2011[63]	*Massachusetts General Hospital-Hairpulling Scale* (MGH-HPS)	Avalia a gravidade dos sintomas; já foi traduzida, adaptada e validada para uso no Brasil
Woods, 2005[64]	*Premonitory Urge for Tics Scale* (PUTS)	Avalia aspectos impulsivos da TTM
Flessner et al., 2007[65]	*The Milwaukee Inventory for Styles of Trichotillomania – Child Version* (MIST-C)	Avaliação dos subtipos focado ou automático da TTM na população infantil
Flessner et al., 2003[66]	*The Milwaukee Inventory for Subtypes of Trichotillomania – Adult Version* (MIST-A)	Avaliação dos subtipos focado ou automático da TTM em adultos

Entre as escalas apresentadas, a *Massachusetts General Hospital-Hairpulling Scale* – MGH-HPS possui propriedades psicométricas sólidas. Tem como característica avaliar sete aspectos da TTM, sendo: frequência, intensidade percebida, controle sobre os impulsos para arrancar cabelo, frequência com que arranca, esforço para resistir, controle sobre o comportamento de puxar o cabelo e a angústia associada. Foi feita a adaptação transcultural e validação da MGH-HPS para a população brasileira, sendo que os dados preliminares da MGH-HPS na versão em português (Brasil), denominada Escala de Arrancar Cabelo – Massachusetts General Hospital (EAC-MGH), estão disponíveis[63] mostram que a nossa tradução reteve a solidez psicométrica da versão original.

Há outros métodos como monitoração dos fios de cabelo arrancados que pode ser feita pelo clínico, seja por pesagem ou contagem dos fios. Existe a possibilidade de monitoração por um registro diário do comportamento de arrancar, incluindo tempo e duração de cada episódio de arrancar o cabelo, situação em que o episódio aconteceu, pensamentos e emoções associados e estimativa do número de cabelos puxados durante o episódio[67]. Para aqueles relatos incertos ou imprecisos podemos perguntar a um parente sobre o comportamento de arrancar cabelo, porém vale lembrar que a informação obtida de relato feito por terceiros está limitada à observação seletiva, mas pode ser útil em populações com limitada habilidade para informar o seu próprio comportamento com precisão, como crianças ou pessoas com pouca capacidade de comunicação.

PSICODERMATOLOGIA

Transtornos psicodermatológicos são condições que envolvem uma interação entre a mente e a pele. A correlação entre transtornos psiquiátricos e dermatológicos é uma relação altamente complexa se considerarmos a etiologia, os procedimentos diagnósticos e o tratamento[68].

Existem três grandes grupos de transtornos psicodermatológicos: os chamados distúrbios psicossomáticos ou psicofisiológicos que são doenças dermatológicas que podem ser exacerbadas ou agravadas pelo estresse emocional, mas não são causadas diretamente pelo estresse. O estresse emocional pode exacerbar muitas dermatoses crônicas como urticária, eczema, psoríase, acne, dermatite seborreica, dermatite atópica, alopecia areata, púrpura psicogênica, rosácea, síndromes de dor atípicas e hiperidrose. O tratamento de pacientes com dermatose crônica resistente pode ser difícil quando o estresse não é reconhecido como um fator provocador[69].

Os transtornos psiquiátricos primários são condições psiquiátricas que induzem o desenvolvimento de várias mudanças cutâneas, por exemplo, tricotilomania (transtorno de arrancar cabelo), dermatite factícia, transtorno de escoriação (*skin picking*), ilusões de parasitose e transtorno dismórfico corporal. Eles incluem transtornos psiquiátricos com ansiedade, sintomas compulsivos-compulsivos e depressivos e ideias delirantes patológicas ou alucinações sobre a pele.

Os transtornos psiquiátricos secundários aparecem como resultado de uma certa doença desfigurante na pele que induz sofrimento psicológico, como perda de autoconfiança, ansiedade e fobia social. Esta categoria inclui doenças como psoríase, eczema crônico, várias síndromes ictiosiformes, rinofima, neurofibromas múltiplos, acne grave e outras lesões cutâneas desfigurantes cosméticas[68,69].

Osman et al.[70] conduziram um estudo que teve como objetivo explorar a atenção dos dermatologistas aos sintomas psiquiátricos em seus pacientes. Um questionário *online* previamente validado foi utilizado para explorar a atitude e a experiência dos dermatologistas para a avaliação das necessidades psiquiátricas de seus pacientes. A pesquisa também perguntou sobre a conscientização dos recursos disponíveis para lidar com a psicodermatologia.

A referida pesquisa realizada *online* foi feita com 70 dermatologistas convidados, 57 (81%) completaram a pesquisa. Apenas 19 entrevistados (33%) foram capazes de identificar a psicodermatologia como componentes psiquiátricos de doenças de pele e sintomas dermatológicos de transtornos psiquiátricos. Dos diagnósticos reconhecidos que necessitavam de encaminhamento para avaliação psiquiátrica 34% eram de TTM. O estudo sugere que uma porcentagem significativa de participantes no estudo não possuíam treinamento em psicodermatologia. Também foi evidenciada a falta de familiaridade com os recursos do paciente e da família quando envolvem condições psicocutâneas[70].

O diagnóstico da TTM é muitas vezes difícil, pois apresenta manifestações clínicas semelhantes com outras doenças como queda de cabelo, especialmente alopecia areata (AA).

Recentemente, achados dermoscópicos característicos de TTM foram relatados, entretanto, eles foram claramente detectáveis pela dermoscopia de imersão convencional, não por dermoscopia seca, uma técnica frequentemente adotada na prática diária. Além disso, a utilidade desses sinais para diferenciar a TTM da AA não foi suficientemente avaliada. Por meio da varredura intensiva de lesões de queda de cabelo por dermoscopia seca em pacientes com TTM, encontramos um sinal potencialmente útil para detectar TTM oculta. O sinal que chamamos de "micro-hemorragia folicular" (MHF) representa um ponto vermelho correspondente a uma óstia folicular tampada ou recheada com coágulo sanguíneo e sugere um histórico de trauma por um arrancar forçado. Até agora, detectamos MHF em quatro pacientes com TTM e AA de moderada a grave. Embora o acúmulo adicional de casos seja necessário, a MHF seria benéfica para dissecar a complicada fisiopatologia da queda de cabelo em pacientes com TTM[71].

Por outro lado, uma investigação procurou compreender o papel das células dendríticas plasmáticas (CDP) em 19 casos de AA, 10 casos de TTM e 7 de alopecia androgenética (AAG), os achados indicaram que todos os casos de TTM mostraram a presença de CDP, embora significativamente menos abundantes e em uma distribuição diferente, principalmente perivascular superficial do que na AA, assim a distribuição das CDP poderiam ajudar na diferenciação microscópica da AA e da TTM[72].

A tricoscopia é um recurso diagnóstico diferencial de várias doenças capilares e do couro cabeludo, incluindo a TTM e a AA que em decorrência de suas características clínicas são difíceis de distinguir[73].

Assim, um estudo propôs avaliar a utilidade da tricoscopia no diagnóstico da tricotilomania. Os pesquisadores incluíram 370 pacientes, 44 com tricotilomania, 314 com AA e 12 com *tinea capitis*. A análise estatística revelou que os principais e mais característicos achados tricoscópicos da TTM são: cabelos irregularmente quebrados (44/44; 100% dos pacientes), sinal V (24/44; 57%), pelos de chama (11/44; 25%), pó de cabelo (7/44; 16%) e cabelos enrolados (17/44; 39%). Cabelos de chama, sinal V, cabelos de tulipas e pó de cabelo foram recentemente identificados neste estudo[74].

Outro estudo realizado em uma população asiática propôs-se a descrever os achados tricoscópicos de AA e TTM. Cinquenta e dois pacientes diagnosticados com AA e 23 pacientes diagnosticados com TTM realizaram a tricoscopia. As características tricoscópicas mais observadas foram cabelos quebrados de diferentes comprimentos (TTM 100%, AA 3,8%), tricoptilose (TTM 78,3%, AA 5,8%), sinal V (TTM 43,5%, AA 3,8%), pelos de chama, tipo de cabelo quebrado (TTM 43,5%, AA 0%) e pó de cabelo

(TTM 13%, AA 1,9%) foram mais comumente demonstrados em TTM do que em AA. Estes achados são consistentes com outros estudos[75-77].

Em conclusão, os achados dos dois estudos acima sugerem que as características específicas da tricoscopia podem ser aplicadas no diagnóstico diferencial, não invasivo e presencial da TTM, assim como podem auxiliar no diagnóstico diferencial com a alopecia aerata.

Abou Rahau et al.[72] procuraram investigar o papel das células dendríticas plasmáticas (CDP) em 19 casos de AA, em comparação com 10 casos de tricotilomania e 7 alopecias androgenéticas (AAG). As CDP estavam presentes em todos os casos de AA e de TTM em um local peribulbar, embora significativamente menos abundantes e em uma distribuição diferente (principalmente perivascular superficial) do que na AA; já as CDP estavam ausentes na AAG. Os achados sugerem que a distribuição das CDP poderia ajudar na diferenciação microscopicamente de AA da TTM ou AAG[72].

Outro recurso é o molde pigmentado, que tem sido relatado em biópsias do couro cabeludo na AA e TTM. Um estudo avaliou a presença e morfologia de castas pigmentadas em 308 biópsias transversamente bisseccionais do couro cabeludo de alopecia não cicatrizada e cicatrizada ao longo de um ano. As castas pigmentadas estiveram presentes em 100% dos 7 casos de TTM. Eles não mostraram características distintas, exceto a morfologia na TTM, que incluía a agregação de pigmento torcido, linear (zip) e "botão"[78].

A abordagem terapêutica dos transtornos psicodermatológicos deve ser multidisciplinar, incluindo médicos da atenção básica, dermatologista, psiquiatra e psicólogo. É muito importante educar os dermatologistas nos procedimentos diagnósticos e terapia de transtornos psiquiátricos que às vezes convivem com a doença da pele. A maioria dos transtornos psicodermatológicos pode ser tratada com terapia cognitivo-comportamental, técnicas psicoterapêuticas de estresse e gerenciamento de ansiedade e psicotrópicos. O tratamento psicofarmocológico inclui ansiolíticos, antidepressivos, antipsicóticos e estabilizadores de humor[68,69].

O manejo da TTM como sugerido é difícil e requer cooperação entre os profissionais, o paciente e, por vezes, os familiares, o que poderá ser fator fundamental para garantir os melhores resultados para um satisfatório diagnóstico e tratamento. Mais estudos são necessários para uma melhor compreensão das características do curso clínico e principalmente incluir os dermatologistas na avaliação para a acurácia de um diagnostico diferencial de outras síndromes psicodermatológicas.

Epidemiologia

A literatura existente sobre a TTM é relativamente limitada, mas crescente. O aumento das pesquisas resulta em parte da percepção de que os sintomas são mais comuns do que se acreditava. Embora a taxa de prevalência na população geral seja apenas estimada, melhores estimativas sugerem que TTM é tão comum quanto a esquizofrenia (aproximadamente 1% da população geral). Portanto, seria benéfico incluir perguntas que considerassem sintomas de arrancar cabelo em pesquisas epidemiológicas futuras para conferir estas estimativas. Os poucos estudos na área sofrem de limitações como tamanho reduzido de amostras, amostras não representativas da população geral e principalmente a variabilidade nos métodos de verificação diagnóstica da TTM. Alguns estudos simplesmente medem a ocorrência de cabelo arrancado não relacionados a atividades de *grooming*[60,79]; alguns consideram a ocorrência de puxar cabelo "clinicamente significativo"[54]; e outros estudos consideram na avaliação somente a ocorrência completa do cabelo arrancado como critério diagnóstico para TTM[18,52], e aqueles que só consideram o comportamento de arrancar com alopécia perceptível[59,80]. Além disso, uma parcela expressiva dos indivíduos afetados, especialmente os mais jovens[8], apresentam sintomas transitórios ou subclínicos. Mehregan[81] relatou que o número de crianças com TTM pode ser até sete vezes maior que o número de adultos afetados. Isto sugere que uma grande parte das crianças com TTM experimenta sintomas transitórios que podem se resolver antes da idade adulta.

Manino e Delgado[82] se basearam em estimativas clínicas e sugeriram que o comportamento patológico de arrancar cabelo era uma condição rara. No primeiro estudo sobre a prevalência da TTM em um grupo não clínico, Christenson et al. investigaram estudantes universitários sobre o comportamento de arrancar cabelo. Os resultados da pesquisa indicaram que 1,5% de homens e 3,4% de mulheres informaram padrões patológicos de arrancar cabelo. Todavia, só 0,6% dessa população preenchia critérios diagnósticos para TTM. Em outro estudo semelhante, Rothbaum et al.[80] constataram que 1% da amostra indicou o comportamento de arrancar cabelo como resultado de aflição em níveis clínicos significantes da perda de cabelo. Com base nesses estudos, os Estados Unidos projetam 2,5 milhões de pacientes com TTM e estimativas mais recentes apontam uma população de oito milhões com TTM[83]; no Brasil, não temos nenhum estudo epidemiológico até o presente momento.

A maioria dos pacientes que buscam tratamento para TTM são mulheres adolescentes e adultas; essa diferença de gênero pode refletir a aceitabilidade social da perda de cabelo, ou diferenças no comportamento para procurar ajuda nos homens. A recente edição do DSM-5[48] sugere uma prevalência em adultos e adolescentes de 1 a 2% da população geral com TTM, sendo o sexo feminino mais afetado com uma relação de 10:1, porém em crianças esta diferença não é observada.

Em um estudo conduzido por Toledo et al.[84] com pacientes atendidos em um hospital-escola na cidade de São Paulo, com relação às características sociodemográficas, a amostra foi predominantemente do gênero feminino, com relação entre gêneros de 6:1, com idade variando entre 18 e 61 anos. A maioria era de solteiros (56,8%), brancos (72,7%), nascidos na capital de São Paulo (93,2%) e com 14,1 anos de educação média ou superior.

O estado atual dos dados epidemiológicos em TTM estão longe do ideal, por isso é preciso que futuras pesquisa se esforcem para: 1) aumentar a dimensão das amostras; 2) aplicar uma avaliação padronizada e consistente de TTM através de estudos; 3) investigar a epidemiologia da TTM em jovens; e 4) realizar estudos longitudinais para melhor entender o curso da doença e atentar para os sintomas temporários.

CURSO E COMORBIDADES PSIQUIÁTRICAS

A idade média de início para a TTM no estudo de Christenson et al.[36] foi de 13 anos; os autores relataram que quando o transtorno aparecia na infância representava uma forma relativamente benigna, de fácil resolução, com pequena ou nenhuma interferência terapêutica, porém quando o início era tardio, tratava-se de uma condição mais grave, resistente a tratamentos e mais frequentemente associado com comorbidades psicopatológicas.

Informes clínicos[36] relataram que outros transtornos psiquiátricos são mais prevalentes em pacientes diagnosticados com TTM do que seria esperado na população geral; taxas de cerca de 80% de prevalência de transtornos psiquiátricos foram encontradas; principalmente transtornos afetivos, de ansiedade e dependência são constantemente associados com TTM[85]. No mencionado estudo de Toledo et al.[84], 31,8% apresentaram mais de um transtorno comórbido, 29,5% dois a três diagnósticos psiquiátricos adicionais e 20,5% apresentaram mais de três transtornos comórbidos além da TTM. Os transtornos ansiosos estavam presentes em 63,6% dos pacientes e dentre os transtornos relacionados ao transtorno obsessivo-compulsivo (TOC), transtorno de escoriação (dermatotilexomania, *skin-picking*) e TOC apresentaram respectivamente 11,4% cada do total de sujeitos. Além disso, já foram relatadas taxas de 20% de prevalência nos transtornos alimentares[86] e 23% para transtorno dismórfico corporal[87], reforçando uma associação entre estes transtornos com foco na relação entre a subjetividade, as emoções e o corpo.

A comorbidade com transtornos de personalidade também é frequente em portadores de TTM, em torno de 25 a 55%, porém quando comparada com outros transtornos psiquiátricos, ela não parecer ser particularmente elevada. Além disso, não há predomínio de um tipo específico de transtorno de personalidade, os mais comuns relatados foram histriônicos, *borderline* e obsessivo-compulsivo[5].

TRATAMENTO

O tratamento da TTM ainda é um campo aberto, no qual nenhuma modalidade específica de tratamento se mostrou mais eficaz do que as outras. As taxas de recaída em tratamentos farmacológico e psicoterápico desafiam os clínicos. Atualmente, os profissionais envolvidos com o tratamento têm uma pequena base empírica para alterar o tratamento e melhorar as respostas a longo prazo. A combinação entre tratamento farmacológico e psicoterapia, a associação com terapia motivacional e a prevenção de recaída têm sido sugeridas como estratégias para consolidação dos ganhos terapêuticos[88]. Porém, estas hipóteses ainda devem ser testadas. Pesquisas que documentam as variáveis do paciente e do terapeuta para predizerem respostas de tratamento a longo prazo serão necessárias também.

Tratamento medicamentoso

Há uma considerável variedade de medicamentos propostos para o tratamento da TTM, incluindo lítio, clorpramazina, amitriptilina, buspirona, isocarboxazida, fenfluramina e fluoxetina e naltrexona, ambas em associação ou administradas isoladamente[89]. Porém, poucos foram os ensaios randomizados e controlados. Os fármacos mais testados foram os inibidores da recaptação da serotonina como a clomipramina[90,91] e os inibidores seletivos de recaptação de serotonina (ISRS) como a fluoxetina[35], em decorrência do pressuposto de que TTM está relacionado com TOC e de que esses agentes mostram eficácia seletiva no tratamento do TOC[92]. Uma revisão da literatura mais recente sugere que a eficácia dos ISRS no tratamento da TTM é duvidosa[55], mas poderia melhorar com uma associação com baixas doses de pimozida[93].

A fluoxetina foi testada em dois pequenos ensaios randomizados duplo-cegos. Fluoxetina (20-80 mg/dia) foi comparada com placebo em 15 indivíduos (93,3% mulheres) em seis semanas, duplo-cego, estudo cruzado com um período de 5 semanas entre tratamentos[94]. Quatorze (93,3%) dos 15 sujeitos concluíram o estudo. Não foram encontradas diferenças significativas entre fluoxetina e placebo em desfechos primários relativos aos sintomas da TTM. Em outro estudo com 23 participantes (86,9% do sexo feminino), duplo-cego cruzado entre fluoxetina (20-80 mg/dia) e placebo que foram avaliados por 31 semanas, 16 dos 23 indivíduos (70%) concluíram o tratamento. Os pesquisadores descobriram que fluoxetina não conseguiu diferenciar do placebo em desfechos primários[95]. Van Minnen et al.[55] investigaram a eficácia de seis sessões (12 semanas) da terapia comportamental comparada com fluoxetina (até 60 mg/dia) com lista de espera (grupo-controle). O grupo de terapia melhorou significativamente mais do que os outros dois grupos durante o tratamento. Entretanto, o acompanhamento por dois anos dos mesmos pacientes sugeriu que os benefícios de melhora de sintoma após terapia diminuíram ao longo do tempo[96].

A clomipramina (50-250 mg/dia) foi comparada a outro tricíclico, a desipramina em um estudo de 10 semanas, duplo-cego cruzado, após 2 semanas de placebo simples-cego[6]. Foram recrutados 13 sujeitos do sexo feminino, sendo que todos completaram o estudo. A clomipramina mostrou superioridade sobre a desipramina, embora não houvesse nenhum grupo-controle paralelo com placebo para testar a eficácia da desipramina.

Outro estudo comparou a terapia comportamental, com foco em técnicas de reversão de hábito, com clomipramina (doses até 250 mg/dia) e placebo[91]. A terapia comportamental reduziu significativamente a gravidade dos sintomas de tricotilomania, comparado com clomipramina e placebo ao longo do estudo. A clomipramina apresentou uma resposta melhor que o placebo que praticamente não apresentou resposta, porém o pequeno tamanho da amostra não permitiu a validação desta diferença, mostrando apenas tendência à significância estatística.

Semelhanças entre TTM e transtornos do movimento, particularmente síndrome de Tourette, inspiraram tentativas de tratamento com neurolépticos, porém a maioria são relatos de caso sem controle e a experiência clínica sugere que a melhora pode ser apenas transitória[97]. Mais recentemente, foram avaliados os efeitos de um antipsicótico atípico, a olanzapina (2,5-20 mg/dia), nos sintomas da TTM em um estudo duplo-cego de 12 semanas, controlado por placebo[98]; 85% do grupo que recebeu olanzapina melhorou durante a avaliação em comparação com 17% que recebeu placebo, na avaliação clínica. Entretanto, o cegamento do estudo foi consideravelmente comprometido pelo ganho de peso dos pacientes medicados com olanzapina. Além disso, não foram observadas diferenças no autorrelato do comportamento de arrancar cabelos entre os grupos.

Modelos alternativos têm explorado semelhanças entre TTM e comportamento de dependentes, especulando sobre um possível benefício da naltrexona no tratamento da TTM[99]. Contudo, as evidências ainda são escassas; um estudo *open-label* de 14 casos pediátricos tratados com 50 a 100 mg/dia de naltrexona verificou uma resposta positiva em, aproximadamente, 11 respondedores, ou seja, 80%[100]. Em um recente estudo duplo-cego por Grant et al.[101], 51 pacientes com TTM foram randomizados com uso de naltrexona ou placebo em um período de 8 semanas. Os sujeitos foram avaliados com medidas de gravidade da TTM e tarefas cognitivas. A naltrexona não apresentou redução significativamente maior no comportamento tricotilomaníaco que o placebo; por outro lado, a flexibilidade cognitiva melhorou significativamente com naltrexona (p = 0,026). Os sujeitos que usaram a naltrexona e que tinham um histórico familiar de dependência mostraram uma redução mais acentuada do desejo de arrancar cabelo, embora esta diferença não tenha sido estatisticamente significante, talvez pelo tamanho reduzido deste subgrupo. Assim, futuros estudos terão de examinar se a modulação farmacológica do sistema opioide pode ser uma estratégia para tratar TTM em indivíduos que apresentem uma interface com dependências.

Há também especulações sobre um possível envolvimento das vias glutamatérgicas na TTM. Um estudo duplo-cego controlado comparou os efeitos do aminoácido N-acetil-cisteína (NAC). O NAC é um precursor da glutationa, que por sua vez é precursora do glutamato. Acredita-se que a suplementação com doses elevadas de NAC (1.200-2.400 mg/dia) tenha propriedades moduladoras da atividade de neurotransmissão pelo glutamato. A taxa de resposta para o grupo tratado com NAC foi de 56% e 16% para o grupo placebo, uma diferença estatisticamente significativa. NAC foi bem tolerado com relatos de efeitos colaterais mínimos[102,103].

Em uma revisão sistemática, Bloch et al.[104] concluíram que o tratamento farmacológico para TTM se trata de um campo promissor, entretanto, ainda incipiente, que necessita de mais estudos. Podemos também concluir que limitações metodológicas têm contribuído para as generalizações dos achados.

Tratamento psicoterápico

Modelos de tratamento para TTM de acordo com técnicas psicanalíticas são baseados exclusivamente em estudos de casos não controlados. Os resultados apontaram que geralmente terapia psicanalítica não teve êxito a menos que técnicas comportamentais fossem empregadas conjuntamente[105].

Uma variedade de técnicas comportamentais é empregada no tratamento da TTM. Observamos na literatura o *biofeedback*, exercícios aversivos, extinção, hipercorreção, prevenção de resposta, enquanto muitas destas técnicas foram achadas efetivas na redução dos sintomas do arrancar cabelo. A eficácia de cada técnica não foi efetivamente estabelecida porque os dados foram gerados por estudos de casos não controlados e com pequenas amostras.

Vários estudos de casos informaram sucesso quando a hipnose foi usada como complemento terapêutico[106]. Porém, é possível que esta estratégia seja limitada aos pacientes sugestionáveis, portanto mais suscetíveis à hipnose[73].

O tratamento de referência até o momento é o treinamento de reversão de hábito (TRH), que combina técnicas comportamentais que tratam transtornos do hábito, incluindo comportamentos como tiques motores, chupar o dedo polegar e a TTM[27]. O pacote de tratamento original inclui nove componentes projetados para aumentar a consciência do comportamento designado, ensina alternativas que contenham habilidades, mantenham a motivação e o aumento de generalizações. No tratamento, são utilizadas técnicas de autocontrole, autorrelato e automonitoração. Os elementos principais são: controle de estímulo (organizando o ambiente), intervenção de estímulo-resposta (interrompendo a cadeia de resposta com outras atividades incompatíveis) e consequência de resposta (autorrecompensa). Em um estudo randomizado/controlado, este modelo mostrou-se amplamente superior (64% de taxa de resposta) ao placebo (20%) e à fluoxetina (9%)[85].

Diefenbach et al.[67] citam uma modificação do TRH para uso em terapia de grupo. O propósito do grupo para TRH é aumentar a consciência de sugestões condicionadas associadas com o arrancar de cabelos, interromper a sucessão do arrancar e introduzir uma resposta comportamental mais adaptável. Uma vantagem adicional do formato de grupo é prever apoio social, que especialmente pode ser útil no tratamento de pessoas diagnosticadas com TTM.

Shenefelt[107] sugere uma variedade de métodos como a hipnose, *biofeedback* e métodos cognitivos comportamentais como a terapia cognitivo-comportamental (TCC) para tratar as psicodermatoses e a TTM. No caso da TCC que enfoca as cognições disfuncionais (padrões de pensamento) ou comportamentos (ações) que causam danos à pele ou ao cabelo, ele sugere cinco passos a serem seguidos:

- Identificar problemas específicos, ouvindo a verbalização dos pensamentos e sentimentos do paciente e dirigindo a observação para os comportamentos, como aranhar ou arrancar cabelo.
- Estabelecer as metas do tratamento com o auxílio do terapeuta, por exemplo redução de ansiedade prévia ao arrancar cabelo e cessação dos comportamentos associados.
- Formular uma hipótese sobre o processo subjacente ao comportamento problema, as convicções e os eventos ambientais que precedem (estímulos), reforçam ou extinguem este comportamento.
- Testar a hipótese em uma intervenção pautada na modificação de cognições, comportamento e estímulos ambientais associados.
- Reavaliar o tratamento e reformular a hipótese, caso os resultados desejados não tenham sido alcançados.

Em 1992, Rothbaum[108] publicou um protocolo de tratamento cognitivo-comportamental para TTM que consistia em reversão de hábito e controle de estímulo para controlar o comportamento tricotilomaníaco, relaxamento, técnicas cognitivas e *role-play* para gerenciar a ansiedade, a depressão e o estresse que muitas vezes exacerba no arrancar cabelo. Prevenção de recaída também foi comtemplada. Este programa foi aplicado com sucesso em amostra de pacientes, segundo o estudo. O Quadro 3 ilustra de forma resumida as sessões e as técnicas envolvidas.

Quadro 3 Resumo do protocolo proposto por Rothbaum[108]

Sessão	Etapa	Conteúdo
1	Coleta de informações e psicoeducação	Psicoeducação sobre tricotilomania
		Descrição do hábito de arrancar pelos/cabelos
		Identificação de gatilhos para o hábito
		Automonitoramento do hábito
		Tarefas: automonitoramento e coleta de cabelos/pelos arrancados
2	Treinamento de reversão de hábito	Técnicas de reversão de hábito de Azrin and Nunn
		Inspeção do automonitoramento
		Abordagem dos canais de manifestação da ansiedade
		Prática de respostas competidoras
		Lista de inconvenientes trazidos pelo hábito
3	Estratégias de manejo de estresse	Relaxamento muscular profundo
4	Estratégias de manejo de estresse	Relaxamento muscular progressivo Respiração diafragmática
5	Parada do pensamento	Explicação do modelo cognitivo Técnica da parada do pensamento e distração
6	Reestruturação cognitiva	Técnica de análise de evidências utilizando o modelo cognitivo
7	Diálogo interno orientado	Diálogo interno orientado para o preparo a um estressor, baseado nas afirmações de Veronem e Kilpatrick's Prática de reforço positivo
8	Troca de papéis e simulação	Troca de papéis entre terapeuta e paciente, com simulação da aplicação do protocolo de TCC para tricotilomania Revisão das técnicas aprendidas e das habilidades a serem reforçadas
9	Prevenção de recaída	Montagem do guia de prevenção de recaída de tricotilomania

Com base nestes modelos, desenvolvemos e testamos no Programa Ambulatorial Integrado dos Transtornos do Impulso do Instituto de Psiquiatria do Hospital das Clínicas da Faculdade de Medicina da Universidade de São Paulo (PRO-AMITI/IPq-HCFMUSP) um modelo de TCC em grupo para tratamento da TTM. Este modelo de 22 sessões foi testado em 44 pacientes com diagnóstico de TTM, randomizados para TCC em grupo ou terapia de apoio em grupos. Os resultados apontaram uma melhora significativa no pós-tratamento de ambos os grupos, entretanto, a diminuição do comportamento de arrancar cabelo foi significativamente maior para os pacientes tratados com TCC[84].

No Quadro 4 apresentamos um resumo do programa utilizado na referida pesquisa e atualmente aplicado no PRO-AMITI/IPq-HCFMUSP, e no Quadro 5 apresentamos cinco perguntas que devem fazer parte da anamnese clínica

Quadro 4   Programa estruturado de terapia cognitivo-comportamental em grupo

Sessão	Atividades	Sessão	Atividades
1	**Contrato terapêutico:** - Preenchimento de questionários/escalas - Definir as regras de participação - Distribuição e discussão do *Manual de Terapia*	11-14	**Automonitoramento:** - Quantificar a quantidade de cabelo puxado ao longo da semana - Determinação da capacidade de lidar com os disparadores potenciais e avaliação de autoeficácia atual
2-4	**Psicoeducação:** - As características da tricotilomania: hábito ou transtorno - Necessidades físicas, emocionais e sociais - Fatores envolvidos na persistência do comportamento de puxar o cabelo	15-19	**Treinamento de habilidades sociais:** - Crenças disfuncionais e sua associação com a incapacidade de manter o equilíbrio emocional em situações sociais - O que é compreendido pelo termo "habilidades sociais" - Tipos de respostas: assertivo, passivo e agressivo - Maneiras de iniciar e manter uma conversa - Posturas defensivas e combativas

(continua)

406 Psiquiatria, saúde mental e a clínica da impulsividade

Quadro 4 Programa estruturado de terapia cognitivo-comportamental em grupo (*continuação*)

Sessão	Atividades	Sessão	Atividades
5-10	**Abordagem cognitiva:** - Formação das crenças na tricotilomania - Pensamentos disfuncionais mais comuns e estilos cognitivos que dificultam o processo de mudança	20-21	**Prevenção de recaída:** - Determinação da redução/ eliminação dos sintomas de tricotilomania - Avaliação de autoeficácia - Mitos sobre a chance de recaída - Como lidar com preocupações relacionadas com a recaída - Orientação para autoterapia
10	**Abordagem comportamental:** gatilhos emocionais e situacionais de tricotilomania Estratégias disfuncionais de lidar com conflitos interpessoais	22	**Encerramento:** - Questionar e responder a sessão - Determinação final da redução/ eliminação dos sintomas de tricotilomania - Preenchimento de questionários de acompanhamento/avaliação

Quadro 5 Perguntas que não podem faltar na investigação da tricotilomania

- Você executa algum comportamento de forma repetitiva ou tem algum "hábito" que o incomoda?
- Às vezes, você percebe que esse comportamento ou hábito é incontrolável? Você pode descrever-me esse hábito?
- Esse comportamento faz com que você fique muito preocupado? Por conta desses comportamentos você deixa ou priva-se de fazer coisas ou de sair de casa?
- Você gasta muito tempo quando está executando esse comportamento?
- Você chega a se isolar em função desse comportamento?

Caso clínico

T, solteira de 30 anos, curso superior, vivendo com a família nuclear, sem histórico de doenças médicas ou dermatológicas e sem histórico familiar de doença psiquiátrica, apresentou-se com as queixas de tentativas fracassadas para controlar o comportamento repetitivo de arrancar fios de cabelo do seu escalpo e morder a raiz. Sem histórico antes dos 12 anos de idade quando começou a arrancar seus cílios para que seu desejo de que as severas brigas entre seus pais cessassem, fato que fazia com que se sentisse gratificada depois do ato. Paulatinamente a paciente ficou sem cílios e o seu cabelo estava com grande falha. Relatou que começou a puxar o cabelo usando o polegar e o indicador, a fim de experimentar a mesma gratificação, especialmente durante as brigas entre seus pais. O arrancar ocorria sem nenhuma ordem particular, com um fio de cada vez e aumentava em frequência durante situações de alto estresse e atividades passivas. Esse padrão continuou progressivamente ao longo da doença, com a falha de cabelo se tornando mais proeminente com o tempo. Durante os anos de adolescência, ela era muitas vezes provocada por colegas e criticada pela mãe por ser parcialmente careca, o que lhe causava um constrangimento social. Isso causou um sofrimento emocional significativo e levou a um grande estresse emocional, contribuindo para o distanciamento social. Essa angústia aumentou da escola para a faculdade e foi exacerbada pela pressão no trabalho. A mãe golpeava a mão da paciente sempre que a via puxando o cabelo, mas em vão. Depois disso, ela gradualmente desenvolveu dois grandes pontos carecas após o qual ela decidiu disfarçar suas falhas capilares usando uma peruca para trabalhar. Logo após comprar a peruca, a mãe da paciente raspou o cabelo da paciente à força para reduzir o comportamento de puxar e promover o crescimento capilar. Isso causou muita angústia à paciente, mas ela estava com muito medo de confrontar sua mãe, pois ela tinha medo de ser rejeitada por ela. Isso levou-a a migrar o comportamento, arrancando os pelos da perna, pois ela era incapaz de controlar o impulso. A frequência de puxar era geralmente uma vez a cada hora, com uma forte preferência para puxar o cabelo mais grosso, como ela sentiu que eles eram "diferentes" e "não combinavam" com o resto do pelo da perna. Depois de puxar o pelo de sua perna, a paciente cuidadosamente separava a raiz do fio e esfregava suavemente em sua bochecha esquerda, com o objetivo de limpar as impurezas pegava o tubo de uma "super" cola com um bico fino e aplicava na raiz "limpa" e colava no couro cabeludo raspado e pressionava com o dedo indicador para garantir que a raiz fosse "implantada" corretamente, já que tinha a crença de que a raiz implantada propagaria o crescimento do cabelo. A paciente também acreditava que o novo cabelo que começou a crescer após ser raspado era decorrente apenas das raízes implantadas, o que validava ainda mais suas crenças. Não havia história sugestiva de qualquer doença psicótica, sintomas de TOC ou outro transtorno do espectro ansioso. Atualmente, a paciente tem sido acompanhada farmacologicamente por

> fluoxetina (60 mg/dia) e N-acetilcisteína (1.800 mg/dia) e faz terapia cognitivo-comportamental uma vez por semana. Está em remissão parcial do comportamento tricotiloníaco e tem melhorado o seu relacionamento com a mãe.

CONSIDERAÇÕES FINAIS

Apesar de comum, a TTM não tem merecido atenção à altura. A falta de dados epidemiológicos mais robustos limita o conhecimento dos fatores de risco envolvidos. A investigação da sua etiologia também ainda engatinha, mas sua investigação pode ser muito útil para uma melhor compreensão não só da TTM, mas dos mecanismos envolvidos em respostas motoras complexas e inatas.

A terapêutica da TTM também é cercada por mais dúvidas do que certezas. Seus principais objetivos deveriam ser a remissão do sintoma de arrancar cabelo, melhora e tratamento das complicações clínicas (i. e., redução do tricobezoar, síndrome do túnel do carpo, lesão no couro cabeludo), das comorbidades psiquiátricas (i. e., depressão, ansiedade), do sofrimento subjetivo e do prejuízo adaptativo. Outros objetivos relacionados incluem a melhora na qualidade de vida e a resolução dos problemas pessoais, familiares e, principalmente, a redução da dor psicológica gerada pelo estigma que a TTM traz consigo. Portanto, o tratamento é complexo e há concordância de que são necessárias abordagens multidisciplinares.

Os dados referentes ao uso de qualquer modelo terapêutico, sejam individuais sejam em grupo de portadores de TTM, ainda que crescentes, são bastante limitados, principalmente pela variedade de métodos utilizados, resultados obtidos e pela limitação metodológica adotada. A maioria dos dados existentes provém de estudos não controlados e os poucos estudos controlados não incluem, na sua maioria, tratamentos estruturados, nem comparação com intervenção controle, limitando-se à comparação com lista de espera. Esta lacuna de evidências é ainda maior nos casos de TTM pediátrica ou juvenil.

Modelos de abordagem em grupo precisam ser mais estudados, mas são aparentemente promissores. O atendimento grupal proporciona a possibilidade de se trabalhar déficits gerados no relacionamento interpessoal, já que o grupo é formado por pessoas com um objetivo comum. Quando o

25 • Tricotilomania (transtorno de arrancar cabelo) **409**

trabalho terapêutico é realizado em instituições, normalmente é realizado em grupo, pois existe uma demanda muito grande de atendimento e poucos profissionais para realizá-lo.

O programa de tratamento desenvolvido no PRO-AMITI do IPq-HC-FMUSP é uma proposta pioneira com resultados bastante favoráveis. Suas conclusões poderão auxiliar no desenvolvimento de estratégias de prevenção e tratamento específicos desta condição que, como vimos, é fonte de importante sofrimento e, provavelmente, mais prevalente do que previamente estimado.

REFERÊNCIAS BIBLIOGRÁFICAS

1. Christenson GA, Mansueto CS. Trichotillomania: descriptive characteristics and phenomenology. In: Stein DJ, Christenson GA, Hollander E (eds.). Trichotillomania. Washington: American Psychiatric Press; 1999.
2. Christenson GA, Mackenzie TB, Reeve EA. Familial trichotillomania [Letter to the editor]. Am J Psychiatry. 1992;149:283.
3. Lenane MC, Swedo SE, Rapoport JL, Leonard H, Sceery W, Guroff JJ. Rates of obsessive-compulsive disorder in first degree relatives of patients with trichotillomania: a research note. J Child Psychol Psychiatry. 1992; 33:925-33.
4. Greenberg HR. Trichotillomania of a hair-pulling symbiosis. Psy-chiatric Quarterly.1969; 43:662-74.
5. Christenson GA, Mackenzie TB, Mitchell JE. Dr. Christenson and associates reply [letter to the editor]. Am J Psychiatry. 1992;149:284-5.
6. Swedo SE, Leonard HL, Rapoport Jl, Lenane MC, Goldberger EL, Cheslow DL. A double-blind comparison of clomipramine and desipramine in the treatment of trichotillomania (hair pulling). Engl J Med. 1989;321:497-501.
7. Chamberlain SR, Blackwell AD, Fineberg NA, Robbins TW, Sahakian BJ. The neuropsychology of obsessive-compulsive disorder: the importance of failures in cognitive and behavioral inhibition as candidate endophenotypic markers. Neuroscience and Biobehavioral Reviews. 2005;29:399-419.
8. O'Sullivan RL, Keuthen NJ, Christenson GA, Mansueto CS, Stein DJ, Swedo SE. Trichotillomania: Behavioral symptom or clinical syndrome? Am J Psychiatry. 1997;154:1441-9.
9. Grachev ID. MRI-based morphometric topographic parcellation of human neocortex in trichotillomania. Psychiatry Clin Neuroci. 1997;51:315-21.
10. Stein DJ, Coetzer R, Lee M, Davids B, Bouwer C. Magnetic resonance brain imaging in women with obsessive-compulsive disorder and trichotillomania. Psychiatry Res. 1997;74:177-82.
11. Keuthen NJ, Makis N, Schlerf JE, Martis B, Savage CR, McMullin K, et al. Evidence for reduced cere-bellar volumes in trichotillomania. Biol Psychiatry. 2007;61:374-81.

12. Chamberlain SR, Menzies LA, Fineberg NA, Del Campo N, Suckling J, Craig K, et al. Grey matter abnormalities in trichotillomania: morphometric magnetic resonance imaging study. Br J Psychiatry. 2008;193:216-21.
13. Chamberlain SR, Hampshire A, Menzies LA, Garyfallidis E, Grant JE, Odlaug BL, et al. Reduced brain whith matter integrity in trichotillomania: a diffusion tensor imaging study. Arch Gen Psychiatry. 2010;67:965-71.
14. Krooks JA, Weatherall AG, Holland PJ. Review of epidemiology, clinical presentation, diagnosis, and treatment of common primary psychiatric causes of cutaneous disease. J Dermatolog Treat. 2018;29(4):418-27.
15. Swedo SE, Rapoport JL, Leonard HL, Schapiro MB, Rapoport SL, Grady CL. Regional cerebral glucose metabolism of women with trichotillomania. Arch Gen Psychiatry. 1991;48: 828-33.
16. Wythilingum B, Warwick J, van Kradenburg J, Hugo C, van Heerden B, Stein DJ. SPECT scans in identical twins with trichotillomania. J Neuropsychiatry Clin Neurosci. 2002;14:340-2.
17. Rauch SL, Wright CI, Savage CR, Martis B, McMullin KG, Wedig MM, et al. Brain activation during implicit sequence learning in individuals with trichotillomania. Psychiatry Res. 2007;154:233-49.
18. Stein DJ, van Heerden B, Hugo C, van Kradenburg J, Warwick J, Zungu-Dirwayi N, et al. Functional frain imaging and pharmacotherapy in trichotillomania: single photon emission computed tomography before and after treatment with the selective serotonin reuptake inhibitor citalopram. Prog Neuropsychopharmacol Biol Psychiatry. 2002;26:885-90.
19. Isobe M, Redden SA, Keuthen NJ, Stein DJ, Lochner C, Grant JE, et al. Striatal abnormalities in trichotillomania: a multi-site MRI analysis. Neuroimage Clin. 2018;17:893-8.
20. Bahn GH, Hong M, Lee KM, Lee C, Ryu CW, Lee JA, et al. The relationship between microstructural alterations of the brain and clinical measurements in children and adolescents with hair pulling disorder. Brain Imaging Behav. 2018;12(2):477-87.
21. Greer JM, Capecchi MR: Hoxb8 is required for normal grooming behavior in mice. Neuron. 2002; 33:23-34.
22. Chen SK, Tvrdik P, Peden E, Cho S, Wu S, Spangrude G, et al. Hematopoietic origen of pathological grooming in Hoxb8 mutant mice. Cell. 2010;141:775-85.
23. Wang Y, Feng G, Calakos J. Sapep3 deletion causes mGluRS-dependent silencing of AMAPA Synapses. J Neurosci. 2011;31(46):1685-91.
24. Züchner S, Wenbland JR, Ashley-Kock AE, Collins AL, Trans-Viet KN, Quinn K, et al. Multiple rare SAPAP3 missense variants in trichotillomania and OCD. Mol Psychiatry. 2009;14(1):6-9.
25. Bienvenu OJ, Wang Y, Shugart YY, Welch JM, Grados MA, Fyer AJ, et al. Sapap3 and pathological grooming in humans: results from the OCD collaborative genetic study. Am J Med Genet B Neuro-psychiatr Gent. 2009;150(95):710-20.
26. Züchner S, Cuccaro M, Tran-Viet K, Cope H, Krishnan RR, Pericak-Vance MA, et al. SLITRK1 mutations in Trichotillomania. Mol Psychiatry. 2006;11:888-9.
27. Azrin NH, Nunn RG. Habit-reversal: a method of eliminating nervous habits and tics. Behavior Research and Therapy. 1973;11:619-28.

28. Knell SM, Moore DJ. Childhood trichotillomania treated indirectly by punishing thumb sucking. J Behav Ther Exp Psychiatry. 1988;19:305-10.
29. Mansueto CS, Stemberger RT, Thomas AM, Colomb RG. Trichotillomania: a comprehensive behavioral model. Clin Psychol Rev. 1997;17:567-77.
30. Foa EB, Kozak MJ. Beyond the efficacy ceiling? Cognitive behavior therapy in search of theory. Behavior Therapy. 1997;28:601-11.
31. Christenson GA. Trichotillomania": from prevalence to comorbidity. Psychiatric Times. 1995;12(9):44-8.
32. Woods DW, Writterneck CT, Flessner CA. A controlled evaluation of acceptance and commitment therapy plus habit reversal for trichotillomania. Behav Res Ther. 2006;44:637-56.
33. Toledo EL, Taragano RO, Cordás TA. Tricotilomania. Arch Clin Psychiatry. 2010;37(6).
34. Swedo SE, Rapoport JL. Annotation: trichotillomania. J Child Psychol Psychiatry. 1991; 32,401-9.
35. Christenson GA, Crow SJ. The characterization and treatment of trichotillomania. J Clin Psychiatry. 1996;57(suppl. nº 8):42-9.
36. Christenson GA, Mackenzie TB, Mitchell JE. Characteristics of 60 adult chronic hair puller. Am J Psychiatry. 1991;148:367-70.
37. DeBeckey M, Ochsner A. Bezoars and concretions. Surgery. 1939;5:132-60.
38. Zhao JL, Zhao WC, Wang YS. Endoscopic retrieval of gastric trichophytobezoar: case report of a 12-year-old girl with trichophagia. Medicine (Baltimore). 2017;96(3): e5969.
39. Kim SC, Kim SH, Kim SJ. A case report: large trichobezoar causing rapunzel syndrome. Medicine (Baltimore). 2016;95(22): e3745.
40. Parakh JS, McAvoy A, Corless DJ. Rapunzel syndrome resulting in gastric perforation. Ann R Coll Surg Engl. 2016;98(1): e6-7.
41. O'Sullivan RL, Keuthen HJ, Jenike MA, Gumley G. Trichotillomania and carpal tunnel syndrome [Letter to the editor]. J Clin Psychiatry. 1996;57:174.
42. Cannalire G, Conti L, Celoni M, Grassi C, Cella A, Bensi G, et al. Rapunzel syndrome: an infrequent cause of severe iron deficiency anemia and abdominal pain presenting to the pediatric emergency department. BMC Pediatr. 2018;18(1):125.
43. Bargas Ochoa M, Xacur Hernández M, Espadas Torres M, Quintana Gamboa A, Tappan Lavadores I, Méndez Domínguez N. Rapunzel syndrome with double simultaneous trichobezoar in a teenager: clinical case report. Rev Chil Pediatr. 2018;89(1):98-102.
44. Hamid M, Chaoui Y, Mountasser M, Sabbah F, Raiss M, Hrora A, et al. Giant gastric trichobezoar in a young female with Rapunzel syndrome: case report. Pan Afr Med J. 2017; 27:252.
45. Falkenstein MJ, Haaga DA. Symptom accommodation, trichotil-lomania-by-proxy, and interpersonal functioning in trichotillomania (hair-pulling disorder). Compr Psychiatry. 2016;65:88-97.
46. Brennan E, Francazio S, Gunstad J, Flessner C. Inhibitory control in pediatric trichotillomania (hair pulling disorder): the importance of controlling for age and symptoms of inattention and hyperactivity. Child Psychiatry Hum Dev. 2016;47(2):173-82.

47. Flessner CA, Brennan E, Murphy YE, Francazio S. Impaired executive functioning in pediatric trichotillomania (hair pulling disorder). Depress Anxiety. 2016;33(3):219-28.
48. American Psychiatric Association. Diagnostic and statistical manual of mental disorders, 5.ed. Arlington: American Psychiatric Association; 2013.
49. Jenike MA. Obsessive-compulsive and related disorders: a chidden epidemic. N Engl J Med. 1989;321:539-41.
50. Doumy O, Aouizerate B. The OCD spectrum disorder revisited. Toward a bipolar impulsion-compulsion configuration. Presse Med. 2014;43(2):118-23.
51. Franklin ME, Flessner CA, Woods DW, Keuthen NJ, Piacentini JC, Moore P, et al. Trichotillomania Learning Center-Scientific Advisory Board. The child and adolescent trichotillomania impact project: de-scriptive psychopathology, comorbidity, functional impairment, and treatment utilization. J Dev Behav Pediatr. 2008;29(6):493-500.
52. Vermer JS, Zamignani DR. A perspectiva analítico-comportamental no manejo do comportamento obsessivo-compulsivo: estratégias em desenvolvimento. Rev Bras de Ter Comp Cogn. 2002;IV(2):135-49.
53. Stein DJ, Hollander E. The spectrum of obsessive-compulsive related disorders. In: Hollander E, ed. Obsessive-compulsive related disorders. Washington: American Psychiatric Press. 1993.
54. Swedo SE, Leonard HL. Trichotillomania: an obsessive-compulsive spectrum disorder? Psychiatr Clin North Am. 1992;15:777-90.
55. Van Minnen A, Hoogduink AL, Keijsers GPJ, Hellenbrand L, Hendricks GJ. Treatment of trichotillomania with behavioral therapy or fluoxetine. Arch General Psych. 2003;60:517-22.
56. Stein DJ, Grant JE, Franklin ME, Keuthen N, Lochner C, Singer HS, et al. Trichotillomania (hair pulling disorder), skin picking disorder, and stereotypic movement disorder: toward DSM-V. Depress Anxiety. 2010;27:611-26.
57. Stanley MA, Swann AC, Bowers TC, Davis ML, Taylor DJ. A comparison of clinical features in trichotillomania and obses-sive-compulsive disorder. Behav Res Ther. 1992;30:39-44.
58. Winchel RM, Jones JS, Molcho A, Parsons B, Stanley B, Stanley M. Rating the severity of trichotillomania: methods and problems. Psychopharmacology Bulletin. 1992;28:457-62.
59. Christenson GA, Pyle RL, Mitchell JE. Estimated lifetime prevalence of trichotillomania in college students. J Clin Psychiatry. 1991;52:415-7.
60. Stanley MA, Prather RC, Wagner AL, Davis ML, Swann AC. Can the Yale-Brown Obsessive-Compulsive Scale used assess trichotillomania? A preliminary report. Behav Res Ther. 1993;31:171-7.
61. Rothbaum BO, Ninan PT. The assessment of trichotillomania. Behav Res Ther. 1994;32: 651-62.
62. Keuthen HJ, O'Sullivan RL, Ricciardi JN, Shera D, Savage CR, Borgmann AS, et al. The Massachusetts General Hospital (MGH) Hair Pulling Scale: 1, development and factor analyses. Psychotherapy and Psychosomatics. 1995;64:141-5.

63. Toledo EL, Taragano RO, Cordás TA, Abreu CN, Hearst N, Conti MA. Adaptação transcultural da Massachusetts General Hospital (MGH) Hairpulling Scale para o idioma português (Brasil). Rev Psiq Clin. 2011;38(5):178-83.
64. Woods DW. Premonitory Urge for Tics Scale (PUTS): initial psychometric results and examination of the premonitory urge phe-nomenon in youths with tic disorders. J Dev Behav Pediatr. 2005;26:397-403.
65. Flessner CA, Woods DW, Franklin ME, Keuthen NJ, Piacentini J, Cashin SE, et al. The Milwaukee Inventory for Styles of Trichotillomania-Child Version (MIST-C): initial development and psychometric properties. Behav Modif. 2007;31:896-918.
66. Flessner CA, Conelea CA, Woods DW, Franklin ME, Keuthen NJ, Cashin SE. Styles of pulling in trichotillomania: exploring differences in symptom severity, phenomenology, and functional impact. Behav Res Ther. 2003;46:345-57.
67. Diefenbach GJ, Reitman D, Williamson DA. Trichotillomania: a challenge to research and practice. Clin Psychol Rev. 2000;20(3):289-309.
68. Brown GE, Malakouti M, Sorenson E, Gupta R, Koo JY. Psychodermatology. Adv Psychosom Med. 2015;34:123-34.
69. Situm M, Kolic M, Buljan M. Psychidermatology. Acta Med Croatica. 2016;70(Suppl1):35-8.
70. Osman OT, Souid AK, Al-Mugaddam F, Eapen BR, Jafferany M. Attentiveness of dermatologists in the Middle East to psychocutaneous medicine. Prim Care Companion CNS Disord. 2017;19(2).
71. Ise M, Amagai M, Ohyama M. Follicular microhemorrhage: a unique dermoscopic sign for the detection of coexisting trichotillomania in alopecia areata. J Dermatol. 2014;41(6):518-20.
72. Abou Rahal J, Kurban M, Kibbi AG, Abbas O. Plasmacytoid den-dritic cells in alopecia areata: missing link? J Eur Acad Dermatol Venereol. 2016;30(1):119-23.
73. Lacarrubba F, Micali G, Tosti A. Scalp dermoscopy or trichoscopy. Curr Probl Dermatol. 2015;47:21-32.
74. Rakowska A, Slowinska M, Olszewska M, Rudnicka L. New trichoscopy findings in trichotillomania: flame hairs, V-sign, hook hairs, hair powder, tulip hairs. Acta Derm Venereol. 2014;94(3):303-6.
75. Martín JM, Montesinos E, Cordero P, Gonzalez V, Ramon D. Trichoscopy features of trichotillomania. Pediatr Dermatol. 2019;36(2):265-7.
76. Khunkhet S, Vachiramon V, Suchonwanit P. Trichoscopic clues for diagnosis of alopecia areata and trichotillomania in Asians. Int J Dermatol. 2017;56(2):161-5.
77. Chiramel MJ, Sharma VK, Khandpur S, Sreenivas V. Relevance of trichoscopy in the differential diagnosis of alopecia: A cross-sectional study from North India. Indian J Dermatol Venereol Leprol. 2016;82(6):651-8.
78. Miteva M, Romanelli P, Tosti A. Pigmented casts. Am J Dermatopathol. 2014;36(1):58-63.
79. Duke DC, Bodzin DK, Tavares P, Geffken GR, Storch EA. The phenomenology of hair-pulling in a community sample. J Anxiety Disord. 2009;23(8):1118-25.
80. Rothbaum BO, Shaw L, Morris R, Nunan PT. Prevalence of trichotillomania in a college freshman population [Letter to the editor]. J Clin Psych. 1993;54:72.

81. Mehregan AH. Trichotillomania: a clinicopathologic study. Arch Dermatol. 1970;102:129-33.

82. Manino FV, Delgado RA. Trichotillomania in children: a review. Am J Psych. 1969;126:505-11.

83. Penzel F. The hair-pulling problem: a complete guide to trichotil-lomania. New York: Oxford University Press; 2003.

84. Toledo EL, Muniz EDT, Brito AMC, Abreu CN, Tavares H. Group treatment for trichotillomania: cognitive-behavioral therapy versus supportive therapy. J Clin Psychiatry. 2015;76(4)447-55.

85. Schlosser S, Black DW, Blum N, Goldstein RB. The demography, phenomenology, and family history of 22 persons with compulsive hair pulling. Ann Clin Psychiatry. 1994;6:147-52.

86. Christenson GA, Chernoff-Clementz E, Clementz BA. Personality and clinical characteristics in patients with trichotillomania. J Clin Psychiatry. 1992;53:407-13.

87. Soriano JL, O'Sullivan RI, Phillips KA, MacNally RJ, Jenike MA. Trichotillomania and self-esteem: a survey of 62 females hair pullers. J Clin Psychiatry. 1996;57:77-82.

88. Swedo SE. Trichotillomania. Psychiatric Annals. 1993; 23:402-7.

89. Carrion VG. Naltrexone for the treatment of trichotillomania: a case report. J Clin Psychopharmacol. 1995;15:444-5.

90. 90. Swedo SE, Lenane MA, Leonard HL. Long-term treatment of trichotillomania (hair pulling) [Letter to the editor]. N Engl J Med. 1993;329:141-2.

91. 91. Ninan PT, Rothbaum BO, Marsteller FA, Knight B, Eccard MB. A placebo-controlled trial of cognitive-behavioral therapy and clomi-pramine in trichotillomania. J Clin Psychiatry. 2000;61:47-50.

92. Fineberg NA, Gale TN. Evidence-based pharcotherapy od obsessive-compulsive disorder. Int J Neuropsychoparmacol. 2005;8:107-29.

93. Stein DJ, Hollander E. Low-dose pimozide augmentation of serotonin reuptake blockers in the treatment of trichotillomania. J Clin Psych. 1992;53:123-6.

94. Christenson GA, Mackenzie TB, Mitchell JE, Callies AL. A placebo-controlled, double--blind crossover study of fluoxetine in trichotillomania. Am J Psychiatry. 1991;148:1566-71.

95. Streichenwein SM, Thornby JI. A long-term, double-blind, placebo-controlled crossover trial of the efficacy of fluoxetine for trichotillomania. Am J Psychiatry. 1995;152:1192-6.

96. Keijsers GP, van Minnen A, Hoogduin CA, Klaassen BNW, Hendriks MJ, Tanis-Jacobs J, et al. Behavioral treatment of trichotillomania: two-year follow-up results. Behav Res Ther. 2006;44:359-70.

97. Crescente Junior JA, Guzman CS, Tavares H. Quetiapine for the treatment of trichotillomania. Rev Bras Psiquiatr. 2008;30(4):402.

98. Van Ameringer M, Mancini C, Patterson B, Bennett M, Oakman J. A randomized, double-blind, placebo-controlled trial of olanzapine in the treatment of trichotillomania. J Clin Psychiatry. 2010;71(10):1336-43.

99. Grant JE. Medications for trichotillomania and pathologic skin picking; 2007. Disponível em: <http://www.trich.org/treatment/article-medications-grant.html>. Acessado em: 25/07/2014.

100. de Souza A. An open-label pilot study of naltrexone in childhood onset trichotillomania. J Child Adolesc Psychopharmacol. 2008;18(1):30-3.

101. Grant JE, Odlaug BL, Schreiber LRN, Kim SW. The opiate antagonista, naltrexone, in the treatment of trichotillomania resulto d a double-blind, placebo-controlled study. J Clin Psychopharmacology. 2014;34(1):134-8.

102. Grant JE, Odlaug BL, Kim SW. N-acetylcysteine, a glutamate modulator, in the treatment of trichotillomania: a double-blind, placebo-controlled study. Arch Gen Psychiatry. 2009; 66(7):756-63.

103. Deepmala D, Slattery J, Kumar N, Delhey L, Berk M, Dean O, et al. Clinical trials of N-acetylcysteine in psychiatry and neurology: a systematic review. Neurosci Biobehav Rev. 2015;; 55:294-321.

104. Bloch MH, Landeros-Weisenberger A, Dombrowski P, et al. Systematic review: pharmacological and behavioral treatment for trichotillomania. Biol Psychiatry. 2007;62(8):838-46.

105. Graber J, Arndt WB. Trichotillomania. Comprehensive Psychiatry. 1993;34:340-6.

106. Kohen DP. Hypnotherapeutic management of pediatric and adolescent trichotillomania. Developmental and Behavioral Pediatric. 1996;17:328-34.

107. Shenefelt PD. Biofeedback, cognitive-behavioral methods, and hypnosis in dermatology: is it all in your mind? Dermatologie Therapy. 2003;16:114-22.

108. Rothbaum BO. The behavioral treatment of trichotillomania. Behavioural and Cognitive Psychotherapy. 1992;20(1):85-90.

SEÇÃO VI

OUTROS ASPECTOS

26

Terapia ocupacional nos transtornos do impulso

Ana Laura Alcantara Alves
Mirella Martins de Castro Mariani
Patrícia Borsari Ferreira
Alexandra Martini de Oliveira

INTRODUÇÃO

Os transtornos disruptivos, do controle de impulso e de conduta incluem condições que envolvem problemas de autocontrole de emoções e comportamentos e se manifestam por meio de comportamentos que violam os direitos dos outros e/ou colocam o indivíduo em conflito significativo com normas sociais ou figuras de autoridade[1].

Atualmente, a impulsividade é delineada por um constructo multifacetado, de modo que há variados tipos de impulsividade e de comportamentos impulsivos, cuja intensidade é igualmente diversa a cada caso. Esse fenômeno dinâmico envolve ações e reações rápidas e sem planejamento, isto é, os aspectos imediatos são privilegiados ao passo que a avaliação das consequências é parcial ou ausente. Ainda, a impulsividade aponta para um desequilíbrio entre as funções que impelem e inibem o comportamento, seja por uma intensidade exacerbada dos impulsos e desejos, seja pela fragilidade estrutural das inibições[2].

Fazem parte dessa estrutura, como moduladores do comportamento, as emoções básicas de medo/ansiedade, tristeza e nojo, capazes de reforçar ou inibir um impulso, ao evocarem memórias de contextos semelhantes ao presente. Além dos afetos, as funções cognitivas, como a já mencionada memória, bem como a atenção e o planejamento, são responsáveis por

26 • Terapia ocupacional nos transtornos do impulso

identificar estímulos, hierarquizá-los e determinar a ação a ser executada. Há de se destacar, ainda, o desejo de ser estimado e o medo da reprovação como importantes moduladores, cujo funcionamento depende da empatia, na medida em que a suposição da perspectiva alheia conduz à ponderação sobre os efeitos das ações e, assim, orienta a conduta a ser assumida[2].

Na apresentação de uma síndrome impulsiva, embora uma forma de impulsividade predomine, é necessário que formas de impulsividade coadjuvantes também se manifestem, isso porque, do contrário, a perda focal de controle ou o impulso específico seriam neutralizados por função de natureza oposta. Para mais, a impulsividade é vista como um traço recorrente nessas dependências comportamentais, apresentando um leque de manifestações psicopatológicas, como o déficit no controle do comportamento e, dessa forma, merece destaque nos estudos de psiquiatria[2].

Recentemente, os transtornos do impulso passaram a ser considerados um problema para a saúde pública brasileira, sobretudo por apresentarem alta prevalência. Observa-se que os indivíduos com transtornos do impulso podem apresentar dificuldades nos relacionamentos interpessoais, perda do emprego, acidentes em trânsito, hospitalização ou detenções legais em decorrência da gravidade do transtorno, causando prejuízos psicossociais, como perdas nos relacionamentos, nas atividades laborais e na vida financeira[1,3]. Ademais, a maioria dos transtornos do impulso tem início precoce, muitas vezes ainda na adolescência ou no começo da vida adulta, e pode levar à perda da capacidade em alguns âmbitos desses indivíduos[4]. Entre os transtornos do impulso estão, p. ex., a compulsão por compras (oniomania), a dependência de internet, o jogo patológico e o transtorno explosivo intermitente.

A oniomania caracteriza-se pela incapacidade do indivíduo de controlar compras e gastos financeiros, o que causa angústia e pode ocasionar problemas financeiros, além de demandar tempo significativo e interferir no funcionamento social e ocupacional. Como preditores da compulsão por comprar na população brasileira, identificaram-se o sexo feminino e as variáveis ocupacionais referentes ao trabalho informal ou como dona de casa. Os problemas de compra não podem ser associados a indicadores socioeconômicos, visto que, de acordo com pesquisa brasileira, 59,5% da amostragem corresponde à classe socioeconômica D (classe média baixa), resultado congruente com o obtido por um estudo alemão em que 31,1% dos entrevistados informaram renda média individual indicativa de classe econômica baixa[5].

A dependência de internet (também conhecida como comportamento compulsivo possibilitado pela internet ou compulsão de mídia digital) tem a abstinência (demarcada pelo desconforto psicológico e fisiológico quando o indivíduo se desconecta) como ponto principal do padrão dependente, além da presença de tolerância, caracterizada por uma maior frequência ou um maior tempo de conexão e necessidade de mais conteúdos estimulantes ou da variação deles. Os impactos da dependência podem abranger importantes esferas da vida, como os relacionamentos, o desempenho na educação ou no trabalho e a saúde. A toxicidade desse comportamento está relacionada ao excesso de tempo destinado ao uso da tecnologia, levando a um desequilíbrio notável, por exemplo, pela evitação do restante da vida da pessoa[6].

O transtorno explosivo intermitente é caracterizado pelo DSM-5 como um comportamento explosivo recorrente, que representa uma dificuldade em controlar os impulsos agressivos, como agressões verbais e agressões físicas contra a propriedade, animais ou outras pessoas, que são reações desproporcionais em relação àquilo que lhes provocou. O comportamento pode causar angústia como também afetar as funções ocupacionais e inter-pessoais, havendo o risco, inclusive, de consequências no âmbito jurídico[7].

Como último exemplo, o jogo patológico é relativamente raro (1% da população), mas costuma aparecer em coocorrência com outros transtornos psiquiátricos, como os transtornos por uso de substâncias e os transtornos de humor, do mesmo jeito que em vícios comportamentais, como o vício em videogame. O envolvimento no jogo ocorre como forma de se lidar com o afeto negativo, o que, somado à impulsividade, é um dos autorreguladores unificadores dessa psicopatologia[8].

Os transtornos de controle do impulso são costumeiramente compre-endidos como condições que afetam outras pessoas além do próprio indivíduo, ainda que sejam uma reação a desafios enfrentados por ele. Por consequência, pode haver insucesso em suas relações sociais, na escola e no trabalho. Se o comportamento disruptivo os exclui de atividades típicas, as oportunidades de experienciar marcos comuns do desenvolvimento também são comprometidas. Os terapeutas ocupacionais são profissionais ampla-mente qualificados a avaliar esse impacto e direcionar suas intervenções de modo a aliviar esse efeito. O enfoque abrangente da terapia ocupacional no processamento sensorial, cognitivo, motor, bem como nas funções psicos-sociais e na conscientização das considerações do estilo de vida, fornece para o indivíduo, seus familiares e a equipe de tratamento uma perspectiva dinâmica no que diz respeito ao gerenciamento da reatividade, da impulsividade e do comportamento resistente[7].

Considerando-se o mencionado efeito na realização de atividades e desempenho de papéis sociais e ocupacionais no cotidiano, bem como o fato de que estes são o foco principal da terapia ocupacional, este capítulo tem como objetivo apresentar instrumentos de avaliações e técnicas de intervenção que podem ser utilizados por terapeutas ocupacionais no tratamento dos transtornos do impulso.

INTERVENÇÕES NÃO FARMACOLÓGICAS NOS TRANSTORNOS DO IMPULSO E TERAPIA OCUPACIONAL

O tratamento farmacológico estrito[9], em geral, não é suficiente para a remissão dos episódios impulsivos. Alguns tipos de intervenções não farmacológicas parecem ser bastante eficazes no tratamento dos transtornos do impulso, destacando-se a terapia cognitivo-comportamental, técnicas de manejo de raiva, treino de assertividade, abordagens psicodinâmicas, os modelos híbridos e a terapia ocupacional (TO)[10,11].

É fundamental para a eficácia do tratamento o acompanhamento do sujeito de forma interdisciplinar, garantindo a integração da equipe de maneira colaborativa entre seus membros e com articulação das diferentes especificidades, permitindo uma conexão em relação ao trabalhado executado diariamente[12].

O terapeuta ocupacional reconhecidamente compõe muitas equipes no quadro clínico das instituições que trabalham com saúde mental.

A TO surgiu nos Estados Unidos, no período da Primeira Grande Guerra para assistir os soldados que voltavam da guerra e precisavam de reabilitação[12]. Em 1915, Slagle organizou o primeiro curso para terapeutas ocupacionais nos Estados Unidos, sendo a TO trazida para o Brasil apenas na década de 1950[12].

Segundo a Organização Mundial da Saúde (OMS), a TO é "a ciência que estuda a atividade humana e a utiliza como recurso terapêutico para prevenir e tratar dificuldades físicas e/ou psicossociais que interfiram no desenvolvimento e na independência do paciente em relação às atividades de vida diária, trabalho e lazer".

Indivíduos com transtornos do impulso apresentam sintomas com consequentes déficits funcionais (prejuízos na capacidade de realizar atividades e desempenhar papéis sociais e ocupacionais no cotidiano)[13]. Nesse contexto, a TO tem como objetivo:

- Modulação do impulso;
- Melhora da funcionalidade e do desempenho ocupacional;
- Elaboração e planejamento dos projetos de vida;
- Melhora da capacidade de relacionamento interpessoal e da vida em comunidade.

Atualmente, a TO utiliza instrumentos de avaliação e métodos de intervenção para estruturar um plano terapêutico individualizado, com foco na funcionalidade (recuperação e/ou melhora das funções [capacidade de realizar atividades de autocuidado, trabalho e lazer]) e na participação social[14].

O CONCEITO DE FUNCIONALIDADE

Em 2001, a OMS aprovou um sistema de classificação definitivo para o entendimento da funcionalidade e incapacidade humana: a Classificação Internacional de Funcionalidade, Incapacidade e Saúde (CIF)[15,16]. De acordo com a CIF, a incapacidade e a funcionalidade são vistas como resultados de interações entre estados de saúde (doenças, distúrbios e lesões) e fatores contextuais. Entre os fatores contextuais, estão fatores ambientais externos (atitudes sociais, características arquitetônicas, estruturas legais e sociais, bem como clima, terreno); os fatores pessoais (gênero, idade, estilo de vida, condição social, educação, profissão, experiências passadas e presentes, padrão de comportamento geral, caráter) e outros fatores que influenciam a maneira como a incapacidade é experimentada pelo indivíduo[15].

A funcionalidade pode ser avaliada pela capacidade do indivíduo para realizar dois tipos de atividades: as atividades básicas da vida diária (ABVD) e as atividades instrumentais da vida diária (AIVD). As atividades básicas estão relacionadas ao seu autocuidado, como se alimentar, banhar-se e vestir-se. Já as atividades instrumentais englobam tarefas mais complexas, muitas vezes relacionadas à sua participação social, como fazer compras, atender ao telefone e utilizar meios de transporte[17,18].

Além disso, a avaliação da funcionalidade global do indivíduo pode ser desafiadora, pois se trata de um conceito complexo[19]. Na literatura, é possível identificar nomenclaturas diferentes para o conceito de funcionalidade. Alguns autores referem que este termo é referido por vários sinônimos e é igualada na sua definição à capacidade funcional e ao desempenho ocupacional[20]. A funcionalidade engloba a capacidade do indivíduo para executar as atividades que compõem o seu cotidiano[21]. A capacidade funcional envolve a manutenção das habilidades físicas e mentais desenvolvidas ao longo da vida, necessárias e sustentadoras para a manutenção de uma vida independente e autônoma[22].

Na TO, a avaliação funcional do indivíduo tem como objetivo a identificação da capacidade do desempenho ocupacional e verifica os prejuízos e as potencialidades a serem trabalhadas[23]. Sendo assim, é fundamental que o terapeuta ocupacional realize uma avaliação funcional para a detecção dos prejuízos funcionais em indivíduos com transtornos do impulso, para a elaboração de um plano terapêutico personalizado e adequado às suas necessidades.

Lawton e Brody[24] foram os primeiros a desenvolver um instrumento de avaliação funcional com o objetivo de medir a funcionalidade do indivíduo em relação à capacidade física para a realização de algumas atividades, incluindo atividades de autocuidado, sociais e atitudes em relação a si mesmo e ao estado emocional[24].

De acordo com Novelli e Canon[23], o processo de avaliação funcional pode ser realizado nas seguintes perspectivas: do indivíduo (autorrelato); da família e/ou do cuidador; e da observação ecológica do desempenho.

A maioria dos instrumentos utilizados por terapeutas ocupacionais, na prática clínica e em pesquisas, são denominados subjetivos, pois obtêm a informação por meio de entrevistas, que podem ser realizadas junto ao próprio paciente (por autorrelato) ou junto a um informante[25].

Um exemplo de instrumento utilizado é a medida de desempenho ocupacional canadense (MDOC)[26,27]. Consiste de entrevista semiestruturada subjetiva (por meio de perguntas) utilizada para identificar mudanças na autopercepção do paciente em seu desempenho ocupacional ao longo do tempo. A MDOC identifica problemas nas três áreas de desempenho ocupacional (atividades de autocuidado, relacionadas à produtividade e de lazer) e quantifica prioridades, desempenho e satisfação relativos a esses problemas[27].

Kielhofner e Watts contribuíram com o questionário[28] que avalia a rotina ocupacional em 1 dia (24 horas), fornecendo informações sobre a natureza do desempenho ocupacional, das habilidades, da influência do meio ambiente no comportamento ocupacional e a importância para o indivíduo avaliado.

O questionário de atividades funcionais de Pfeffer (PFAQ) se compõe de uma escala com dez itens que avaliam a funcionalidade por meio do nível de independência para realização das AIVD, traduzida e adaptada por Jacinto[29]. Nessa escala, a pontuação varia do escore mínimo 0 para máximo 30. Quanto mais pontos forem obtidos, maior é a dependência do paciente, sendo considerada a presença de prejuízo funcional o escore maior que 3.

Um instrumento bastante interessante e completo, abrangendo diversas áreas do desempenho ocupacional e funcionalidade, é o inventário de habilidades de vida independente, com uma versão em que um informante responde, e outra versão, em que o paciente é seu próprio informante (ILSS-BR/P). As duas versões do ILSS-BR avaliam a autonomia em nove áreas da vida cotidiana, em termos da frequência com que eles apresentam as habilidades básicas para funcionar, de forma independente na comunidade. São elas: alimentação, cuidados pessoais, atividades domésticas, preparo e armazenamento de alimentos, saúde, lazer, administração do dinheiro, transporte e emprego. Neste caso, os escores variam de 0 a 4; 0 é o grau mais baixo de autonomia, e 4, o mais elevado. Essa escala pode ser aplicada no familiar ou cuidador responsável pelo paciente[30,31].

Um caminho alternativo para avaliar a funcionalidade é a avaliação direta do desempenho, observando-se o indivíduo durante a realização de algumas tarefas cotidianas, que sejam, de preferência, semelhantes àquelas que ele realiza em seu ambiente habitual[25,32].

Esses instrumentos, denominados ecológicos, se aproximam das situações de seu dia a dia, simulando tarefas e atividades rotineiras. Esse tipo de avaliação fornece informações detalhadas sobre as atividades de vida diária, de maneira objetiva e direta, sem o relato de outra pessoa, não havendo, assim, viés de resposta[25,33].

No Brasil, está disponível uma versão da avaliação direta do *status* funcional (DAFS) traduzida, adaptada e validada para o uso em idosos[25], que pode ser utilizada em qualquer população. A DAFS-R é capaz de avaliar diretamente a funcionalidade de um indivíduo, fornecendo informações importantes sobre a magnitude do prejuízo em cada domínio funcional[34].

É composta por seis domínios: orientação temporal, comunicação (usar o telefone, preparar uma carta para postar); habilidade para lidar com dinheiro (identificar moeda corrente, contar moeda corrente, preencher um cheque, calcular o saldo e calcular troco corretamente), habilidades para fazer compras (recordar uma lista de produtos de memória, reconhecer uma lista de produtos e selecionar itens de supermercado de uma lista escrita), vestir-se, higiene e alimentação. Em todos esses subtestes, o indivíduo avaliado realiza a atividade diante de um entrevistador[18].

A avaliação da funcionalidade é bastante importante, pois além de fornecer o grau de comprometimento do indivíduo nas atividades do cotidiano, também proporciona informações sobre a rotina, o nível de dependência e a autonomia.

O uso de instrumentos por terapeutas ocupacionais pode contribuir na avaliação de pacientes com transtornos do impulso, pois permite levantar seu perfil funcional e obter informações sobre o desempenho ocupacional e o de sua rotina e, assim, conhecer de maneira detalhada a capacidade do indivíduo para realizar atividades de autocuidado, trabalho e lazer em seu dia a dia.

MÉTODOS E TÉCNICAS DE INTERVENÇÃO EM TERAPIA OCUPACIONAL

A TO compreende abordagens baseadas em programas de atividades ocupacionais com enfoque cognitivo, perceptivo, sensorial, motor, funcional, laborativo, afetivo e social. No entanto, a prática clínica da TO deve ser estabelecida a partir de um referencial teórico que irá nortear a escolha de instrumentos de avaliação e métodos e/ou técnicas de intervenção, considerando as características da população atendida e os objetivos do processo terapêutico que se busca alcançar[39]. Nesse contexto, serão descritos abaixo dois métodos de TO bastante úteis na prática clínica junto a indivíduos com transtornos do impulso.

Método terapia ocupacional dinâmica

O método terapia ocupacional dinâmica (MTOD) foi desenvolvido por Benetton[15] e tem como principal objetivo a melhora do indivíduo por meio da realização de atividades e das relações que o indivíduo estabelece com o terapeuta, o que irá constituir a relação triádica (paciente-terapeuta-atividades), que é estabelecida de forma dinâmica dentro do *setting* terapêutico (espaço em que ocorre a terapia)[15,40].

O terapeuta realiza o "diagnóstico situacional", no qual são levantadas todas as informações referentes às atividades cotidianas, relacionamentos interpessoais e contexto ambiental e social do indivíduo.

Na técnica de trilhas associativas no MTOD[15], realizada pelo sujeito junto com seu terapeuta, ambos irão formar uma narrativa que irá compor a história do sujeito, dentro do processo de TO. Sua participação é bastante ativa neste processo, podendo o mesmo ser realizado individualmente ou em grupo, variando de acordo com as necessidades de cada participante.

Os grupos de TO são dispositivos amplamente utilizados por terapeutas ocupacionais, pois, em geral, propiciam duas situações: a realização de uma única atividade realizada pelo grupo ou uma segunda realizada pelo indivíduo, que ao realizá-la encontra-se apenas reunido no espaço do grupo. Em cada uma dessas situações o efeito terapêutico observado é diferente[15,40].

As necessidades do grupo, no MTOD, influenciam a escolha das atividades e a sua execução[41,42]. O foco está em "como o indivíduo realiza" as atividades e "como se relaciona com o meio", e não necessariamente, na realização de atividades do seu dia a dia.

Método OGI (*occupational goal intervention*)

O OGI[43] é um método de intervenção de TO que foi desenvolvido com o objetivo de tratar indivíduos com déficits de funções executivas (FE) como o planejamento, a organização, o gerenciamento do tempo, o estabelecimento de objetivos, por meio do treino dessas funções, necessidade esta inerente aos pacientes com transtornos do impulso[44]. As FE, por sua vez, estão relacionadas à funcionalidade e ao desempenho ocupacional que, quando em déficit podem comprometê-los, porém se treinadas com técnicas adequadas podem contribuir com o bom prognóstico dos pacientes. O OGI tem como objetivo treinar o indivíduo a "frear impulsos" e o auxilia a "parar e pensar" antes de agir, ampliando-se dessa maneira um repertório necessário para que ele desenvolva com mais habilidade e competência suas tarefas cotidianas. No método, o indivíduo deve escolher uma atividade de sua preferência e a partir daí construir um plano que segue as seguintes etapas:

- Estabelecer a meta principal relacionada à finalização da atividade, considerando cada etapa.
- Elaborar uma lista das etapas a serem seguidas.

- Manter as etapas na mente, que deverão ser recordadas durante todo o tempo, visando à monitorização do desempenho de cada etapa.
- Realizar as atividades.
- Avaliar o desempenho e comparar com o previsto[45].

Para aplicação do método OGI, podem ser oferecidas atividades diversas, tais como: artesanais, de culinária, finanças etc., seguindo as etapas propostas pelo método. Estas também podem ser sugeridas e indicadas aos indivíduos com transtorno do impulso, de acordo com as suas demandas e preferências[43].

O OGI propõe que o indivíduo siga cinco passos para realizar uma determinada atividade:

- Passo 1: pare.
- Passo 2: defina sua atividade como meta principal.
- Passo 3: liste as etapas para alcançar sua meta principal.
- Passo 4: realize a atividade.
- Passo 5: avalie e verifique se as etapas foram realizadas e se a meta principal foi alcançada.

Apesar de não haver estudos específicos sobre o método OGI em indivíduos com transtornos do impulso, ele pode ser bastante útil na prática clínica da TO, já que a capacidade de controlar impulsos está intimamente relacionada à tomada de decisões, que aprimorados servirão como impor-

Quadro 1 Perguntas que não podem faltar na terapia ocupacional de controle do impulso

■ Você tem se isolado, distanciando-se de seus amigos e familiares, após o início do comportamento impulsivo?
■ Você tem apresentado dificuldades/prejuízos na escola ou no trabalho?
■ O que você deixou de fazer por causa do comportamento impulsivo?
■ Você deixa de realizar atividades como higienizar-se e se alimentar, em razão do comportamento impulsivo?
■ Você tem apresentado problemas judiciais por causa de seu comportamento impulsivo?
■ Você se arrepende e sofre com o seu comportamento impulsivo?

428 Psiquiatria, saúde mental e a clínica da impulsividade

tante apoio para lidar com todas as exigências práticas da vida, bem como com o enfrentamento do estresse e manutenção dos relacionamentos. Katz e Keren[46] realizaram um estudo controlado com indivíduos com esquizofrenia que apresentavam déficits cognitivos e o OGI demonstrou ser bastante eficaz na melhora das funções executivas e do desempenho de atividades cotidianas[45,47,48].

RELATO DE EXPERIÊNCIA

Nesse espaço, será realizada uma breve descrição sobre o funcionamento do grupo de terapia ocupacional (grupo de TO) implantado no Programa Ambulatorial Integrado dos Transtornos do Impulso (PRO-AMITI) do Instituto de Psiquiatria do Hospital das Clínicas da Faculdade de Medicina da Universidade de São Paulo.

Este grupo com início em 2011, após a inserção de um terapeuta ocupacional na equipe multiprofissional do ambulatório. Até então, todos os pacientes que passavam pelo processo de triagem ambulatorial aguardavam para convocação nos atendimentos em terapias específicas, que eram oferecidas no PRO-AMITI, de acordo com o diagnóstico abrangido pelo escopo dos transtornos do impulso.

Inicialmente, o grupo tinha como objetivo o acolhimento dos indivíduos que ingressavam no ambulatório após a avaliação na triagem; mas com o decorrer do tempo, os atendimentos passaram a ter como objetivo a sensibilização dos pacientes para o tratamento, visando aumentar as chances de adesão ao tratamento e, assim, todos os pacientes que ingressam no ambulatório são convidados a participar do grupo.

Atualmente, é adotado o referencial teórico da TO dinâmica, que tem como proposta receber, acolher e identificar a demanda recém-chegada, para propiciar a adesão ao tratamento[49].

O grupo é aberto, acontece semanalmente e funciona como porta de entrada ao tratamento, ao ocorrer após todo o processo de avaliação inicial (clínica, psiquiátrica e neuropsicológica) pelo qual os pacientes são submetidos. Dessa maneira, é oferecido um espaço para identificação dos prejuízos decorrentes e das necessidades mais imediatas.

Logo no início dos atendimentos, os pacientes se apresentam e discriminam as dificuldades relacionadas ao cotidiano, impactado nesse momento, pela presença dos sintomas. A frequência dos participantes é rotativa, já que os pacientes ingressam semanalmente, além disso participam integrantes em acompanhamento, o que gera número diferente de participantes a cada encontro. Ao iniciar um atendimento nos grupos de psicoterapia, o paciente deixa de frequentar o grupo de TO.

Nesse contexto, o grupo de TO tem como objetivos:

- Acolher os indivíduos que ingressam no ambulatório.
- Favorecer o reconhecimento pelo indivíduo, dos prejuízos causados pelo transtorno do impulso em seu cotidiano.
- Realizar o diagnóstico situacional, coletando informações referentes às atividades cotidianas, relacionamentos interpessoais e contexto ambiental e social do indivíduo, bem como os sintomas existentes, para auxiliar no diagnóstico.
- Trabalhar com os integrantes do grupo como os transtornos do impulso repercute no cotidiano deles.
- Reconhecer as habilidades pré-mórbidas.
- Trabalhar adesão medicamentosa, conflitos familiares, ideação suicida e retorno às atividades cotidianas.

Estrutura da sessão

As atividades realizadas nos grupos de TO podem ser individuais ou coletivas, de acordo com o planejamento das coordenadoras. Os recursos terapêuticos utilizados são: atividades manuais (artesanais) e de culinária. A sessão se inicia com a apresentação de todos os participantes e, nesse momento, os profissionais explicam a dinâmica de funcionamento do grupo e os seus objetivos. Quando participam pela primeira vez, os pacientes são orientados a se apresentarem, bem como o motivo da busca pelo tratamento e especificando qual o tipo de transtorno do impulso. Em seguida, descreve as informações pertinentes a respeito de seu cotidiano. Observa-se, nesse momento, que muitos participantes demonstram no início certo distanciamento nas relações interpessoais, tornando-se solitários, mesmo com a rotina preenchida com muitos compromissos.

A dinâmica do grupo é favorecida pela utilização dessas atividades, ao passo que elas promovem a expressão de sentimentos, a vivência de situações e de relações interpessoais nas situações do grupo favorecendo a percepção de seus comportamentos.

430 Psiquiatria, saúde mental e a clínica da impulsividade

Em um grupo de atividades individuais são apresentados materiais diversificados para a realização de tarefas manuais, como pintura (tela, tintas e peças em madeira), materiais para mosaico, materiais para atividades com fios, entre outros, devendo o participante escolher o que pretende realizar de acordo com o seu interesse; a partir daí, ele planeja as etapas a serem cumpridas, as executa e, por fim, avalia o resultado do que foi produzido.

No grupo de TO, as orientações são fornecidas de acordo com a necessidade e as discussões que emergem entre os participantes, o que acontece a partir do planejamento. Geralmente, elas se referem ao tratamento, ao diagnóstico, à medicação e seus efeitos colaterais, ao abandono de tratamentos anteriores, às tentativas de suicídio e ao cotidiano (por muitas vezes, comprometido com uma rotina repleta de atividades pouco significativas para o indivíduo), às perdas profissionais e à relação familiar.

Ao finalizar a atividade planejada, cada participante escolhe o destino que dará ao seu produto; caso não conclua em uma sessão, ele tem a oportunidade de dar continuidade nas próximas.

A possibilidade desse contato com as atividades manuais propicia ao indivíduo um resgate de atividades prazerosas e significativas a ele, ou a descoberta de novos interesses.

No encerramento do grupo, é aberta uma discussão entre todos os participantes acerca do processo de realização das atividades.

CONSIDERAÇÕES FINAIS

Na literatura, é possível observar um crescimento importante na publicação de estudos sobre métodos de intervenção em TO. As evidências provenientes desses estudos sugerem que os métodos e as técnicas de TO podem melhorar aspectos relacionados à cognição e à funcionalidade de indivíduos, bem como promover a melhora da qualidade de vida. Infelizmente, ainda não existem estudos publicados sobre a eficácia de métodos e técnicas de TO em indivíduos com transtornos do impulso. Contudo, acredita-se que as abordagens já existentes e descritas neste capítulo podem ser bastante úteis tanto em aspectos individuais, relacionados ao controle do impulso, como em aspectos mais amplos, relacionados à capacidade de realizar atividades e à participação social desses indivíduos.

REFERÊNCIAS BIBLIOGRÁFICAS

1. American Psichiatric Association. Manual diagnóstico e estatístico de transtornos mentais – 5. ed. (DSM-5). Porto Alegre: Artmed; 2014.
2. Tancredi VVS, Mariani MMC, Tavares H. Transtornos do impulso e transtornos aditivos. In: Guimarães-Fernandes F, Humes E, Cardoso F, Hortêncio LOS, Miguel EC (eds.). Clínica psiquiátrica: guia prático, 2ªed. Santana de Parnaíba: Manole; 2021. p.318-30.
3. Oliveira MPMT, Silveira DX, Silva MTA. Jogo patológico e suas consequências para a saúde pública. Rev Saúde Pública. 2008;42(3).
4. Oliveira MPMT, Silveira DX, Silva MTA. Jogo patológico e suas consequências para a saúde pública. Rev Saúde Pública. 2008;42(3).
5. Leite PL, Silva AC. Psychiatric and socioeconomic aspects as possible predictors of compulsive buying behavior. Trends Psychiatry Psychother. [online]. 2016;38(3):141-6.
6. Greenfileld D. As propriedades de dependência do uso de internet. In: Young KS, Abreu CN, et al. Dependência de internet: manual e guia de avaliação e tratamento. Porto Alegre: Artmed; 2010. p.169-90.
7. Brown C, Stoffel VC, Muñoz JP. Disruptive, impulse-control, and conduct disorders. In: Occupational therapy in mental health: a vision for participation. 2ª ed. Philadelphia: F.A. Davis; 2019.
8. Cowie ME, Kim HS, Hodgins DC, McGrath DS, Scanavino MDT, Tavares H. Demographic and psychiatric correlates of compulsive sexual behaviors in gambling disorder. J Behav Addict. 2019;8(3):451-62.
9. Tavares H. Impulsividade e transtornos do controle do impulso. In: Miguel EC, Gentil Filho V, Gattaz WF (org.). Clínica psiquiátrica. Barueri: Manole; 2011(1):1038-50.
10. Chachamovich E, Stefanello S, Botega N, Turecki G. Which are the recent clinical findings regarding the association between depression and suicide? Rev Bras Psiquiatr. 2009;31(1):18-25.
11. McCloskey MS, Noblett KL, Deffenbacher JL, Gollan JK, Coccaro EF. Cognitive-behavioral therapy for intermitent explosive disorder: a pilot randomized clinical trial. J Consult Clin Psychol. 2008;76(5):876-86.
12. Alves ALA, Lima ABD, Takahashi F, Figueiredo M, Del Sant R, Scanavino, M. Interdisciplinaridade: a prática clínica do Centro de Reabilitação e Hospital Dia. In: Clínica psiquiátrica: guia prático, 2ªed. Santana de Parnaíba: Manole; 2021. p. 618-25.
13. Abreu C, Tavares H, Cordas T. Manual clínico dos transtornos do controle dos impulsos. Porto Alegre: Artmed; 2007.
14. Gabbard GO, Bennett TJ. Dilemmas in psychotherapy of sexually impulsive patients. Am J Psychiatry. 2005;162(5):859-65.
15. Benetton MJ. Trilhas associativas – ampliando subsídios metodológicos à clínica da terapia ocupacional. Campinas: Arte Brasil; 2006.
16. Creek J. Occupational therapy and mental health. 3. ed. Edinburgh: Churchill Livingstone; 2002.
17. Centro Colaborador da Organização Mundial da saúde para a Família de Classificações Internacionais em Português. Classificação Internacional de Funcionalidade, Incapa-

432 Psiquiatria, saúde mental e a clínica da impulsividade

cidade e Saúde (CIF) [coordenação e tradução Cássia Maria Buchalla]. 1. ed. São Paulo: Editora da Universidade de São Paulo; 2008.

18. Farias N, Buchalla CM. A classificação internacional de funcionalidade, incapacidade e saúde da Organização Mundial da Saúde: conceitos, usos e perspectivas. Rev Bras Epidemiol. 2005,8(2):187-93.

19. Zarate CA Jr, Tohen M, Land M, Cavanagh S. Functional impairment and cognition in bipolar disorder. Psychiatric Quarterly. 2000;71:4.

20. Mello MAR,Mancini MC. Avaliação das atividades de vida diária e controle domiciliar. In: Cavalcante A, Galvão C. Terapia ocupacional: fundamentação e prática. Rio de Janeiro: Guanabara Koogan; 2007. pp.49-54

21. Organização Mundial de Saúde. Rumo a uma linguagem comum para a Classificação Internacional de Funcionalidade, Incapacidade e Saúde (CIF).Geneva: Organização Mundial de Saúde; 2002.

22. Costa AJL. Metodologias e indicadores para avaliação da capacidade funcional: Análise preliminar do Suplemento Saúde da Pesquisa Nacional por Amostra de Domicilio – PNAD, Brasil, 2003. Ciência & Saúde Coletiva. 2006;11:927-40.

23. Lindeboom R, Vermeulen M, Holman R, De Hann RJ. Activities of daily living instruments: optimizing scales for neurologic assessment. Neurology, 2003;60:738-42.

24. Pereira FS, Yassuda MS, Oliveira AM, Forlenza OV. Executive dysfunction correlates with impaired functional status in older adults with varying degrees of cognitive impairment. International Psychogeriatrics. 2008;1104-15.

25. Novelli MMPC, Canon MB. Avaliação da funcionalidade nos programas de reabilitação cognitiva. In: Gomes JÁ (org.). Reabilitação neuropsicológica: Abordagem interdisciplinar e modelos conceituais na prática clínica. Porto Alegre: Artmed; 2012. p. 95-105.

26. Lawton MP, Brody EM. Assessment of older people: self-maintaining and instrumental activities of daily living. Gerontologist. 1969;9:179-86.

27. Pereira FS, Oliveira AM, Diniz BS, Forlenza OV, Yassuda MS. Cross-cultural adaptation, reliability and validity of the DAFS-R in a sample of Brazilian older adults. Arch Clin Neuropsychol. 2010;25:335-43.

28. Law M, Baptiste S, Carswell A, McColl M, Polatajko H, Pollock N. Canadian Occupational Performance Measure (4. ed. rev.) Ottawa, ON: CAOT Publications ACE; 2005.

29. Pereira GFC. Estudo da confiabilidade e da validade da Medida Canadense de Desempenho Ocupacional (COPM) em idosos com comprometimento cognitivo leve (CCL) [dissertação]. São Paulo: Universidade de São Paulo, Faculdade de Medicina; 2012.

30. Costa APB. Adaptação ocupacional de indivíduos obesos a partir dos conceitos de identidade e competência ocupacional: associação com os níveis de intensidade de atividade física e os valores máximos de pressão plantar. [dissertação]. Porto, Portugal: Escola Superior de Tecnologia da Saúde do Porto; fevereiro; 2013.

31. Jacinto A. Alterações cognitivas em pacientes atendidos em ambulatório geral de clínica médica [on-line]. Tese de doutorado. Universidade de São Paulo. Faculdade de Medicina; 2008.

26 • Terapia ocupacional nos transtornos do impulso **433**

32. Lima LA, Bandeira M, Gonçalves S. Validação transcultural do Inventário de Habilidades de Vida Independente (ILSS-BR) para pacientes psiquiátricos. J Bras Psiquiatr. 2003;52(2):143-58.

33. Martini IC, Attux C, Bressan RA, Mari JJ. Adaptação cultural, validade e confiabilidade da versão brasileira do Inventário de habilidades de Vida Independente – versão do paciente (ILSS – BR/P), na esquizofrenia. Rev Clínica Psiquiátrica. 2012;39(1).

34. Bressan LA, Vale FAC, Speciali JG. The daily life of patients with dementia, a comparative study between the information provided by the caregiver and direct patient assessment. Dement Neuropsychol. 2007;1(3):288-2.

35. Abreu ID, Forlenza OV, Barros HL. Demência de Alzheimer: correlação entre memória e autonomia. Rev. Psiquiatria Clínica. 2005;32(3):131-6.

36. Loewenstein DA, Amigo E, Duara R. A new scale for the assessment of functional status in Alzheimer's disease and related disorders. J Gerontol. 1989;4:114-21.

37. Riopel N, Kielhofner GJ, Watts H. Questionário Ocupacional; 1986.

38. Tedesco SA. Estudo da validade e confiabilidade de um instrumento de terapia ocupacional: Auto-Avaliação do Funcionamento Ocupacional (SAOF). [Dissertação de Mestrado em Saúde Mental]. São Paulo: Escola Paulista de Medicina – Unifesp; 2000.

39. Tedesco SA, Citer VA, Martins LAN, Iacoponi E. Tradução e validação para português brasileiro da Escala de Autoavaliação do Funcionamento Ocupacional. Mundo Saúde. 2010;34(2): 230-7.

40. Cordeiro JR. Validade transcultural da lista de papéis ocupacionais para portadores de doença pulmonar obstrutiva crônica. [Dissertação de Mestrado em Ciências Médicas] São Paulo: Universidade Federal de São Paulo; 2005.

41. American Occupational Therapy Association (AOTA). Occupational therapy practice framework: domain and process. Am J Occupational Ther. 2002;56:609-39.

42. Benetton MJ. A narrativa clínica no método terapia ocupacional dinâmica. Rev Ceto. São Paulo. 2012;13:4-8.

43. Maximino VS. A constituição de grupos de atividades com pacientes graves. Rev CETO. São Paulo. 1995;1(1):27-32.

44. Oliveira MP, Tedesco S. O acolhimento. In: Silveira DX, Moreira FG. Panorama atual de drogas e dependências. 1. ed. São Paulo: Atheneu; 2006. p.53-8.

45. Maximino VS. Grupos de atividades com pacientes psicóticos. São José dos Campos: UNIVAP; 2001.

46. Keren N, Gal H, Dagan R, Yakoel S, Katz N. Treatment of executive function deficits in individuals with schizophrenia: Presentation of two treatment methods with case examples. Israeli J Occupational Ther. 2008;17.

47. Katz N, Hartman-Maeir A. Higher-Level cognitive function awareness and executive functions enabling engagements in occupation. In: Katz N (ed.). Cognition and occupation across the life Spain, models for intervention in occupational therapy. Baltimore MD: AOTA Press; 2005;3-25.

48. Katz N, Keren N. Effectiveness of occupational goal intervention for clients with schizophrenia. Am J Occupational Ther. 2011;65:287-96.

434 Psiquiatria, saúde mental e a clínica da impulsividade

49. Katz N, Baum CM. A importância da terapia ocupacional na reabilitação neuropsicológica. In: Gomes JA (Org.). Reabilitação neuropsicológica: abordagem interdisciplinar e modelos conceituais na prática clínica. Porto Alegre: Artmed; 2012. p. 207-22.

50. Hayes RL, McGrath JJ. Cognitive rehabilitation for people with schizophrenia and related conditions. (Cochrane review). In: The Cochrane Library. Oxford: Update Software; 2000.

51. Moreira DF. Jogo patológico: análise por neuroimagem, neuropsicológica e de personalidade. 2004. 133 f. Tese de Doutorado - Universidade de São Paulo (USP). Faculdade de Medicina São Paulo.

27
Qualidade de vida

Lina Sue Matsumoto
Cláudio Aparecido da Silva
Maria das Graças Freire Formiga
Wilza Karla de Freitas Arno
Cristiane Silva

> "...É muito bom para a minha saúde...
> mantenho um nível de ajuda para minha mente,
> e encontro no grupo uma forma de melhorar..."
> (participante do Grupo Qualidade de Vida)

INTRODUÇÃO

Nos anos 1950, a Organização Mundial da Saúde (OMS) ampliou a compreensão do conceito de saúde e introduziu o modelo biopsicossocial. O modelo biomédico anterior foi ampliado, para englobar também os aspectos relacionados à qualidade de vida. Nos anos seguintes, houve uma explosão de estudos científicos sobre qualidade de vida e problemas psicológicos, bem como da relação destes com os efeitos negativos de ambientes estressores[1].

Qualidade de vida (QV) é a expressão mais abrangente que engloba o sentimento de felicidade. Em 1964 houve uma repercussão mundial sobre QV após o presidente americano Lyndon Johnson ter declarado que "os objetivos [de uma nação] não podem ser medidos pelo balanço dos bancos, mas sim pela qualidade de vida que proporcionam às pessoas". Depois disso, o conceito de QV passou a despertar grande interesse dos médicos e dos pesquisadores da área da saúde. O avanço da tecnologia e da medicina propiciou que os pacientes aumentassem suas sobrevidas, mas frequentemente permanecendo com sequelas, complicações ou doenças crônicas. Os tradicionais parâmetros médicos de melhora começaram a se mostrar insuficientes para avaliação do real estado do paciente, sendo necessário o desenvolvimento de instrumentos que levassem em consideração o ponto de vista do paciente[2].

O conceito de QV não deve ser confundido com o estado de saúde percebido (ESP) pelo paciente. Para esclarecer as diferenças entre QV e ESP podemos considerar três domínios, nos quais a percepção do paciente é diferente:

- Saúde mental: quando pensamos em QV, a ênfase maior é no domínio da saúde mental (e não apenas da saúde física).
- Saúde fisiológica: quando a meta é tratar várias doenças crônicas, ainda que não encontremos a cura.
- Saúde psicossocial: quando a meta é também melhorar o funcionamento psicossocial. Assim, qualquer melhora nesses domínios implicará na melhora da QV do paciente (Figura 1). Atualmente, a OMS define saúde como "um estado de bem-estar físico, mental e social, e não meramente a ausência de doença ou enfermidade."

A Figura 1 demonstra o modelo estrutural dos fatores determinantes da QV – biológicos, fisiológicos e psicológicos – que influenciam na gravidade dos sintomas em diferentes domínios, impactando na QV e na classificação da doença ou na gravidade dos sintomas[3].

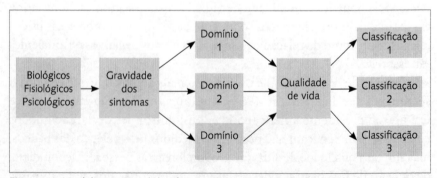

Figura 1 Modelo estrutural dos fatores determinantes da qualidade de vida.
Fonte: Smith et al., 1999[3]; adaptação: Lina Sue Matsumoto.

A ESCALA WHOQOL-BREF

Nos anos 1990, a OMS criou o grupo internacional WHOQOL (*World Health Organization Quality of Life*) com a participação de vários centros acadêmicos internacionais para desenvolver um instrumento para acessar e mensurar a QV, que pudesse ser utilizado em vários países e diferentes culturas. O desenvolvimento desta escala ocorreu em três estágios e finalmente eles chegaram à versão do WHOQOL-100, com 100 itens para avaliar a QV. Em 1998, a OMS definiu que QV "é a percepção do indivíduo de sua posição na vida no contexto da cultura e sistema de valores nos quais vive e em relação a seus objetivos, expectativas, padrões e preocupações". Com a necessidade de um instrumento de avaliação de QV que fosse mais rápido de ser aplicado, surgiu então a versão breve e reduzida, a WHOQOL-Bref [4,5]. Essa versão possui 26 itens; os dois primeiros avaliam a autopercepção da QV e a satisfação com a sua saúde. Os 24 itens restantes representam 24 facetas do WHOQOL-100, que são divididas em quatro domínios: físico, psicológico, relacionamentos sociais e meio ambiente (Quadro 1). A aplicação do WHOQOL-Bref, juntamente com a escala de depressão de Beck (BDI) e escala de desesperança de Beck (BHS) numa amostra de 300 indivíduos na cidade de Porto Alegre, RS, demonstrou que a WHOQOL-Bref tem praticidade no uso e bom desempenho psicométrico, sendo uma alternativa útil para ser utilizada em estudos que se propõem a avaliar a QV no Brasil [6].

Vários estudos recentes buscam compreender e melhorar a QV na população em geral. A consciência de que o maior desafio no século XXI será cuidar do grande número de idosos com baixo nível socioeconômico e educacional, além da alta prevalência de comorbidades crônicas é uma preocupação no Brasil, onde o número de idosos já ultrapassou 24 milhões em 2012, representando mais de 12% da população brasileira. As mudanças no modelo de saúde-doença são complexas em idosos, passando da predominância de doenças transmissíveis à maior prevalência de doenças crônicas não transmissíveis, e o WHOQOL-Bref pode ser utilizado como o preditor de qualidade de vida em idosos. O valor crítico do escore final do WHOQOL-Bref igual a 60 foi encontrado como o melhor ponto de corte para a avaliação da percepção de QV e satisfação com a saúde, num estudo transversal realizado com 391 idosos, na região de Belo Horizonte, MG [7].

Um estudo com 500 pacientes num ambulatório psiquiátrico em Singapura aponta a importância que os tratamentos psiquiátricos têm na

438 Psiquiatria, saúde mental e a clínica da impulsividade

Quadro 1 Domínio e facetas do WHOQOL-Bref

Domínio	Facetas	WHOQOL-Bref (número da pergunta)
Avaliação global		Como você avaliaria sua qualidade de vida? (1)
		Quão satisfeito(a) você está com a sua saúde? (2)
Domínio 1 Físico (7 itens)	1. Dor e desconforto	Em que medida você acha que sua dor (física) impede você de fazer o que você precisa? (3)
	2. Energia e fadiga	Você tem energia suficiente para seu dia a dia? (10)
	3. Sono e repouso	Quão satisfeito(a) você está com o seu sono? (16)
	4. Mobilidade	Quão bem você é capaz de se locomover? (15)
	5. Atividade da vida cotidiana	Quão satisfeito(a) você está com sua capacidade de desempenhar as atividades do seu dia a dia? (17)
	6. Dependência de medicação ou de tratamentos	O quanto você precisa de algum tratamento médico para levar sua vida diária? (4)
	7. Capacidade de trabalho	Quão satisfeito(a) você está com sua capacidade para o trabalho? (18)
Domínio 2 Psicológico (6 itens)	1. Sentimentos positivos	O quanto você aproveita a vida? (5)
	2. Pensar, aprender, memória e concentração	O quanto você consegue se concentrar? (7)
	3. Autoestima	Quão satisfeito(a) você está consigo mesmo? (19)
	4. Imagem corporal e aparência	Você é capaz de aceitar sua aparência física? (11)
	5. Sentimentos negativos	Com que frequência você tem sentimentos negativos como mau humor, desespero, ansiedade, depressão? (26)
	6. Espiritualidade, religião, crenças pessoais	Em que medida você acha que a sua vida tem sentido? (6)
Domínio 3 Relações sociais (3 itens)	1. Relações pessoais	Quão satisfeito(a) você está com suas relações pessoais (amigos, parentes, conhecidos, colegas)? (20)
	2. Suporte/apoio social	Quão satisfeito(a) você está com o apoio que você recebe de seus amigos? (22)
	3. Atividade sexual	Quão satisfeito(a) você está com sua vida sexual? (21)

(continua)

Quadro 1   Domínio e facetas do WHOQOL-Bref (*continuação*)

Domínio	Facetas	WHOQOL-Bref (número da pergunta)
Domínio 4 Meio ambiente (8 itens)	1. Segurança física e proteção	Quão seguro(a) você se sente em sua vida diária? (8)
	2. Ambiente no lar	Quão saudável é o seu ambiente físico (clima, barulho, poluição, atrativos)? (9)
	3. Recursos financeiros	Você tem dinheiro suficiente para satisfazer suas necessidades? (12)
	4. Cuidados de saúde e sociais: disponibilidade e qualidade	Quão satisfeito(a) você está com o seu acesso aos serviços de saúde? (24)
	5. Oportunidades de adquirir novas informações e habilidades	Quão disponíveis para você estão as informações que precisa no seu dia a dia? (13)
	6. Oportunidades de recreação e lazer	Em que medida você tem oportunidades de atividade de lazer? (14)
	7. Ambiente físico (poluição, ruído, trânsito, clima)	Quão satisfeito(a) você está com as condições do local onde mora? (23)
	8. Transporte	Quão satisfeito(a) você está com o seu meio de transporte? (25)

Fonte: Fleck et al., 2000[6]; adaptação: Lina Sue Matsumoto.

percepção dos pacientes na satisfação com a vida cotidiana, e não somente em relação às manifestações diretas decorrentes de um diagnóstico psiquiátrico. Avaliar a QV dos pacientes é também uma medida útil para corroborar a eficácia das intervenções em saúde mental, apontando que os pacientes com vários diagnósticos psiquiátricos experimentam uma menor QV quando comparados com controles, isto é, pacientes sem diagnóstico psiquiátrico. Nesse estudo, apenas dados sociodemográficos, faixa etária e condição de trabalho (estar desempregado ou não) estavam significativamente associados à QV, e não ao diagnóstico psiquiátrico *per se*[8].

Partindo da hipótese de que a QV estaria associada a uma variedade de transtornos em jovens adultos, especialmente aos transtornos do controle do impulso bem como abuso de substâncias, ansiedade e depressão, os autores conduziram um estudo com jovens adultos, com idade entre 18 e 29 anos. No total, 479 jovens adultos participaram desse estudo, com a idade média de 22,3 anos, sendo 34% mulheres. Em relação aos dados sociodemográficos, a pior QV foi associada à maior idade e maior consumo de álcool. Em relação aos dados clínicos, a pior QV estava associada à presença dos transtornos do controle do impulso (especificamente: transtornos do jogo, compras compulsivas, transtorno explosivo intermitente, comportamento sexual excessivo, *skin-picking* e compulsão alimentar), abuso de substância (álcool ou outras), qualquer transtorno de humor e transtorno de estresse pós-traumático. O principal achado desse estudo foi que a pior QV estava mais significativamente associada com os sintomas do transtorno do jogo e impulsividade, apontando para a necessidade de estudos futuros que avaliem a QV e sua relação com essa sintomatologia ao longo do tempo, para esclarecer possíveis relações de causa e efeito. O estudo ressalta a importância de avaliar os transtornos do controle do impulso nesta população jovem, visando maximizar a QV destes jovens na vida adulta[9].

Uma recente metanálise sobre a QV dos estudantes de medicina no Brasil demonstrou os preditores associados à QV desses estudantes. Sobre a utilização da WHOQOL-Bref, este estudo apontou que as estudantes mulheres têm piores escores nos domínios físico e psicológico, quando comparadas com os estudantes homens. Os preditores positivos associados à QV desses futuros médicos foram o senso de eficácia acadêmica, ser do sexo masculino, não utilizar o Fundo de Financiamento ao Estudante do Ensino Superior (FIES), ter satisfação com a imagem corporal, ter crenças religiosas, ter mãe ou pai médico, ter satisfação com o curso de medicina e estar realizando tratamento psicológico. Os preditores negativos associados à QV foram a presença de sintomas depressivos, ser do sexo feminino, estar no terceiro ou no sexto ano da faculdade de medicina, pertencer à classe econômica C ou D, ser aluno da "quota", ter alguma doença crônica, estar distante da sua cidade natal, ter sintomas de burnout, ter dificuldades com sono, utilizar o FIES, ter índice de massa corporal (IMC) acima de 30, utilizar muito tempo no transporte e apresentar sintomas psiquiátricos[10].

A Figura 2 apresenta os resultados obtidos no autopreenchimento da WHOQOL-Bref pela participante S. na primeira participação no Grupo QV no dia 30/08/2018 (antes) e após alguns meses, no dia 13/06/2019 (depois). Podemos observar no histograma o aumento dos escores do domínio 1, 2 e 3 da WHOQOL-Bref, demonstrando a melhora obtida na autoavaliação

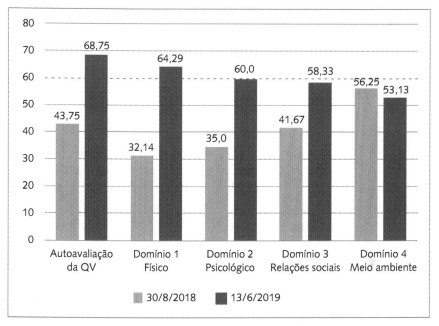

Figura 2 WHOQOL-Bref (participante S.), antes e depois.

geral e na saúde física, psicológica e nas relações pessoais, com os escores passando o ponto crítico de 60. No entanto, houve uma discreta diminuição da avaliação da participante em relação ao domínio 4, meio-ambiente, que é exatamente o aspecto em que o nosso trabalho é menos eficaz. A narrativa de S. numa chuvosa manhã de quinta-feira exemplifica pontualmente o impacto do meio-ambiente em sua vida: "A minha casa inundou essa noite... tá tudo alagado lá, tudo molhado... mas deixei tudo lá para vir aqui... me sinto bem aqui, esse grupo mudou a minha vida... depois eu vejo o que faço quando chegar em casa".

O GRUPO QUALIDADE DE VIDA (GQV)

O Grupo Qualidade de Vida faz parte de várias atividades realizadas na Associação Viver Bem (AVB) localizada na capital paulista. Anteriormente nomeada de Associação Nacional do Jogo Patológico e Outros Transtornos do Impulso (ANJOTI), começou por uma iniciativa de profissionais e pacientes do serviço ambulatorial ligado ao Instituto de Psiquiatria do

Hospital das Clínicas da Faculdade de Medicina da Universidade de São Paulo (IPq-HCFMUSP), o Ambulatório do Jogo Patológico (AMJO) onde são tratados gratuitamente os jogadores compulsivos. Ao longo dos anos da experiência do AMJO, o modelo original de tratamento pautado nas questões psiquiátricas (depressão, ansiedade etc.), psicoterapia, intervenção psicoeducacional para o paciente e seus familiares foi naturalmente sendo acrescido de iniciativas que tinham como objetivo melhorar a QV. Assim, o tratamento ambulatorial tradicional foi se estruturando numa nova perspectiva, evoluindo do foco no sintoma para o foco na saúde, com atividades com enfoque em QV e Psicologia Positiva (disponível em http://www.associacaoviverbem.org.br/).

Um grupo de psicólogos (os autores deste capítulo), voluntários no AMJO-IPq-HCFMUSP e associados à AVB, assumiu a coordenação e execução do GQV em agosto de 2018, com o objetivo de oferecer atividades para melhorar a QV de ex-pacientes do AMJO, num modelo pós-terapêutico. Os grupos de QV são realizados nas manhãs das quintas-feiras, das 10:15 às 11:45 horas, numa sala na sede da AVB com uma mesa oval e várias cadeiras. O GQV tem o formato de um grupo aberto, isto é, os participantes são convidados a comparecer, assinam a lista de presença, mas não há nenhuma cobrança em relação às ausências e não há o conceito de falta. Na maioria dos encontros, estão presentes um terapeuta e um coterapeuta, e a presença dos participantes varia entre 6 a 10 pessoas. Várias atividades foram programadas para o Grupo QV utilizando material baseado em intervenções da Psicologia Positiva (http://manoleeducacao.com.br/psicologia-positiva) e Terapia Focada na Compaixão[11,12].

Atividades do Grupo Qualidade de Vida

Utiliza-se uma agenda com atividades programadas para cada encontro do GQV, havendo flexibilidade para dar conta das demandas que os participantes costumam trazer semanalmente. Em 2018/2019, foram realizadas várias atividades, com descrição e exemplos de algumas.

Cartaz de Si Mesmo
Objetivo
Realizar atividade livre e criativa, sem certo e errado, possibilitando a expressão das emoções e sentimentos por meio de colagem de imagens es-

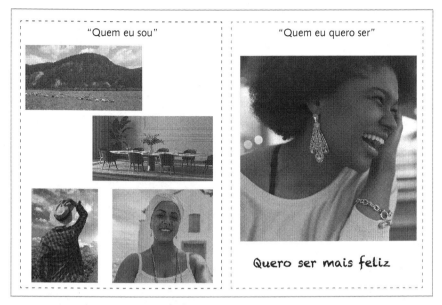

Figura 3 Exemplo do Cartaz de Si Mesmo. Fotos: Freepik.

colhidas. O primeiro momento retrata o hoje (quem eu sou) e o segundo momento é a projeção do futuro (quem eu quero ser), levando o grupo a refletir sobre a própria vida e escolhas do passado, buscando cultivar esperança e decisões para um futuro com mais qualidade de vida e felicidade.

Material
Recortes de revistas, cartolina, tesoura, cola, canetas coloridas.

Instrução da atividade
1. Colocar na cartolina, colando as imagens, a representação de quem eu sou.
2. Utilizar o verso para outra colagem, representando quem eu quero ser.

Virtudes e Forças de Caráter
Objetivo
Avaliar as virtudes e forças de caráter de forma lúdica, ao colorir a Flor das Virtudes. A visualização da Flor das Virtudes possibilita a reflexão sobre

444 Psiquiatria, saúde mental e a clínica da impulsividade

Nome _____ Data ___ / ___ / _____

	Virtudes e forças de caráter		
A) Sabedoria	**A1-CRIATIVIDADE:** Sou bom em pensar em novas e melhores maneiras de fazer as coisas	A1	1 2 3 4 5 6 7 8 9 10
	A2-CURIOSIDADE: Adoro explorar as coisas, fazer perguntas e estou aberto a diferentes experiências e atividades	A2	1 2 3 4 5 6 7 8 9 10
	A3-MENTE ABERTA: Sou flexível e mente aberta; reflito e examino todos os lados antes de decidir	A3	1 2 3 4 5 6 7 8 9 10
	A4-AMOR AO APRENDIZADO: Adoro aprender novas ideias, conceitos e fatos na escolha ou por conta própria	A4	1 2 3 4 5 6 7 8 9 10
	A5-PERSPECTIVA: Os amigos me consultam sobre coisas importantes, pois me consideram com inteligência acima da minha idade	A5	1 2 3 4 5 6 7 8 9 10
B) Coragem	**B1-BRAVURA:** Não desisto diante das dificuldades ou desafios, mesmo quando estou com medo	B1	1 2 3 4 5 6 7 8 9 10
	B2-PERSISTÊNCIA: Termino a maioria das coisas, mesmo quando me distraio; sou capaz de retomar o foco e concluir a tarefa	B2	1 2 3 4 5 6 7 8 9 10
	B3-INTEGRIDADE: Considero-me uma pessoa genuína e honesta, confiável. Ajo de forma compatível com meus valores	B3	1 2 3 4 5 6 7 8 9 10
	B4-VITALIDADE: Sou dinâmico, alegre e cheio de vida	B4	1 2 3 4 5 6 7 8 9 10
C) Humanidade	**C1-AMOR:** Demonstrar e receber amor e afeição genuínos ocorre naturalmente em mim	C1	1 2 3 4 5 6 7 8 9 10
	C2-GENTILEZA: Adoro praticar ações gentis para outras pessoas, frequentemente sem que me seja pedido	C2	1 2 3 4 5 6 7 8 9 10
	C3-INTELIGÊNCIA SOCIAL: Eu me saio bem em situações sociais e sou conhecido por ter boas competências interpessoais	C3	1 2 3 4 5 6 7 8 9 10
D) Justiça	**D1-CIDADANIA:** Sou membro ativo na comunidade ou membro do time e contribuo para o sucesso do meu grupo	D1	1 2 3 4 5 6 7 8 9 10
	D2-JUSTIÇA: Defendo os outros quando são tratados de forma injusta, são intimidados ou ridicularizados	D2	1 2 3 4 5 6 7 8 9 10
	D3-LIDERANÇA: Os outros frequentemente me escolhem como líder, pois consideram que lidero bem	D3	1 2 3 4 5 6 7 8 9 10
E) Temperança	**E1-PERDÃO E MISERICÓRDIA:** Não guardo rancores; perdoo com facilidade aqueles que me ofendem	E1	1 2 3 4 5 6 7 8 9 10
	E2-HUMILDADE E MODÉSTIA: Não gosto de ser o centro das atenções e prefiro que os outros brilhem	E2	1 2 3 4 5 6 7 8 9 10
	E3-PRUDÊNCIA: Sou cuidadoso e cauteloso; consigo prever os riscos e problemas das minhas ações e respondo de acordo	E3	1 2 3 4 5 6 7 8 9 10
	E4-AUTORREGULAÇÃO: Administro meus sentimentos e comportamentos mesmo em situações desafiadoras; normalmente sigo regras e rotinas	E4	1 2 3 4 5 6 7 8 9 10
F) Transcendência	**F1-APRECIAÇÃO DA BELEZA:** Fico profundamente comovido com a beleza da natureza, na arte (p. ex.: pintura, música, teatro) e/ou na excelência em muitas áreas da vida	F1	1 2 3 4 5 6 7 8 9 10
	F2-GRATIDÃO: Expresso gratidão por coisas boas por meio de palavras e ações	F2	1 2 3 4 5 6 7 8 9 10
	F3-ESPERANÇA E OTIMISMO: Espero e acredito que irão acontecer mais coisas boas do que ruins	F3	1 2 3 4 5 6 7 8 9 10
	F4-HUMOR: Sou alegre e divertido e uso o humor para me conectar com os outros	F4	1 2 3 4 5 6 7 8 9 10
	F5-ESPIRITUALIDADE: Acredito em uma força superior e participo de práticas religiosas ou espirituais (p. ex.: oração, meditação) voluntariamente	F5	1 2 3 4 5 6 7 8 9 10

Figura 4 Virtudes e Forças de Caráter.
Elaborada por Lina Sue Matsumoto. Fonte: Rashid e Seligman, 2019[13].

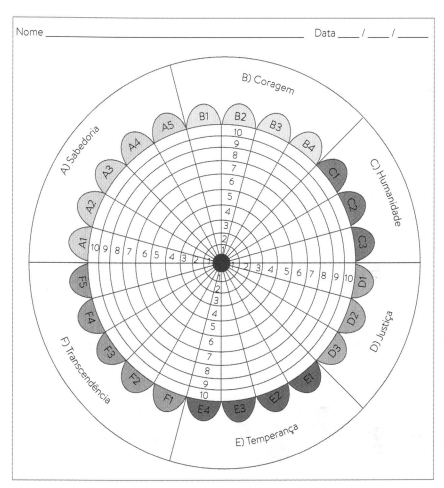

Figura 5 Flor das Virtudes e Forças de Caráter.
Elaborada por Lina Sue Matsumoto. Fonte: Rashid e Seligman, 2019[13].

o quanto utilizamos e praticamos as virtudes, e qualitativamente fazer uma reflexão em grupo, sobre um tema pouco falado na cultura ocidental.

Material

Lápis de cor, Lista das Virtudes e Forças de Caráter e Flor das Virtudes (diagrama com pétalas representando as 24 Forças de Caráter que compõem as 6 virtudes).

Instrução para a atividade

1. Ler as 24 Forças de Caráter atentamente, uma a uma.

2. Para cada uma delas, marcar de 1 a 10 (1-nunca e 10-sempre) o quanto você utiliza essa força no seu cotidiano.

3. Transferir a marcação das 24 Forças de Caráter para a Flor das Virtudes, pintando as 24 pétalas. O resultado é a visualização da Flor das Virtudes com as pétalas pintadas, de 1 a 10, mostrando o quanto cada pétala é pouco/muito utilizada pelo participante.

Saco de Palavras
Objetivo

Ampliar as narrativas utilizando uma lista de palavras (positivas e virtuosas) nos eventos cotidianos, promovendo a reflexão sobre o significado e a utilização dessas palavras.

Material

Saco de pano, vários cartões com palavras escritas (lista de Forças de Caráter e Virtudes, além de outras palavras que possam gerar discussões produtivas).

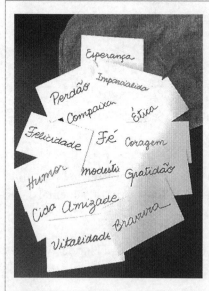

Saco de Palavras (exemplos das narrativas dos participantes do Grupo QV)

Temperança: "Ahhh essa palavra eu não uso... mas pode usar o contrário? Minha mãe falava que eu era um destemperado, é igual destemperança, não é?"

Gentileza: "Hoje vindo prá cá uma pessoa no metrô foi muito gentil comigo, ela se levantou e me deu o lugar para sentar... e eu agradeci com um sorriso"

Esperança: "Estar nesse grupo me dá esperança de que as coisas podem melhorar na minha vida..."

Perdão: "Erramos no passado e muitas vezes nossas famílias dizem que nos deram o perdão, mas estão sempre jogando em nossa cara nossos erros."

Felicidade: " É poder vir toda quinta pra cá e saber que tem quem pense na gente"

Figura 6 Saco de Palavras.

Instrução para a atividade
1. Cada participante retira um cartão do Saco de Palavras.
2. O participante lê a palavra, fala sobre o seu significado (o grupo pode ajudar) e constrói algumas narrativas dizendo quando usou (ou não) essa palavra.

Minha Trilha Sonora
Objetivo
Refletir sobre a importância da música nas memórias afetivas na nossa vida.

Material
Formulário para preencher e aparelho eletrônico para reproduzir as músicas que os participantes escolherem.

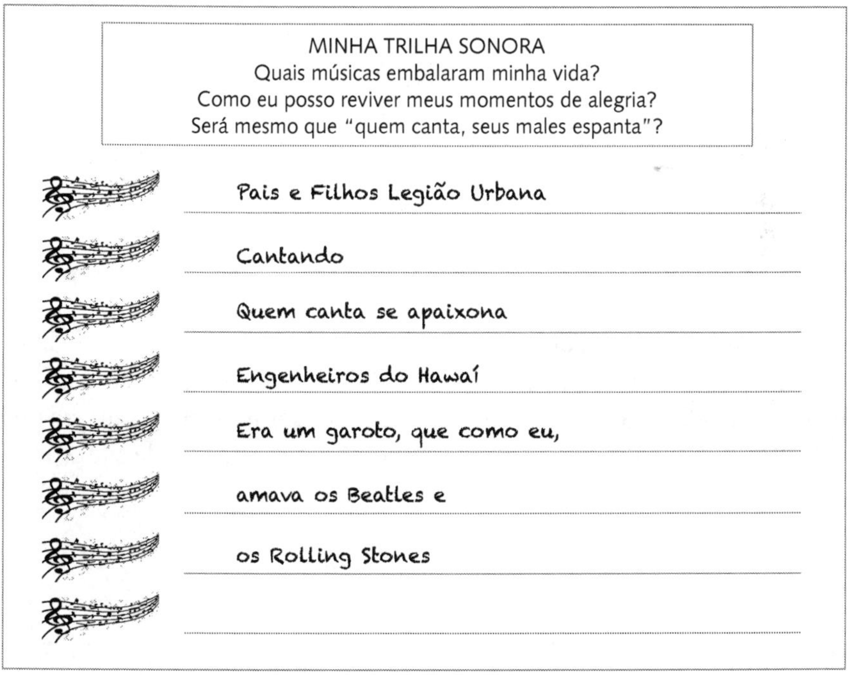

MINHA TRILHA SONORA
Quais músicas embalaram minha vida?
Como eu posso reviver meus momentos de alegria?
Será mesmo que "quem canta, seus males espanta"?

Pais e Filhos Legião Urbana

Cantando

Quem canta se apaixona

Engenheiros do Hawaí

Era um garoto, que como eu,

amava os Beatles e

os Rolling Stones

Figura 7   Minha Trilha Sonora.

Instrução para a atividade
1. Responder à pergunta: "Que músicas embalaram a minha vida?".
2. Refletir sobre a veracidade da afirmação: "Quem canta seus males espanta?".

Três Estilos de Resposta
Objetivo
É um treino de habilidades sociais, com três estilos de resposta: não assertivo, assertivo e agressivo. Apesar dos comportamentos verbal e não verbal serem diferentes nos três, os efeitos de ser passivo ou agressivo são similares, e focamos a atividade na promoção do estilo mais assertivo e positivo.

Material
Formulário com os Três Estilos de Resposta, ilustrado por três gatinhos em posições diferentes, representando o comportamento não verbal para cada estilo de resposta.

Instrução
1. Leitura em grupo dos três estilos de resposta, para promover a participação de todos,
2. Buscar exemplos pessoais dos três estilos que possam ser compartilhados com o grupo.

Milho de Pipoca
Objetivo
Por meio da leitura do texto, "Milho de pipoca", de Rubem Alves (livro *O amor que acende a lua*, Editora Papirus), buscar a compreensão dos momentos da vida em que nos tornamos pipoca, e dos momentos em que nos tornamos piruá e resistimos às mudanças. Trazer exemplos de situações e compartilhar com o grupo.

Material
Texto e formulário para as narrativas de momentos em que você foi "pipoca" e momentos em que você foi "piruá".

Instrução
Leitura coletiva do texto "Milho de pipoca".

27 • Qualidade de vida   449

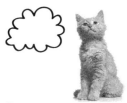
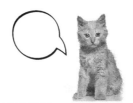
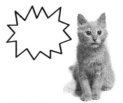

NÃO ASSERTIVO	ASSERTIVO	AGRESSIVO
Muito pouco, muito tarde. Muito pouco, nunca.	O suficiente dos comportamentos apropriados no momento certo.	Muito pouco, muito cedo. Muito pouco, muito tarde.
COMPORTAMENTO NÃO VERBAL Olhos que olham para baixo. Voz baixa. Vacilações. Gestos desamparados. Postura afundada. Recorce as mãos. Tom vacilante. Risinhos "falsos".	**COMPORTAMENTO NÃO VERBAL** Contato visual direto. Nível de voz conversacional. Fala fluente. Gestos firmes. Postura ereta. Honesto(a). Respostas diretas à situação. Mãos soltas.	**COMPORTAMENTO NÃO VERBAL** Olhar fixo. Voz alta. Fala fluente/rápida. Enfrentamento. Gestos de ameaça. Postura intimidatória. Desonesto(a).
COMPORTAMENTO VERBAL "Talvez..." "Suponha..." "Imagino se poderíamos..." "Você se incomodaria..." "Apenas..." "Você não acha que..." "Eh... Bom..." "Realmente, não é importante..." "Não se incomode..."	**COMPORTAMENTO VERBAL** "Penso..." "Sinto..." "Quero..." "Façamos..." "Como podemos resolver isso?" "O que você está pensando?" "O que você acha?" Mensagens em primeira pessoa. Verbalizações positivas.	**COMPORTAMENTO VERBAL** "Seria melhor se você..." "Faça..." "Tenha cuidado..." "Você deve estar brincando..." "Se você não fizer..." "Você não sabe..." "Você deveria..." "Péssimo..." Mensagens interpessoais.
EFEITOS Conflitos interpessoais Depressão Desamparo Imagem pobre de si mesmo Prejudica a si mesmo Perde oportunidades Tensão Sente-se sem controle Solidão Não gosta de si nem dos outros Sente-se aborrecido	**EFEITOS** Resolve os problemas. Sente-se bem com os demais. Sente-se satisfeito. Sente-se bem consigo. Relaxado. Sente-se com controle. Cria a maioria das oportunidades. Gosta de si e dos demais. É bom para si e para os outros.	**EFEITOS** Conflitos interpessoais. Depressão. Desamparo. Imagem pobre de si mesmo. Prejudica a si mesmo. Perde oportunidades. Tensão. Sente-se sem controle. Solidão. Não osta de si nem dos outros. Sente-se aborrecido.

Figura 8   Três Estilos de Resposta.

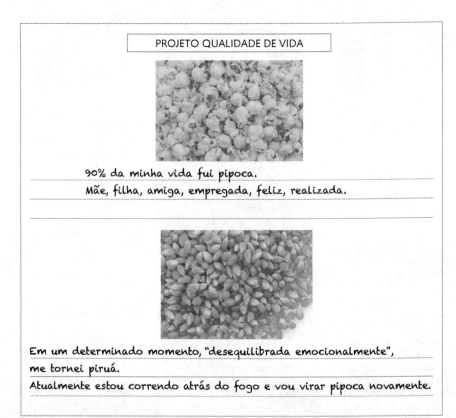

Figura 9 Milho de Pipoca.

Ao longo do segundo semestre de 2018 e o ano de 2019 realizamos os Grupos de QV com atividades diversas, como as exemplificadas, com o objetivo de promover autoconhecimento, melhorar a experiência com as próprias emoções, e promover melhor comunicação com os familiares e amigos, promovendo mais QV e possibilitando a experiência da felicidade autêntica.

Alguns participantes deixaram seu depoimento escrito, após as atividades, num formulário com a seguinte pergunta: "Você indicaria esse grupo para o seu melhor amigo(a)?". A seguir, alguns desses depoimentos, que iniciaram com a resposta: "Sim, eu indicaria o GQV para meu amigo porque..."

"... Estou muito melhor do que entrei... Saio (dos encontros) com mais sabedoria, vou colocar em prática constantemente..."

"... Eu tenho muito carinho por todos... Foi aqui que a minha vida teve sentido novamente. O que seria de mim sem este grupo? São eles que me fazem pensar em coisas que eu não tinha vontade de fazer... Todo esse grupo de psicólogos são os melhores amigos que qualquer pessoa possa ter. Eu tenho só que agradecer por tudo que eles são na minha vida, os meus anjos da guarda. No dia que não venho para cá eu fico muito triste..."

"... Fui totalmente acolhida pelo grupo... Minha experiência no grupo foi muito boa, me senti muito acolhida pelas pessoas, achei muito bom falar de mim..."

"... Eu obtive muito benefício com o grupo QV, conheci várias pessoas com os mais diversos quadros de problemas, aprendi a ser mais assertivo, mesmo tendo alguns momentos de divergências... Todos representaram algum aprendizado, e tendo sempre a coordenação dos profissionais..."

"... É um grupo que busca as características positivas do ser humano... Possui tarefas psicológicas e diálogos com os psicólogos... As atividades são bem-sucedidas e positivas e gosto muito desse grupo que me fortifica fisicamente e psicologicamente..."

"... Eu acordo às 5 horas da manhã para vir ao encontro... Não como obrigação, mas com muita alegria e satisfação porque me faz muito bem-estar aqui no grupo..."

"... Eu agradeço a todos os psicólogos, os atuais e os que já passaram... Todos sempre foram atuantes e prestativos; agradeço também ao IPq por ter me dado atenção, em especial o Dr. Hermano e a Mirella, e toda equipe do QV, a minha gratidão".

CONSIDERAÇÕES FINAIS

A experiência de estar num grupo pós-terapêutico para a promoção da QV foi algo inédito para todos nós e aprendemos muito com os participantes do GQV sobre a complexidade e suas vivências com os transtornos do controle do impulso e jogo patológico. O sofrimento e o prejuízo causados pelo descontrole sobre os próprios comportamentos são avassaladores, atingindo de forma indiscriminada todos os participantes, independentemente da classe social, do estado civil, da faixa etária, da religião, do gênero, da etnia ou da profissão.

Os depoimentos dos participantes em relação à ajuda recebida e a melhora na QV estão alinhados com os objetivos do grupo de psicólogos do GQV na direção de uma vida menos sofrida e mais feliz, e em sincronia com os objetivos da AVB na promoção da QV e da saúde mental da população.

REFERÊNCIAS BIBLIOGRÁFICAS

1. Pureza JR, Kuhn CHC, Castro EK, Lisboa CSM. Psicologia positiva no Brasil: uma revisão sistemática da literatura. Rev Bras Ter Cogn. 2012;8(2):109-17.
2. Machado L. Bem-estar subjetivo: implicações para a psiquiatria e para a psicologia médica. Rio de Janeiro: Med Book; 2017.
3. Smith KW, Avis NE, Assmann SF. Distinguishing between quality of life and health status in quality of life research: a meta-analysis. Qual Life Res. 1999;8(5):447-59.
4. World Health Organization. WHOQOL-Bref: introduction, administration, scoring and generic version of the assessment. Program on Mental Health. Geneva: WHO; 1996. Disponível em: https://www.who.int/mental_health/media/en/76.pdf.
5. World Health Organization. WHO Quality of Life-BREF (WHOQOL-BREF). Management of substance abuse. Geneva: WHO; sem data. Disponível em: https://www.who.int/substance_abuse/research_tools/whoqolbref/en/
6. Fleck MPA, Louzada S, Xavier M, Chachamovich E, Vieira G, Santos L, et al. Aplicação da versão em português do instrumento abreviado de avaliação da qualidade de vida WHOQOL-Bref. Rev Saúde Pública. 2000;34(2):178-83.
7. Silva PAB, Soares SM, Santos JFG, Silva LB. Ponto de corte para o WHOQOL-Bref como preditor de qualidade de vida de idosos. Rev Saúde Pública. 2014;48(3):390-7.
8. Sagayadevan V, Lee SP, Ong C, Abdin E, Chong SA, Subramaniam M. Quality of life across mental disorders in psychiatric outpatients. Ann Acad Med Singapore. 2018; 47(7):243-52.
9. Chamberlain SR, Grant JE. Relationship between quality of life in young adults and impulsivity/compulsivity. Psychiatry Research. 2019;27:253-8,
10. Solis Ac, Lotufo-Neto F. Predictors of quality of life in Brazilian medical students: a systematic review and meta-analysis. Braz J Psychiatry. 2019;41(6):556-67.
11. Videira, LSM. Eficácia da Terapia Focada na Compaixão em grupo no transtorno de estresse pós-traumático [dissertação]. São Paulo: Instituto de Psiquiatria, Universidade de São Paulo; 2018.
12. Machado L, Matsumoto LS, orgs. Psicologia positiva e psiquiatria positiva: a ciência da felicidade na prática clínica. Barueri: Manole, 2020. 364 p.
13. Rashid T, Seligman MEP. Psicoterapia positiva: manual do terapeuta. Porto Alegre: Artmed; 2019. 364 p.

28
Meditação

Renata Fáro Guerra

"A meditação é um jogo. Em todos os jogos, apostamos em alguma coisa; na meditação, apostamos em nós mesmos... Há uma diferença: nos outros jogos, nos jogos externos, raramente há um ganho. Há a ilusão de que o ganho vai ocorrer, embora não ocorra. Ele nunca ocorre. Nos jogos externos, mesmo que haja um ganho, ele é apenas o início de uma derrota maior. Mesmo que haja um ganho, ele é apenas uma tentação para uma perda maior. Por isso, um jogador jamais ganha; não importa quantas vezes ganhe, ele não é um vencedor, porque no final perderá."

Osho

HISTÓRICO

A meditação é reconhecidamente uma prática milenar com origem no Oriente. Há relatos de técnicas de meditação do norte da Índia, entre 1500 e 1000 a.C., assim como relatos de exercícios meditativos descritos de forma sistematizada na literatura taoísta na China por volta de 300 a.C.[1]

No campo científico, os primeiros trabalhos sobre meditação foram estudos fisiológicos realizados entre as décadas de 1950 e 1960[2], e os primeiros estudos clínicos na década de 1970[3]. Entretanto, a meditação foi finalmente inserida no contexto médico por Kabat-Zinn em 1982, por meio da técnica de *mindfulness*, baseada nos conceitos das tradições contemplativas e da filosofia budista, porém com empenho de destacar a técnica do conteúdo místico-religioso, como possibilidade adicional de intervenção no tratamento médico. O *mindfulness* pode ser definido como consciência de não julgamento e aceitação da experiência no momento presente[4].

O QUE É MEDITAÇÃO

Dentro do contexto médico-científico, o termo meditação pode ser utilizado como: inferência ao estado meditativo, ou seja, às alterações neurofisiológicas que podem ser atingidas por meio da prática meditativa; ou em referência à técnica meditativa utilizada para alcançar o estado meditativo.

Atualmente, existem inúmeras técnicas diferentes de meditação, e muitas vezes os procedimentos que são chamados de meditação têm pouca definição operacional. Desta forma, para caracterizar um procedimento como meditação, ele deve[5]:

- Usar técnica específica (claramente definida).
- Proporcionar relaxamento muscular em algum momento do processo.
- Proporcionar relaxamento da lógica.
- Ser necessariamente um estado autoinduzido.
- Ser artifício de autofocalização – âncora.

TIPOS DE PRÁTICAS MEDITATIVAS

Quanto aos processos cognitivos primários

Podem ser divididas principalmente em três famílias, conforme a seguir[6].

Família atencional

Práticas de meditação que fortalecem a autorregulação de vários processos atencionais, especialmente a capacidade de iniciar e sustentar a metaconsciência. Algumas formas de meditação nesta família envolvem um estreitamento do campo da atenção, enquanto outras orientam para atenção ampla, registrando as percepções que se apresentarem na consciência. Esta família é dividida em dois subtipos:

- Monitoramento aberto: implica direcionar a atenção para o que surgir no campo da consciência, no mundo interno e/ou externo, sem prender-se e sem excluir nenhuma percepção; como exemplo deste subtipo, há o *mindfulness* e a maioria das meditações ativas.
- Atenção focada: implica focar a atenção num objeto escolhido, que pode ser também mental (como sons, palavras, respiração, imagens, pensamentos ou até sentimentos), com exclusão de todo o resto.

A prática meditativa de monitoramento aberto contribui para reduzir a reatividade emocional, diferentemente da atenção focada, porque orienta a observar pensamentos e sensações enquanto o indivíduo é incentivado a permanecer não reativo.

Família construtiva

Práticas de meditação que permitem cultivar, nutrir ou fortalecer padrões cognitivos e afetivos que promovam o bem-estar. As práticas nessa família podem ter como objetivo promover uma dinâmica interpessoal saudável, fortalecer o compromisso com valores éticos ou nutrir hábitos de percepção que levam ao aumento do bem-estar. É a tomada de perspectiva e reavaliação cognitiva, por exemplo, a compaixão.

Família desconstrutiva

Práticas de meditação que usa a autoindagação para promover os processos de percepção, emoção e cognição, por exemplo, o *mindfulness* baseado em terapia cognitiva.

Quanto ao movimento

Meditações passivas

São técnicas que orientam a sentar-se quieto, ou seja, sem movimento, podendo se diferenciar entre si pelo foco da atenção, tipo de monitoramento aberto, de atenção focada ou compaixão, entre outras.

Meditações ativas

São técnicas que podem ter estágios de dança, movimento espontâneo ou direcionado; expressão de sons, como sons espontâneos, mantras ou cantos, e respiração orientada; em geral, tais estágios antecedem o estágio

456 Psiquiatria, saúde mental e a clínica da impulsividade

do silêncio. Existem alguns estudos de técnicas de meditação consideradas ativas, como a kundaline ioga, que mostram eficácia em alguns transtornos psiquiátricos, como transtorno obsessivo-compulsivo e transtorno de estresse pós-traumático. O mestre indiano Osho criou várias técnicas de meditação ativa na Índia, em Poona, nas décadas de 1960 e 1970. Suas técnicas são de monitoramento aberto, nas quais os movimentos corporais e/ou sons e respiração consciente funcionam como uma preparação para o silêncio e o relaxamento. A metodologia de Osho também propõe o relaxamento no próprio corpo, a autoobservação e o não julgamento, inseridos num contexto de alegria e celebração, desidentificando a meditação da imagem "sisuda" ou relacionada a sofrimento ou sacrifício[7]. Trabalhos científicos mostram benefício no humor e no bem-estar com a meditação ativa de Osho, como melhora dos sintomas ansiosos e melhora da qualidade de vida[8]. A prática da meditação ativa pode ser considerada um autêntico cuidado integrativo[9].

Intervenções baseadas em *mindfulness* (IBM)

As intervenções baseadas em *mindfulness* podem ser divididas em: *mindfulness* baseado em redução do estresse; *mindfulness* baseado em terapia cognitiva; *mindfulness* relacionado à terapia de aceitação e compromisso; *mindfulness* relacionado à terapia dialética; *mindfulness* e treinamento integrativo corpo-mente. No entanto, intervenções baseadas em *mindfulness* incluem, em sua maioria, diversos componentes, como exercícios de ioga, alongamento corporal, discussões, entre outros elementos.

ALTERAÇÕES CEREBRAIS COMUNS DURANTE A MEDITAÇÃO[10]

Redução gradual do *input* sensorial

Talvez seja por este motivo que, durante a prática, é possível ficar muito tempo na mesma posição e que os incômodos iniciais, como coceiras, dores e "distrações corporais", em geral tendem a desaparecer depois de certo tempo. Por muitas vezes, percebe-se a dormência de algum membro do corpo somente ao final da prática meditativa.

Ondas gama de alta amplitude

A prática regular de meditação produz mudanças no estado mental que foram reportadas por meio de eletroencefalograma. Em estudo realizado por Lutz et al., foi observada alta amplitude de ondas gama no lobo frontal, que são ondas produzidas quando os indivíduos não estão particularmente excitados e não estão envolvidos em atividade mental extenuante, como em resolução de problema, por exemplo; ficam acima de 39 Hz e estão envolvidas na consolidação das informações. Esse aumento gradual da atividade gama em meditadores durante a prática indica uma sincronização neuronal que requer um tempo para se desenvolver. O padrão encontrado de sincronia de ondas gama pode refletir a qualidade de consciência momento a momento, citada na tradição budista. Foi encontrada, ainda, uma diferença entre os grupos (meditadores e controles) referente à linha de base – estado de descanso antes da meditação –, o que poderia se esperar considerando-se que um dos principais objetivos da meditação é transformar o estado basal e diminuir a diferença entre prática meditativa formal e vida cotidiana[11].

Hipofrontalização transitória (exceto a rede atencional no córtex pré-frontal)

Está provavelmente relacionada com o relaxamento da lógica, que se refere a não analisar o que está acontecendo, não julgar (bom, ruim, certo, errado) e não criar expectativa sobre o processo[5].

Ativação do córtex pré-frontal dorsolateral

Esta área cortical relaciona-se com flexibilidade cognitiva, ou seja, a capacidade de mudar de ideia; com memória de trabalho e integração temporal. O lado esquerdo está mais relacionado à recuperação da memória semântica, e o lado direito, mais à atenção sustentada. O dano no córtex dorsolateral está associado à perseveração.

BENEFÍCIOS DA MEDITAÇÃO PARA A SAÚDE

Recentemente, o Ministério da Saúde publicou portaria incluindo 14 atividades que passaram a compor a Política Nacional de Práticas Integrativas e Complementares[12]. Entre elas, está a meditação, que tem sido um tema muito estudado nas últimas décadas. Muitos benefícios para a saúde global têm sido atribuídos como resultado da prática meditativa, como diminuição da reatividade do sistema nervoso autonômico, melhora das funções imunitárias e da inflamação, aumento da atividade da telomerase, condução de maiores níveis de melatonina plasmática e serotonina, além de ação benéfica na variabilidade da frequência cardíaca, auxiliando a homeostase global do organismo[13].

A capacidade de estar presente em atenção plena é uma qualidade que pode ser desenvolvida com a prática meditativa e pode ser compreendida em cinco facetas principais:

- Observação: capacidade de observar o que ocorre nos mundos interno e externo.
- Descrever: capacidade de colocar em palavras sensações e sentimentos.
- Agir com consciência: capacidade de prestar atenção no que está fazendo no momento.
- Não julgar: não fazer juízo de valor sobre o que está sendo experienciado.
- Não reagir: capacidade de perceber emoções, sentimentos e pensamentos sem reagir a eles.

Um estudo realizado verificando a relação entre as facetas, a prática meditativa e o bem-estar verificou que todas as facetas melhoram com a experiência meditativa (tempo de prática) e se relacionam positivamente com o bem-estar, exceto a faceta "agir com consciência", que não se relaciona com o tempo de prática, embora se relacione positivamente com bem-estar. Observou-se também a relação positiva entre experiência meditativa e bem-estar. Nos meditadores, níveis mais altos da faceta "Observação" foram fortemente associados a um bom ajuste psicológico. Esta descoberta é interessante, considerando que a atenção autocentrada já foi descrita como pouco adaptativa[14].

O benefício oriundo da prática meditativa também tem sido muito animador para a saúde mental. Uma série de achados sugere que a meditação pode retardar o envelhecimento cerebral com a lentificação da progressão da atrofia cortical global e o declínio cognitivo normal do envelhecimento, apesar de ainda não estar claro o mecanismo pelo qual isto ocorre. Aumentos na espessura cortical em regiões específicas, sobretudo as áreas do córtex pré-frontal, têm sido associados a autorregulação socio-emocional e melhor cognição[15,16]. As práticas meditativas têm sido associadas a melhora dos afetos positivos, redução dos afetos negativos e regulação cortical pré-frontal na reatividade ao estresse e às emoções aver-sivas, colaborando com o crescente interesse clínico em meditação como adjuvante no tratamento de ansiedade, depressão e transtornos de perso-nalidade[17].

MEDITAÇÃO E IMPULSIVIDADE/SÍNDROMES DE DEPENDÊNCIAS

O autocontrole e a regulação emocional são elementos fundamentais para o entendimento e o tratamento das síndromes impulsivas e de depen-dências. A ação da prática meditativa na melhora do autocontrole ocorre principalmente por três componentes: controle da atenção, da regulação emocional e da autoconsciência. As principais áreas cerebrais envolvidas no autocontrole e que também estão relacionadas à regulação emocional incluem o córtex cingulado anterior (CCA), o córtex pré-frontal medial (CPFm) e o estriado. Essas regiões mostram atividade reduzida em usuários de drogas. Há evidências de que a prática da atenção plena tem o potencial de melho-rar resultados negativos de déficits no autocontrole, regulando as mesmas regiões centrais.

O treinamento integrativo corpo-mente baseado em *mindfulness* (TICM) tem se mostrado eficiente para a ativação das redes de autocontrole, de regu-lação emocional e tratamento das dependências. As capacidades de autocontrole melhoram com o TICM, diferentemente da condição controle (relaxamento), relacionadas ao aumento da atividade do CCA/CPF e da conectividade entre CCA e o estriado. Os déficits de autocontrole estão as-sociados à diminuição da atividade no CCA/CPF e da conectividade entre CCA e o estriado, e à dependência[18].

Pesquisas demonstram que as IBM podem ser promissoras para inter-vir em síndromes de dependências e prevenir recaídas. Embora tenham sido realizados ensaios rigorosos, vários desses estudos apresentam limitações metodológicas que restringem a capacidade de afirmar conclusivamente a eficácia da intervenção da atenção plena em síndromes de dependências e prevenção de recaídas.

Recentemente, alguns contornos têm sido delineados para pesquisas em IBM, incluindo questões relativas a relações dose-resposta e componentes da técnica. A atenção plena pode ser integrada no padrão de intervenções cognitivo-comportamentais e dependências e também a intervenções corpo-mente.

Alguns estudos mostram que as intervenções baseadas em *mindfulness* para prevenir recaídas são superiores à intervenção cognitivo-comportamental para prevenção de recaídas sem atenção plena. São necessários mais estudos para determinar quais desses componentes estão gerando efeitos significativos de intervenção e em que ordem os componentes são mais efetivos. Tem-se observado que o treinamento em atenção plena pode preparar as pessoas para aprender e praticar a reestruturação cognitiva. Apesar da maioria dos estudos de IBM ser de 8 semanas, as síndromes de dependências são condições crônicas que podem exigir intervenções prolongadas para produzir uma mudança consistente e duradoura. Desta forma, a atenção plena pode e deve ser considerada um componente integral de um estilo de vida voltado para o bem-estar, sendo um elemento importante no auxílio da recuperação no longo prazo[19].

RELATO DE EXPERIÊNCIA

Inicialmente, a meditação foi ofertada para os pacientes com diagnóstico de transtorno do jogo no Programa Ambulatorial de Transtorno de Jogo (PRO-AMJO); após aproximadamente 2 anos, foi estendida para os demais pacientes do Programa Ambulatorial de Transtorno do Controle dos Impulsos (PRO-AMITI), ambos do Instituto de Psiquiatria do Hospital das Clínicas da Faculdade de Medicina da Universidade de São Paulo (IPq-HCFMUSP). No caso particular de jogadores patológicos, o estresse dos contextos financeiro, social e familiar causado pelos prejuízos do jogo pode dificultar a entrada no estado meditativo; da mesma maneira, os pacientes que preenchem critério para os outros diagnósticos do PRO-AMITI costumam chegar para o tratamento em estado grave.

Optou-se por uma técnica de monitoramento aberto e ativo, sendo estas últimas técnicas meditativas que combinam movimentos, sons e/ou respiração, principalmente nos estágios iniciais, auxiliando na diminuição do estresse e no relaxamento do corpo/mente, facilitando, portanto, o acesso ao estado meditativo propriamente dito, de auto-observação e silêncio.

A técnica escolhida foi meditação gibberish, de Osho. Esta técnica é realizada de olhos fechados com duração de 30 minutos, composta de dois estágios. Tem o intuito de criar uma situação de confusão para o funcionamento sistêmico e ordenado da mente. Ao pronunciar sons ininteligíveis a partir dos pensamentos que vêm à mente, no princípio ainda existe uma ordem, mas, no decorrer do processo, chega um momento em que a mente não consegue mais coordenar o fluxo do pensamento; essa etapa catártica, além de permitir a observação dos padrões de pensamentos que ocupam a mente do indivíduo, facilita a obtenção do "silêncio", momento da meditação propriamente dita. A técnica era realizada em grupo aberto, que permitia a entrada de novos integrantes na primeira quinta-feira de cada mês, sendo fornecidos os três elementos-chave da meditação (relaxamento no próprio corpo, observação interna e externa e não julgamento) e instrução mais detalhada da técnica, ainda que esta orientação fosse repetida a cada encontro. Ao final da meditação, cada integrante era convidado a compartilhar sua experiência.

Estágios da meditação gibberish

Primeiro estágio: 15 minutos. De olhos fechados, deve-se fazer sons sem nenhum sentido – algaravias (gibberish). O gibberish ajuda a romper o padrão contínuo de verbalização mental. O indivíduo deve permitir expressar todos os pensamentos e emoções por meio destes sons e também é convidado a expressar por meio de qualquer movimento corporal que sentir vontade. O indivíduo pode ficar em pé ou sentado.

Segundo estágio: 15 minutos. Sentado, a orientação é para que siga em silêncio e quieto, mantendo a atmosfera de relaxamento do próprio corpo, observação interna e externa e aceitação.

DEPOIMENTOS

H. H., 75 anos – Jogo patológico

"Durante a meditação, encontro paz, harmonia e muita gratidão. Minha vontade de jogar foi diminuindo, e hoje nem sinto mais vontade. Sinto que minha depressão também melhorou muito com a meditação. Sou muito grato."

P. C., 39 anos – Amor patológico

"Está sendo de grande ajuda a meditação, está me ajudando muito a entrar em contato comigo mesma e a perceber como me percebo, o que reflete em como percebo o mundo. Com os problemas que enfrento e de autoestima, estava perdendo o contato comigo mesma e ficando doente por entrar em sofrimento constante fisicamente. Está sendo fundamental e tem me ajudado com a respiração para controlar a ansiedade principalmente. Eu faço tanto tratamento com remédio, psicológico e, às vezes, as coisas são mais simples de resolver. Vejo isso na meditação; às vezes, um simples contato com o mundo de uma forma relaxada, sem julgamento, faz toda a diferença. Gostaria de agradecer mais uma vez. Está me salvando."

B. B. M. S., 48 anos – Ciúme patológico

"Eu nunca tinha feito ou aprendido meditação. Desde que comecei a ter crises de ansiedade, pânico, taquicardia, sempre me indicavam. Assim, conheci a meditação aqui com vocês, no ambulatório. Está sendo muito bom, proveitoso. Está me ajudando e acredito que, dentre outros cuidados, vou conseguir melhorar uma parte dos problemas que me trouxeram para este atendimento. Confesso que tem sido uma disciplina buscar a concentração, é como se eu estivesse muito distante disso... eu nunca parava. Para mim, o espaço da meditação é o espaço que, na minha rotina, eu não tinha ou não me dava. Com ele, além das técnicas que estou aprendendo, eu posso aprender a parar, refletir, e fazer isso é importante. Muito obrigada."

CONSIDERAÇÕES FINAIS

A meditação é uma prática com potencial benéfico para a saúde geral do indivíduo, incluindo aspectos físicos, mentais e emocionais. Pode contribuir na melhora de sintomas depressivos e ansiosos, assim como pode corroborar no fortalecimento do autocontrole e no tratamento das dependências. Os melhores resultados estão relacionados a maior tempo de prática meditativa, o que sugere a importância da inserção da prática meditativa como um hábito que faz parte de um estilo de vida voltado para o bem-estar e o florescimento humano. Resultados rápidos podem ser transitórios. A manutenção da prática no cotidiano é fundamental para assegurar a permanência dos benefícios obtidos. Novos estudos são necessários para ampliar a verificação da dose-resposta das práticas meditativas nos diferentes contextos.

REFERÊNCIAS BIBLIOGRÁFICAS

1. Johnson W. Do xamanismo à ciência. Uma história da meditação. São Paulo: Cultrix; 1990.
2. Anand B, Chinna G, Singh B. Some aspects of electroencephalographic studies in yogis. Electroencephalogr Neurophysiol. 1961;13:4526.
3. Benson H. Systematic hypertension and the relaxation response. N Engl J Med. 1977;296:1152-6.
4. Kabat-Zinn J. Mindfulness-based interventions in context: past, present, and future. Clinical Psychology: Science and Practice. 2003;10:144-56.
5. Cardoso R, Souza E, Camano L, Leite JR. Meditation in health: an operational definition. Brain Research Protocols. 2004;14:58-60.
6. Dahl CJ, Lutz A, Davidson RJ. Reconstructing and deconstructing the self: cognitive mechanisms in meditation practice. Trends in Cognitive Sciences. 2015;19(9):515-23.
7. Osho. O livro completo da meditação. Equilibrando corpo, mente e espírito. São Paulo: Companhia Editora Nacional; 2018.
8. Iqbal N, Singh A, Aleem S. Effect of dynamic meditation on mental health. J Relig Health. 2016;55(1):241-54.
9. Hochmüller BC (Dayita). Meditação ativa de Osho sob a luz dos cuidados integrativos: relato de experiências. 2015. 138p. Monografia (Especialista em Teorias e Técnicas para Cuidados Integrativos). Universidade Federal de São Paulo – Pró-Reitoria de Extensão.
10. Dietrich A. Functional neuroanatomy of altered states of consciousness: the transient hypofrontality hypothesis. Consciousness and Cognition. 2003;12(2203):231-56.
11. Lutz A, Greischar LL, Rawlings NB, Ricard M, Davidson RJ. Long-term meditators self-induce high amplitude gamma synchrony during mental practice. Proc Natl Acad Sci USA. 2004;101:16369-73.
12. Diário Oficial da União. Portaria n. 849. INSS 1677-7042. Número 60; 2017.
13. Ngô TL. Revue des effets de la méditation de pleine conscience sur la santé mentale et physique et sur ses mécanismes d"action. Sante Ment Que. 2013;38(2):19-34.
14. Baer RA. Mindfulness training as a clinical intervention: a conceptual and empirical review. Clinical Psychology: Science and Practice. 2006;10(2):125-43.
15. Lazar SW, Kerr CE, Wasserman RH, Gray JR, Greve DN, Treadway MT, et al. Meditation experience is associated with increased cortical thickness. Neuroreport. 2005;16(17):1893-7.

16. Luders E, Cherbuin N, Kurth F. Forever young(er): potential age-defying effect of long--term meditation on gray matter atrophy. Front Psychol. 2015;5:1551.
17. Rubia K. The neurobiology of meditation and its clinical effectiveness in psychiatric disorders. Biological Psychology. 2009;82:1-11.
18. Tang YY, Posner MI, Rothbart MK, Volkow ND. Circuitry of self-control and its role in reducing addiction. Trends in Cognitive Sciences. 2015;19(8):439-44.
19. Priddy SE, Howard MO, Hanley AW, Riquino MR, Friberg-Felsted K, Garland EL. Mindfulness meditation in the treatment of substance use disorders and preventing future relapse: neurocognitive mechanisms and clinical implications. Subst Abuse Rehabil. 2018;9:103-14.

29

Exercício físico e saúde mental

Ana Cláudia Penna

INTRODUÇÃO

A atividade física e o exercício têm mostrado uma infinidade de melhorias no funcionamento psicológico e fisiológico[1], com efeito benéfico na profilaxia. Eles também atuam como ferramenta para o tratamento de transtornos mentais[2]. Estudos reportam que a atividade física reduz os níveis de estresse[3], a "fissura" pelas drogas e ainda melhora o humor[4,5]. Os benefícios ficam ainda mais evidentes pela constatação de que pelo menos 10 minutos de atividade física vigorosa (ou seja, levando a um aumento sustentável da frequência cardíaca de 80 a 90% da frequência cardíaca máxima estimada para a idade) diminui em 13% as taxas de mortalidade[6]. Outro estudo conduzido por Hillman et al.[7] também mostrou a eficácia do exercício agudo. Nesse estudo, os pré-adolescentes obtiveram uma melhora na atenção, na precisão de respostas e no controle cognitivo no desempenho em testes acadêmicos, com apenas 20 minutos de exercício aeróbico, com intensidade de moderada a alta. Esses dados sugerem que exercícios físicos agudos afetam os processos cognitivos subjacentes específicos, que ajudam a saúde cognitiva e podem ser necessários para um funcionamento eficaz durante toda a vida. Consequentemente, exercícios agudos melhoram o desempenho acadêmico e aprimoraram o controle cognitivo durante a infância e a pré-adolescência.

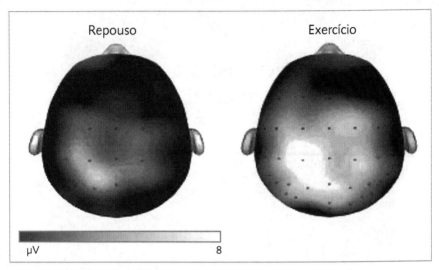

Figura 1 Aumento da amplitude após exercício agudo em relação ao repouso.

A Figura 1 mostra o resultado de testes cognitivos, nos quais houve aumento da amplitude após exercício agudo em relação ao repouso.

Observando os benefícios potenciais da atividade física na saúde, os pesquisadores começaram a avaliar se o exercício físico poderia contribuir para aprimorar o funcionamento mental. Por exemplo, o exercício físico tem sido utilizado no tratamento da depressão, sendo relatados os benefícios psicológicos e a redução dos sintomas depressivos em idosos, no quais o domínio de uma nova habilidade e o *feedback* positivo podem aumentar os sentimentos de autoestima, melhorar o humor e reduzir os pensamentos negativos persistentes.

O exercício mostrou-se uma ferramenta relevante no tratamento da depressão, principalmente para aqueles indivíduos intolerantes à farmacoterapia[8-10] para o tratamento da ansiedade[11-13]; nos comportamentos aditivos[14]; no transtorno afetivo bipolar[15]; e no transtorno de estresse pós-traumático (TEPT), cujos sintomas pós-traumáticos e depressivos melhoraram significativamente[16].

Os estudos mostram que os indivíduos que se exercitaram durante 45 minutos, de 3 a 5 dias/semana, tiveram maiores benefícios na saúde mental, enquanto apenas uma única sessão com volume e intensidade adequados de exercício físico está relacionada a menos dias de mal-estar mental, melhorando o estado mental geral do indivíduo. Essa mesma recomendação está de acordo com a Organização Mundial da Saúde (OMS), que recomenda a realização de 150 minutos/semana, de atividade física moderada a vigorosa[17].

Também foram comprovados benefícios psicossociais, na saúde mental e menor risco de depressão com prática de atividades físicas e esportes em grupo, e não isoladamente, para ambos os sexos[18]. Esses estudos mostram não só os benefícios físicos das atividades físicas regulares, mas também os benefícios mentais dessa prática.

Infelizmente, porém, os padrões de treinamento físico e da saúde física das pessoas com problemas mentais são muito escassos, quando comparados à população em geral[19,20].

IMPULSIVIDADE E EXERCÍCIO FÍSICO

A impulsividade representa uma dimensão central das dependências comportamentais[21], sendo descrita como predisposição constitutiva (traço de personalidade), associada a diversos transtornos psiquiátricos, caracterizada como fenômeno clínico de múltiplas faces. Indivíduos impulsivos têm predisposição para reações rápidas e não planejadas aos estímulos externos e internos, com pouca percepção das consequências negativas que isto possa causar a eles mesmos ou a terceiros[22].

Dentre os aspectos cognitivos associados à impulsividade, destaca-se que as pessoas tidas como impulsivas geralmente apresentam dificuldades associadas às funções atencionais, como atenção seletiva, alerta, varredura visuoespacial e atenção dividida, e às funções executivas, como controle inibitório, memória operativa, planejamento, ação proposta e desempenho efetivo[23].

A correlação entre impulsividade e envolvimento progressivo com jogos de azar está fundamentada em um corpo de evidências sólido e crescente[24]. Impulsividade foi implicada como fator predisponente ao envolvimento com jogos de azar em dois estudos de coorte[25] e também nas recaídas após o tratamento[26].

A impulsividade é considerada uma característica predominante em portadores de transtorno do jogo (TJ), por exemplo, agir sem pensar e tomar decisões precipitadas, sem avaliar os riscos futuros, muitas vezes levando a pessoa a resultados indesejados[27].

Portadores de TJ, apesar de não apresentarem queixas cognitivas primárias, apresentam um estilo cognitivo marcado por menor controle inibitório e deficiência de planejamento[28].

Os estudos com um programa de exercício físico demonstram benefícios cognitivos, como: melhora da atenção concentrada, memória de curto prazo, desempenho de funções executivas (planejamento de ações sequenciais logicamente estruturadas e capacidade de autocorreção das ações), além de benefícios nas habilidades motoras, pois o exercício aprimora o desempenho motor (velocidade e equilíbrio), capacidades estas que são características de pessoas impulsivas. A base neurobiológica para esses efeitos observados seria o aumento da neurotransmissão dopaminérgica no tecido estriatal[29].

As explicações para os benefícios do exercício físico podem ser a alocação de recursos de atenção, influências do córtex pré-frontal dorsolateral e indução da liberação de dopamina induzida pelo exercício[30].

Sendo assim, se um programa de exercícios físicos pode melhorar a disfunção executiva e, por conseguinte, a impulsividade, também pode ter um papel estratégico no tratamento de TJ.

EXERCÍCIO FÍSICO E ADIÇÃO

Evidências sugerem que há benefícios na inclusão de um programa de exercícios físicos no tratamento das dependências químicas. O exercício físico atua no sistema de recompensa, além de estimular as áreas dopaminérgicas do cérebro, as quais estão envolvidas na formação de comportamentos e nas dependências químicas[31]. Vários estudos mostram benefícios do exercício físico sobre o tabagismo; por exemplo, o estudo de Scerbo et al.[32] concluiu que o grupo que realizou atividade aeróbica (corrida) de alta intensidade (entre 80 e 85% da frequência cardíaca máxima) teve redução do desejo de fumar imediatamente após a sessão de exercício físico, quando comparado ao grupo com menor intensidade do exercício e ao grupo controle. Um número crescente de estudos tem demonstrado que sessões agudas de exercício aeróbio, como coadjuvante terapêutico, impactam favoravelmente no desejo de fumar e nos sintomas de abstinência durante as tentativas de parar de fumar[33]. Outro estudo mostra que a atividade física facilita a neuroplasticidade de estruturas cerebrais e pode melhorar o funcionamento cognitivo em indivíduos fumantes.

Com pacientes dependentes de álcool e cocaína, um estudo mostrou que uma única sessão de exercício físico, realizado em bicicleta estacionária, com carga máxima, reduziu o desejo pelo álcool e cocaína[34]. O mesmo ocorreu em pacientes usuários de drogas que estavam internados e realizaram partidas de futebol e treinamento de circuito, onde se comprovou uma redução, no curto prazo, no desejo pela droga; o mesmo efeito não foi comprovado em exercícios com menor intensidade, como uma caminhada[35].

Um estudo em modelo animal também reforçou a potencial utilidade clínica do exercício físico, ao mostrar que roedores previamente sensibilizados à cocaína apresentavam comportamento de autoadministração menos frequente quando submetidos a um regime de corridas por, pelo menos, 2 horas/dia[36].

EXERCÍCIO FÍSICO E TRANSTORNO DO JOGO

As evidências são mais raras no caso das dependências comportamentais, porém dois estudos sugerem mais benefícios no tratamento do TJ. No primeiro estudo[37], foi demonstrado o impacto significativo de um programa de atividade física na redução da "fissura" e do comportamento do jogo em indivíduos portadores de TJ submetidos a esse programa. Contudo, não foi testado o efeito do exercício físico em outras características impulsivas de jogadores patológicos em tratamento.

Posteriormente, um novo estudo foi realizado com 63 indivíduos, divididos entre portadores de TJ que realizaram um programa de exercício físico (n = 33) e outros 30 indivíduos que recusaram a oferta de participação no programa. O exercício físico foi associado à redução da "fissura" durante as sessões de exercício. Ao final do programa, notou-se um efeito significativo do exercício físico na redução da "fissura" por jogo, de sintomas depressivos, de ansiedade e do comportamento de jogo. Além disso, a redução da "fissura" durante o exercício físico foi correlacionada à redução dos níveis de prolactina e de sintomas ansiosos ao final do programa, mas não à redução de sintomas depressivos. Os autores especularam que a redução de prolactina poderia estar associada à modulação da atividade dopaminérgica central, por meio do estresse aeróbico propiciado pelo exercício físico[38]. Se for confirmado, este efeito do exercício físico na redução de "fissura" poderia ser de particular interesse, uma vez que pacientes com TJ relatam "fissura" ainda maior que a de dependentes de álcool, o que poderia ser um fator determinante de recaídas[39].

Finalmente, foi realizado um novo estudo[40] com 59 pacientes em tratamento para TJ. O programa de exercícios físicos consistia em sessões de 50 minutos, 2 vezes/semana, durante 8 semanas. O grupo experimental baseia-se em exercício de alongamento de 10 minutos, seguido de 40 minutos de exercício aeróbico, caminhada ou corrida, levando a um aumento sustentável da frequência cardíaca de 70 a 85% da frequência cardíaca máxima estimada para a idade. Esta faixa de frequência cardíaca é conhecida por otimizar os benefícios do programa de exercícios físicos[41]; o grupo controle ativo realizou sessões de alongamento. Ao final do estudo, concluiu-se que um programa de exercício aeróbico tem efeito significativo na redução das comorbidades psiquiátricas associadas em portadores de TJ em tratamento, porém não foram observados efeitos específicos do exercício aeróbico na impulsividade. Os resultados sugerem que a melhora clínica observada, propiciada pelo exercício físico, se dá de forma independente de outros componentes terapêuticos, especificamente psicoterapia e medicação. Portanto, o exercício físico pode ser um complemento valioso para o tratamento do TJ, por ser acessível, além de ser uma opção para os pacientes que procuram alternativas a medicamentos psiquiátricos, ajudando as pessoas que sofrem com o TJ a viver com uma melhor qualidade de vida.

REFERÊNCIAS BIBLIOGRÁFICAS

1. Mendonca GV, Pezarat-Correia P, Vaz JR, Silva L, Almeida ID, Heffernan KS. Impact of exercise training on physiological measures of physical fitness in the elderly. Curr Aging Sci. 2016;9:240-59.

2. Hallgren M, Vancampfort D, Schuch F, Lundin A, Stubbs B. More reasons to move: exercise in the treatment of alcohol use disorders. Front Psychiatry. 2017;8:160.

3. Calogiuri G, Evensen K, Weydahl A, Andersson K, Patil G, Ihlebaek C, et al. Green exercise as a workplace intervention to reduce job stress. Results from a pilot study. Work. 2016; 53:99-111.

4. Giménez-Meseguer J, Tortosa-Martínez J, de los Remedios Fernández-Valenciano M. Benefits of exercise for the quality of life of drug-dependent patients. J Psychoactive Drugs. 2015;47(5):409-16.

5. Antunes HK, Leite GS, Lee KS, Barreto AT, Santos RV, Souza H de S, et al. Exercise deprivation increases negative mood in exercise-addicted subjects and modifies their biochemical markers. Physiol Behav. 2016;156:182-90.

6. Gebel K, Ding D, Chey T, Stamatakis E, Brown WJ, Bauman AE. Effect of moderate to vigorous physical activity on all-cause mortality in middle-aged and older Australians. JAMA Internal Medicine. 2015;175:970-7.

7. Hillman CH, Pontifex MB, Raine LB, Castelli DM, Hall EE, Kramer AF. The effect of acute treadmill walking on cognitive control and academic achievement in preadolescent children. Neuroscience. 2009;159(3):1044-54.

8. Abrantes AM, Farris SG, Garnaat SL, Minto A, Brown RA, Price LH, et al. The role of physical activity enjoyment on the acute mood experience of exercise among smokers with elevated depressive symptoms. Ment Health Phys Act. 2017;12:37-43.

9. Gerber M, Holsboer-Trachsler E, Pühse U, Brand S. Exercise is medicine for patients with major depressive disorders: but only if the "pill" is taken! Neuropsychiatr Dis Treat. 2016; 12:1977-81.

10. Behrman S, Ebmeier KP. Can exercise prevent cognitive decline? Practitioner. 2014; 258:17-21.

11. Stubbs B, Koyanagi A, Hallgren M, Firth J, Richards J, Schuch F, et al. Physical activity and anxiety: a perspective from the World Health Survey. J Affect Disord. 2017;208:545-52.

12. Khanzada F, Soomro N, Khan S. Association of physical exercise on anxiety and depression amongst adults. J Coll Physicians Surg Pak. 2015;25:546-8.

13. Helgadóttir B, Forsell Y, Ekblom Ö. Physical activity patterns of people affected by depressive and anxiety disorders as measured by accelerometers: a cross-sectional study. PLoS One. 2015;13(1):10.

14. Grandjean da Costa K, Soares Rachetti V, Quirino Alves da Silva W, Aranha Rego Cabral D, Gomes da Silva Machado D, Caldas Costa E, et al. Drug abusers have impaired cerebral oxygenation and cognition during exercise. Plos One. 2017;12:e0188030.

15. MacQueen GM, Memedovich KA. Cognitive dysfunction in major depression and bipolar disorder: assessment and treatment options. Psychiatry Clin Neurosci. 2017;71:18-27.

16. Shivakumar G, Anderson EH, Surís AM, North CS. Exercise for PTSD in women veterans: a proof-of-concept study. Mil Med. 2017;182:1809-14.

17. Wang Z, An G, Zhang W, Yang G. The effect of jazz dance on physical and mental health of students with different physical fitness. J Sports Med Phys Fitness. 2019;59(5): 880-8.

18. Seino S, Kitamura A, Tomine Y, Tanaka I, Nishi M, Taniguchi YU, et al. Exercise arrangement is associated with physical and mental health in older adults. Med Sci Sports Exerc. 2019;51(6):1146-53.

19. Chekroud SR, Gueorguieva R, Zheutlin AB, Paulus M, Krumholz HM, Krystal JH, et al. Association between physical exercise and mental health in 1.2 million individuals in the USA between 2011 and 2015: a cross-sectional study. Lancet Psychiatry. 2018;5(9):739-46.

20. Stanley SH, Ng SM, Laugharne JDE. The 'Fit for Life' exercise programme: improving the physical health of people with a mental illness. Psychol Health Med. 2019;24(2):187-92.

21. Kotbagi G, Morvan Y, Romo L, Kern L. Which dimensions of impulsivity are related to problematic practice of physical exercise? J Behav Addict. 2017;6(2):221-8.

22. Ahn WY, Ramesh D, Moeller FG, Vassileva J. Utility of machine-learning approaches to identify behavioral markers for substance use disorders: impulsivity dimensions as predictors of current cocaine dependence. Front Psychiatry. 2016;10:7-34.

23. Barkley RA. Attention-deficit/hyperactivity disorder, self-regulation, and time: toward a more comprehensive theory. J Develop Behav Pediatric. 1997;18:271-9.

24. Chiu J, Storm L. Personality, perceived luck and gambling attitudes as predictors of gambling involvement. J Gambl Stud. 2010;26:205-27.

25. Pagani LS, Derevensky JL, Japel C. Predicting gambling behavior in sixth grade from kindergarten impulsivity: a tale of developmental continuity. Arch Pediatr Adolesc Med. 2009;163:238-43.

26. Goudriaan AE, Oosterlaan J, Beurs De E, Brink WDV. The role of self-reported impulsivity and reward sensitivity versus neurocognitive measures of disinhibition and decision-making in the prediction of relapse in pathological gamblers. Psychol Med. 2008;38:41-50.

27. Ledgerwood DM, Alessi SM, Phoenix N, Petry NM. Behavioral assessment of Impulsivity in pathological gambler with and without substance use disorder histories versus healthy controls. Drug Alcohol Depend. 2009;105:89-96.

28. Petry NM. Substance abuse, pathological gambling, and impulsiveness. Drug Alcohol Depend. 2001;63:29-38.

29. Hoza B, Martin CP, Pirog A, Shoulberg EK. Using physical activity to manage ADHD symptoms: the state of the evidence. Curr Psychiatry Rep. 2016;18:113.

30. Memarmoghaddam M, Torbati HT, Sohrabi M, Mashhadi A, Kashi A. Effects of a selected exercise programon executive function of children with attention deficit hyperactivity disorder. J Med Life. 2016;9:373-9.

31. Krivoshchekov SG, Lushnikov ON. Psychophysiology of sports addiction (exercises addiction). Fiziol Cheloveka. 2011;37:135-40.

32. Scerbo F, Faulkner G, Taylor A, Thomas S. Effects of exercise on cravings to smoke: the role of exercise intensity and cortisol. J Sports Sci. 2010;28:11-9.

33. Hallgren M, Vancampfort D, Schuch F, Lundin A, Stubbs B. More reasons to move: exercise in the treatment of alcohol use disorders. Front Psychiatry. 2017;8:160.

34. Colledge F, Ludyga S, Mücke M, Pühse U, Gerber M. The effects of an acute bout of exercise on neural activity in alcohol and cocaine craving: study protocol for a randomised controlled trial. Trials. 2018;19(1):713.

35. Ellingsen MM, Johannesen SL, Martinsen EW, Hallgren M. Effects of acute exercise on drug craving, self-esteem, mood and affect in adults with poly-substance dependence: feasibility and preliminary findings. Drug Alcohol Rev. 201837(6):789-93.

36. Lynch WJ, Piehl KB, Acosta G, Peterson AB, Hemby SE. Aerobic exercise attenuates reinstatement of cocaine-seeking behavior and associated neuroadaptations in the prefrontal cortex. Biol Psychiatry. 2010;68:774-7.

37. Angelo DL, Tavares H, Bottura HM, Zilberman ML. Physical exercise for pathological gamblers. Rev Bras Psiquiatr. 2009;31:76.

38. Angelo DL, Tavares H, Zilberman M. Evalution of a physical activity program for pathological gambler in treatment. J Gamb Stud. 2013;29:589-99.
39. Tavares H, Zilberman ML, Hodgins DC, El-Guebaly N. Comparison of craving between pathological gamblers and alcoholics. Alcohol Clin Exp Res. 2005;29:1427-31.
40. Penna AC, Kim HS, De Brito AMC, Tavares H. The impact of an exercise program as a treatment for gambling disorder: a randomized controlled trial. Mental Health and Physical Activity. 2018;15:53-62.
41. Todde F, Melis F, Mura R, Pau M, Fois F, Magnani S, et al. A 12-week vigorous exercise protocol in a healthy group of persons over 65: study of physical function by means of the senior fitness test. Biomed Res Int. 2016;2016:7639842.

Índice remissivo

A

Abertura 34
  à experiência 35
Abordagens psicodinâmicas 421
Abstinência 201
  temporária 202
Ácido valproico 314
Adicção 200
Adolescentes em jogos de azar 204
Afetividade 37, 251
Agressão 62
  a pessoas e animais 164
Agressividade 66
  impulsiva 114
Alimentos hiperpalatáveis 333
Alopecia areata 394
Alprazolam 300
Alterações cerebrais durante a meditação 456
Amitriptilina 399
Amor patológico 269, 285
Anisotropia 382
Ansiedade de separação 281
Aripiprazol 101
Atenção
  alimentar 346
  focada 455
  seletiva 24
Atividade física 465
Atividades
  básicas da vida diária 422
  instrumentais da vida diária 422
Ato impulsivo 36
Atuação junto às famílias 242
Autoestima/ciúme depressivo 281
Autolesão não suicida 91
  fatores de risco 94
Avaliação
  da empatia 149
  direta do desempenho 424
  funcional do indivíduo 423
  neuropsicológica 22

B

Barratt Impulsiveness Scale 21, 26
Beck Ansiety Inventory (BAI) 302
Beck Depression Inventory (BDI) 302
Beliscar a pele 369
Binge eating disorder 336
Bingo 205
Biofeedback
  tricotilomania 402
Bom manejo clínico
  transtorno de personalidade borderline 57
Bulimia nervosa 352
Bullying 154, 157
Buprenorfina 101
Bupropiona 256, 353
Busca excessiva por novos parceiros sexuais 308
Buspirona 300, 399

C

Cabelo 378
Caça-níqueis eletrônicos 205
Cadeia neuropsicológica de dependência de internet 227
Cartaz de Si Mesmo 442, 443
Cicatrizes 365
Circuito funcional 288
Cirurgia bariátrica 354
Citalopram 256
Ciúme
  excessivo 280, 281
  obsessivo 281
  paranoide 281
Cleptomania 291, 303, 304
  diagnóstico 296
  epidemiologia 294
  etiopatogenia 295
  instrumentos de avaliação 297
  quadro clínico 292
  tratamento 299, 300
Clomipramina 400
Clonazepam 300

Cloridrato de sertralina 100
Clorpramazina 399
Codependência 275
Cognição 37, 251
Coleta de informações e psicoeducação 404
Combinações sweet/fat 335
Comida palatável 333
Comportamento
  agressivo 157
    fatores de risco 65
  autolesivo 126
  de arrancar cabelo 384
  de bullying 154
  de deslocamento 379
  hipersexual 308
  incendiário 320
  piromaníaco 319
  repetitivo 379
    focado no corpo 363, 367
  sexual compulsivo 308
  suicida 126, 129
Compras compulsivas 249
  mecanismo de retroalimentação 252
  tratamento 256
Compulsão 352
  sexual 308
    aspectos biopsicológicos 310
    caso clínico 317
    critérios diagnósticos 311
    curso clínico e prognóstico 313
    diagnóstico diferencial 313
    epidemiologia 309
    etiologia 309
    psicoterapia 315
    tratamento 314, 315
Conscienciosidade 34, 35
Consumo
  alimentar excessivo 335
  exacerbado de literatura erótica 308

Índice remissivo

Controle
  da impulsividade em relação à alimentação 345
  do impulso 37
  inibitório 23, 24
  Coping 233
    Power Program 83
    styles 207
Cordialidade 34, 35
Córtex pré-frontal dorsolateral 457
Cortisol 96
Craving 200, 210, 335, 373
Crianças opositoras 83
Critérios
  de Goodman para compulsão sexual 311
  tradicionais para transtorno de personalidade antissocial traduzido do DSM-5 43
Cyberbullying 207

D
Dark traits 153
Deficiência
  de controle inibitório e de planejamento executivo 75
  empática 7
  intelectual
    transtorno opositivo desafiador 81
Dependência
  comportamental 198
    classificação 200
  de comida 349
    relações com transtornos alimentares 352
    tratamento 353
  de internet 224, 225, 236, 420
    critérios diagnósticos 229
  de sexo 308
Depressão 466
Dermatotilexomania 69, 391
Descontrole dos impulsos 32
Desempenho neuropsicológico 27
Desenvolvimento 146
Desmame virtual 238
Desrespeito a regras e limites 157
Destruição
  de propriedade 164
  ou danos a bens públicos 157
Diálogo interno orientado 404

Diferenciação entre furto comum e cleptomania 293
Distorções cognitivas facilitadoras das transgressões 326
Distress 119
Doze passos 316

E
Emocionalidade 35
Empatia 145
  áreas cerebrais associadas 149
  instrumentos para avaliação 150
Entrevista motivacional 257, 355
Erotomania 275
Escala
  de arrancar cabelo 393
  de avaliação dos sintomas de cleptomania 297
  de depressão de Beck 437
  de impulsividade UPPS 366
  obsessivo-compulsiva Yale--Brown – cleptomania 297
  de avaliação da impulsividade 20
  WHOQOL-Bref 437
Escitalopram 372
Escoriação 367
Estado de saúde percebido 436
Estado mental de risco 10
Estratégias de manejo de estresse 404
Estudo
  com camundongos 367
  da vida sexual do brasileiro 309
  de funções cognitivas 366
Euforia 226
Excesso de desejo 7
Exercício físico 104
  e adição 468
  e transtorno do jogo 469
Exercícios aversivos
  tricotilomania 402
Expressão de traços sombrios 153
Extinção
  tricotilomania 402
Extraversão 34
Extroversão 35
Eysenck Impulsivity Scale 21

F
Falhas cognitivas 6
Falsidade ou furto 164

Família
  atencional 454
  construtiva 455
  desconstrutiva 455
Fatores pessoais de risco para comportamento agressivo 65
Fenfluramina 342, 399
Fenomenologia da impulsividade 2
Fentermina 343
Feridas 365
Figura Complexa de Rey 24
Fissura 208, 335, 373
  por jogo 217
Flexibilidade cognitiva 24, 457
Flor das virtudes e forças de caráter 445
Fluoxetina 256, 300, 372, 400
Fluvoxamina 300, 372
Foco/concentração 24
Food
  addiction 335
  reinforcement 332
Freios 6
Funcionalidade 422
Funcionamento interpessoal 37
Funções cognitivas 28

G
Ganho de peso 332
Gatilhos 322
Go/No Go 24
Grooming 362, 387, 391
  behaviors 379
  excessivo 379
  patológico
    tricotilomania 391
Grupo Qualidade de Vida 442

H
Habilidade social 326
Hair-pulling disorder 391
Helping the non-compliant child 82
Hiperconsumo de alimentos altamente calóricos 335
Hipercorreção
  tricotilomania 402
Hiperfagia 333
Hipnose
  tricotilomania 402
Honestidade-humildade 34

476 Psiquiatria, saúde mental e a clínica da impulsividade

I

Ideação suicida 20, 127
Imipramina 300
Impulsividade
agressiva 7, 62
avaliação clínica 18
cognitiva ou atencional 21
e exercício físico 467
introdução ao conceito 2
ligada à obesidade 342
motora 21
nos manuais diagnósticos 7
por não planejamento 21
por que estudar? 3
Impulso
persistente de furtar 292
sexual excessivo 308
Incapacidade e a funcionalidade 422
Indisciplina 157
Ingestão excessiva 334
Inibição de respostas 23
Inibidores seletivos de recaptação de serotonina 300
Instabilidade afetiva 6
Instrumentos auxiliares na avaliação clínica 19
Interface entre a personalidade e comportamentos impulsivos 35
Internet 224
addiction 228, 236
gaming disorder 225
uso compulsivo 308
uso problemático 229
Intervenções
baseadas em *mindfulness* 456
não farmacológicas nos TCI e terapia ocupacional 421
Intoxicação por substância 115
Inventário de habilidades de vida independente 424
Iowa Gambling Task 25
Irregularidades na pele 370
Isocarboxazida 399

J

Jogador patológico 213
Jogo
de azar 203
MMOG 231
online 224, 231
patológico 69, 203, 420

L

Lamotrigina 314
Lesão corporal 379
Lie-Bet Questionnaire 212
Liraglutida 343
Lisdexanfetamina 354
Lítio 300, 399
Lorcaserina 342
Loterias 205

M

Massachusetts General Hospital--Hairpulling Scale 392, 393
Massevely multiplayer online games 231
Mastigar e morder bochechas 363
Masturbação compulsiva 308
Maus-tratos na infância 162
Mediação dos estilos de enfrentamento 207
Medida de desempenho ocupacional canadense 423
Meditação 453
ativa 455
benefícios 457
e impulsividade 459
gibberish 461
passiva 455
Medo do abandono 281
Memória operacional 24
Metilfenidato 175
Metodologia de Osho 456
Método
OGI 426
e técnicas de intervenção em terapia ocupacional 425
terapia ocupacional dinâmica 425
Milho de Pipoca 448
Mindfulness 104, 354, 454, 456
baseado em terapia cognitiva 456
Minha Trilha Sonora 447
Mini International Neuropsychiatric Interview 20
Minnesota Trichotillomania Evaluation Inventory 392
Modelo
5-fatorial 33
biopsicossocial 435
cognitivo disfuncional 288
de percepção-ação 147
estrutural dos fatores determi-

nantes da qualidade de vida 436
geral de agressão 63, 64
Hexaco 34
Molde pigmentado 396
Monitoramento aberto 455
Mordedura de lábios 363
Movimento 455
Múltiplos parceiros 308

N

Naltrexona 101, 276, 353, 399
cleptomania 300
National Institute of Mental Health Trichotillomania
Impairment Scale 392
Symptom Severity Scale 392
Neuroimagem 366
Neuropsicologia 22
Neuroticismo 33
Ninfomania 311
Nortriptilina 256, 300
Nutrição comportamental 355

O

Obesidade 332, 342
aspectos impulsivos 331
casos clínicos 338
tratamento medicamentoso 342
tratamento nutricional 345
tratamento psicoterápico 344
Occupational goal intervention 426
Onicofagia 391
Oniomania 249, 419
Orientação
familiar 261
financeira 260
temporal 424
Overeating 334
crônico 335
Oxcarbazepina 101, 314

P

Parada do pensamento 404
Paranoia 281
Parent-child Interaction Therapy 82
Paroxetina 300, 315
Patient Health Questionnaire 20
Patologia do reforço 332
Pediatric autoimmune neuropsy-

chiatric disorders associated with streptococcal infection 380

Perda de controle sobre comportamento específico 198, 200

Personalidade 33
  borderline 151
  desorganizada 182
  narcisista 151

Piromania 319

Planejamento 24

Polifarmácia 56

Polimorfismos familiares 367

Políticas públicas 355

Positive Parenting Program (Triple P) 82

Práticas
  integrativas e complementares 457
  meditativas 454

Premonitory Urge for Tics Scale 392

Prevenção
  de recaída 118, 404
  de resposta
    tricotilomania 402

Problem Gambling Severity Index 211

Problem Solving Skills Training with in vivo Practice 83

Procura de sensações 337

Programa
  de atendimento para cleptomania em TCC 302, 303
  de intervenção do comportamento incendiário 325
  estruturado de TCC em grupo 405

Propulsores 7

Psicodermatologia 393

Psicodermatoses 403

Psicoeducação 118

Psicopatia 152

Psicopatologia
  da impulsividade 3, 5, 66
  e classificação diagnóstica da impulsividade 2, 62

Psicoterapia
  cognitiva para tratamento da dependência de internet 238
  grupal 374

Psychiatric Institute Trichotilloma-

nia Scale 392

Psychopathy Checklist, Revised 184

Q

Qualidade de vida 435, 441

Questionário
  de atividades funcionais de Pfeffer 424
  e entrevistas neuropsiquiátricas 20

R

Raiva fora de controle 109

Rapport 19

Redução do estresse 456

Reestruturação cognitiva 118, 404

Reforço alimentar 332

Reforço negativo 384

Regulação emocional 326

Repreensão 78

Research Domain Critera 11, 19

Resolução de problemas 118

Respiração diafragmática: 118

Retorno gradual 202

Risperidona 57

Roer compulsivo de unhas 363

Role-play 403

S

Saco de Palavras 446

Satiríase 311

Self grooming 362

Sensação de saciedade 342

Sensibilidade interpessoal 281

Sentimento de felicidade 435

Síndrome
  de Clérambault 275
  de Rapunzel 387

Sistema
  cognitivo 22
  diagnóstico 10
  dopaminérgico 95
  opioide 97
  serotoninérgico 95

Skin picking 93, 336, 383, 394

Smartphones 224

Sobrepeso 337

Social ou *mutual grooming* 362

South Oaks Gambling Screen 211

Status funcional 424

Stop Signal 24

Stroop Task 23

Suicidalidade 126

Suicídio
  consumado 127
  e impulsividade 129
  e o componente agressivo 132
  epidemiologia 127
  fatores de risco 128

T

Tecnologias 224

Temperamento
  impulsivo 75
  irritável 75

Tensão-redução 384

Tentativa de suicídio 127

Terapia
  cognitivo-comportamental 102, 258
  de casal e atendimento de parceiros 316
  dialética comportamental 57
  do esquema 356
  focada na compaixão 442
  individual de regulação emocional para adolescente 102
  ocupacional 421
  nos transtornos do controle do impulso 418

Terapias de família 83

The Milwaukee Inventory for Styles of Trichotillomania 392

The Trichotillomania Diagnostic Interiew 392

Tolcapona 300

Tomada de decisão 25

Topiramato 101, 276, 300, 314, 343, 354

Torre de Hanói 25

Torre de Londres 25, 367

Transtorno(s)
  afetivo 311
    bipolar 115, 466
  alimentar 337
  de compulsão alimentar 352
  de conduta 67, 74, 79, 157, 173
    caso clínico 175
    critérios diagnósticos 164
    curso clínico e prognóstico 167
    diagnóstico 158
    diagnóstico diferencial 168
    epidemiologia 158
    etiologia 159
    orientação parental 171

478 Psiquiatria, saúde mental e a clínica da impulsividade

psicoterapia em grupo 172
psicoterapia individual 172
sintomas disruptivos 167
subtipos 166
tratamento 169
tratamento medicamentoso 174
tratamento psicoterapêutico 170
de déficit de atenção e hiperatividade 87, 115, 233
de dependência da internet 228
de escoriação 363, 365
de estresse pós-traumático 466
de jogo 204
 abordagem cognitiva 217
 caso clínico 219
 critérios diagnósticos 210, 211
 curso clínico e prognóstico 214
 diagnóstico diferencial 214
 epidemiologia 204
 escalas de rastreio e investigação 211
 especificidades da infância/adolescência e da idade avançada 204
 etiologia 206
 evolução 208
 modelo psicodinâmico 218
 tratamento 214
 tratamento psicoterapêutico 217
de linguagem e aprendizagem
de personalidade 36, 51, 184
 antissocial 41, 182, 214
  critérios diagnósticos 189
  curso clínico e prognóstico 192
  epidemiologia 185
  etiopatogenia 185
  fatores constitucionais/biológicos 186
  fatores psicossociais/ambientais 187
  tratamento 189, 190
 borderline 32, 38, 115, 274
depressivo e afetivo bipolar

disruptivo
 da desregulação do humor do controle de impulso e de conduta 73, 418
dissociativo 94
 de comportamento repetitivo focado no corpo 363
do autocuidado 391
do comportamento
 suicida 67, 132
 e empatia 150
do impulso 7, 32, 336
estereotípico do movimento na infância 391
explosivo intermitente 67, 108, 111, 112
geral de personalidade traduzido do DSM-5 37
histriônico 46
 narcisista 43
obsessivo-compulsivo 285, 367
opositivo desafiador 77, 80, 81
 caso clínico 85
 crianças e adolescentes 73
 critérios diagnósticos 73, 76, 77
 curso clínico e prognóstico 78
 diagnóstico diferencial 79
 etiologia 74
 fatores ambientais 76
 fatores de risco 79
 fatores familiares 75
 fatores individuais 75
 intervenções pedagógicas 83
 intervenções psicossociais 82
 intervenções terapêuticas 87
 psicoterapia individual 83
 tratamento 81
 tratamento medicamentoso 84
 treinamento parental 82
psicótico 285
psicodermatológicos 393
Trazodona 300
Treino
 de assertividade 118, 421
 de relaxamento 118

de reversão de hábito 402, 404
integrativo corpo-mente baseado em *mindfulness* 459
Três Estilos de Resposta 448
Tricofagia 387
Tricoscopia 395
Tricotilomania 69, 363, 377, 395
 avaliação 389, 391
 classificação 389
 curso e comorbidades psiquiátricas 398
 diagnóstico 389
 epidemiologia 397
 escalas para avaliação 392
 etiologia 378
 fenomenologia e clínica 385
 hipnose 402
 inibidores seletivos de recaptação de serotonina 381
 modelo comportamental 384
 modelo etológico 379
 modelo genético 382
 modelo neurológico 380
 modelo psicanalítico 378
 modelos integrativos 384
 perspectiva biopsicossocial 384
 tratamento 399
 tratamento psicoterápico 402
Trilhas associativas no MTOD 426
Troca de papéis e simulação 404

U

Úlceras 365

V

Valproato 300
Vandalismo 157
Variáveis de personalidade 232
Violações graves de regras 164
Violência 62
 sexual 153
Virtudes e Forças de Caráter 443, 444
Vulnerabilidade emocional 232

Y

Yale-Brown Obsessive-Compulsive Scale 392